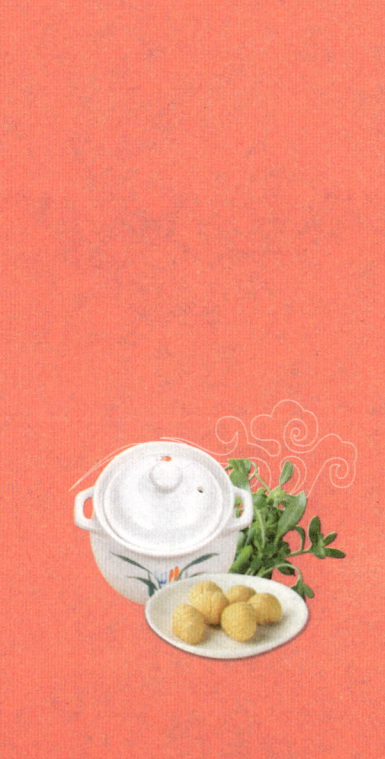

不会吃的女人老得快

 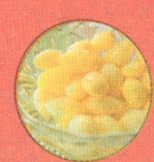 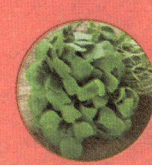 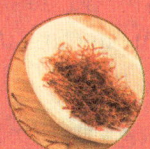 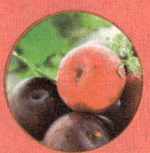

孙志慧 编著

天津出版传媒集团
天津科学技术出版社

图书在版编目（CIP）数据

不会吃的女人老得快 / 孙志慧编著 . -- 天津：天津科学技术出版社，2014.10（2020.10重印）

ISBN 978-7-5308-9163-6

Ⅰ.①不… Ⅱ.①孙… Ⅲ.①女性－食物养生 Ⅳ.① R247.1

中国版本图书馆 CIP 数据核字（2014）第 196919 号

不会吃的女人老得快
BUHUICHI DE NÜREN LAODEKUAI

策 划 人：	杨　譞
责任编辑：	王朝闻
责任印制：	兰　毅
出　版：	天津出版传媒集团 天津科学技术出版社
地　址：	天津市西康路 35 号
邮　编：	300051
电　话：	（022）23332490
网　址：	www.tjkjcbs.com.cn
发　行：	新华书店经销
印　刷：	三河市万龙印装有限公司

开本 720×1020　1/16　印张 20　字数 400 000
2020 年 10 月第 1 版第 2 次印刷
定价：55.00 元

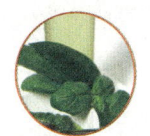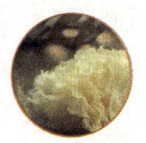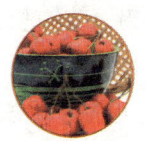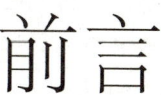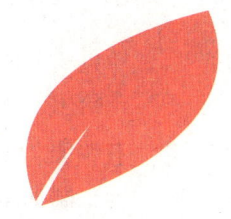

前言

　　从古至今，如何变得年轻、漂亮是女人永恒的话题。对女人而言，衰老是一个无比让人难过的词语。俗语说，爱美之心人皆有之，这句话在女人身上体现得淋漓尽致。为了追求年轻和美丽，很多女性不计成本、不惜代价，购买昂贵的化妆品，用极端的方法来保持肌肤的年轻，利用各种方法去减肥瘦身。但最后出现的结果是：化妆品粉饰过的脸美得并不自然，卸妆之后的本色更是让人自己十分郁闷；减肥后的面容变得暗淡无光、身体变得虚弱，痛经、乳腺增生、卵巢囊肿等高发、频发的女性病也慢慢开始成为困扰。虽说爱美无罪，但女人的身体不能因为爱美而遭罪。

　　女人原本白皙粉嫩的脸上出现了黄褐斑、黑眼圈，原来苗条健美的身形慢慢变得臃肿，腰上也出现了甩不掉的游泳圈，这些女性常见的早衰现象，时刻困扰着广大女性。如何保持年轻美丽的容颜呢？不能否认有先天的差异，但后天的养护更加重要。因为哪怕是天生丽质的女人，在经过岁月的洗礼，生活的摧残之后，容颜也会很快老去。有人说二十几岁以前女人的美丽靠父母，三十岁以后女人的美丽靠自己。当下越来越多的聪明女性开始寻求一种低价高效、安全持久的年轻美丽之道，那就是——靠科学的饮食保持自己的青春、再造自己的靓丽。

　　"不会吃的女人老得快，会吃的女人美如花"，这句话很有道理。如果你是一个聪明的饮食者，就应该懂得如何去选择食物、均衡营养，从食物中吃出年轻美丽，吃出健康苗条。没有丑女人，只有懒女人。但这里的"吃"不是暴食暴饮，不是三天吃两天不吃，更不是没头没脑地傻吃。这里的"吃"是有节奏地吃，有准备地吃，有选择地吃，有心地吃，更似调养。只有通过调养，女人才能时时光润，岁岁美丽。

老天是公平的，如果你不懂由内养外的道理，如果你不懂得如何通过饮食来保养自己，时间会很快在你脸上留下痕迹。越来越多的现实让我们清醒，很多东西不过是浮华。没有人能拒绝衰老，在光阴面前，我们所能做到的只能是——该吃饭的时候吃饭，该睡觉的时候睡觉，唯其如此，才能让皱纹来得更晚一些。

但是吃什么、怎么吃，才能使自己美丽如花，是让当下爱美女人头疼的问题。本书融合传统中医和现代医学的美容养生机理，精选均衡营养的饮食养颜妙方，系统讲述了女性健康饮食的方方面面，针对不同体质、不同疾病、不同需求的女性，都给出了系统的饮食调理方案。既有美容养颜、也有瘦身减肥；既有调养气血，也有调理女性亚健康及各种常见疾病的营养药膳。针对不同年龄、不同生理特点的女性，制订详细的膳食美容方案。女性朋友既可以将本书作为饮食调理百科全书，随用随查，也可以系统学习自我养护知识，十分实用。

要知道，你现在为自己付出的努力，日后一定会得到加倍的回报，而且，与其一味地苦于外在的"装修"，不如让心坦然地回归自然，在食物的土壤里，开出美丽之花。

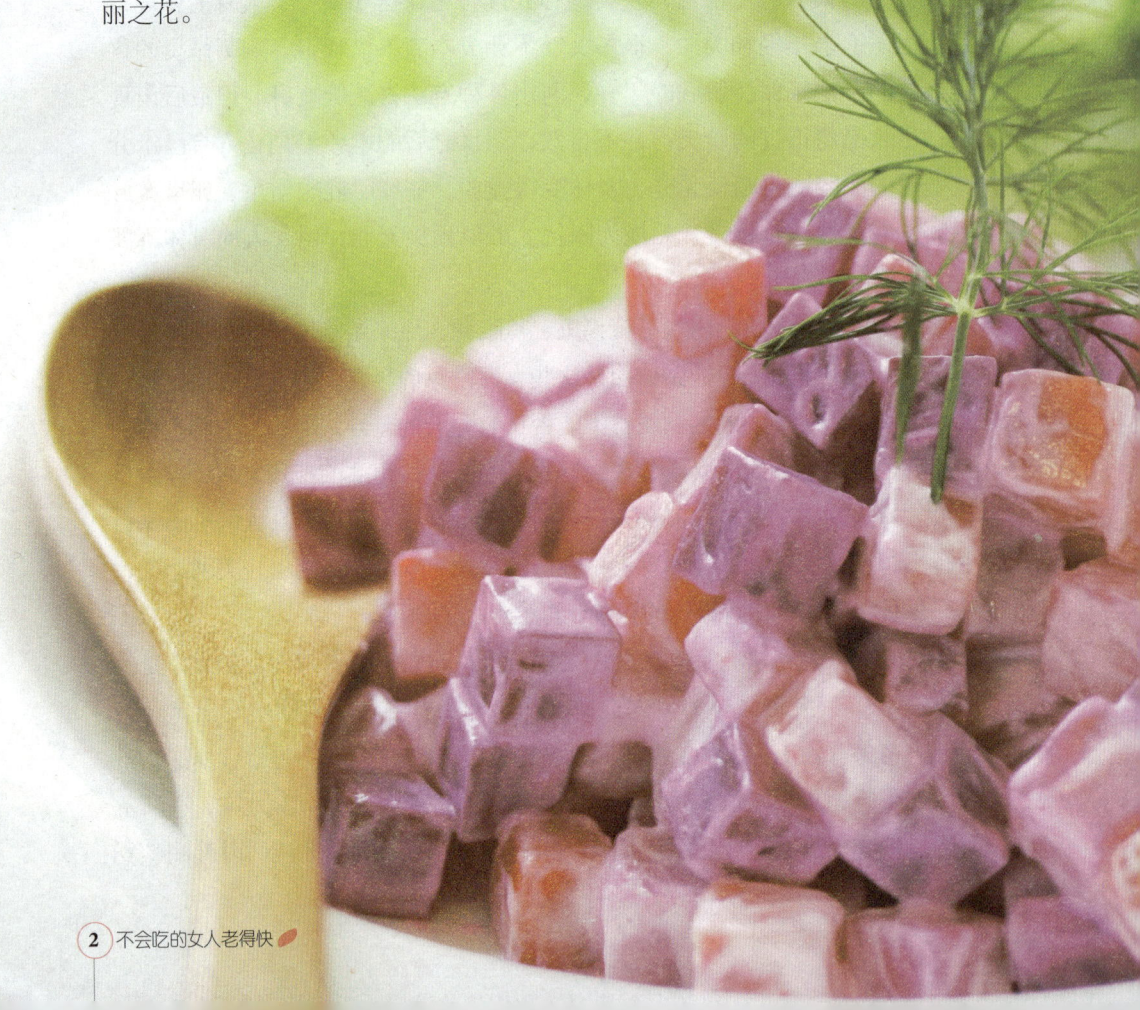

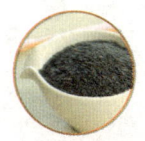 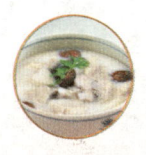 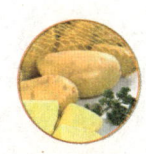 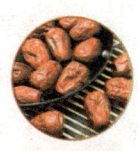 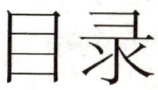

目录

1 女人健康美丽从吃开始

- ◎ 女性健康面面观……2
  - 女性健康，还需看阴阳……2
  - 合理饮食、睡眠充足、情志调畅，让女人神清气爽……4
  - 健康排毒，做个无毒女人……7
  - 遵循"七损八益"，在性爱中养颜健身……11
  - 经络——"决生死、处百病"……13
  - 运动——柔中寓刚，身心受益……15
  - 三期健康——月经期补血，妊娠期固胎，绝经期养巢……16

- ◎ 九种女性体质特征及其调理……22
  - 平和体质……22
  - 气虚体质……23
  - 血虚体质……24
  - 阳虚体质……25
  - 阴虚体质……26
  - 气郁体质……27
  - 血瘀体质……28
  - 痰湿体质……29
  - 湿热体质……30

- ◎ 女性饮食养生……31
  - 调好五脏，调出美丽容颜……31
  - 阶段养生，以"七"为律……36

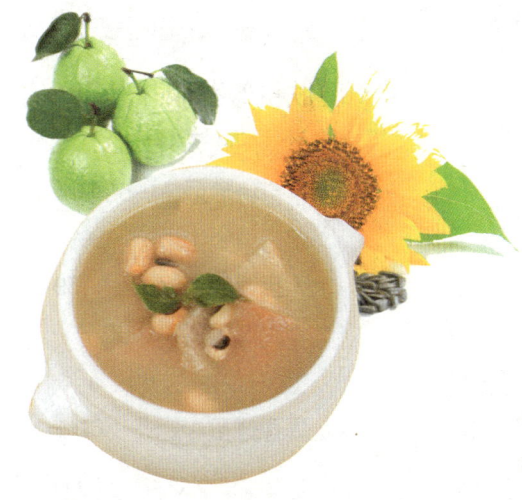

2 美容养颜,让女性尽显妩媚——女性美容药膳

◎ 本草保湿润肤,成就水润女人……42
- 补水食物存在于日常饮食中……42
- 中药补水给你意想不到的润肤效果……44
- 药膳是营养与保水相结合的皮肤调养品……45

◎ 保湿润肤药膳……47
- 黄精牛筋煲莲子……47
- 清补养颜汤……47
- 玉竹瘦肉汤……48
- 丝瓜鸡片汤……48
- 苹果雪耳猪蹄筋汤……49
- 蛤蜊炖蛋……49
- 枸杞马蹄鹌鹑蛋……50
- 蜜橘银耳汤……50
- 牛奶胡萝卜汁……51
- 阳桃紫苏梅甜汤……51

◎ 本草醒肤抗皱,摇变"弹力"肌肤……52
- 女人为什么比男人衰老快……52
- 瓜果去皱让你的皮肤紧致、细腻……53
- 沉浸花草世界让你美丽绽放……54
- 对抗衰老有奇招——药膳养生法……55

◎ 醒肤抗皱药膳……58
- 益气润肤汤……58
- 百合猪蹄汤……58
- 鸡骨草煲生鱼……59
- 木耳海藻猪蹄汤……59
- 牛奶炒蛋清……60
- 橙子藕片……60
- 香蕉蜂蜜牛奶……61

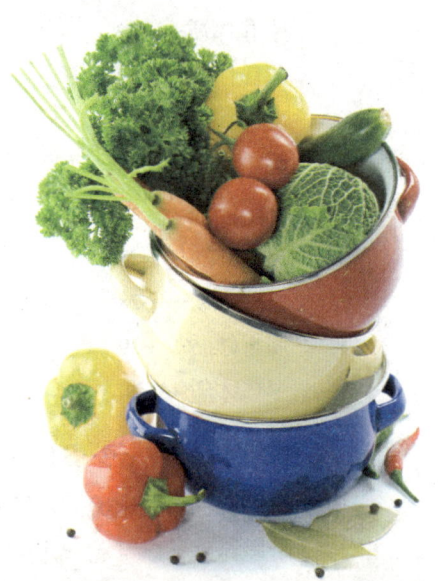

枸杞蒸鲫鱼……61
　　木瓜炖银耳……62
　　灵芝玉竹麦冬茶……62
　　养颜胡萝卜羹……63
　　桂圆枸杞冰糖饮……63

◎ 本草祛斑消痘，面部光洁无瑕……64
　　中草药面膜——把美丽贴脸上……64
　　中药祛斑——还你洁净肌肤……65
　　内外调理相结合——斑点去无踪……66

◎ 祛斑消痘药膳……68
　　红豆百合冰糖饮……68
　　清热除斑汤……68
　　夏枯草黄豆脊骨汤……69
　　玫瑰枸杞养颜羹……69
　　元气小火锅……70
　　苦瓜炖豆腐……70
　　女贞子蜂蜜饮……71
　　玫瑰醋……71

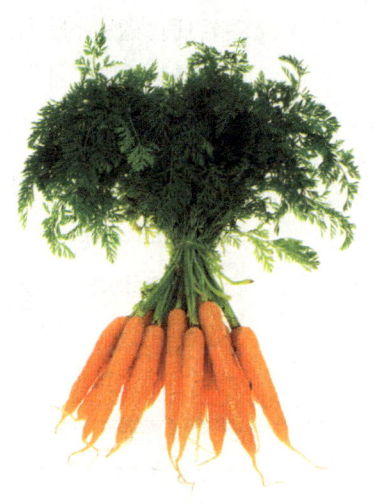

◎ 本草美白褪黑，扫除黑色素……72
　　蔬菜美白让你的肌肤光洁无瑕……72
　　三步扫除黑色素……73
　　不能错过的药膳美白法……74

◎ 美白褪黑药膳……76
　　青豆党参排骨汤……76
　　猪皮花生眉豆汤……76
　　番茄莲子咸肉汤……77
　　粉葛煲花豆……77
　　通络美颜汤……78
　　银耳樱桃羹……78
　　健体润肤汤……79
　　山药排骨煲……79

- 牛奶炖花生……80
- 木瓜炖奶……80

窈窕身材吃出来——女性瘦身药膳 3

◎ 本草瘦脸，拥有人人都羡慕的"巴掌脸"……82
- 本草内外瘦脸，让你惊羡旁人……82
- 高钾质食物是小脸女人的贴心宝贝……82
- 本草瘦脸面膜，让你的脸一小再小……83
- 正确按摩与适量运动辅助塑小脸……84

◎ 本草瘦脸药膳……85
- 茯苓豆腐……85
- 西芹山药木瓜……85
- 木瓜鲤鱼汤……86
- 枸杞冬瓜淡菜汤……86
- 茯苓清菊茶……87
- 养肤瘦脸茶……87
- 山楂苹果大米粥……88
- 鲜笋魔芋面……88

◎ 本草丰胸，"昂首挺胸"有诀窍……89
- 不同年龄段的丰胸食谱……89
- 药膳丰胸让你拥有傲人双峰……90
- 丰胸小窍门……91

◎ 本草丰胸药膳……92
- 丰胸猪蹄煲……92
- 黄豆猪蹄汤……92
- 牛奶炖木瓜……93
- 银耳木瓜鲫鱼汤……93
- 虾肉粥……93
- 丰胸美颜汤……94
- 酱猪蹄……94

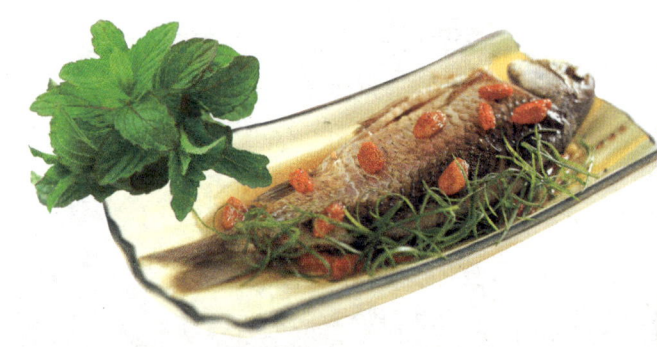

红豆花生乳鸽汤……94

木瓜煲猪蹄……95

木瓜汤……95

木瓜花生鸡爪汤……95

◎ 本草瘦身,帮你实现减肥梦……96

不反弹的减肥瘦身法……96

花草减肥,让你拥有迷人曲线……97

纤纤玉腿吃出来……98

膳食瘦身之宜忌……100

◎ 本草瘦身药膳……101

冬瓜瑶柱汤……101

三鲜烩鸡片……101

茶鸡竹笋汤……102

薏苡仁煮土豆……102

鱼头煮冬瓜……102

山楂荷叶泽泻茶……103

青苹果炖生鱼……103

莲藕龙骨汤……103

萝卜排骨汤……104

藕节萝卜排骨汤……104

瞿麦蔬果汁……104

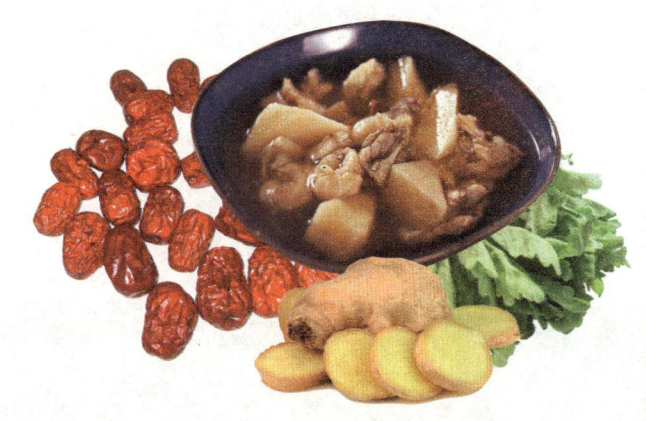

◎ 本草排毒,清除毒素一身轻松……105

花草茶——排毒塑身最便捷……105

细看水果排毒经……106

赶走便秘,让你轻松无忧……107

◎ 本草排毒药膳……109

黄豆薏苡炖鹌鹑……109

茯苓绿豆老鸭汤……109

清疮田鸡汤……110

葛根荷叶田鸡汤……110

鲜荷西丝消暑汤……110

去湿解毒汤……111
清肺润燥汤……111
粉葛银鱼汤……111
绿豆茯苓薏米粥……112
紫草杏仁粥……112
鱼腥草银花瘦肉汤……112
雪耳猪骨汤……113
雪梨猪腱汤……113
绿豆黄糖粥……113
核桃仁粥……114
百合绿豆凉薯汤……114
川贝蒸梨……114
冰糖炖香蕉……115
川贝枇杷茶……115
双黄茶……115
陈皮山楂麦芽茶……116
山楂陈皮菊花茶……116
金银花绿茶……116

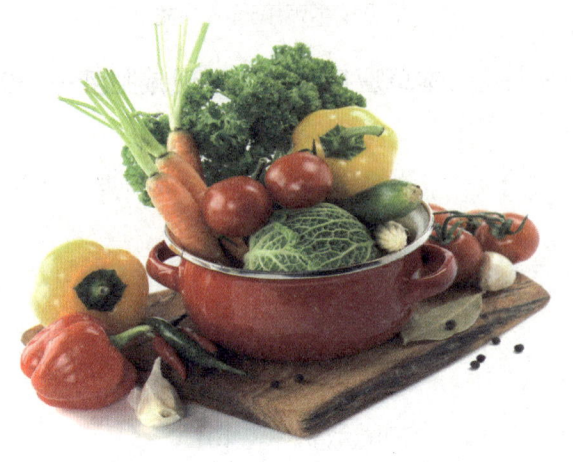

脏腑调和养气血，顺时调养让女人气色更出众 4

◎本草滋补气血，白里透红才是真的美……118
女性养颜必有气……118
女人养颜必有血……119
补气养血药膳餐，让女人光彩夺人……120

◎气血滋补药膳……121
阿胶淮杞炖水鱼……121
芪枣黄鳝汤……121
芝麻润发汤……122
木耳大枣汤……122
生津补血汤……122
灵芝石斛鱼胶猪肉汤……123

山药炖猪血……123

栗子蜜枣汤……123

枸杞鹌鹑鸡肝汤……124

黑木耳红枣猪蹄汤……124

百合桂圆瘦肉汤……124

归芪红枣鸡汤……125

毛血旺……125

何首乌炒猪肝……125

桂圆养生粽……126

红豆牛奶汤……126

黑豆蛋酒汤……126

番茄阿胶薏米粥……127

葡萄当归煲猪血……127

参果炖瘦肉……127

白芷川芎炖鸡蛋……128

醪糟葡萄干……128

双仁菠菜猪肝汤……128

◎ 本草脏腑调和，是美容养颜必修课……129

美丽女人先养心……129

淡斑去瑕必补肝……130

不老容颜需强肾……131

肌肤水润要润肺……132

气血充盈需健脾……134

花容月貌靠胃护……135

◎ 脏腑调和——养心药膳……136

远志菖蒲鸡心汤……136

养心安神粥……136

莲子茯神猪心汤……137

黄豆鲤鱼汤……137

枸杞桂圆银耳汤……137

灵芝红枣瘦肉汤……138

灵芝鸡腿养心汤……138

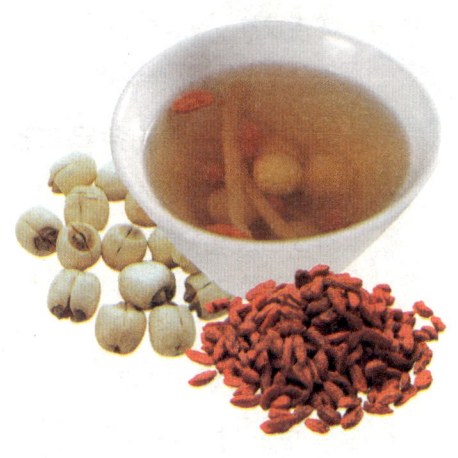

百合乌鸡汤……138

　　木耳桂圆汤……139

　　灵芝蒸猪心……139

　　桂圆凤爪汤……139

　　双莲粥……140

　　桂参大枣猪心汤……140

　　桂圆小米粥……140

◎ **脏腑调和——补肝药膳……141**

　　白芍蒺藜山药排骨汤……141

　　枸菊肝片汤……141

　　枸杞叶猪肝汤……142

　　柴胡枸杞羊肉汤……142

　　黑豆排骨汤……142

　　海带排骨汤……143

　　糯米红枣……143

　　芹菜蔬果汁……143

　　白果决明菊花茶……144

　　柴胡菊花枸杞茶……144

　　决明枸杞茶……144

　　黑豆甘草茶……145

　　丁香绿茶……145

　　梅芪玉米须茶……145

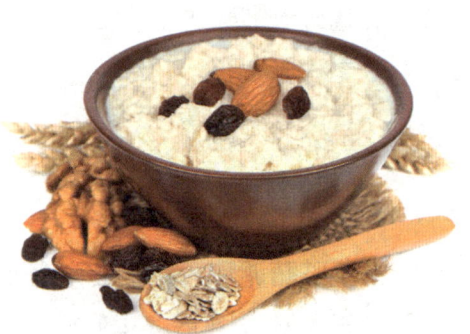

◎ **脏腑调和——健脾益胃药膳……146**

　　山楂麦芽猪腱汤……146

　　莲子百合芡实排骨汤……146

　　麦冬炖猪肚……147

　　茯苓糙米鸡……147

　　红枣炖兔肉……147

　　白菜黑枣牛百叶汤……148

　　猪肚煲米豆……148

　　玉米肚仁汤……148

　　黄芪蔬菜汤……149

党参煮土豆……149

淮山猪肚汤……149

生姜大枣汤……150

牛奶红枣粥……150

黄芪枸杞茶……150

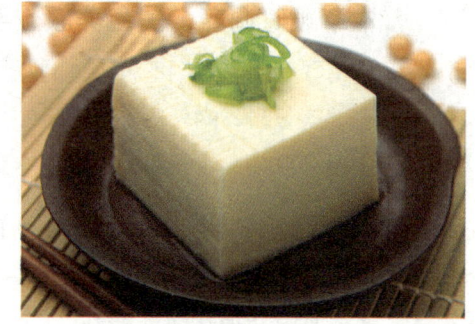

◎ 脏腑调和——润肺药膳……151

南杏萝卜炖猪肺……151

沙参玉竹煲猪肺……151

雪梨银耳瘦肉汤……152

银耳淮山莲子煲鸡汤……152

霸王花猪肺汤……152

百合无花果鲳鱼汤……153

百合冬瓜鸡蛋汤……153

海蜇马蹄汤……153

川贝母炖豆腐……154

山药杏仁糊……154

香菇炖银杏……154

干贝鸡丝粥……155

参麦玉竹润肺茶……155

玉竹西洋参茶……155

◎ 脏腑调和——补肾药膳……156

猪肠核桃汤……156

二参猪腰汤……156

黑豆牛肉汤……157

莲子补骨脂猪腰汤……157

天冬炖鲍鱼……157

党参马蹄猪腰汤……158

鹿茸枸杞蒸虾……158

巴戟天黑豆鸡汤……158

山药枸杞莲子汤……159

玉米须蛤蜊汤……159

生蚝瘦肉汤……159

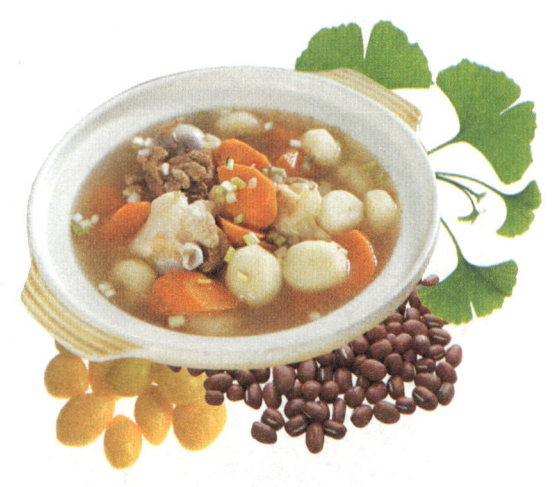

◎ **本草顺时调养，美容养颜也要顺应天时……160**
　　春季是保养容颜不可错过的好时机……160
　　炎炎夏日，内外双重抗击紫外线……161
　　秋冬防燥、养气血，吃出花样女人……162

◎ **四季调养药膳——春季……165**
　　双枣莲藕炖排骨……165
　　马蹄腐竹猪肚汤……165
　　木瓜排骨汤……166
　　川贝鹌鹑汤……166
　　淮杞牛肉汤……166
　　党参黑豆煲瘦肉……167
　　陈皮飘香鸡……167
　　番茄蘑菇排骨汤……167
　　猪肝炖五味子五加皮……168
　　枸杞田鸡汤……168
　　椰子肉银耳煲老鸽……168

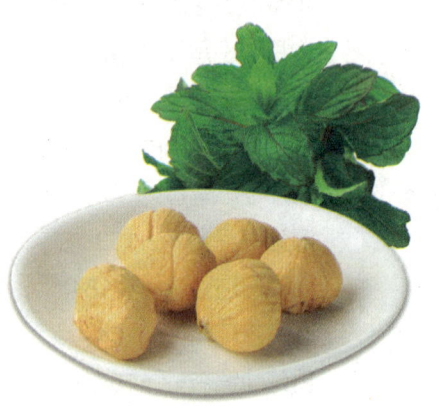

◎ **四季调养药膳——夏季……169**
　　甘蔗胡萝卜猪骨汤……169
　　丝瓜猪肝汤……169
　　莲子山药甜汤……170
　　凉拌山药火龙果……170
　　猪血豆腐……170
　　毛丹银耳……171
　　蜜饯胡萝卜……171
　　银耳冰糖茶……171
　　大枣薏米粥……172
　　田鸡粥……172
　　莲子红枣糯米粥……172

◎ **四季调养药膳——秋季……173**
　　菊花羊肝汤……173
　　鲜莲红枣炖水鸭……173

双雪木瓜猪肺汤……174
　　霸王花猪骨汤……174
　　党参麦冬瘦肉汤……174
　　佛手瓜银耳煲猪腰……175
　　杏仁白菜猪肺汤……175
　　山药炖鸡……175
　　四宝炖乳鸽……176
　　莲子干贝烩冬瓜……176
　　桂圆莲子羹……176

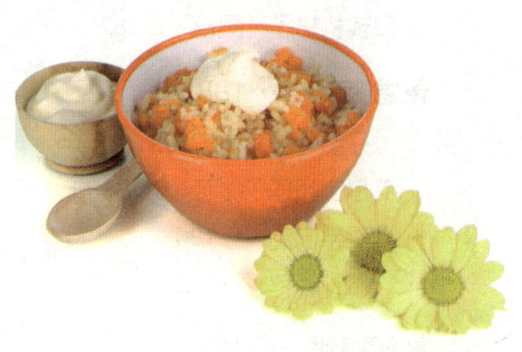

◎ **四季调养药膳——冬季**……177
　　生姜肉桂炖猪肚……177
　　洋参炖乳鸽……177
　　板栗蜜枣汤……178
　　腰果鸡丁……178
　　核桃拌韭菜……178
　　猪肺雪梨银耳汤……179
　　百合银杏鸽子煲……179
　　冬瓜薏米猪腰汤……179
　　白果煲猪肚……180
　　核桃枸杞蒸糕……180
　　米醋润颜散寒茶……180

5 调节女性亚健康的药膳良方

◎ **反复感冒**……182
　　黄芪山药鱼汤……183
　　杏仁白萝卜炖猪肺……183
　　苏子叶卷蒜瓣……184
　　参芪炖牛肉……184

◎ **面色萎黄**……185
　　红酒蘑菇烩幼鸽……186
　　枸杞子黄芪蒸鳝片……186

黑豆猪皮汤……187
　　　玫瑰枸杞子养颜汤……187

◎倦怠疲劳……188
　　　太子参莲子羹……189
　　　节瓜山药莲子煲老鸭……189
　　　黑豆牛肉汤……190
　　　桂圆干老鸭汤……190

◎睡眠障碍……191
　　　双仁菠菜猪肝汤……192
　　　灵芝红枣瘦肉汤……192
　　　桂圆煲猪心……193
　　　六神安神鸡汤……193

◎腰酸腰痛……194
　　　杜仲栗子鸽汤……195
　　　六味地黄鸡汤……195
　　　黄芪猪腰汤……196
　　　三仙烩猪腰……196

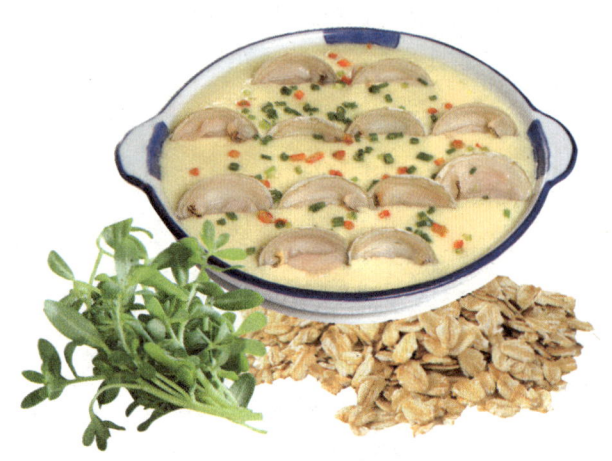

◎畏寒肢冷……197
　　　生姜肉桂炖猪肚……198
　　　吴茱萸栗子羊肉汤……198
　　　三味羊肉汤……199
　　　肉桂煲虾丸……199

◎烦躁易怒……200
　　　金针百合鸡丝……201
　　　蜂蜜桂花糕……201
　　　五色蒸南瓜……202
　　　郁金菊花枸杞子茶……202

◎经前期紧张综合征……203
　　　南瓜百合甜品……204
　　　麦枣甘草排骨汤……204

山楂绿茶饮……205
枸杞子茉莉花粥……205

◎ 经前期乳房胀痛……206
香附豆腐泥鳅汤……207
当归川芎鱼头汤……207
玫瑰花益母草茶……208
柴胡疏肝止痛茶……208

◎ 性冷淡……209
淮山鹿茸山楂粥……210
巴戟天海参煲……210
鲜人参煲乳鸽……211
黄精海参炖乳鸽……211

◎ 夜尿频多……212
金樱糯米粥……213
桂圆益智仁糯米粥……213
海螵蛸鱿鱼汤……214
桑螵蛸红枣鸡汤……214

◎ 食欲不振……215
燕麦核桃仁粥……216
山楂山药鲫鱼汤……216
胡椒猪肚汤……217
山楂麦芽猪腱汤……217

◎ 自汗盗汗……218
浮小麦五味子黑豆茶……219
带鱼黄芪汤……219
五味子爆羊腰……220
砂仁黄芪猪肚汤……220

◎ 便秘……221
猪肠核桃汤……222
火麻仁粥……222

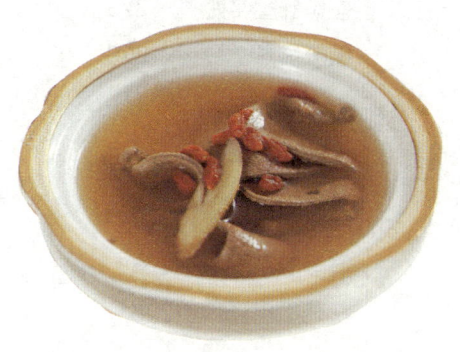
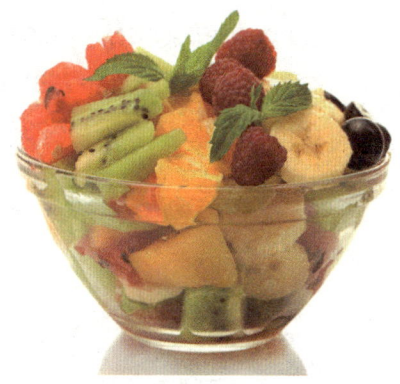

香蕉蜂蜜牛奶……223
薏苡仁煮土豆……223

◎肥胖……224
葛根荷叶田鸡汤……225
芹菜蔬果汁……225
鲜笋魔芋面……226
茯苓瓜皮汤……226

◎手脚抽筋……227
黄精蒸土鸡……228
地黄对虾汤……228
核桃药膳汤……229
天麻苦瓜酿肉……229

◎头晕目眩……230
核桃鱼头汤……231
黑豆苁蓉汤……231
红枣当归鸡腿……232
枸杞子菊花粥……232

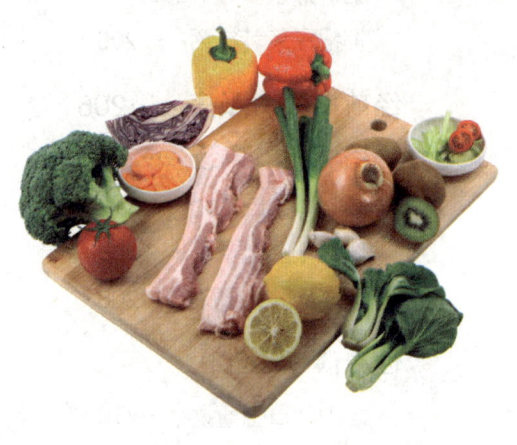

女性常见疾病的药膳调养 6

◎阴道炎……234
鱼腥草银花瘦肉汤……235
黄花菜马齿苋汤……235
土茯苓绿豆老鸭汤……236
苦参黄柏饮……236

◎尿道炎……237
车前子荷叶茶……238
苦瓜黄豆牛蛙汤……238
绿豆茯苓薏苡仁粥……239
板蓝根西瓜汁……239

◎ **盆腔炎……240**
  生地木棉花瘦肉汤……241
  莲子茅根炖乌鸡……241
  薏苡仁黄芩酒……242
  丹参红花陈皮饮……242

◎ **宫颈炎……243**
  红豆炒芦荟……244
  凉拌鱼腥草……244
  茅根马蹄猪展汤……245
  黄柏油菜排骨汤……245
  大芥菜红薯汤……246
  苦瓜败酱草瘦肉汤……246
  荠菜猪腰汤……247
  蒜蓉马齿苋……247
  黄柏苍耳消炎茶……248
  大蒜银花茶……248

◎ **不孕症……249**
  虫草海马炖鲜鲍……250
  菟丝子烩鳝鱼……250
  肉桂茴香炖鹌鹑……251
  龟板杜仲猪尾汤……251
  四物鸡汤……252
  鲍汁鲜竹焖海参……252
  栗子羊肉汤……253
  龟板杜仲猪尾汤……253
  肉桂茴香炖雀肉……254
  灵芝茯苓炖乌龟……254

◎ **卵巢早衰……255**
  锁阳羊肉汤……256
  松茸鸽蛋海参汤……256
  鹿茸黄芪煲鸡汤……257

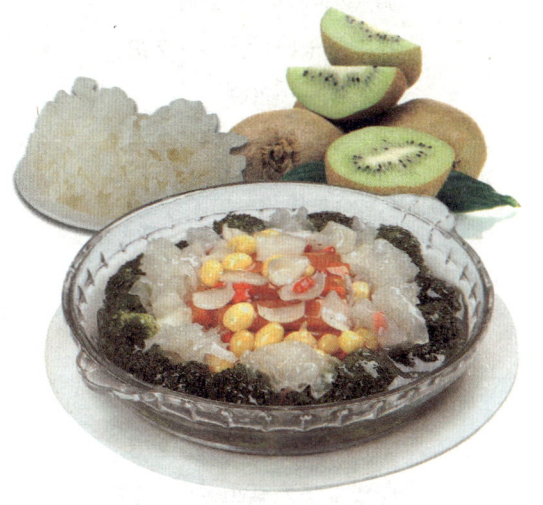

　　　　双色蛤蜊……257
　　　　麦枣甘草排骨汤……258
　　　　当归红枣牛肉汤……258
　　　　虫草海马炖大鲜鲍……259
　　　　山药黄精炖鸡……259

◎ **乳腺增生……260**
　　　　青皮炒兔肉……261
　　　　佛手元胡猪肝汤……261
　　　　田七薤白鸡肉汤……262
　　　　柴胡橘皮饮……262

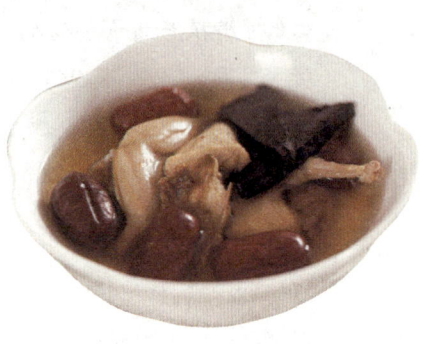

◎ **乳腺癌……263**
　　　　佛手老鸭汤……264
　　　　排骨苦瓜煲陈皮……264
　　　　生地绿豆猪大肠汤……265
　　　　蒲公英茶……265

◎ **子宫脱垂……266**
　　　　鲜人参炖鸡……267
　　　　党参淮山猪肚汤……267
　　　　黄芪猪肝汤……268
　　　　补中玉米排骨汤……268
　　　　枣鸡汤……269
　　　　莲子枸杞炖猪肚……269
　　　　党参老母鸡汤……270
　　　　人参雪梨乌鸡汤……270
　　　　黄芪山药鱼汤……271
　　　　胡椒猪肚汤……271

◎ **子宫肌瘤……272**
　　　　田七木耳乌鸡汤……273
　　　　桂枝土茯苓鳝鱼汤……273
　　　　花生丁香猪尾汤……274

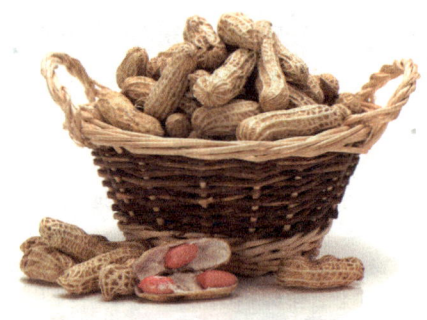

甲鱼芡实汤……274

　　　兔肉薏米煲……275

　　　带鱼黄芪汤……275

　　　莪术粥……276

　　　当归川芎鱼头汤……276

　　　川芎桃仁青皮饮……277

　　　青皮红花茶……277

◎ **功能性子宫出血……278**

　　　田七炖乌鸡……279

　　　墨鱼鸡肉汤……279

　　　莲藕炖排骨……280

　　　猪骨黄豆丹参汤……280

　　　田七炖乌鸡……281

　　　人参莲枣炖乌鸡……281

◎ **子宫内膜异位症……282**

　　　当归猪手汤……283

　　　清炖甲鱼……283

　　　赤芍生地丹参饮……284

　　　青皮红花茶……284

◎ **子宫内膜癌……285**

　　　鸡血藤鲜菇鸡汤……286

　　　田七冬菇炖鸡……286

　　　土茯苓灵芝炖龟……287

　　　鱼腥草乌鸡汤……287

　　　田七冬菇炖鸡……288

　　　土茯苓灵芝炖龟……288

　　　鱼腥草乌鸡汤……289

　　　洋参无花果水鱼汤……289

　　　蒜子芦笋煲鱼头……290

　　　甘草蛤蜊汤……290

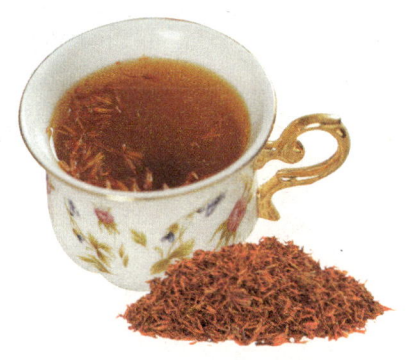

◎ **更年期综合征**……291
- 甘草红枣炖鹌鹑……292
- 熟地当归鸡……292
- 药膳炖海参……293
- 核桃沙参汤……293
- 湘莲桂圆炖猪脑……294
- 枸杞红枣炖猪心……294

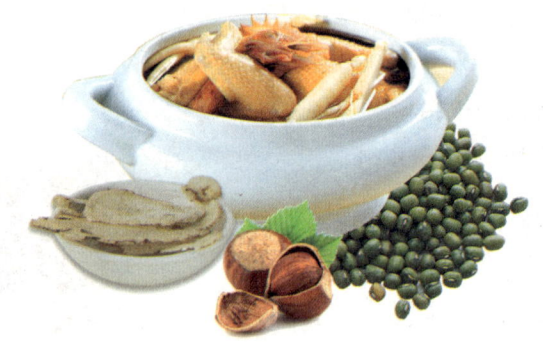

女人健康美丽从吃开始

美丽永远是从健康开始的，只有身体健康、体质良好的女性，才能从内到外透露出良好的气色和精神状态。《黄帝内经》认为，"有诸内，必行于诸外"。也就是说，身体内部的不健康，会从外表显现出来，所以说颜面反映了一个人全身的健康状况。所以，要想做真正美丽的女人，必须从"内"养做起。

本章结合《黄帝内经》里所讲的女性养生知识，从女性健康的必备条件、九种女性体质调理以及五脏养生、以"七"为律的阶段养生等方面进行了详细的阐述和讲解，全面科学地教您做个健康美丽的女人。

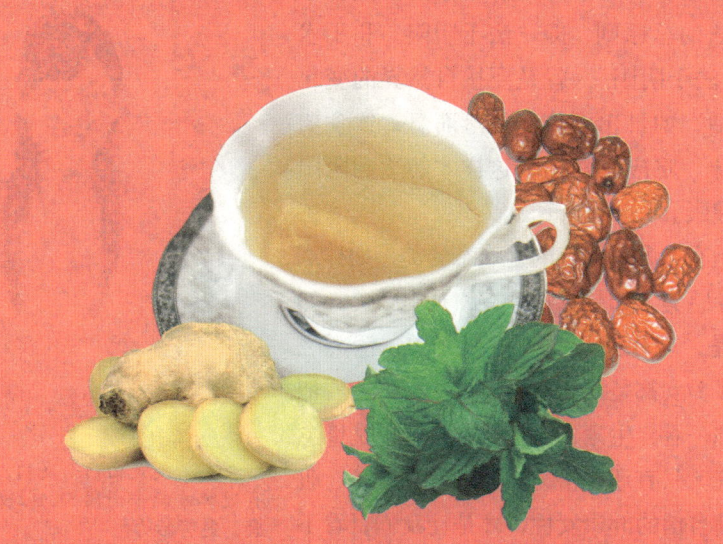

女性健康面面观

更美,是女人一生追求的目标,为了表面的美,女人们各有高招,有人用高级人工化学制品做美容护理,也有人耗巨资做光子嫩肤——但这些都只是暂时的表面美,时间一长容易恢复原状。真正的美应该是健康的,由内而外散发出来的美。所以,健康才是女性一生美丽和年轻的根基。

女性健康,还需看阴阳

《黄帝内经》有云:"阴阳四时者,万物之始终也,死生之本也。逆之则灾害生,从之则苛疾不起,是为得道。"所以阴阳平衡是人体健康的根基,阴阳失调,疾病乃生。什么是阴阳呢,估计大多数女性都不太了解,其实在我们的生活中,阴阳处处都在。凡是向上的、积极的、活动的、外在的,均属于"阳";静止的、向下的、沉降的、内在的,均属于"阴"。比如,一天之中,白天为阳,夜晚为阴,而人体也要顺应自然界的阴阳消长来安排作息时间,所以白天劳作,夜间休息,人体才会处于健康状态。反之,容易引起机体阴阳失调而产生各种不适症状或疾病。

阴阳平衡的女人最美

《黄帝内经》认为,万事万物都是由阴阳两个方面组成的。在《黄帝内经》中,岐伯提出了中医养生方法的总原则,即"法于阴阳,和于术数"。所谓"法于阴阳",就是要按自然界的变化规律起居生活,如日出而作,日落而息;饮食要遵循节气规律,吃应季食品,这样才能达到阴阳平衡、身体健康。

女人的美有很多种,有的是病态的美,如林黛玉;有的是骨感美,如赵飞燕;有的是丰腴美,如杨玉环。但是,现代人更喜欢健康之美、活力之美。现在很多美女都是搽脂抹粉出来的,乍一看似乎很美,仔细一看,生硬,不自然;精神也是倦怠的,没有朝气。只有那些精力充沛、容光焕发、肌肤光泽、充满自信的健康女性,才是让我们百看不

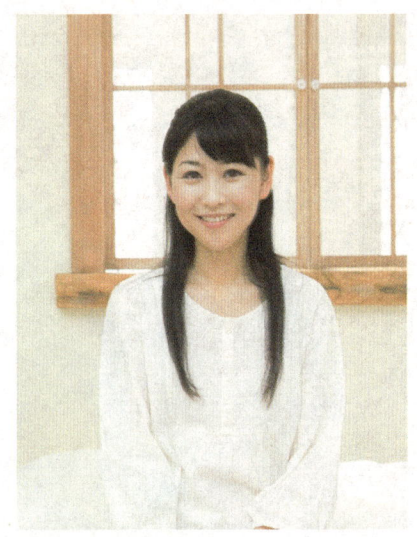

◎女人的美是由内而发的,生活和饮食有规律才能平衡阴阳,让女性的美更健康,更有活力。

厌的真正美女。还有些女性，尽管已经年过半百了，但依旧容光焕发、神采奕奕、自信高雅。这种女性的美是由内而外散发的，也正是阴阳平衡的功劳。阴阳平衡的女性美的表现主要有以下几个方面：气血足，精力旺，容色靓，体形适，心态好。

《黄帝内经》有一句至理名言："阴平阳秘，精神乃治。"阴不平阳不秘，人体就会出现各种亚健康症状，如面生痤疮、黑眼圈、内分泌失调等。所以女性要远离这些症状，就要做到阴阳平衡。

阴阳失调，疾病缠身

女性阴阳失调会导致亚健康的发生。亚健康的女性易出现头晕头痛、神疲乏力、腰酸腿痛、健忘、失眠、月经不调、食欲不振、精神萎靡、反应迟钝等症状。《黄帝内经》说："阴胜则阳病，阳胜则阴病。"禀赋薄弱、先天不足、久病疏于调理、劳累、早婚早育、房事不节等耗精伤肾，都会引起女性亚健康。肾是人体的根本，是元气的根源，肾中精气主宰着人体健康。克服亚健康状态要从肾入手，实现肾之阴阳的平衡。调和阴阳，培补肾元，益气固精，方能使身体强健，延缓衰老，保持健康的状态。

青春期的女性总会被痘痘和分泌旺盛的油脂所困扰，往往试过很多祛痘、控油的方法，都无济于事，治标不治本。成年女性的成人痘更是让人防不胜防，稍不留神一颗又红又肿的痘痘就挂在脸上，让人烦恼无限。痘痘就是身体内部阴阳气血不调造成热毒、痰、瘀这些不正常的东西诱发的。此外，女性内分泌失调、更年期等问题都多因阴阳失调所致。因此，女性朋友要根据自身状况，注意调节阴阳，这样才能远离疾病。

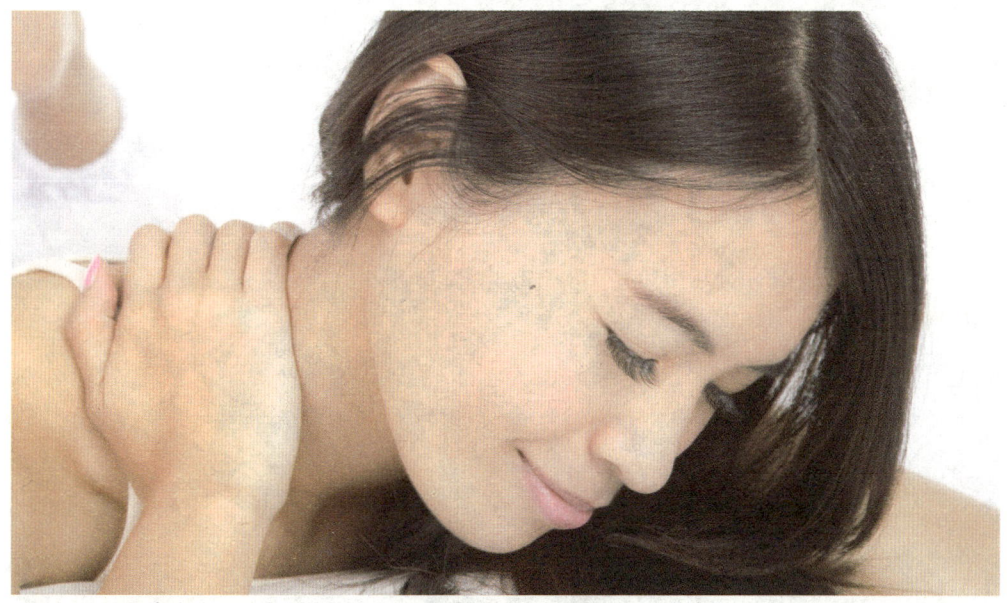

◎阴阳失调容易导致亚健康与疾病，此时女性容易出现头晕头痛、浑身酸痛、神疲乏力、失眠健忘等症状。

合理饮食、睡眠充足、情志调畅，让女人神清气爽……

女人的美丽，有众多的来源。其中饮食、睡眠与情志就是其中最重要的三项。合理的饮食搭配、充足的睡眠、情志的愉悦就如同神奇的化妆品，能让女人变美，变得更有魅力。

饮食搭配宜忌要牢记

饮食养生需注重搭配，《黄帝内经》中说："五谷为养，五果为助，五畜为益，五菜为充，气味合而服之，以补益精气。"说明应掌握科学的搭配原则。"五谷为养，五果为助"，是说人体每天必须摄入一定量的主食和水果蔬菜，这是被历代养生家一直提倡的饮食之道。中医认为，五谷可以补肾，肾气盛则头发多。女性适度吃些五谷杂粮对保护秀发非常有益。例如，五谷中的玉米有护发、滋润肌肤、丰胸、减肥、保护眼睛等功效，深受青年女性的欢迎；中老年女性常食也能增强人体新陈代谢、调整神经系统功能，有很好的降血脂、降低血清胆固醇的作用。"五畜为益，五菜为充"，是说饮食当有荤有素，合理搭配。女性适度吃些肉类可丰肌体、泽皮肤；蔬菜可排肠毒、养气血。荤素搭配合理则更有益健康。所以，对于女性而言，食养一定要注意搭配，这才是健康饮食的关键。

当然，在饮食中也存在一些搭配禁忌。食有五色五味，五行中各有所属。凡性质相反，如大寒与大热，或功能相反，如补气与破气，这些食物最好不要同蒸或同食。如兔肉可避免肥胖，牛肉可补血，都非常适宜女性食用，但前者属寒性，后者属温

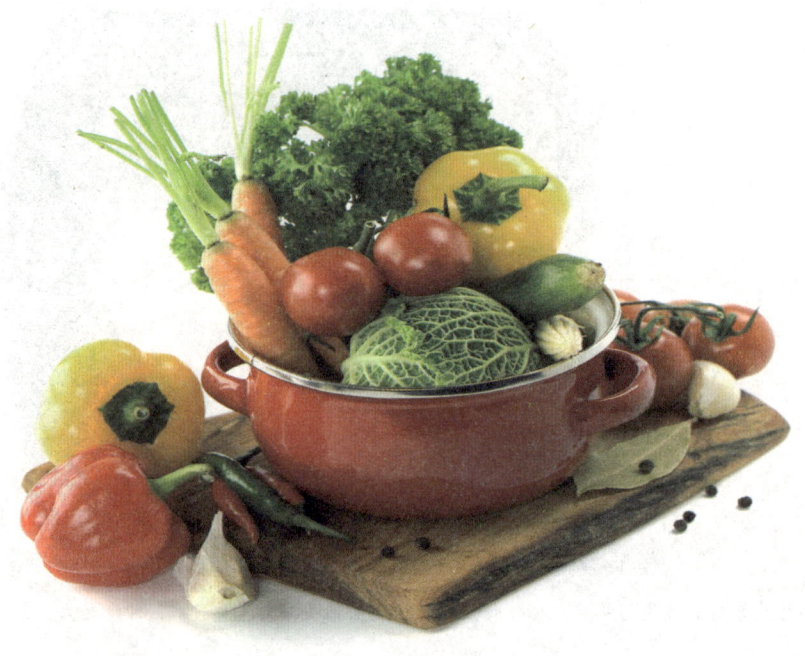

性，两者不宜同食。大寒与大寒、大热与大热的食物，也不宜同食，如黄瓜与柑橘都是对女性非常有益的食物，但是同属寒性食物，不宜同食。另外，有某些食物不适合某类体质者食用，因其能助长某种病症，也需注意。很多女性都有手脚冰凉的毛病，不宜吃寒性食物，而宜食用补温性食物。

水分，是人体美容最重要的条件，我们赞美别人的肌肤水嫩常常会说"娇嫩欲滴"，可见体内蕴涵适度水分，对爱美的女人来说有多么重要。机体的水分，为健康所需，也为美丽所需，它既有润滑的作用，又有减肥的作用，适当充足的水分，可以滋润皮肤，防止褶皱，减少油脂的积聚，又能消除人体臃肿。中医认为女性补水需先滋阴。滋阴美容的食物，像白萝卜、白菜、冬瓜、百合、银耳、莲子等，均是最为大众化同时也是最有效的补水食物。

（1）白萝卜：白萝卜中含有多种维生素和矿物质，且维生素C的含量比梨和苹果高出8～10倍，同时萝卜中还含有丰富的维生素E，两者都能起到防止因燥热导致皮肤干燥的作用。此外，白萝卜中还含有大量纤维素，能促进肠道蠕动，有效改善便秘。

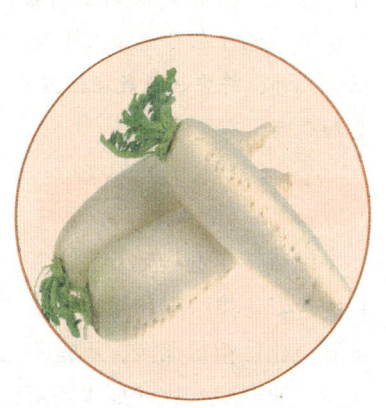

（2）百合：百合鲜品富含淀粉、蛋白质、微量元素、黏液质、B族维生素及维生素C等营养素。这些成分不仅具有良好的营养滋补之功，而且还对秋季气候干燥而引起的多种季节性疾病有一定的防治功效，常食百合，可美容养颜。

（3）银耳：银耳性平，味甘、淡、无毒，在《本草纲目》中记载有润肺生津、滋阴养胃、益气安神、强心健脑的作用。用银耳保湿养颜同样可内服外敷，内服可熬银耳羹食用。银耳羹的具体熬法是：选银耳3～6克，用温水浸5～8小时，再加热炖成糊状，加适量的冰糖服用。外敷的方法是：用适量银耳熬成糊状，直接涂在脸上，待干后再洗净，效果非常好，不仅让肌肤摸上去很滑，还能让肌肤看上去非常水润，结合银耳羹一起食用，可以有效医治青春痘、皮炎等皮肤病。

（4）梨：梨"生者清六腑之热，熟者滋五脏之阴"，是缓解秋季干燥最宜选用的保健果品。它不但能增加水分的摄入，还能为人体补充大量维生素，所含有的维生素成分，有深层清洁及平衡油脂分泌的作用，特别适合油性及中性肌肤者食用。梨除了可以生吃外，还可制成梨汁、膏、酱、果茶等。

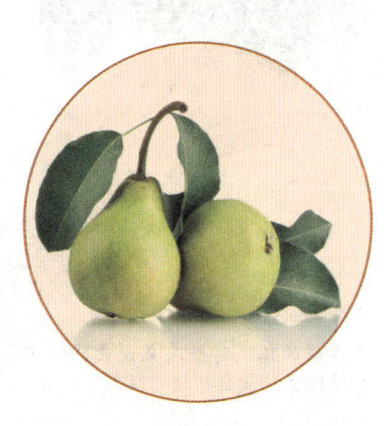

（5）葡萄：葡萄的营养价值很高，葡萄汁被科学家誉为"植物奶"。市面上很多以葡萄为原料制作的面膜，受到众多爱美人士的极力追捧，因为葡萄中所含有

的糖分与有机酸,是肌肤天然的保湿滋润剂,也是肌肤毒素的"清道夫",能让肌肤更有弹性、更具光泽,并能延缓衰老。葡萄富含大量的水分,极易被人体吸收,且能促进血液循环,保护皮肤的胶原蛋白与弹性纤维,还能阻挡紫外线对皮肤的伤害。

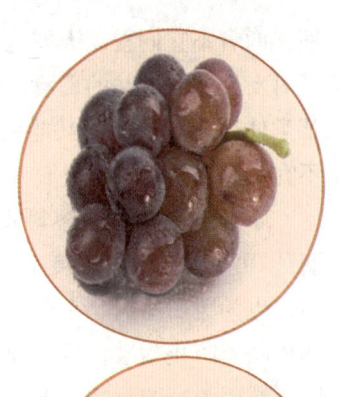

(6)香蕉: 香蕉富含蛋白质、淀粉、维生素及矿物质,还是含钾元素特别丰富的食物。从食疗的角度讲,香蕉对患心脑血管疾病的人来说是一种非常好的食疗食物。它温和的清洁与滋养修复肌肤的功效深得爱美人士的喜爱。香蕉还是一种很好的面膜材料,可直接将香蕉捣成泥状敷在脸上,也可在其中加上蜂蜜,这样,保湿滋润的功效会更强。此外,将香蕉泥敷在微湿的头发上5～10分钟,会让头发更加亮丽、有光泽。

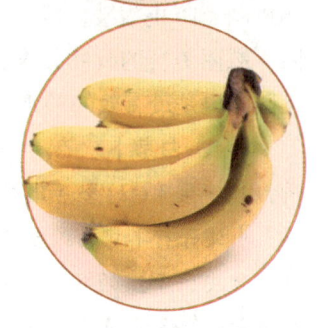

美丽女人睡出来

睡眠不足会导致女人皮肤干燥缺水,漂亮的脸蛋便像花朵凋零一样枯萎下去;沉积的色素让黑眼圈和眼袋彻底"爱"上你;油脂分泌过多会让你每天都忙着战"痘";皮肤老化、粗糙黯淡,不得不用厚厚的粉底来遮掩。然而,哪个女人不想拥有婴儿般柔滑的肌肤呢?这就要求睡眠保质保量。请记住:美丽是睡出来的,良好的睡眠比任何化妆品都能更有效地保障最自然的美丽。

《黄帝内经》说:"卫气不得入于阴,常留于阳,则阴气虚,故目不瞑。"我们所说的失眠在《黄帝内经》中称为"不得卧""目不瞑"。《黄帝内经》里讲,人的睡眠由心神控制。情志失常、过劳过思等因素都可能导致心神不安、神不守舍、阳不入阴,不能由动转静进入睡眠状态,这就是失眠。

"胃不和则卧不安。""不和"是指阴阳失调,脏腑的运化失调。胃主受纳,其气宜降。如果胃的功能失调,胃气失于和降,上逆扰动心神,导致失眠。因此晚餐不宜吃得过饱,宜吃一些清淡的食物。睡前可吃一些养心阴、益睡眠的食物,如蜂蜜、牛奶、大枣等。

"顺四时而适寒暑。"《黄帝内经》的"天人合一"理论充分体现了人与自然的和

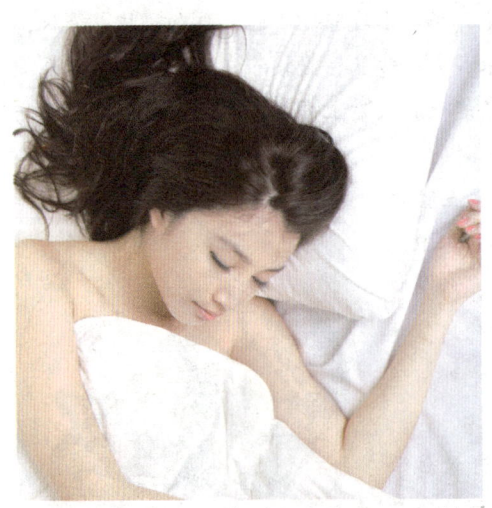

◎良好的睡眠对女人来说比任何化妆品都能更有效地保障最自然的美丽。

谐。天有四时，人睡眠也应该顺应四季阴阳消长的规律。一般在春夏应晚睡早起，秋季要早睡早起，冬季则早睡晚起。

很多女性朋友以为睡得越多越好，其实是误解了"睡美人"的说法。"久卧伤气"，中医认为睡眠应适可而止，过度的睡眠容易出现气虚的症状，如精神萎靡不振、神倦乏力、吃饭不香、心悸、气短等。

心情愉悦，让女人神情自如

身处错综复杂的社会，不会事事顺心，重要的是要学会调节情绪，保持愉悦的心情，悠然自如才能处理好遇到的各种事情。《黄帝内经》中说："余知百病生于气也，怒则气上，喜则气缓，悲则气消，恐则气下，寒则气收，炙则气泄，惊则气乱，劳则气耗，思则气结。"

七情，喜、怒、忧、思、悲、恐、惊七种情志变化，是机体的精神状态。七情是人体对外界的事件、人物、情况的不同反应。正常的七情是不会使人出现疾病的，但是突然的、强烈或持久的不正常的情志，一旦超过了人体能承受的范围，就会使人体气机紊乱、脏腑阴阳气血失调，从而导致疾病的发生。

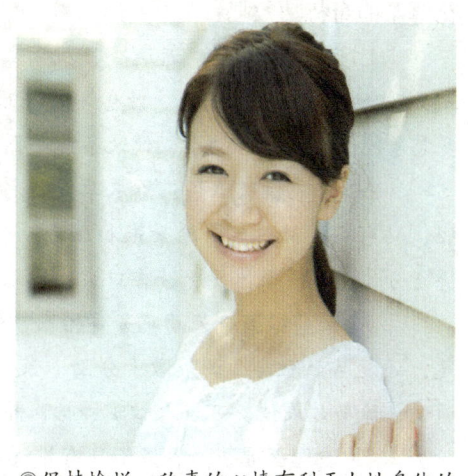
◎保持愉悦、欣喜的心情有利于女性身体的健康。

"人有五脏化五气，以生喜怒思忧恐。""怒伤肝，喜伤心，思伤脾，忧伤肺，恐伤肾。"人体五脏失调会引起不同情绪反应，情绪失调又会损伤五脏的功能而引发疾病。《黄帝内经》说："恬淡虚无，真气从之，精神内守，病安从来。"保持恬静和谐的精神状态，会少得病、不得病，保持身体健康。

健康排毒，做个无毒女人

排毒是一个女人常挂在嘴边的词，由此可见排毒对女人美容养颜具有多么重要的意义，只有及时排出体内的有害物质及过剩营养，保持五脏和体内的清洁，才能保持身体的健美和肌肤的美丽。我们知道，人体内大多数的毒素是从饮食中来的，因此最有效的排毒方法便是从日常饮食入手将毒素排出体外。当然，不是所有的食物都具有排毒的功效，像那些腌制、油炸食品不仅不具备排毒功效，还会增加体内的毒素，而天然食物则是排毒最好的选择。

花草茶——最原始的排毒瘦身术

我们的身体每天都会积攒很多的毒素和垃圾,如果不排毒,身体状况就会每况愈下。要想清除这些垃圾,过度的刺激会让身体失衡,过与不及的方式都不是养生之道。了解身体的需要,给予身体所需的照料,身体自然会对你的付出有所回应,呈现出你所希望的模样。花草茶不但好喝,而且不像浓茶那样会引起失眠等问题,是排毒最便捷简单的方法。不同的花茶,其排毒功效又是各不相同的,以下就让我们看一下各种花草茶的奇特功效吧!

(1)**迷迭香菊茶**:迷迭香、杭菊都具有调节身心,清热解毒,顺肝养肝,稳定情绪,改善胸闷气短、气急、疲劳不已等现象的功效。神经过敏、反应过度、容易忧心、多愁善感、生性悲观的人,饮此茶能平衡身心、畅达情志。

(2)**柠檬薰衣草茶**:薰衣草是提神醒脑常用的花草,其挥发油成分能稳定中枢神经,具有解毒散热、消除紧张和压力、令人放松的功效。还具有使身心松弛,让身体获得充分休息,清新体气、芳香口齿、助眠等功效。

(3)**茉莉绿茶**:茉莉花芳香怡人,所含的花油、醇类,不但可以疏肝解郁、调节体气,还能活血解毒、调节激素分泌。茉莉花特有的香气,能祛除体内秽气、清新口气、通便、除臭效果佳,可令人心旷神怡,精神抖擞。

(4)**玫瑰菩提茶**:菩提子具有排毒清肠、除烦解忧、宽心畅怀、镇痉止痛的功效。暴怒之后致肝胃气痛者,情绪起伏不平、压抑不畅、忧心忡忡者,都适合喝此茶解压。长期坚持喝此茶,能增强人的心理承受能力。

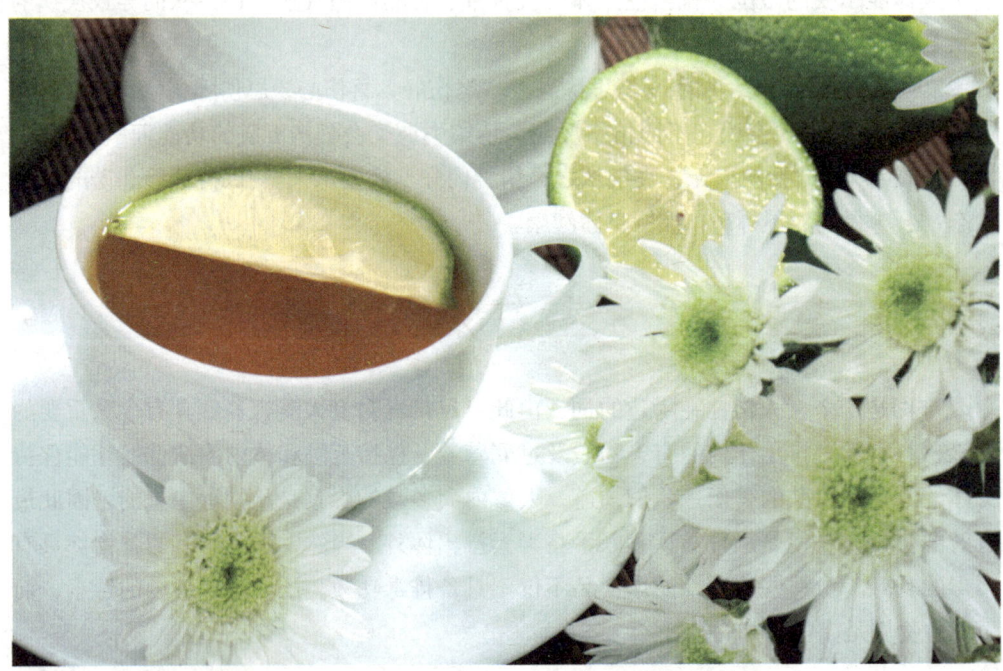

◎花草茶不但好喝,且不像浓茶那样会引起失眠等问题,是排毒最便捷简单的方法。

（5）**菊花决明子茶**：决明子具有清肝益肾、祛风、润肠、通便之功效，可用于治疗目赤多泪、清热解毒、头风头痛、大便燥结等症。杭菊花具有疏风、清热明目、解毒之功效，可用于治疗头痛、眩晕、高血压、肿毒等症。

细看水果排毒经

现代科学研究发现，水果内含有大量的膳食纤维，不但能起到促进肠蠕动、防止便秘的作用，而且有利于体内废物及毒素的排出。水果含有人体需要的多种维生素，特别是含有丰富的维生素C，所以多吃水果可增强人体的抵抗力，预防感冒及坏血病，促进外伤愈合，维持骨骼、肌肉和血管的正常功能，增加血管壁的弹性和抵抗力。常吃水果对高血压病、冠心病的防治大有好处。水果最好生吃，这样维生素C不会遭到破坏。β-胡萝卜素在绿色水果中含量较多。它在体内经酶作用生成的维生素A可增强对传染病的抵抗力，并可防治夜盲症，促进生长发育，维持上皮细胞组织的健康。因此，在众多食品当中，水果可称得上"排毒上品"。

（1）**樱桃**：樱桃的含铁量很高，位于水果之首。樱桃可补充体内对铁元素的需求，促进血红蛋白再生。樱桃营养丰富，具有调中益气、健脾和胃、祛风除湿等功效，对食欲不振、消化不良、风湿身痛等均有益处。经常食用樱桃可防治缺铁性贫血，增强体质、健脑益智、美颜驻容、去皱消斑。

（2）**草莓**：草莓含有丰富的B族维生素、维生素C和铁、钙、磷等多种营养成分，是老少皆宜的上乘水果。草莓具有清肺化痰、补虚补血、健胃降脂、润肠通便等作用。草莓能增强人体抵抗力，并有解毒功效。

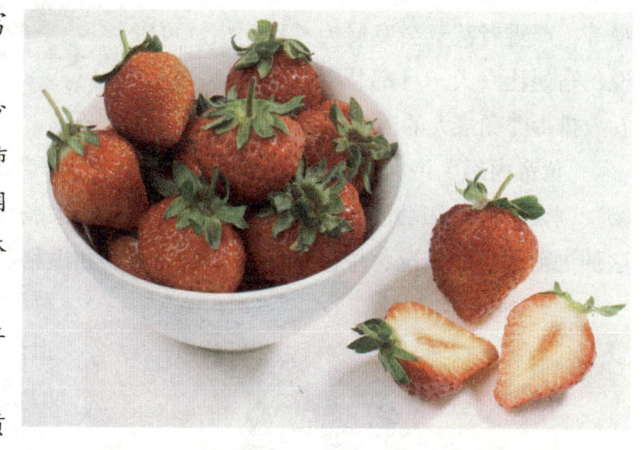

（3）**桑葚**：桑葚的营养丰富，含有维生素A、维生素C、维生素D、B族维生素和矿物质钙、磷、铁以及葡萄糖、果糖、柠檬酸、苹果酸、鞣酸、果胶、植物色素等营养物质。桑葚是滋阴养血、补肝益肾的佳果，也可助你排出体内毒素。

（4）**葡萄**：葡萄所含的类黄酮是一种强力抗氧化剂，可抗衰老，并可清除体内自由基。葡萄能滋肝肾、生津液、强筋骨，有补益气血、通利小便，帮助排出体内毒素的作用。

（5）**菠萝**：菠萝营养丰富，尤其以维生素C的含量最高。菠萝味甘、性平，有健脾和胃、消肿祛湿、消食解毒的作用。饭后食用菠萝，可以使肠内的秽物排出，消除便秘，恢复正常的新陈代谢。

（6）**柠檬**：柠檬的营养价值极高，它不但含有丰富的维生素及许多人体必需的微量元素，还含有独特的柠檬油和柠檬酸。中医认为，柠檬有清热、杀菌、健脾、开胃、化痰、止咳的功效。吃柠檬果或喝柠檬汁，可以解毒、解酒、减肥。

（7）**香蕉**：香蕉能促进胃蠕动，有润肠通便、润肺止咳、清热解毒、助消化和滋补的作用。香蕉是低热量的食品，即使是正在减肥的人也可尽情地食用。

赶走便秘，让女人一身轻松

便秘可发生在任何一个年龄段，它与我们的饮食不均衡、运动不足、压力过大、生活不规律等有着密切的关系。人每天吃的东西经胃肠消化，好的东西滋养全身，所剩的糟粕就由大肠传送而出。大便通畅，则体内的毒素能随大便带走，毒素便不会停留在身体内；若是大便不通畅，毒素排不出，便会被人体吸收，遍布全身，不仅会导致面色晦暗无光、皮肤粗糙、毛孔粗大、长痤疮，还带来口臭、痛经、月经不调、肥胖、心情烦躁等，严重者甚至会发展为各种病症。可以说，宿便让女人一身都是毒，而便秘，更是女人排毒养颜最大的敌人。

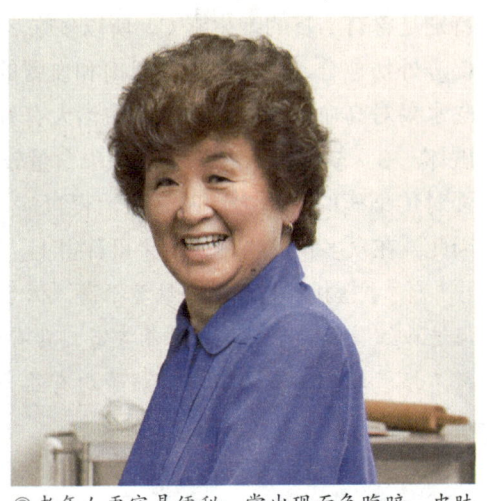

◎老年人更容易便秘，常出现面色晦暗、皮肤粗糙等问题，可多吃蔬菜水果，减少便秘的可能性。

《黄帝内经》说"大肠者，传导之官，变化出焉"。正常情况下，人体内"阳平阴秘"则大肠的一切功能正常，而阴阳一旦失衡，大肠传输不利，就会出现便秘。按照这种失衡的具体情况，中医还将便秘分为实秘和虚秘两大类。其中实秘又可细分为热秘和气秘，虚秘可细分为气虚秘、血虚秘、阴虚秘、阳虚秘等。不同的便秘类型，在饮食上的调养方法也不一样。

（1）**热秘**：主要表现为大便干结、小便短赤、面红心烦或口干、口臭、腹满胀痛、舌红苔黄。有热病症状的人应该多吃清凉润滑的食物，如香蕉、苹果、梨、黄瓜、苦瓜、芹菜、莴苣等。

（2）**气秘**：表现为排便困难，腹部胀气甚至胀痛，这类人应多吃

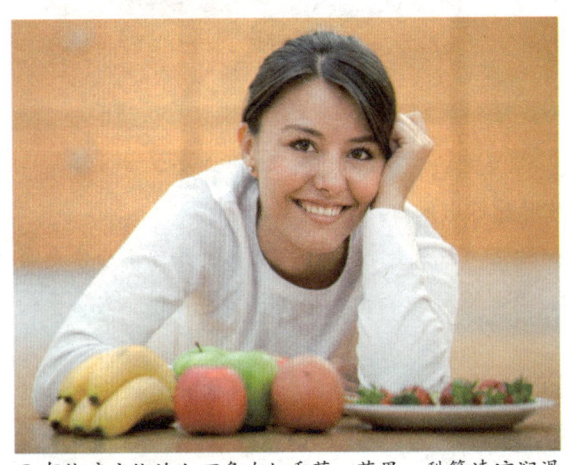

◎有热病症状的人可多吃如香蕉、苹果、梨等清凉润滑的食物。

能行气、软坚、润肠的食物，如橘子、香蕉、海带、竹笋等。

（3）**气虚秘、阳虚秘**：气虚秘的特点是虽有便意，但排便困难，使劲用力则汗出气短，便后疲乏。阳虚秘主要表现为大便干或不干，排出困难，腹中冷痛。这两类人宜多吃健脾、益气、润肠的食物，如山药、扁豆、无花果、核桃、芋头等。可以用胡萝卜、白术、红薯煮粥，此款粥膳既是香甜可口之饭食，又是益气润肠之佳品。

（4）**血虚秘、阴虚秘**：血虚秘的特点是大便干燥，面色无华，心悸眩晕。阴虚秘表现为大便干结如羊屎状，形体消瘦，头晕耳鸣，心烦少眠，盗汗等症状。血虚、阴虚的患者，宜用滋阴养血、润燥之物，如桑葚、蜂蜜、芝麻、花生等。

遵循"七损八益"，在性爱中养颜健身

《黄帝内经》产生的时代已经形成了"七损八益"的房事养生之道。"七损八益"是古人在交合时遵循的法则，同样也适用于现代人。对于普通人来说，只要注意"七损八益"，性生活就能愉悦情志，增强夫妻感情。同时女性能在性爱中达到美容养颜的成效，亦可延年益寿。

《黄帝内经》指出："能知七损八益，则二者（阴阳）可调，不知用此，则早衰之节也……"却未详细说明"七损八益"的内容。直到长沙马王堆汉墓出土的《天下至道谈》中才有了"七损""八益"房中养生术的具体内容。所谓七损，是指性生活中七种有损人体健康之事；所谓八益，就是指性生活中有益于人体身心健康的八种做法。

七损

（1）**闭**：是指性交时阴茎或阴户疼痛，精道不通，甚至无精可泄，或因动作粗暴、鲁莽而产生疼痛。

（2）**泄**：是指性交时大汗淋漓不止，精气走泄。

（3）**竭**：是指性生活无节制，纵欲无度，气血耗竭。

（4）**勿**：是指虽然有强烈的性欲冲动，却因阳痿不举而不能进行。

（5）**烦**：是指性交时呼吸喘促，心中烦乱不安。

（6）**绝**：是指女方没有性欲时，而男方要强行性交，这样有损双方，特别对女方

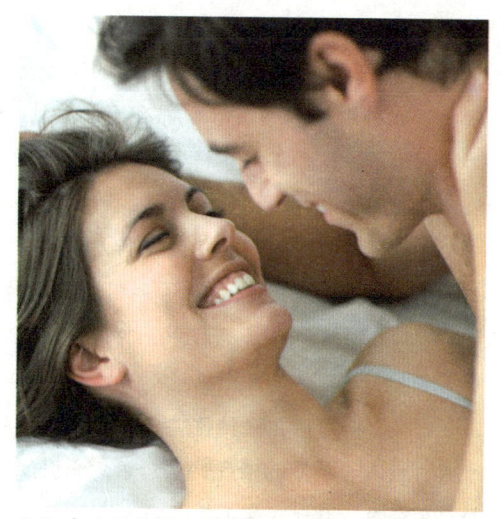

◎行房过程中需保持愉悦的心情，也可在适当时候中断片刻，平息精神。

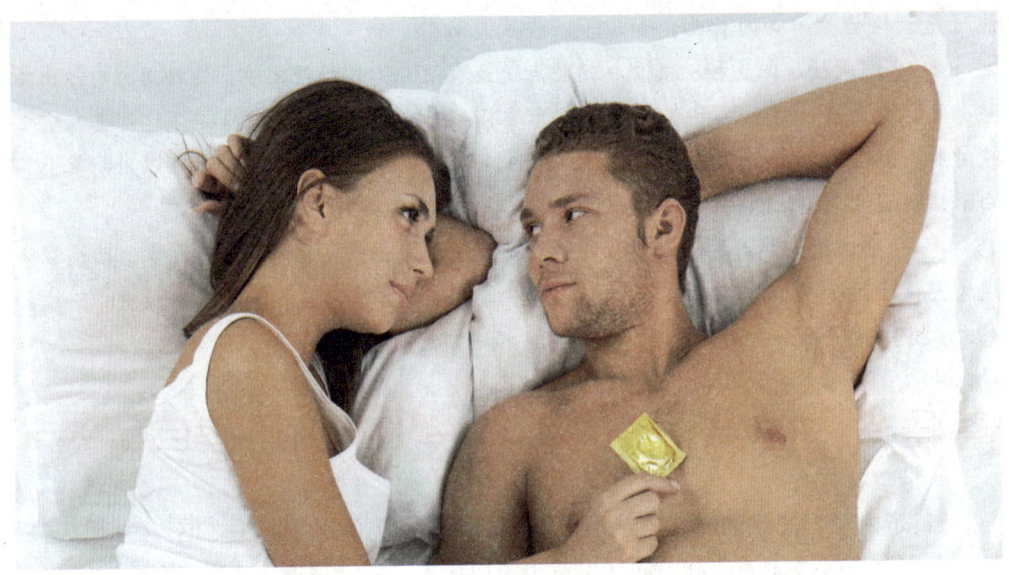

◎性爱要掌握适宜的时机,要在情绪轻松、精神愉快时进行。

的身心健康非常不利,犹如陷入绝境。

(7) **费**:交合时过于急速,既不充分欢悦,又于身体无补益,徒然浪费精力。

八益

(1) **治气**:早晨起床后,盘膝而坐,挺胸直腰,放松肛门的肌肉,连续做提肛运动,并用意念使体内之气下行,是为治气。

(2) **致沫**:即致其津液。方法是呼吸新鲜空气,舌下多含津液,不时吞服下去,这样可以滋补身体;还可以蹲马步状,伸直脊背,收缩肛门,通经气,促使阴液不断产生。

(3) **知时**:即要掌握最适宜的交合时机。性交前,男女要互相爱抚嬉戏,做到情绪轻松、精神愉快,等到双方都有了很强烈的性欲时再性交。

(4) **蓄气**:即蓄养精气。性交时要放松脊背,收缩肛门,让精气下行,并强忍着精液不泄最好。

(5) **和沫**:即调和阴液。行房过程中不能急躁,不能过快,阴茎抽送时最好是轻柔舒缓,以激发女方的兴奋,等到阴液充足时性交最好。

(6) **积气**:行房过程中,可在适当时候中断片刻,平息一下精神,以便积蓄一定的精气再继续。

(7) **持赢**:即保持盈满。行房接近结束时男子就不要再抽动了,而要放松脊背,做深呼吸,吸入自然界的清气,然后用意念引清气下行,平静地等待女方性高潮的到来。可以保持精气充盈,做到不伤元气。

(8) **定顷**:即节制。两性交合时,男子性高潮出现时射出精液,应在还没有完全萎软时就要抽出阴茎，离开女方的身体。

经络——"决生死、处百病"

《黄帝内经·灵枢·经脉》说，经络具有"决生死、处百病"的作用。在穴位上进行针灸或按摩，就可以治疗疾病。心脏病患者觉得心慌、头晕，只要按摩手臂上的内关穴就能够得到控制，这是因为内关穴能通过心包经控制心脏的活动。按摩足三里穴，胃病就能得到缓解，也是因为足三里穴有胃经经脉与胃直接联系，从而控制胃的功能。这就是经络的奇妙之处。所以，科学地运用经络养生，不但能获得健康长寿，还能使人精神百倍地生活、学习和工作。

常按穴位，轻松养生

足三里穴、涌泉穴、肾俞穴——常按可增强肾气及心气

足三里穴、合谷穴、三阴交穴——常按可增强胃气

涌泉穴、百会穴、劳宫穴——常按有抗衰老作用

神门穴、三阴交穴、劳宫穴——常按可养心安神

肝俞穴、睛明穴、四白穴——常按可保养眼睛

三阴交穴、涌泉穴、神门穴——常按可养心安神，增强睡眠质量

曲泉穴、关元穴、肾俞穴——常按可增强性功能

常用穴位的具体位置：

足三里穴：膝下3寸。

涌泉穴：足底正中心凹陷处。

肾俞穴：腰部第三腰椎棘突下，命门旁开1.5寸。

合谷穴：手大拇指、示指之间。

三阴交穴：内踝上3寸。

百会穴：头顶正中。

劳宫穴：手心。

神门穴：在掌后，兑骨之端陷中。

肝俞穴：内踝上3寸。

睛明穴：眼内眦外。

四白穴：眼眶下骨凹处。

曲泉穴：膝窝处。

关元穴：脐下3寸。

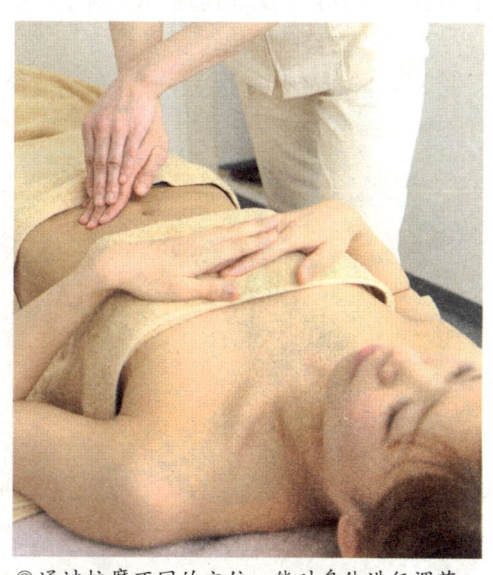

◎通过按摩不同的穴位，能对身体进行调节，放松肌肉的同时达到养生的效果。

循经按摩,非常美容法

养心按摩

心经路线:①心区→咽喉→目。②心区→肺→肩内侧→手臂内侧→手掌尺侧→小指尖。经常按摩可以养心。

疏肝按摩

肝经路线:大拇指→足背→内踝→小腿内侧→大腿内侧→阴部→小腹→胃→肝。常按摩可以疏肝健脑,通畅气血。

健脾按摩

脾经路线:下颌骨大迎穴→喉咙→下棱口角→胃→脾。经常按摩可健胃。

健肺按摩

肺经路线:中焦(肚脐与膈的中点)→大肠→绕胃→肺系→咽→肩臂外侧→小臂外侧→大拇指端。经常按摩可增强肺气,预防感冒。

增强腰腹按摩

季胁下→绕腰腹一周。常按摩,可增强腰腹功能。

经气养生,美不胜收

应用经络健身,可通过经气的循行、贯通起到养生保健的作用。

交通任督经气养生

这是古代以静养生常用的方法,方法是静坐调息,排除杂念后引经气交通身前任脉及身背的督脉,从而达到调经气的作用。

交通十二经气养生

全身运动可交通十二经脉,华佗五禽戏及十禽戏都可增进全身经气贯通而起到养

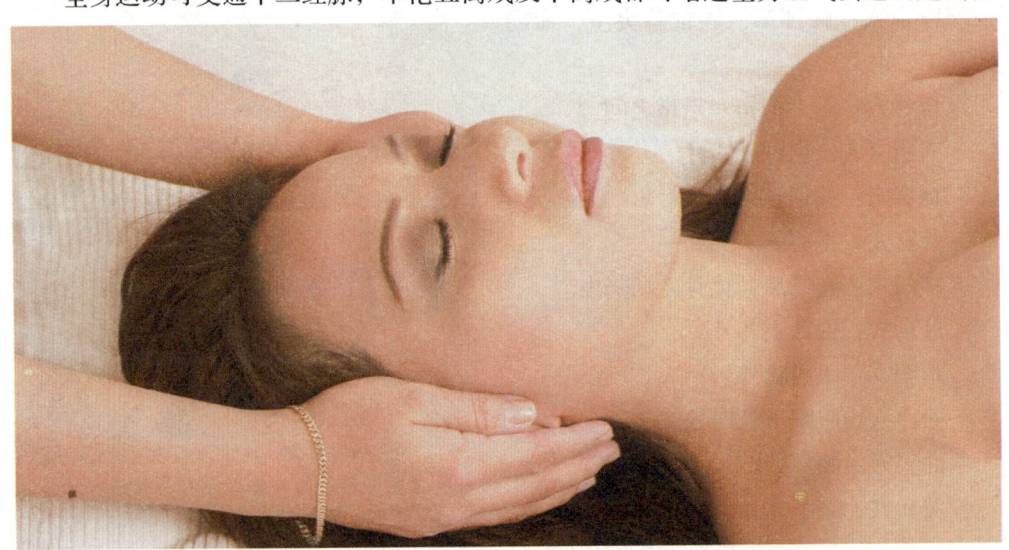

◎按摩可针对穴位,同时也需循络,按摩方法不同,养生效果也有所差异。

生的作用。

静守经穴养生

静坐、调息，排除杂念后，把注意力集中于关元穴（任脉穴，在脐下3寸，丹田），意守丹田，聚气于内，可达到养气健体的目的。

运动——柔中寓刚，身心受益

人体脏腑经络气血的活动，男女基本相同，但女性因其有经、孕、产、乳等特点，气血是月经、养胎、哺乳的物质基础，脏腑是气血产生之源，经络是运行气血的通路，女性养生关键是对脏腑、经络、气血进行调养。而运动可以促进百脉流畅，脏腑协调，阴阳平衡，从而增进机体健康，保持女性旺盛年轻的生命力。反之，若缺乏锻炼，则会出现久卧伤气、久坐伤肉、久立伤骨、久视伤血、久行伤筋的身体状况。为此，女性一定要根据自身体质特点采取适宜的运动方式。

散步——"没事常走路，不用进药铺"

散步是人们在学习和工作之余最好的休息和生活保健方式。所谓散步就是闲散、从容地行走。中医认为，闲散和缓地行走，四肢会自然而然地得到协调，全身关节筋骨也会得到适度的运动，起到疏通经络、运行气血、调和五脏的作用。"妇人以血之本"，血是女性的根本。气血活动正常，女性就能保持健康美丽。因为血是由气推动运行的。气有化血、行血、统血、摄血、载血的功能，气虚则血亏，气滞则血瘀，气乱则血崩，气逆则血拂，气陷则血脱。而气血的病变，也必然影响到脏腑。所以，散步对女性健康美丽非常重要。

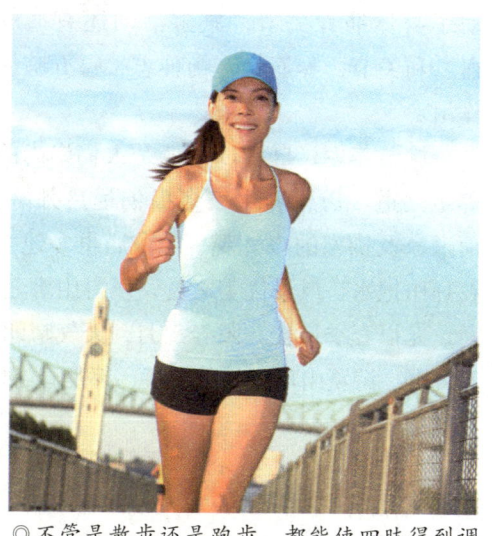

◎不管是散步还是跑步，都能使四肢得到调节，起到疏通经络、运行气血的作用。

太极拳——"一动无不动"的养生之道

太极拳是一种融传统哲学的养生思想、伦理观念、修身与修性于一体的保健身心，延年益寿的养生运动，是一项非常适宜女性采用的有独特修身、健身、防身效果的运动养生之术。中医认为，人体是一个由经络贯通上下、沟通内外的有机整体。经络通则身体健康，经络阻滞则生病。同时，经络关联到人体脏腑器官、气血的调和。气、血又是构成人体的基本物质，气为血帅，血为气母。女性以血为用，其月经、胎孕、产育以及哺乳等生理特点皆易耗损血液，女性极易出现气血亏损、不调，频有贫血、肾虚等病，长久则易早衰。

太极拳的奥秘就在于"一动无不动"，当女性在全身心放松时，脉气则在全身上下、内外循环的经络系统中运行，从而有助于经络畅通透达，气血充盈全身，濡养各脏腑器官，维持和保护机体功能，加大机体抗御病邪和自我修复能力。

旅游——游山玩水乐趣多

旅游是一种人与自然通过直接接触，并从中感受其丰富内涵的娱乐行为。随着生活条件的改善和女性消费观念的变化，旅游正成为一项深受女性热衷的养生之道。而女性内敛、细致、敏感的心理特征，使其在旅游中产生更丰富的灵感与悟性。在大自然之中，女性不仅观赏了自然的奇妙风景，开阔眼界，增长知识，还活动了身体筋骨关节，旅游活动还有通气血、利关节、养筋骨、畅神志、益五脏的作用。

旅游养生，自古以来就是人们崇尚的养生之道。历代养生家多提倡远足郊游，而道家及佛家的庵、观、寺、庙也多建立在环山抱水、风景优美之处，以得山水之灵气，修身养性。旅游无论春夏秋冬都可进行，尤以春季最佳。阳春三月，天气晴朗，风和日丽，万物更新，会同亲朋好友，踏青郊野，游览山川，品茶畅谈，都是春游乐事。

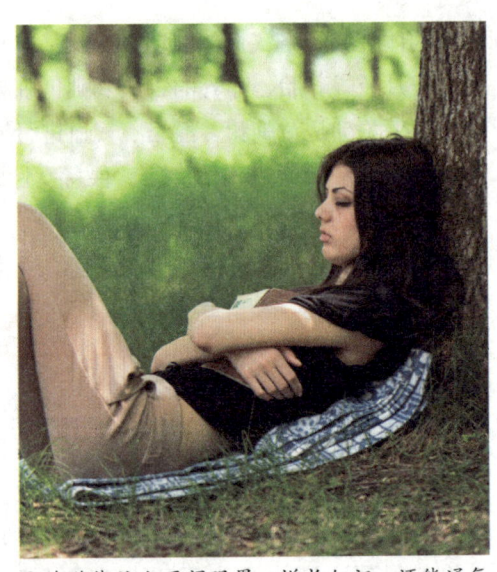

◎旅游能让人开阔眼界，增长知识，还能通气血、畅神志、益五脏。

三期健康——月经期补血，妊娠期固胎，绝经期养巢……

女性一生中有三大"调理期"，一是月经期，二是妊娠期，三是绝经期。女性在不同的人生阶段，都要有不同的饮食养生方法，无论哪个时期都应好好关爱自己身体及生理的变化，以便健康、快乐地度过人生的重要时期。

经期补血，让女人面色红润

经期是女性的一个特殊时期，因此需要特别的呵护。中医主张女性经期饮食养生应按经前、经期和经后三个阶段进行调经，即通过补益、解郁、活血化瘀等调理手段来补气血。一般来说，女性经前宜疏肝，经期宜调和气血，经后宜健脾益肾、补益气血。

女性月经期避免不了情绪波动、烦躁、焦灼等烦恼，除了洁外阴、调情志、适劳逸、禁房事外，在饮食方面要注意按经期三个阶段进行进补。

经期前，女性常会出现如抑郁、忧虑、情绪紧张、失眠、易怒、烦躁不安、疲劳等不适，这与体内雌激素、孕激素的比例失调有关。应选择能补气、疏肝、调节不良情绪的食品，如卷心菜、柚子、瘦猪肉、芹菜、粳米、鸭蛋、白术、山药、薏苡仁、百合、丝瓜、冬瓜、海带、海参、胡萝卜、白萝卜、胡桃仁、黑木耳、蘑菇等。

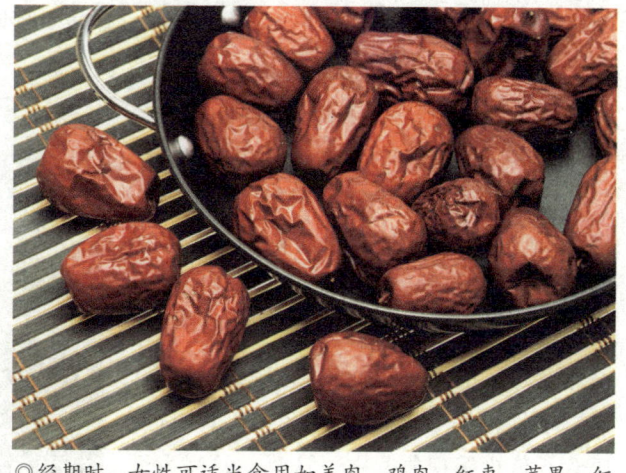
◎经期时，女性可适当食用如羊肉、鸡肉、红枣、苹果、红糖、薏苡仁、桂圆等温补食品，有利于调和气血。

经期时，女性应补有利于调和气血的食物，如羊肉、鸡肉、红枣、豆腐皮、苹果、薏苡仁、牛奶、红糖、益母草、当归、桂圆等温补食品。若有食欲差、腰痛等症时，宜选用健脾开胃、易消化的食品，如大枣、面条、薏苡仁粥等。

经期宜吃钾元素含量高的食物，因为钾元素具有凝固血液、稳定情绪、抑制疼痛的作用，所以女性经期宜吃糙米、杏、花生、薏苡仁、牛奶、海带等食物。经期还应注意不要吃得太咸，太咸的食物会导致体内盐分与水分增加，从而引起头痛、情绪激动。

经期过后，女性会失血过多，宜进食补血养血的食物，如牛奶、鸡蛋、鸽子蛋、

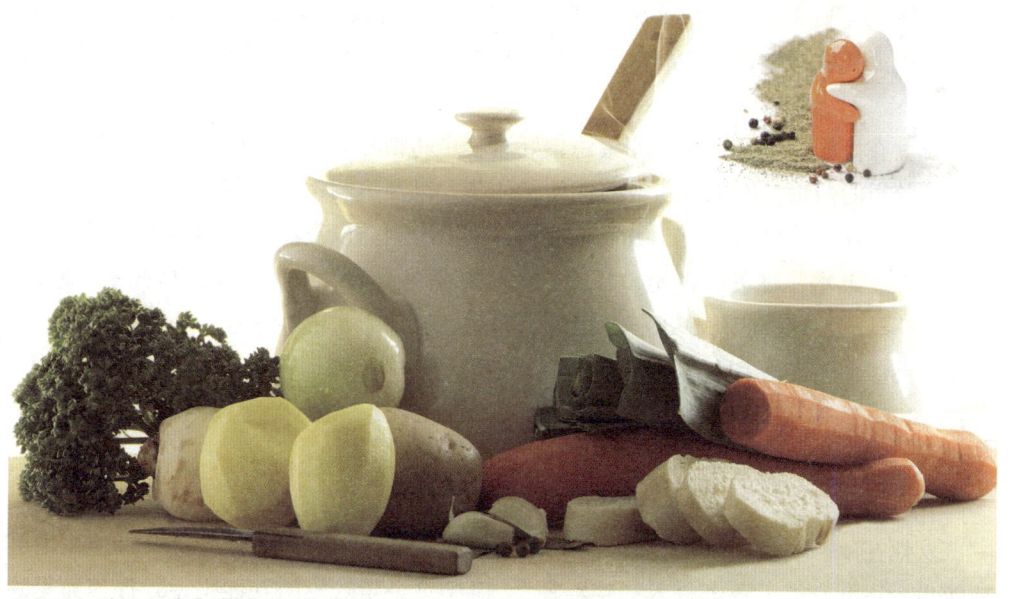
◎女性怀孕后容易脾胃虚弱，特别是前3个月，应选择健脾和胃的食物。

鹌鹑蛋、牛肉、羊肉、猪胰、芡实、菠菜、樱桃、桂圆、荔枝、胡萝卜、苹果、当归、红花、桃花、熟地、黄精等。

孕期固胎，饮食需注意

怀孕是每个女性都要经历的人生历程。饮食养生上要按三个阶段进行。按照孕期不同阶段你和宝宝的不同身体变化及其特性，调整饮食结构，做到营养价值的充分发挥，才是最健康的饮食观念。

女性怀孕后，多有轻度恶心、呕吐、厌食、偏食等现象。中医认为，这时女性阴血聚于胞宫（子宫），气血流动没有孕前畅顺，气血不足则会使脾胃虚弱，故孕早期（前3个月）要以健脾和胃的食物为主。宜食西红柿、卷心菜、茄子、苋菜、豆腐干、卤鸡蛋、熟藕、大麦、饼干、面包干、馒头干、糖炒栗子、苹果、山楂等。

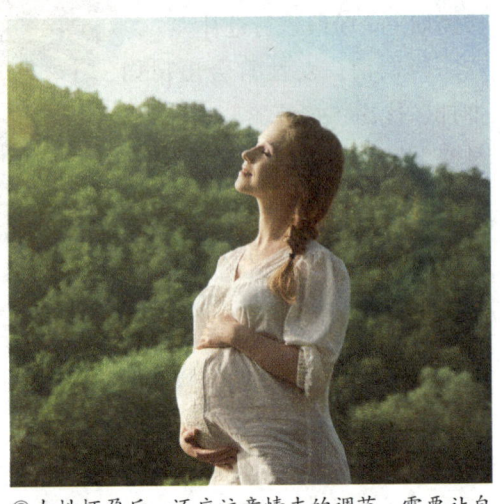
◎女性怀孕后，还应注意情志的调节，需要让自己精神愉悦，放松心情。

孕中期（第4~7月）是胎儿身体各系统组织迅速发育的时候，基本要保证各种营养物质的均衡摄取，但此期胎儿易出现胎动，若气血虚弱则会出现异常胎动，对胎儿不利，故进食应注意对补气养血食物的摄取。如小米、土豆、山药、菠菜、龙眼、小麦、黄花菜、鸡肉、鸡蛋、鹌鹑蛋、黄豆、虾、猪肝、鸡肝、牛肉、鳝鱼、牛奶等。

孕晚期（后3个月）孕妇营养要更丰富，质量更高，以补气、养血、滋阴为主，为分娩的消耗做好准备。如海参、墨鱼、蚌肉、淡菜、银鱼、瘦猪肉、银耳、桑葚等食品。

妇女在妊娠期也要注意用药禁忌，妊娠禁忌药物分为"禁用药"和"慎用药"两大类。禁用的药物多属剧毒药或药性峻猛的药，以及堕胎作用较强的药；慎用药主要是大辛大热药、破血活血药、破气行气药、攻下滑利药以及温里药中的部分药。禁用药：水银、砒霜、雄黄、轻粉、甘遂、大戟、芫花、牵牛子、商陆、马钱子、蟾蜍、川乌、草乌、藜芦、胆矾、瓜蒂、巴豆、麝香、干漆、水蛭、三棱、莪术、斑蝥。慎用药：桃仁、红花、牛膝、川芎、姜黄、大黄、番泻叶、牡丹皮、枳实、芦荟、附子、肉桂、芒硝等。

绝经期养巢食疗法

女性在45岁之后，由于体内的雌性激素分泌减少，骨质的流失也会加速，内脏功能也会逐渐衰退，逐渐进入"绝经期"。对于这个年龄段的女性来说，保养卵巢除了服用卵巢保养品之外，均衡饮食和运动也是健康保养的方法之一，应减少吃脂肪高、胆固醇高的食物，而要多吃一些瓜果蔬菜，这些都是餐桌上的天然"降脂药"。卵巢是女性身体最重要的内分泌腺体之一，卵巢保养得是否得当，直接关系着女性生殖和机体健康，同时也能反映在脸上。卵巢保养得当的人能拥有娇媚的容颜，面部皮肤细腻光滑，白里透红，充满韧性和弹性。得到悉心呵护的卵巢就像身体里的"源头活水"，会刺激雌性激素不

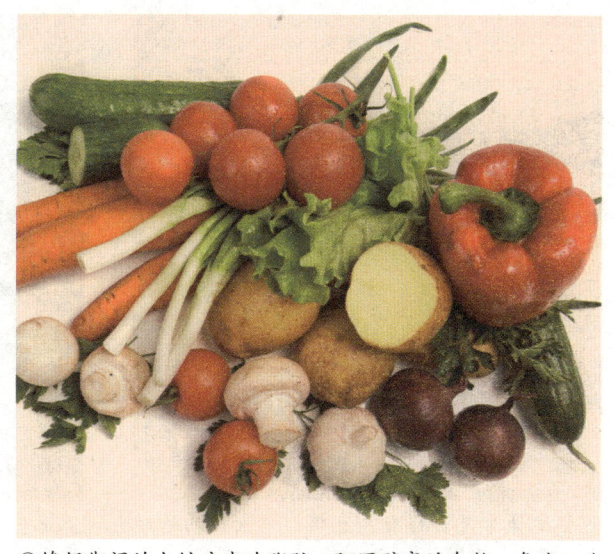

◎绝经期间的女性应少吃脂肪、胆固醇高的食物，多吃一些瓜果蔬菜。

断地分泌，胸部也会变得丰满、紧实、圆润。而这"源头活水"一旦被阻塞，卵巢功能不好，就会影响雌性激素的分泌，女性的性功能、肤色、肤质以及三围都会接连遭受影响，而反映在面部上的是脸部发黄、发灰，暗淡无光，皮肤粗糙，进入衰老时期。

医学上将卵巢保养分为广义和狭义两种，狭义的卵巢保养即指美容院将药物放在女性肚子上，让药物由皮下的毛细血管渗透到卵巢来达到延缓卵巢早衰和防治妇科疾病的保养行为。而广义的卵巢保养是指女性顺应卵巢的变化周期来改善卵巢功能，提高卵巢的储备能力，延缓卵巢早衰，调整月经周期，延缓衰老的一系列医学上的、饮食上的以及生活上的调养举措。

女性卵巢保养的重中之重是了解自己的体质与卵巢的变化周期，并在平时生活中遵循一定的"食养"原则与生活准则，只有同时做到以上几点，才能保养好卵巢，让女人如水似花。

卵巢保养，从生活方式入手

卵巢保养是女性不能忽视的生活内容。卵巢保养得好，可使皮肤光滑细腻，面若桃花。还能调节雌性激素的分泌，使胸部丰满圆润、紧实有弹性，有利于身体健康。卵巢功能衰退是导致女人衰老的主要原因，因此要想获得更多的年轻和美丽，女人一定要好好保养卵巢。

好的生活方式及习惯造就健康卵巢

卵巢的保养，首先要从生活方式上多下功夫。对于维护卵巢功能，健康的生活方式及良好的心态比什么方法都好。女性的生殖内分泌受大脑皮质的影响，长期劳累、精神紧张或抑郁寡欢的人，大脑皮质也受抑制，可直接影响女性内分泌功能。坚持喝

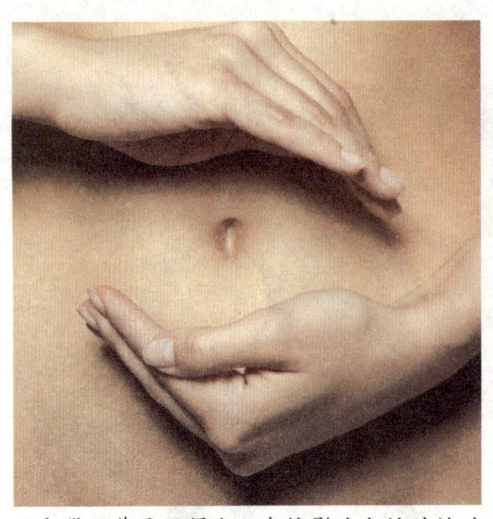
◎卵巢保养是否得当，直接影响女性的性功能、肤色、肤质以及三围等。

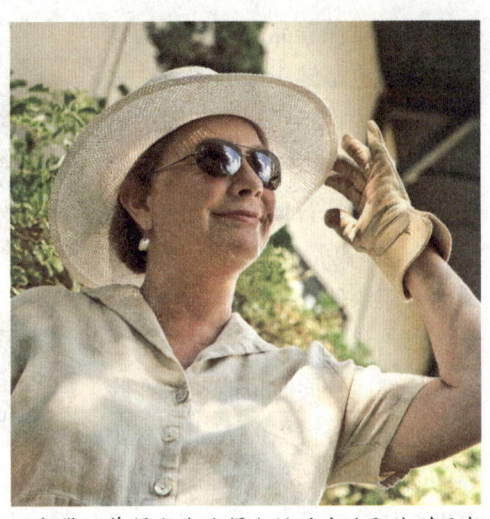
◎卵巢保养得当能使得女性的皮肤即使到了老年也能光滑细腻，面若桃花。

牛奶，摄入钙质含量高的食物；多锻炼；减少二手烟的吸入；合理安排生活节奏，做到起居有常、睡眠充足、劳逸结合；不长时间穿"塑身内衣"……这些生活方式和习惯都能对卵巢起到保护作用。

卵巢保养禁忌

①过度情绪化伤及卵巢。女性长期情绪抑郁不舒，直接影响乳房和卵巢，因为中医的肝经直接通过乳房、输卵管及卵巢。而乳房和卵巢是相通的，长期肝气郁结势必直接影响卵巢功能。

②保养卵巢忌久坐。女性一定要避免久坐，久坐姿势直接影响盆腔生殖器官卵巢的血液微循环，阻碍卵巢组织的营养供给，久而久之影响卵巢正常功能。

③熬夜加班最伤身。长时间地熬夜加班会直接耗伤女性精血，也会消耗女性的精气神，并会损伤肾气，长此以往，必会波及卵巢的功能。

④房事节制，卵巢得养。过于频繁的性事，直接损伤肾精、肾阴、肾阳等，导致肾气衰败，从而引起卵巢功能衰退。

⑤乱补一通，祸及卵巢。保养卵巢最忌乱吃补养品，不当的激素补充和不良保健，会导致卵巢受到过度刺激，产生很大的副作用，结果会事与愿违，适得其反。

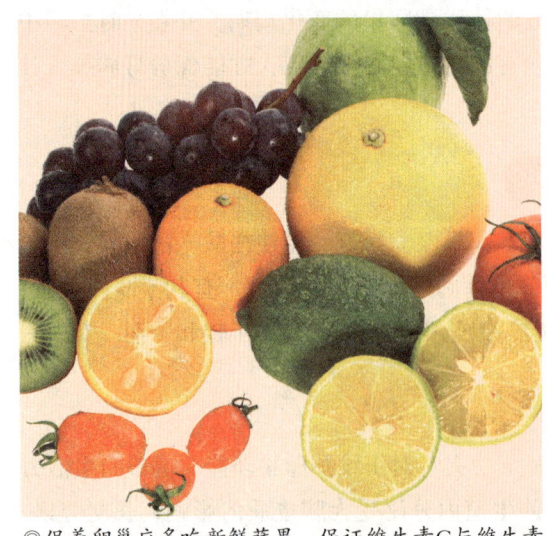
◎保养卵巢应多吃新鲜蔬果，保证维生素C与维生素B_2的充足供应。

食疗，吃出健康卵巢

卵巢保养多样化，食疗最出众

保养卵巢的方法多种多样，有养巢仪保养、精油按摩保养、中草药膳保养、食疗保养等，每种方法各有各的特点，也各有各的裨益。食物保养卵巢虽不能直接作用于卵巢，却可以通过调整机体内部功能而影响卵巢。保养卵巢在食养上总的原则是宜补充豆制品，多吃新鲜的蔬菜水果，并保证维生素C与维生素B_2的充足供应。

保养卵巢宜多食的食物

（1）黄瓜：黄瓜清脆可口，能清热、解渴、利尿。它所含的纤维素能促进肠道排出食物废渣，从而减少对胆固醇的吸收。黄瓜中的"丙醇二酸"还能抑制体内糖类转变成脂肪，有减肥和调整脂质代谢的作用。

（2）茄子：内含多种维生素，特别是其中的维生素P，能增强细胞黏着性，提高微血管弹性。茄子还能降低胆固醇，防止高脂血症引起的血管损害，能辅助治疗高血压病、高脂血症、动脉硬化等病症。

（3）绿豆：常用的夏季解暑品，具有降低血脂、保护心脏的作用，能有效降低血清胆固醇。

（4）香菇：具有消食、去脂、降压等功效。其中所含的纤维素能促进胃肠蠕动，防止便秘，常食香菇还能降低总胆固醇及三酰甘油。

（5）山楂：具有扩张血管、改善微循环、降低血压、促进胆固醇排泄而降低血脂的作用。山楂乃酸性食物，宜在饭后食用，且不宜食用过多。

（6）红薯：适量食用红薯能预防心血管系统的脂质沉积，预防动脉粥样硬化，使皮下脂肪减少，避免出现过度肥胖。

（7）苹果：苹果中含有丰富的类黄酮。类黄酮是一种天然抗氧化剂，有抗动脉粥样硬化的作用，此外，苹果中的果胶也可以降低胆固醇水平。

此外，保养卵巢要多吃包菜、花菜、葵花子油、芝麻油等富含维生素E的食品和富含维生素B_2的动物内脏、蛋类、奶类及豆制品，以及富含维生素B_6的谷类、豆类、瘦肉等。

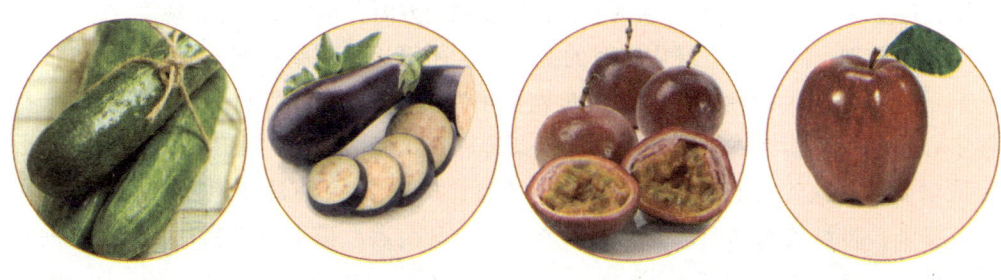

九种女性体质特征及其调理

女性朋友们要想通过食用药膳来养生,首先要辨清自己是何种体质,这样才能因人施膳,从而达到养生的目的。《黄帝内经》将人的体质大致分为九种。

平和体质

平和体质是一种健康的体质,其主要特征为:阴阳气血调和,体形匀称健美,面色、肤色润泽,头发稠密有光泽,目光有神,鼻色明润,嗅觉通利,唇色红润,不易疲劳,不易生病,生活规律,精力充沛,耐受寒热,睡眠良好,饮食较佳,二便正常。此外,性格开朗随和,对于环境和气候的变化适应能力较强。

平和体质的女性一般不需要特殊调理,但人体的内部环境也易受外界因素的影响,如夏季炎热、干燥少雨,人体汗出较多,易耗伤阴津,所以可适当选用一些

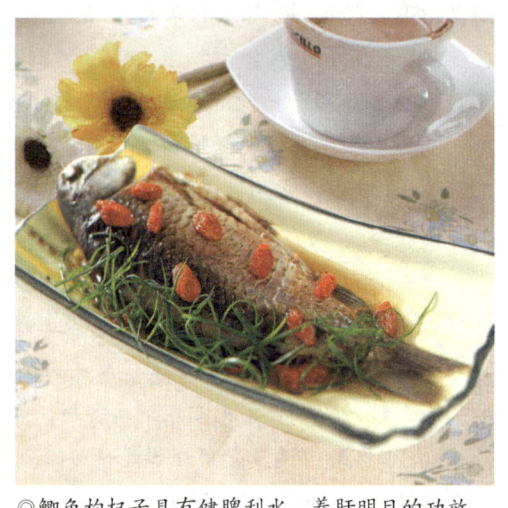
◎鲫鱼枸杞子具有健脾利水、养肝明目的功效。

滋阴清热的食材或药材,如百合、玉竹、银耳、枸杞子、沙参、梨、丝瓜、甘蔗、猪瘦肉、鸭肉、兔肉等。在梅雨季节气候多潮湿,则可选用一些健脾祛湿的食物或药材,如鲫鱼、茯苓、砂仁、藿香、白扁豆、山药、赤小豆、莲子、薏苡仁、绿豆、马蹄、冬瓜等。秋季较干燥,可常食滋阴润燥的食物,如银耳、百合、雪梨、猕猴桃、桑葚、火龙果、莴笋、菌菇类、芝麻、杏仁,多吃绿叶蔬菜,少吃辛温燥热之品。冬季较寒冷,适合温补,因此可适当摄入温阳散寒的食物,如羊肉、鸡肉、牛肉、洋葱、辣椒、花椒、桂皮等。总之,平和体质的女性在饮食调理方面宜顺应四时变化规律。

饮食调理上除了注意顺应四时的变化外,还可运用药膳来调养身体,这里推荐一道适合平和体质女性食用的"鲫鱼枸杞子"。此菜具有健脾利水、养肝明目、益气宁心的功效。其具体做法如下:选用新鲜鲫鱼1条,去鳞、去内脏,处理干净后用适量姜丝、盐、料酒将鱼腌渍入味,装盘;枸杞子20克洗净泡发后均匀地撒在鲫鱼身上;将盘放入锅内,上火隔水蒸6~7分钟至熟,撒上适量葱花,淋上香油即可食用。

气虚体质

气虚体质是由于一身之气不足，以气虚体弱、脏腑功能低下为主要特征的体质状态。其主要特征为：元气不足，肌肉松软不实，平素语音低弱，气短懒言，容易疲乏，精神不振，易出汗，舌淡红，舌边有齿痕，脉弱，易患感冒、内脏下垂等病。此外，性格内向，不喜冒险，不耐受风、寒、暑、湿邪。

气虚体质者宜吃性平偏温的，具有补益作用的药材和食材。比如中药有人参、西洋参、党参、太子参、山药等；果品类有大枣、葡萄干、苹果、龙眼肉、橙子等；蔬菜类有白扁豆、红薯、淮山、莲子、白果、芡实、南瓜、包心菜、胡萝卜、土豆、香菇等；肉食类有鸡肉、猪肚、牛肉、羊肉、鹌鹑等；水产类有泥鳅、黄鳝等；调味料有麦芽糖、蜂蜜等；谷物类有糯米、小米、黄豆制品等。

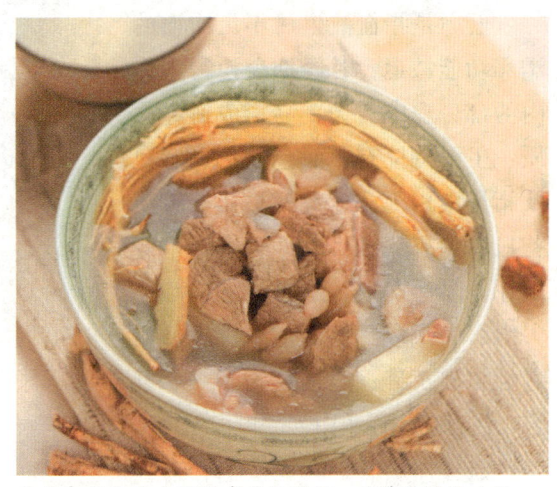
◎党参麦冬瘦肉汤具有益气滋阴、健脾和胃的功效。

这里推荐两道适合气虚体质女性食用的养生汤，一道是"党参麦冬瘦肉汤"，此汤具有益气滋阴、健脾和胃的功效。具体做法如下：选用猪瘦肉300克，洗净后将其切成小块；将党参15克、麦冬10克，分别用清水洗净；山药和生姜各适量，洗净后去皮，切片；然后将猪瘦肉入沸水中汆去血污，洗净后沥干水分，备用；另起锅，锅内注水烧沸，放入瘦肉、党参、麦冬、山药、生姜，小火炖至熟烂，加入盐和鸡精调味即可食用。另一道为"黄芪蔬菜汤"，此汤具有益气补虚、均衡营养的功效。具体做法如下：将西蓝花300克切小朵，剥除梗子的硬皮，洗净；西红柿1个洗净，在外表轻划数刀，入沸水中汆烫至皮卷起，捞起剥皮切块；香菇15克洗净，对切。黄芪15克加4碗水煮开，转小火煮10分钟，再加入西红柿和香菇续煮15分钟；加入西蓝花，转大火煮滚，加盐调味。

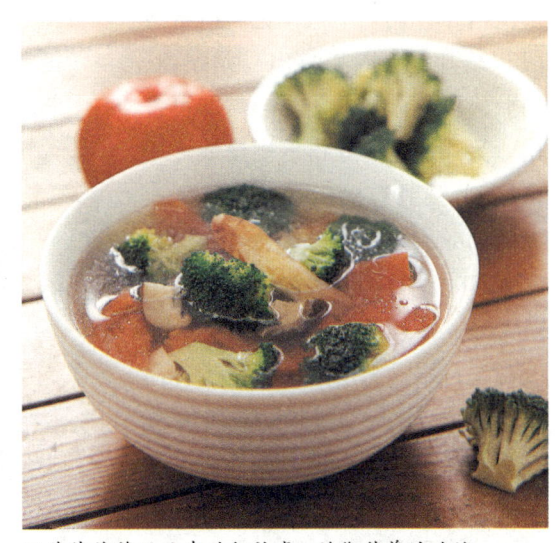
◎黄芪蔬菜汤具有益气补虚、均衡营养的功效。

血虚体质

血虚是指血液生成不足或血的濡养功能减退,月经期会使得人体内的部分血液流失,易形成血虚体质。主要特征有:面色苍白、唇色及指甲淡白无华、头发枯焦、舌淡苔白,偶有头晕目眩、肢体麻木等现象。易患贫血、手脚抽筋、心律失常、失眠多梦等病症。血虚体质者性格多沉静,容易精神不振、健忘、注意力不能集中。

血虚体质者平时应常吃补血养血的食物,蔬菜中补血的有:菠菜、红苋菜、花生、莲藕、黑木耳等;肉禽类有:乌鸡、鸡肉、动物肝脏、动物血、羊肉、驴肉、牛肉、乳鸽、老鸭等;水产类有:鳝鱼、甲鱼、海参、紫菜、海带等;粮豆类有:黑米、红米、红小豆等;水果可选用桑葚、葡萄、红枣、桂圆、草莓、樱桃等;中药材可选择当归、熟地、首乌、阿胶、白芍等。此外米酒、红酒均是补血佳品。

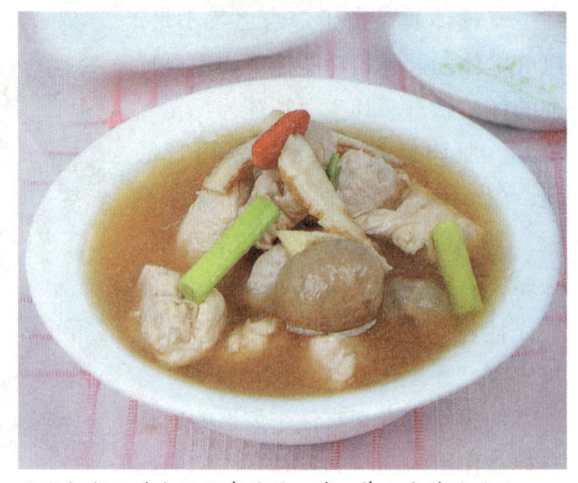
◎当归龙眼鸡肉汤具有补益心脾、养血安神的功效。

这里推荐两道适合血虚体质女性食用的养生汤,一道是"当归龙眼鸡肉汤",此汤具有补益心脾、养血安神的功效,适合心血亏虚引起的失眠心悸、头晕乏力者食用。具体做法如下:精选鸡胸肉200克,洗净,切成小块;10颗龙眼肉洗净备用;当归5克洗净备用;汤锅上火,加入适量清水,调入精盐4克、适量葱段和姜片,下入鸡胸肉、龙眼肉、当归,以大火将其煲至熟烂即可食用。另一道是"五指毛桃熟地炖甲鱼",此汤具有滋阴补血、降低血糖的功效,尤其适合贫血者、低血压者食用。具体做法如下:新鲜甲鱼1只,处理干净,斩块,氽水;五指毛桃根、熟地黄、枸杞子各适量,分别洗净,入清水浸泡10分钟后将其放入砂锅中,注入适量清水烧开,放入甲鱼,用小火煲4小时,加盐调味即可食用。

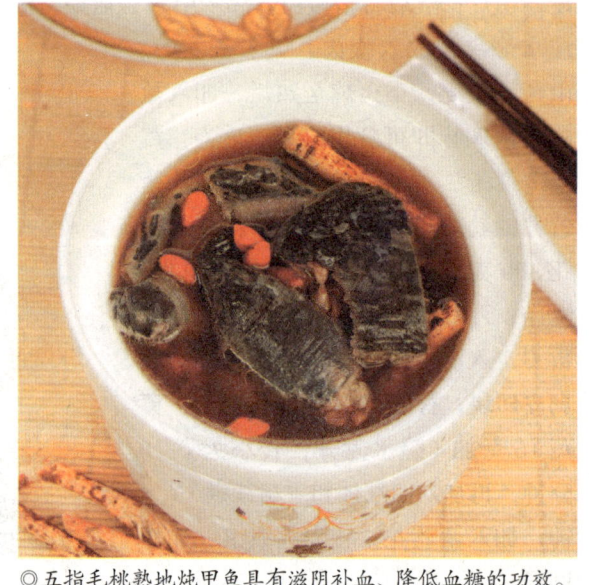
◎五指毛桃熟地炖甲鱼具有滋阴补血、降低血糖的功效。

阳虚体质

阳虚体质是指人体的阳气不足,人的身体出现一系列的阳虚症状。其主要特征为:畏寒怕冷,手足不温,肌肉松软不实,喜热饮食,精神不振,舌淡胖嫩,脉沉迟,易患痰饮、肿胀、泄泻等病,感邪易从寒化。此外,性格多沉静、内向,耐夏不耐冬,易感风、寒、湿邪。

阳虚体质者可多食温热之性的药材和食材。比如中药有鹿茸、杜仲、肉苁蓉、淫羊藿、锁阳等。果

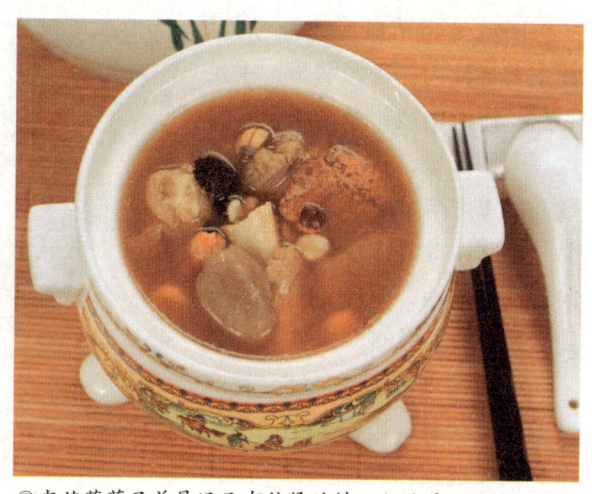

◎肉苁蓉莲子羊骨汤具有补肾益精、润燥滑肠的功效。

品类有荔枝、榴梿、龙眼肉、板栗、大枣、核桃、腰果、松子等。干果中最典型的就是核桃,可以温肾阳,最适合腰膝酸软、夜尿多的女性。蔬菜类包含生姜、韭菜、辣椒、山药等。肉食类有羊肉、牛肉、狗肉、鸡肉等。水产类有虾、黄鳝、海参、鲍鱼、淡菜等。调料类有麦芽糖、花椒、姜、茴香、桂皮等。

这里推荐两道适合阳虚体质女性食用的养生药膳,一道是"肉苁蓉莲子羊骨汤",此汤具有补肾益精、润燥滑肠的功效,适合肾阳亏虚,性欲减退,四肢不温者食用。具体做法如下:将羊骨400克洗净,切件,汆水;肉苁蓉20克洗净,切块;莲子20克洗净,去心;将羊骨、肉苁蓉、莲子放入炖盅;锅中注水,烧沸后放入炖盅以小火炖2小时,调入盐6克和适量鸡精即可食用。另一道是"生姜猪肚粥",此粥具有温脾暖胃、益气补虚的功效。具体做法如下:猪肚120克洗净,切条,用适量盐、料酒腌渍;大米80克淘净,浸泡半小时;生姜30克洗净,去皮,切末;锅中注水,放入大米,旺火烧沸后下入腌好的猪肚、姜末,中火熬煮至米粒开花,改小火熬至粥浓稠,加盐、味精调味,滴入香油,撒上葱花即可。

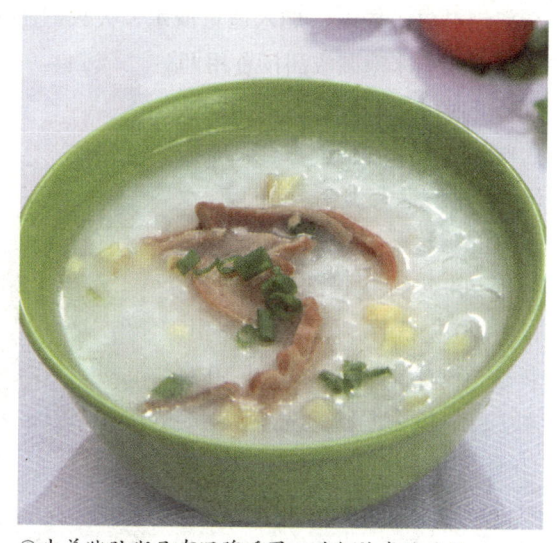

◎生姜猪肚粥具有温脾暖胃、益气补虚的功效。

阴虚体质

阴虚是指精血或津液亏损。其主要特征为：口燥咽干，手足心热，体形偏瘦，鼻微干，喜冷饮，大便干燥，舌红少津，脉细数，易患虚劳、不寐等病，感邪易从热化。此外，性情急躁，外向好动、活泼，耐冬不耐夏，不耐受暑、热、燥邪。

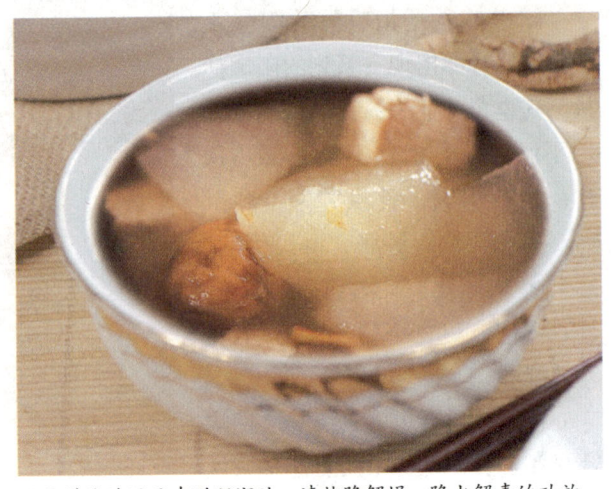

◎雪梨猪腱汤具有滋阴润肤、清热降解燥、降火解毒的功效。

阴虚症多源于肾、肺、胃或肝的不同症状，应根据不同的阴虚症状而选用药材或食材。比如中药材有银耳、百合、石斛、玉竹、枸杞子等。食材类有石榴、葡萄、柠檬、苹果、梨、香蕉、罗汉果、西红柿、马蹄、冬瓜、丝瓜、苦瓜、黄瓜、菠菜、生莲藕等。新鲜莲藕非常适合阴虚内热的女性，可以在夏天榨汁喝；如果藕稍微老一点儿，质地粉，补脾胃效果则更好。也可以利用以上的药材和食材做成药膳，不仅美味，而且营养丰富，滋阴润燥。

这里推荐两道适合阴虚体质女性食用的养生药膳，一道是"雪梨猪腱汤"，此汤具有滋阴润肤、清热降解燥、降火解毒的功效。具体做法如下：将新鲜的猪腱500克洗净，切块；1个雪梨，洗净后去皮，切成小块，8个无花果用清水洗净后浸泡；把以上全部用料放入煲内，加入适量清水，大火煮沸后，改小火煲两小时，最后加适量盐调成咸汤或加冰糖调成甜汤食用即可，此时可根据自己的口味调汤的味道。另一道是"冬瓜瑶柱汤"，此汤具有滋阴补血、利水祛湿的功效。具体做法如下：将冬瓜200克去皮，洗净，切片；瑶柱20克洗净，泡发，备用；草菇10克洗净，对切；虾30克剥去壳，挑去泥肠，洗净；生姜10克去皮，切片；锅上火，放入姜片爆香，下入适量高汤、冬瓜、瑶柱、虾、草菇煮熟，加盐、鸡精调料即可食用。

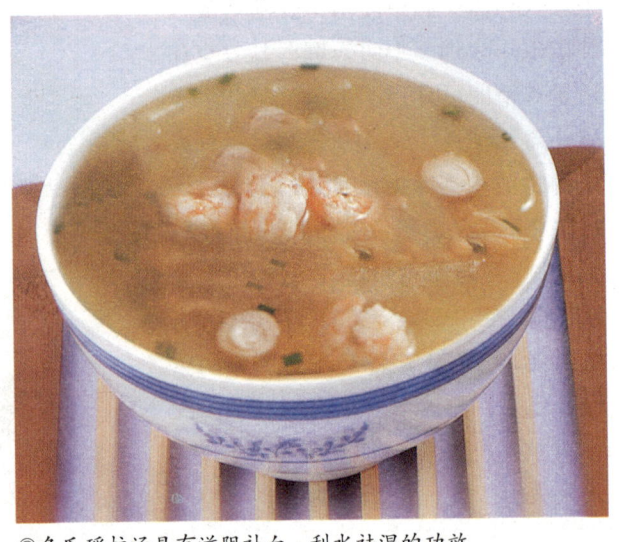

◎冬瓜瑶柱汤具有滋阴补血、利水祛湿的功效。

气郁体质

气郁体质者大都性格内向不稳定，敏感多虑。常表现为：神情抑郁，忧虑脆弱，形体瘦弱，烦闷不乐，舌淡红，苔薄白，脉弦，易患脏燥、梅核气、百合病及抑郁症等。此外，气郁体质者对精神刺激适应能力较差，不适应阴雨天气。

气郁体质者养生重在疏肝理气、健胃消食，中医有言：肝气过旺易犯脾，因此，气郁体质者也容易出现食欲不振、气滞腹胀现象。可选陈皮、菊花、酸枣仁、香附、山楂、木香、麦芽、玫瑰花、茉莉花等中药。陈皮能顺气消食、治肠胃不适；菊花能平肝宁神静思；香附有温经、疏肝理气的功效；酸枣仁能安神镇静、养心解烦；茉莉花、玫瑰花均可疏肝理气、调畅心情。食材方面可选橘子、柚子、猕猴桃、西红柿、洋葱、丝瓜、包心菜、香菜、萝卜、槟榔、大蒜、高粱、豌豆、黄花菜等有解郁安神功效的食物，醋也可多吃一些，山楂粥、花生粥也颇为相宜。

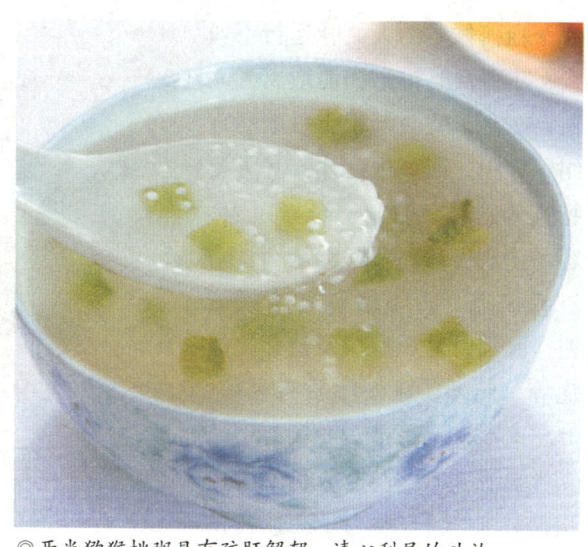
◎西米猕猴桃粥具有疏肝解郁、清心利尿的功效。

这里推荐两道适合气郁体质女性食用的养生药膳，一道是"西米猕猴桃粥"，此粥具有疏肝解郁、清心利尿的功效。具体做法如下：将猕猴桃200克冲洗干净，去皮，取瓤，切粒；西米100克用清水浸泡发好；取锅放入清水，旺火烧开，加入猕猴桃、西米，旺火煮沸，再改用小火略煮，然后加入白糖调味即可食用。另一道是"山楂陈皮菊花茶"，此茶具有行气解郁、清热除烦的功效，适合肝气郁结、心烦气躁、脾胃气滞、食欲不振者食用。具体做法如下：将陈皮10克、山楂10克洗净，一起放入煮锅中；加入400毫升清水，以大火煮开，转小火续煮15分钟，加入冰糖15克，菊花5克，闷一会儿即可食用。

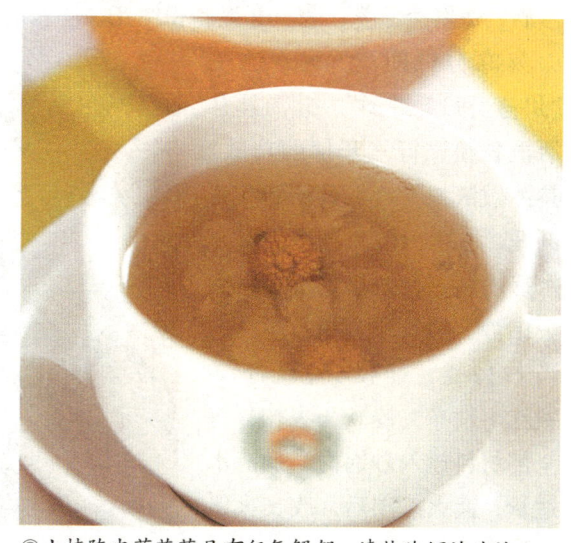
◎山楂陈皮菊花茶具有行气解郁、清热除烦的功效。

血瘀体质

血瘀体质的人血脉运行不通畅，不能及时排出和消散离经之血，久之，就会淤积于脏腑器官组织之中，而产生疼痛。其主要特征为：肤色晦暗，色素沉着，容易出现瘀斑，口唇黯淡，舌暗或有瘀点，舌下络脉紫暗或增粗，脉涩，易患癥瘕及痛症、血症等。此外，血瘀体质者易烦、健忘，不耐受寒邪。

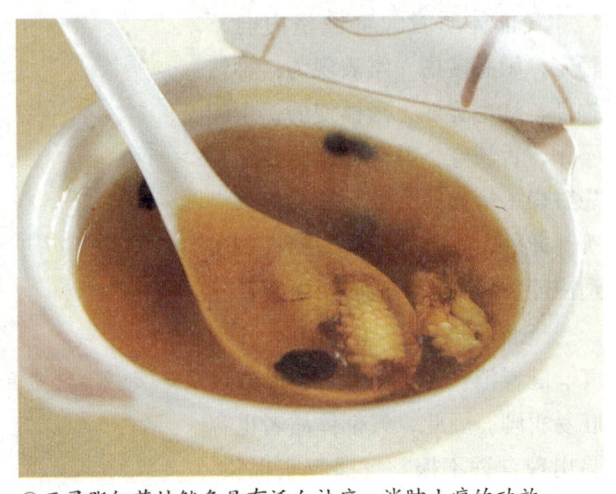
◎五灵脂红花炖鱿鱼具有活血祛瘀、消肿止痛的功效。

血瘀体质者养生重在活血祛瘀，补气行气。调养血瘀体质的首选中药是丹参，丹参是著名的活血化瘀中药，有促进血液循环，扩张冠状动脉，增加血流量，防止血小板凝结，避免心肌缺血的功效。另外，桃仁、红花、当归、田七、川芎和益母草等中药对于血瘀体质的女性也有很好的活血化瘀功效。食材方面如山楂、金橘、韭菜、洋葱、大蒜、桂皮、生姜、菇类、螃蟹、海参等都适合血瘀体质者食用。

这里推荐两道适合血瘀体质女性食用的养生药膳，一道是"五灵脂红花炖鱿鱼"，本品具有活血祛瘀、消肿止痛的功效。具体做法如下：将鱿鱼200克洗净，切块，姜切片，葱切段；五灵脂9克、红花6克洗净，备用；把鱿鱼放在蒸盆内，加入10毫升绍酒，适量盐、姜、葱、五灵脂和红花，注入清水150毫升；把蒸盆置蒸笼内，用武火蒸35分钟即成。另一道是"川芎当归黄鳝汤"，此汤具有活血祛瘀、行气开郁的功效。具体做法如下：将黄鳝200克剖开，去除内脏，洗净，入开水锅内稍煮，捞起过冷水，刮去黏液，切长段。川芎10克、当归12克、桂枝5克洗净；5颗红枣洗净，浸软，去核；将全部材料放入砂锅内，加清水适量，武火煮沸后，改文火煲2小时，加盐调味即可。

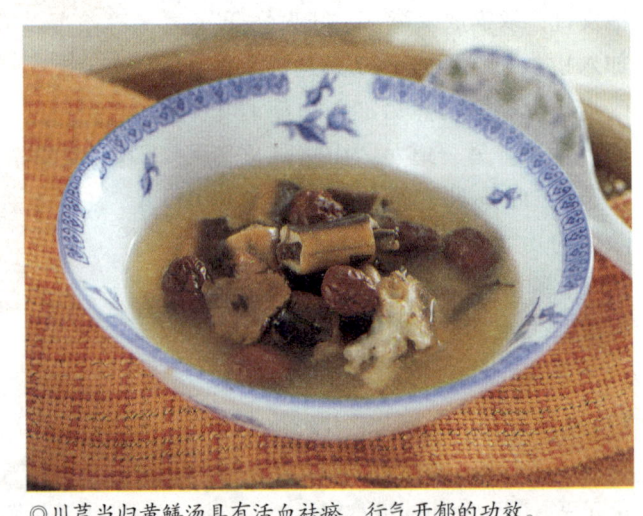
◎川芎当归黄鳝汤具有活血祛瘀、行气开郁的功效。

痰湿体质

痰湿体质者脾胃功能相对较弱，气血津液运行失调，导致水湿在体内聚积成痰。其主要特征为：体形肥胖，腹部肥满，面部皮肤油脂较多，多汗且黏，胸闷，痰多，口黏腻或甜，喜食肥甘甜黏，苔腻，脉滑，易患消渴、中风、胸痹等病。此外，性格偏温和、稳重，多善于忍耐，对梅雨季节及湿重环境适应能力差。

痰湿体质者养生重在祛除湿痰，畅达气血，宜食味淡、性温平之食物。中药方面可选红豆、白扁豆、山药、薏苡仁等有健脾利湿功效的，也可选生黄芪、茯苓、白术、陈皮等有健脾益气化痰功效的。食材方面宜多食粗粮，如玉米、小米、紫米、高粱、大麦、燕麦、荞麦、黄豆、黑豆、芸豆、蚕豆、红薯、土豆等。有些蔬菜比如芹菜、韭菜，含有丰富的膳食纤维，非常适合痰湿体质者食用。

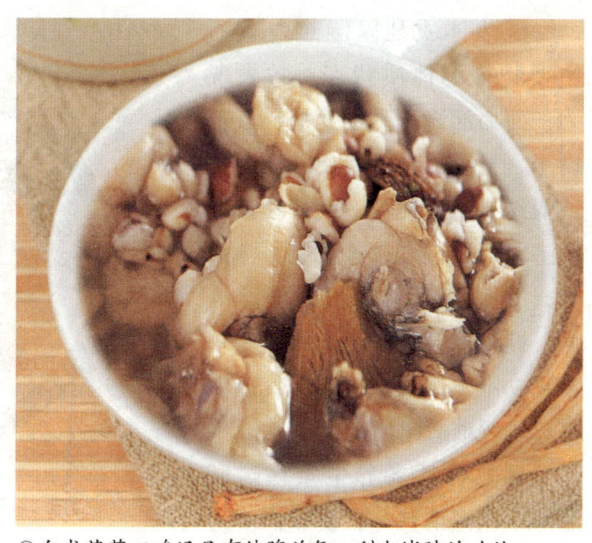
◎白术茯苓田鸡汤具有健脾益气、利水消肿的功效。

这里推荐两道适合痰湿体质女性食用的养生药膳，一道是"白术茯苓田鸡汤"，此汤具有健脾益气、利水消肿的功效。具体做法如下：将1克白术、15克茯苓洗净，投入砂锅，加水文火约煲30分钟，去渣留汁。田鸡200克宰洗干净，去皮斩块，备用；芡实20克、白扁豆30克均洗净，投入砂锅内大火煮开后转小火炖煮20分钟，再将田鸡放入锅中炖煮。加入5克盐与药汁，一同煲至熟烂即可。另一道是"陈皮山楂麦芽茶"，此茶具有理气健脾、开胃消食的功效，适合脾胃气滞、腹胀痞满、不思饮食、食欲不振以及消化不良的患者食用。具体做法如下：将陈皮10克、山楂10克、麦芽10克洗净，一起放入煮锅中；加入清水800毫升，以大火煮开，转小火续煮20分钟，加入冰糖10克，小火煮至溶化即可食用。

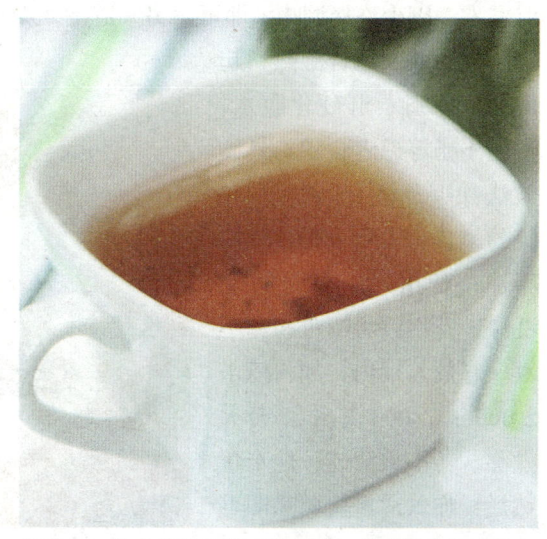
◎陈皮山楂麦芽茶具有理气健脾、开胃消食的功效。

湿热体质

湿热体质是以湿热内蕴为主要特征的体质状态。常表现为：面垢油光，易生痤疮，口苦口干，身重困倦，大便黏滞不畅或燥结，小便短黄，女性易带下增多，舌质偏红，苔黄腻，脉滑数，易患疮疖、黄疸、热淋等病。此外，容易心烦急躁，对夏末秋初湿热气候，湿重或气温偏高环境较难适应。

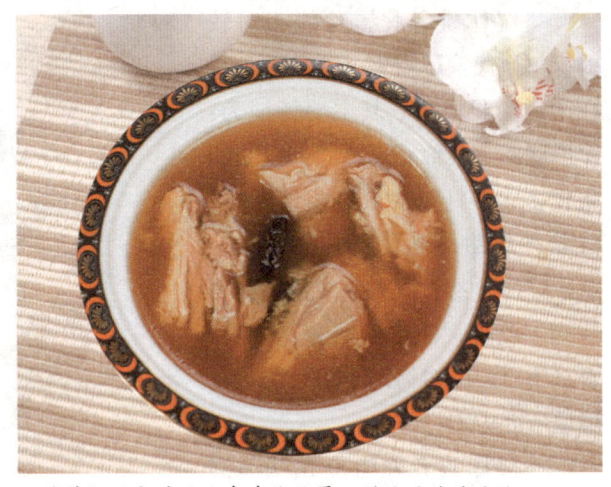
◎茯苓绿豆老鸭汤具有清热祛暑、利尿通淋的功效。

湿热体质者养生重在疏肝利胆，祛湿清热，饮食以清淡为主。中药方面可选用茯苓、薏苡仁、玄参等清热利湿功效的。食材方面可多食绿豆、红豆、芹菜、黄瓜、丝瓜、荠菜、芥蓝、竹笋、藕、紫菜、海带、四季豆、兔肉、鸭肉等甘寒、甘平的食物。湿热体质者还可适当喝些凉茶，如决明子、金银花、车前草、淡竹叶、溪黄草、木棉花等，这对湿热体质者也有很好的效果，可驱散湿热，但不可多喝。

这里推荐两道适合湿热体质女性食用的养生药膳，一道是"茯苓绿豆老鸭汤"，此汤具有清热祛暑、利尿通淋的功效。具体做法如下：先将老鸭 500 克洗净、斩件；土茯苓 20 克、绿豆 200 克和陈皮 3 克用清水浸透，洗净备用；瓦煲内加入适量清水，先用武火烧开，然后放入土茯苓、绿豆、陈皮和老鸭，待水再开，改用文火继续煲 3 小时左右，以少许盐调味，即可。另一道是"赤小豆炖鲫鱼"，本品具有解毒渗湿、利水消肿的功效，适合湿热引起的肾炎水肿、肝硬化腹水、小便不畅等患者食用。具体做法如下：将 1 个约重 350 克的鲫鱼，去鳞去腮，处理干净，备用；赤小豆 50 克洗净，备用；将鲫鱼和赤小豆一起放入锅内，加入清水 2 000～3 000 毫升，大火煮沸，转小火清炖，炖至鱼熟烂，加入适量盐调味即可食用。

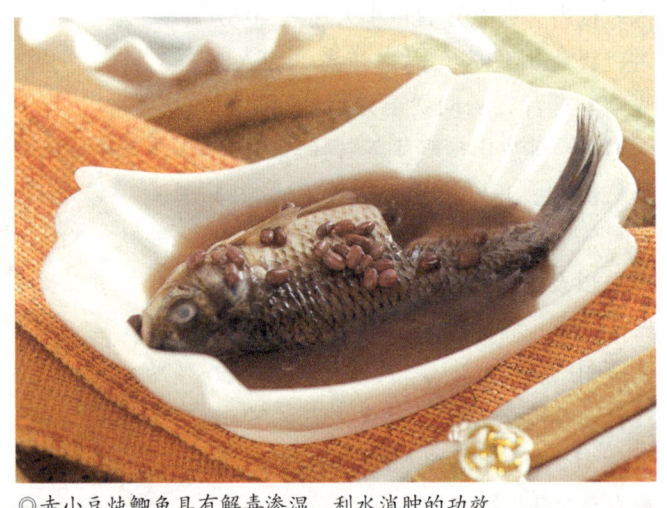
◎赤小豆炖鲫鱼具有解毒渗湿、利水消肿的功效。

女性饮食养生

饮食是生命获取营养的源泉，是维持人体生长、发育，完成各种生理功能，保证生命生存的不可缺少的条件。现代女性的饮食观应更多地以科学、合理而适度的原则来补充营养。然而，养生又要从调理五脏开始，只有心、肝、脾、肺、肾都好了，才能达到增进机体健康、抗衰延寿的目的。

调好五脏，调出美丽容颜

药材和食材都具有"五味"和"五色"。"五味"为酸、苦、甘、辛、咸五种味道，分别对应人体五脏，酸对应肝、苦对应心、甘对应脾、辛对应肺、咸对应肾。"五色"为绿、红、黄、白、黑五种颜色，也分别与五脏相对应，能起到一定的滋补作用：绿色养肝、红色养心、黄色养脾、白色养肺、黑色养肾。

红色养心，苦味入心——容颜润泽如蜜

《黄帝内经·素问》曰："心主血，为生之本……心充脉华面，在液为汗，开窍于舌。"一个人的面色可以反映其气血是否充盈，气血充盈了，则面色红润有光泽。"心主神明"是把心看作人体的精神、意识、思维活动的主宰。心力的强弱，对健康起着决定性作用，心气虚弱，造成免疫力低下，容易引起心悸、失眠多梦等疾病。只有心力足身体才旺，所以我们一定要保养好心脏。

中医认为，红色食物可养心，如动物心脏、动物血、红枣、红豆、紫米、桂圆肉、草莓、葡萄、阿胶、红花等。苦味入心，如苦参、苦瓜、莲子、黄芩、栀子等都是清心火的食物。此外，养护心脏，日常饮食在于"两多、三少"，多吃杂粮、粗粮；多食新鲜蔬菜、大豆制品。少吃高脂肪、高胆固醇食品；少饮酒；少吃盐。这里推荐一道心脏调理药膳——"玉竹猪心汤"，此汤具有安神宁心、养阴生津的功效。具体做法如下：将猪心500克剖开洗净，与姜片同置锅内，煮至六成熟，捞出。

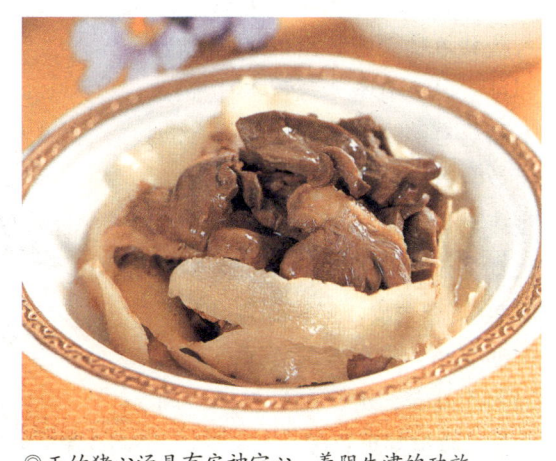
◎玉竹猪心汤具有安神宁心、养阴生津的功效。

玉竹10克洗净；将猪心、玉竹放在卤汁锅内，用小火煮熟后捞起。猪心切片后与玉竹一起放入碗内，在锅内加卤汁适量，再放入调味料加热成浓汁，淋在猪心上即可。

绿色护肝；酸味入肝——女人的养分之源

《黄帝内经》有言："肝藏血，为罢极之本……充筋华爪，开窍于目。"肝所藏之血，是皮肤的养分之源，可充盈人体指甲，开窍明目。保证肝脏的藏血和疏泄功能正常，才能保证充足的养分供应。

中医认为，肝是多气多血的脏腑，绿色养肝，绿色食物是人体的"清道夫"，其所含的各种维生素和矿物质，能帮助体内毒素的排出，保护肝脏，还可明目，如桑叶、枸杞子叶、夏枯草、菠菜、韭菜、苦瓜、绿豆、青椒、韭菜、大葱、芹菜、油菜等。酸味食物入肝，大体都有收敛固涩的作用，如五味子，或者可以增强肝脏的功能，促进胆汁排出，加快食物消化，如山楂。常用于盗汗自汗、泄泻、遗尿等虚症，如五味子，可止汗止泻、缩尿固精。食用酸味还可开胃健脾、增进食欲、消食化积。酸味食物有：如山楂、柠檬、吴茱萸、佛手、马齿苋等。

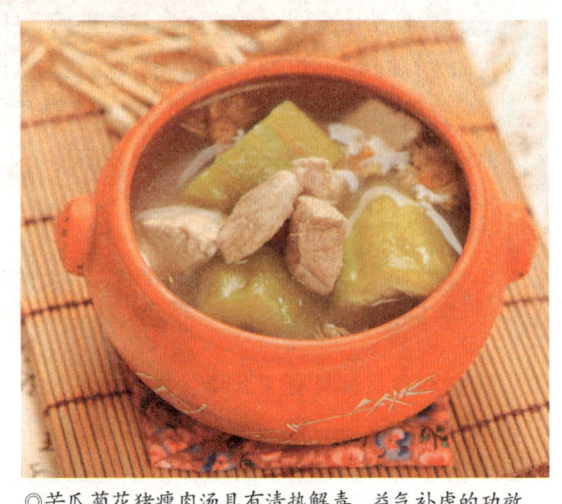
◎苦瓜菊花猪瘦肉汤具有清热解毒、益气补虚的功效。

这里推荐两道肝脏调理药膳，一道是"苦瓜菊花猪瘦肉汤"，此汤具有清热解毒、益气补虚的功效。具体做法如下：将猪瘦肉400克洗净，切块，汆水；苦瓜200克洗净，去子去瓤，切片；菊花10克洗净，用水浸泡；将瘦肉放入沸水中汆一下，捞出洗净；锅中注水，烧沸，放入瘦肉、苦瓜、菊花慢炖，1.5小时后，加入盐和鸡精调味，出锅装入炖盅即可。另一道是"蒜蓉木耳菜"，本品具有消炎杀菌、清热解毒的功效，适合肝经湿热引起的皮肤瘙痒、带下过多者食用。具体做法如下：将木耳菜300克洗净，蒜20克剥去皮，剁成蒜蓉；锅中加油烧热，先下入蒜蓉爆香；再加入木耳菜，大火翻炒至熟，调入盐、味精即可食用。

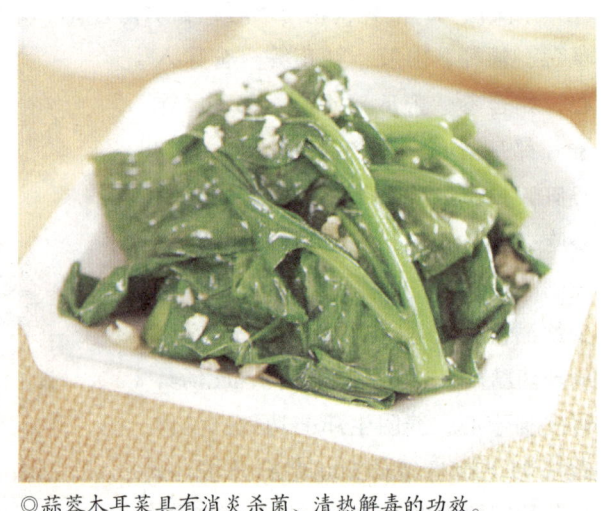
◎蒜蓉木耳菜具有消炎杀菌、清热解毒的功效。

黄色健脾，甘味入脾——为健康打好根基

黄色食物中富含维生素C，具有抗氧化、延缓皮肤衰老、提高人体免疫力等作用。黄色蔬果中的维生素D可促进钙、磷的吸收，可有效预防更年期女性骨质疏松症。黄色代表药材和食材有：黄芪、玉米、黄豆、柠檬、木瓜、柑橘、柿子、番薯、香蕉、蛋黄、姜等。

甘味药材和食材有健脾、益胃、缓急的作用，可以补充气血、缓解肌肉紧张和疲劳，多用于缓和因风寒引起的痉挛、抽搐、疼痛，适用于虚证、痛症。但食用过多会引起血糖升高，胆固醇增加。甘味代表药材和食材有：丹参、锁阳、沙参、黑芝麻、银耳、桑葚、黄精、百合、地黄、莲藕、茄子、萝卜、丝瓜、牛肉、羊肉等。

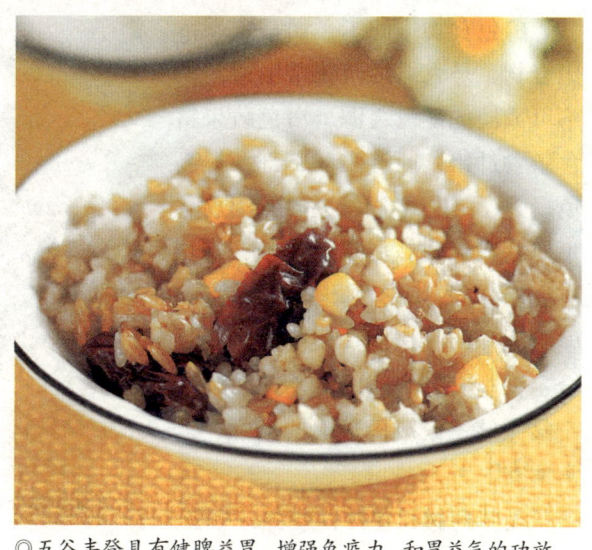
◎五谷丰登具有健脾益胃、增强免疫力、和胃益气的功效。

这里推荐两道能调理脾胃的药膳，一道是"五谷丰登"，本品具有健脾益胃、增强免疫力、和胃益气的功效，尤其适合体质虚弱、抵抗力差以及营养不良者食用。具体做法如下：将花生50克、玉米50克、大麦仁50克、荞麦50克、薏苡仁50克一起放入清水中洗净，泡发后备用；红枣50克洗净后去核，切成小粒；再将所有材料置入碗内，加入适量白糖，上蒸笼隔水蒸熟即可食用。另一道是"蜂蜜南瓜饭"，本品具有润肠通便、益胃健脾的功效。具体做法如下：将1个南瓜去顶，切下来的部分不要扔，备用；从上面把瓤挖干净；准备香米80克，铺一层在掏空了瓤的南瓜里，上面铺一层葡萄干，反复此做法至米占南瓜约一半的容积。往南瓜内注水，直至满；将切下来的顶，盖在南瓜上，用牙签固定；上锅蒸。待米饭熟透，起南瓜盖，淋入适量蜂蜜即可食用。

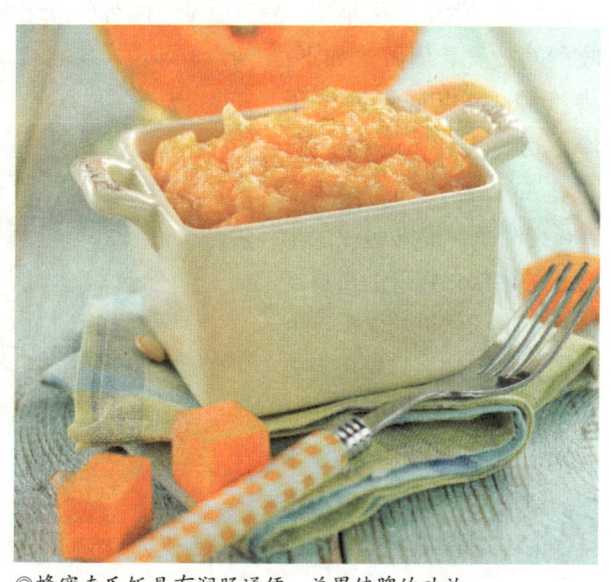
◎蜂蜜南瓜饭具有润肠通便、益胃健脾的功效。

白色润肺，辛味入肺——宣降中调出美丽

白色食物中的米、面富含碳水化合物，是人体维持正常生命活动不可或缺的能量之源。白色蔬果富含膳食纤维，能够滋润肺部，提高免疫力；白肉富含优质蛋白；豆腐、牛奶富含钙质；白果、莲子、杏仁有滋阴、固肾、补肺之功，适宜肺虚咳嗽和肺气虚弱体质的哮喘；百合、银耳有补肺润肺的功效，肺虚干咳久咳，或痰中带血的女性，非常适宜食用。

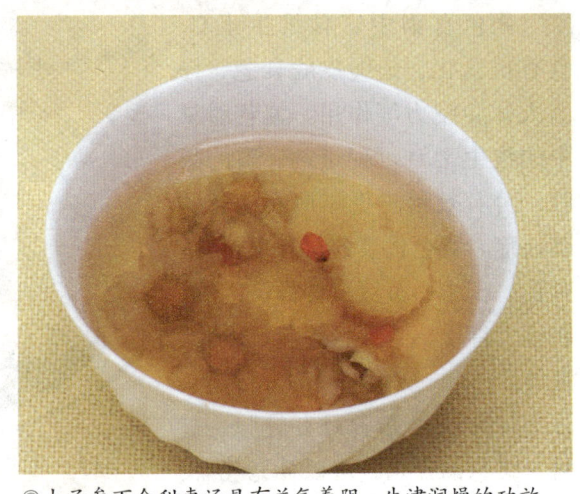
◎太子参百合甜枣汤具有益气养阴、生津润燥的功效。

辛味药材和食材有宣发、发散、行血气、通血脉的作用，可以促进肠胃蠕动，促进血液循环，适用于气血阻滞或风寒湿邪等病症。但过量会使肺气过盛，患痔疮、便秘的女性要少吃。辛味的代表药材和食材有：葱、大蒜、香菜、洋葱、藿香、生姜、芹菜、辣椒、花椒、茴香、韭菜、酒、紫苏、肉桂等。

这里推荐两道能润肺的药膳，一道是"太子参百合甜枣汤"，此汤具有益气养阴、生津润燥的功效，适合肺胃阴虚、干咳、干呕患者服用。具体做法如下：将百合30克剥瓣，洗净；太子参5克、红枣5克分别洗净，红枣泡发1小时；太子参、红枣盛入煮锅，加3碗水，煮约20分钟，至汤汁变稠，加入剥瓣的百合续煮5分钟，汤味醇香时，加冰糖煮至溶化即可。另一道是"南杏萝卜炖猪肺"，本品具有滋阴润肺、化痰止咳的功效。具体做法如下：将猪肺250克反复冲洗干净，切成大件；南杏4克、花菇50克浸透洗净；萝卜100克洗净，带皮切成大小合适的中块；将以上用料连同适量上汤倒进炖盅，盖上盅盖，隔水炖之，先用大火炖30分钟，再用中火炖50分钟，最后用小火炖1小时，炖好后，加入10克盐、5克味精调味即可食用。

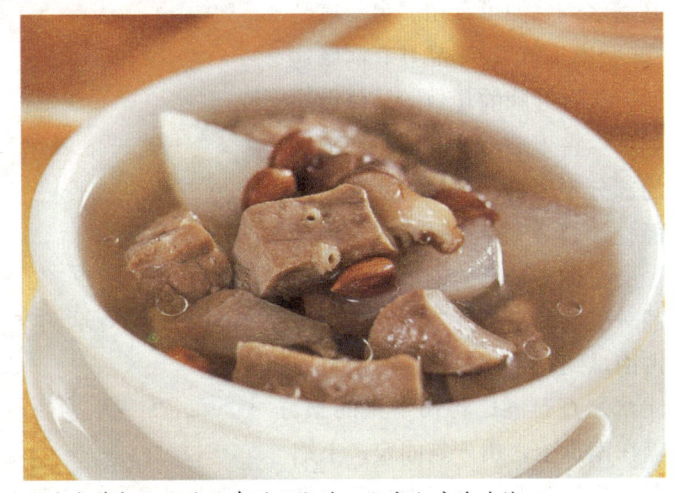
◎南杏萝卜炖猪肺具有滋阴润肺、化痰止咳的功效。

黑色固肾，咸味入肾——调出青春活力

黑色可以养血补肾，有效改善虚弱体质，同时还能提高机体的自愈能力。其富含的黑色素类物质可清除体内自由基，能促进血液循环、延缓衰老，对女性有很好的保健作用。代表药材和食材有：何首乌、黑枣、木耳、黑芝麻、黑豆、黑米、海苔、海带、紫菜、香菇、乌鸡等。

咸味药材和食材有通便补肾、补益阴血、软化体内酸性肿块的作用，常用于治疗热结便秘等症。发生呕吐、腹泻不止时，适当补充些淡盐水，可有效防止发生虚脱。但心脏病、肾脏病、高血压的女性不宜多吃。咸味的代表药材和食材有：蛤蚧、鹿茸、龟甲、海带、海藻、海参、蛤蜊、猪肉、盐等。

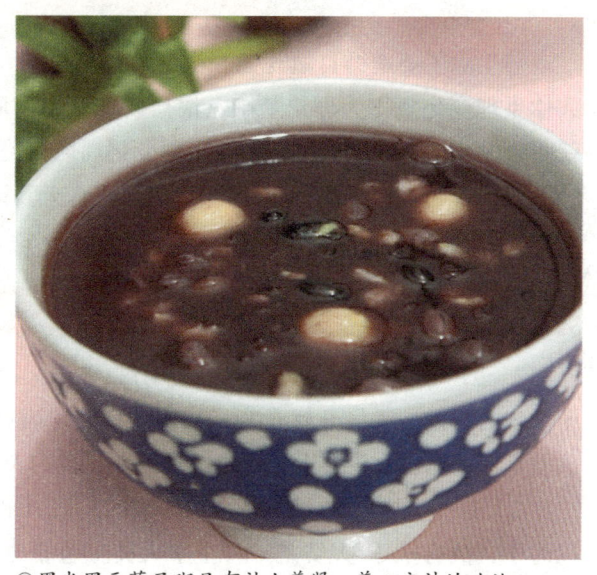
◎黑米黑豆莲子粥具有补血养肾、养心安神的功效。

这里推荐两道能调理肾脏的药膳，一道是"黑米黑豆莲子粥"，本品具有补血养肾、养心安神的功效。具体做法如下：将糙米40克、黑米20克、黑豆20克、红豆20克、燕麦30克均洗净，泡发；莲子20克洗净，泡发后，挑去莲心；锅置火上，加入适量清水，放入糙米、黑豆、黑米、红豆、莲子、燕麦开大火煮沸；最后转小火煮至各材料均熟，粥呈浓稠状时，调入白糖5克，搅拌均匀即可食用。另一道是"首乌核桃羹"，本品具有滋阴养血、滋补肝肾的功效，适合肝肾亏虚、须发早白者以及老年性便秘者食用。具体做法如下：将大米70克、薏苡仁30克均洗净泡发；适量红枣洗净，去核，切片；适量核桃仁洗净；何首乌、熟地黄各适量，均洗净，加水煮好，取汁待用；锅置火上，加入适量清水，倒入煮好的汁，放入大米、薏苡仁，以大火煮至开花。加入红枣、核桃仁煮至浓稠状，调入盐3克拌匀即可食用。

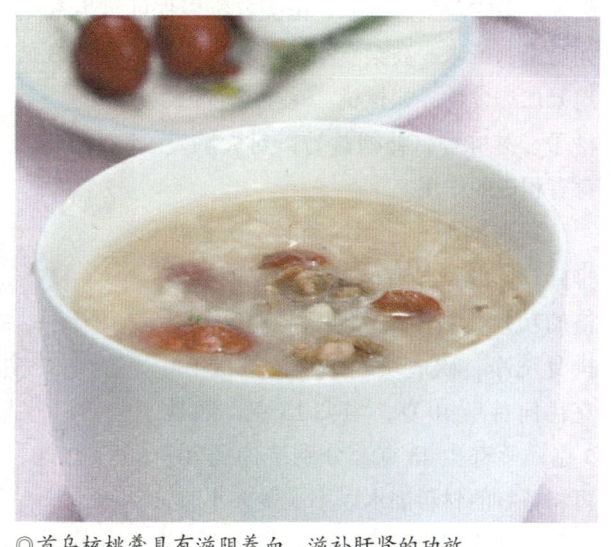
◎首乌核桃羹具有滋阴养血、滋补肝肾的功效。

阶段养生，以"七"为律

养生除了要遵循自然规律和生活规律之外，人体的生理变化规律也不容忽视。以人体生理变化规律为理论基础，根据人在每个周期内的变化而进行相应的养生行为，就叫阶段养生。阶段养生与人的生理变化周期相关，《黄帝内经》中对于阶段养生，有"女七男八"的观点，以下依据《素问·上古天真论》中的分法，以"七"为律，介绍女性的阶段养生。

"一七""二七"——发育期和青春期

"一七"，即7岁，《黄帝内经》中讲："女子七岁，肾气盛，齿更发长。"即女子到了7岁的时候，肾气开始充实，头发茂盛，牙齿更换。女子肾气充足的一个表现就是头发乌黑，七岁后头发生长较快，是精血充盈的表现，乳牙开始脱落，换成新牙。

"二七"，即14岁，《黄帝内经》有云："二七而天癸至，任脉通，太冲脉盛，月事以时下，故有子。"天癸是一种主宰人类生殖能力的基本物质。女子14岁时，肾气充盛，大多数女孩已经来月经了，骨骼也在不断发育，对营养的需求量也在增加，此时是身体生长发育的高峰阶段。

营养需求——合理饮食、营养均衡

"一七""二七"这两个阶段的女孩正值身体发育的时期，从长头发、换牙、骨骼发育到卵巢成熟，月经来潮，这些过程都要求平日饮食营养要均衡，多食富含蛋白质、维生素，以及钙、铁、锌、硒等微量元素的食物，以保证健康成长。

此阶段的女孩应保证钙质的摄入，促进骨骼生长；多食富含蛋白质的食物，如鱼类、蛋类、瘦肉类、虾等。多吃补血食物，如龙眼肉、红豆粥、菠菜、大枣、动物肝脏等。多吃蔬菜、瓜果、菌类食物以保证维生素C、维生素E的摄入。多吃五谷杂粮，如糙米、玉米、高粱、小米、荞麦等，以保证B族维生素和维生素D的摄入。适当食用果仁类食物，如核桃、花生、杏仁、松子、芝麻等，补脑益智，对大脑发育有积极的作用。

这里推荐一道调理药膳——核桃排骨汤，此汤具有健脑益智、强健体格的功效。具体做法如下：将200克排骨洗净、砍成块，汆水；核桃100克，何首乌40克，当归15克，熟地5克，桑寄生25克，分别洗净备用；再将备好的材料加水以小火煲3小时，起锅前加盐调味即可。

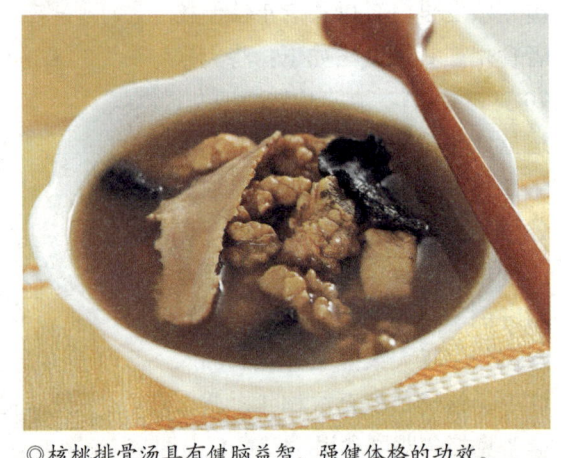

◎核桃排骨汤具有健脑益智、强健体格的功效。

"三七""四七"——青壮年期

"三七",即21岁。《黄帝内经》中讲:"三七肾气平均,故真牙生而长极。"到21岁的时候,肾气开始推动人的生殖功能的发育。当人自己发育成熟了以后,下一个任务就是繁衍后代,这就是大自然的规律。肾气就开始平衡了,平稳了。"真牙"就是俗称的智齿,智齿就会生出来,表明已长到了极点,也就是到21岁的时候,女子快要长到头了。

"四七",即28岁。《黄帝内经》说:"四七筋骨坚,发长极,身体盛壮。"到了21岁,女性就会停止长个了,但是,她的肾精和肾气仍然在往高处走。这些能量不是去增加她的身高,而是在不断地充实她的内脏组织和器官,外在的表现就是筋骨壮。

营养需求——调经丰胸、益气养血

"三七"阶段的女性,要注意丰胸。因为在此阶段乳房有多大,将来就是多大了。这个年龄阶段的女性应多吃些促进体内激素分泌及富含维生素E的食物,如花菜、包心菜、豆类、葵花子油、猪肝、牛乳、牛肉等食物,另外,梨中丰富的不饱和酸及维生素A、维生素E、维生素C等不仅能促进乳房发育,还能防止乳房变形。此外,此阶段的女性还容易出现月经不调、痛经的现象,此时养生重在祛寒气、化瘀血,多吃具有散寒祛瘀的食物,如益母草、田七、当归、黄芪、乌鸡、山楂、陈皮等。

"四七"阶段的女性,身体盛壮,身体各方面功能比较良好。养生重在益气养血,让自己更加美丽动人。应适量食用阿胶、当归、黄芪、党参、山药、龙眼肉、动物肝脏、黑豆、菠菜、红肉等具有益气补血功效的药材和食材。

这里推荐一道适合该时期食用的调理药膳——麦冬黑枣乌鸡汤,此汤具有补气益血、润肺止咳、滋阴补虚的功效。具体做法如下:将乌鸡400克洗净,斩件,入沸水中稍微汆烫一下,捞出沥干;人参20克、麦冬20克分别洗净,切片;黑枣15克洗净,去核,浸泡;枸杞子15克洗净,浸泡;锅中注入适量清水,放入乌鸡、人参、麦冬、黑枣、枸杞子等食材,然后盖好盖;大火烧沸后以小火慢炖2小时,调入盐和鸡精即可食用。

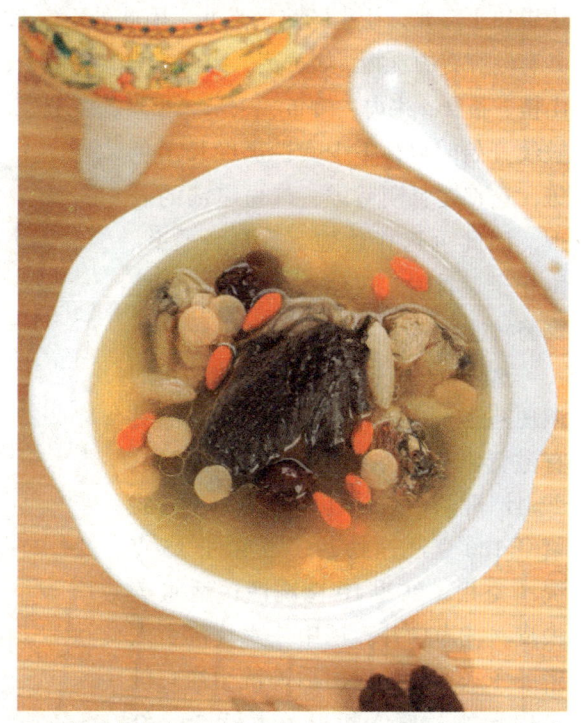

◎麦冬黑枣乌鸡汤具有补气益血、润肺止咳、滋阴补虚的功效。

"五七""六七"——中年期

"五七",即35岁。"阳明脉衰",足阳明是胃经,手阳明是大肠经,这两条经脉循行于手和脚的外侧,汇聚于头面部,这里是指胃和大肠的精气开始衰竭了。女性在此时的面容开始憔悴了,头发也开始掉落了。

"六七",即42岁。《黄帝内经》说:"六七三阳脉衰于上,面皆焦,发始白。"当"阳脉衰于上"的时候,人的胃和大肠就开始衰弱了。到了42岁的时候,女人所有六脏的功能都开始衰退,手太阳小肠经、足太阳膀胱经、少阳经(包括胆和三焦)这三阳脉也都有衰退迹象了,此时女性表现出来的就是脸发黑、发黄,还有头发干枯,出现白发。

营养需求——养精补血、健脾益胃

"五七"阶段,女性脱发的现象会越来越严重。从中医养生来看,脱发的原因就在于精血不足。另外,脱发的人心火都比较旺,当女性到35岁时,脸色不好看了,自信也逐渐不足,担心的事、发愁的事也多了,就容易掉头发。因此处于五七阶段的女性,重在养精补血,保持心情舒畅,消除压力。要多吃补血安神的食物,如当归、龙眼肉、熟地、首乌、五味子、酸枣仁、黑米、菠菜、红枣、动物肝脏、乌鸡、芝麻、核桃、韭菜、莲子、薏苡仁、豆浆等。

"六七"阶段的女性,一定要照顾好自己的消化和吸收功能,也就是六脏的功能。让胃热乎点儿,让小肠热乎点儿。因此处于六七阶段的女性,重在健脾养胃,要多吃具有健脾胃的食物,如黄芪、山药、党参、佛手、香附、砂仁、陈皮、白术、鸡内金、山楂、猪肚、牛肉、鲫鱼、玉米、小米、黑米等。此外,40多岁的女人皮肤开始松弛,皱纹开始明显,不少女性已经长出色斑,这都是肾阴亏虚、气血瘀滞的表现,因此可选择熟地、首乌、桑葚、枸杞子、香附、玫瑰花、当归、红花等药材进行调理。

这里推荐一道适合该时期食用的调理药膳——猪肝炖五味子,本品具有滋肾温精、养心安神、益气润燥、养血清肝的功效。具体做法如下:将猪肝180克洗净切片;五味子15克洗净备用;红枣10克洗净;适量姜去皮,洗净切片;锅中注水烧沸,入猪肝氽去血沫,捞出后冲洗干净;炖盅内装水,放入猪肝、五味子、红枣、姜片炖3小时,调入盐、鸡精后

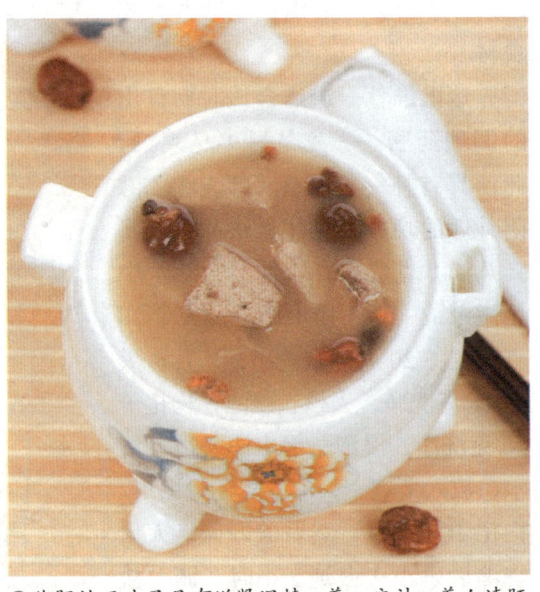

◎猪肝炖五味子具有滋肾温精、养心安神、养血清肝的功效。

即可食用。

"七七""八七"—— 中老年期

"七七",即49岁。任脉开始虚弱了,太冲脉也衰微了。这个时候往往"天癸"没有了,也就不能怀孕,不能生孩子了。所以,49岁对女子来说就是绝经期、更年期,真正开始衰老了。

"八七",即56岁。《黄帝内经》中的女性阶段养生只讲到"七七",但是女性50岁后依然要注重保养,"八七"这个年龄阶段的女性,身体各项功能已经在逐渐衰退,五脏六腑的功能也开始退化。筋骨没有弹性,骨质开始疏松,也没了韧性。筋在人体中有一个作用是固定骨骼的位置,一旦筋不能动,骨头就没了保护,很容易受伤,所以容易出现腰酸腿痛、骨质增生、骨折等现象。

营养需求——补血安神、增加钙质

"七七""八七"这两个阶段的女性,摆脱了怀孕、生子、抚养、哺乳的沉重负担,开始为自己活了。而且女性只要安全度过这两个阶段,寿命比一般的男性要长。这阶段的女性正处于更年期阶段,易出现红热、盗汗、易怒、失眠、抑郁等现象,就是所谓的"更年期综合征"。应多吃养心安神、补益气血的食物,如灵芝、天麻、海参、猪心、莲子等。此外,还要适当补钙,预防骨质疏松,可多喝骨头汤、核桃、花生、牛奶等富含钙质和维生素D的食物。

此阶段女性饮食宜清淡,应控制热量和脂肪的摄入。摄入过多热量和脂肪会引起肥胖,而肥胖又会导致糖代谢异常,增加心脑血管疾病的发病率。宜选用植物油,如菜籽油、葵花籽油等;多食少胆固醇的食物,如蔬菜、水果、瘦肉、鱼类、豆制品等,增加钙质;限制食盐的摄入;忌食辛辣刺激性食物,如烟酒、咖啡、浓茶以及辣椒、胡椒粉等。

这里推荐一道适合该时期食用的调理药膳——灵芝石斛甲鱼汤,此汤具有补肺益肾、强脾安神的功效,适合更年期女性食用。具体做法如下:挑选新鲜甲鱼1只,将其处理干净,斩成大块;将灵芝15克洗净,掰成小块,石斛10克和少量枸杞子洗净,泡发。净锅注水上火烧开,放入甲鱼

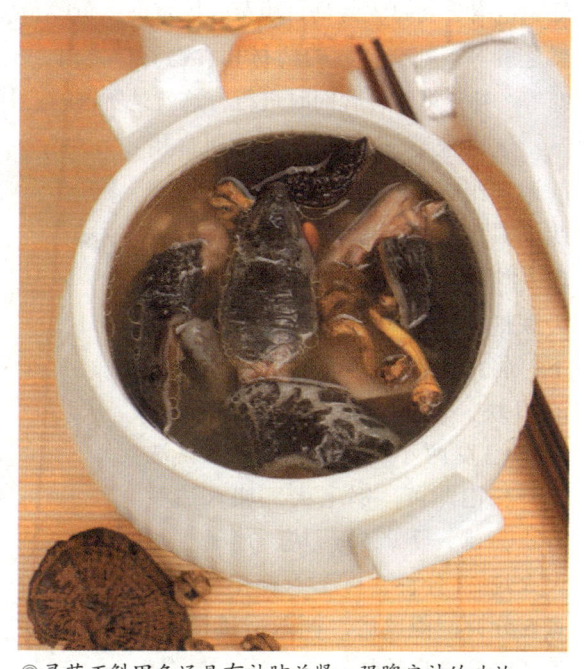

◎灵芝石斛甲鱼汤具有补肺益肾、强脾安神的功效。

块,煮尽表皮血水,捞出后洗净。将甲鱼、灵芝、石斛、枸杞子放入瓦煲,加入适量清水,以大火煲沸后改为小火,煲3小时,最后加入适量盐调味即可食用。

"八七"之后 —— 老年期

人在"八七"56岁之后,就开始步入老年期,会出现掉牙齿、头发枯槁的问题。很多老年人到了这个年龄,一张嘴全是假牙,头发也很稀疏。这个阶段的女性,身体的功能已经衰退,胃肠蠕动功能也较差,骨骼也比较脆弱,骨质疏松,一不小心就容易发生骨折,许许多多的老年病也接踵而来。

营养需求——补脾健胃、增钙补肾

"八七"之后的老年女性,饮食更需重视。老年人牙齿常有松动和脱落,咀嚼肌变弱,消化液和消化酶分泌量减少,胃肠消化功能降低,因此,饭菜质地以软烂为好,可采用蒸、煮、炖、烩等烹调方法。选择的食物尽量避免纤维较粗、不宜咀嚼的食品,如肉类可多选择纤维较短、肉质细嫩的鱼肉,牛奶、骨头汤、鸡蛋、豆制品都是很好的选择。

老年人五脏虚弱、气血不足,而老年人补养又以调补脾肾最为重要。补脾健胃对延缓衰老、增强脏腑功能、提高防病抗病能力都有积极作用,特别对平素脾胃虚弱的老年人更为有益。日常生活中的食物,诸如山药、茯苓、红枣、芡实、扁豆、薏苡仁、绿豆、小米、黑米、高粱、燕麦等都具有健脾补气的作用,宜常吃。

对于老年人饮食养生来说,补脾健胃之外,还应注意补肾。根据阴虚、阳虚的不同,补肾又分为补肾益精和补益肾气两种,常见的补肾益精的食物包括海参、牡蛎肉、虾、龟肉、乳鸽、乌鸡、淡菜、甲鱼肉、鱼鳔、黑芝麻、桑葚、枸杞子、韭菜、黑豆、黑芝麻等;补益肾气的药材和食物有核桃肉、冬虫夏草、杜仲、山药、莲子、猪肾、虾等。补肾可与补脾同时进行,这就是所谓的"补先天以养后天"。

这里推荐一道适合该时期食用的调理药膳——山药枸杞子莲子汤,此汤具有健脾益胃、补气养肾、补虚安神的功效,非常适合脾肾虚弱、失眠健忘的患者食用。具体做法如下:将山药200克去皮洗净,切成滚刀块;莲子100克,去心洗净,清水泡发两小时,枸杞子50克洗净,稍泡即可。锅上火,加入适量清水煮沸,下入山药块、莲子,用大火炖25分钟,再下入枸杞子,继煮5分钟,待熟后,调入适量白糖,将汤煲入味即可食用。

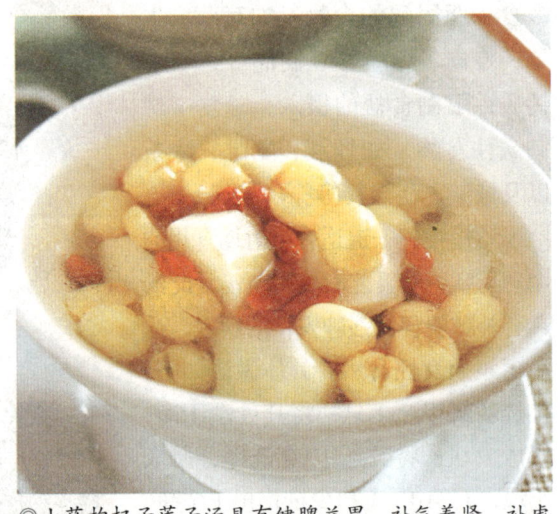

◎山药枸杞子莲子汤具有健脾益胃、补气养肾、补虚安神的功效。

美容养颜,让女性尽显妩媚——女性美容药膳 2

女人养颜养生如同养花,要想让女人这朵"花"一直娇艳下去,就必须灌溉根部,真正做到由内到外地呵护。女人要时刻学会善待自己,而保养,就是对自己最好的爱护。学会利用日常饮食来调养身体,呵护容颜,女人就可以一直美下去。

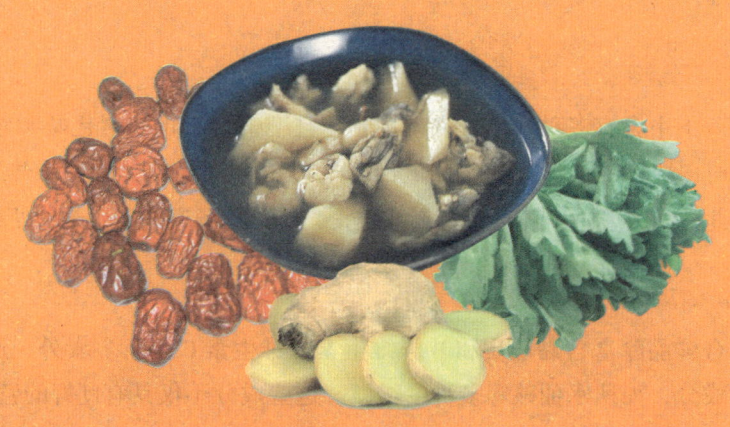

本草保湿润肤，成就水润女人

水分，是人体美容最重要的条件，我们赞美别人的肌肤水嫩常常会说"能挤出水来"，可见体内蕴藏适度水分，对爱美的女人来说是多么重要。

机体的水分为健康所需，也为美丽所需，它既有润滑的作用，又有减肥的作用。适当补充水分，可以滋润皮肤，防止皱纹，减少油脂的积聚，消除人体臃肿。俗话说：女人是水做的，说得一点儿都没有错。一个健康的女人，无论是皮肤还是机体各器官都离不开水。女人皮肤健康主要是要有水嫩的肌肤作为基础，如果肌肤缺水，色斑、皱纹和皮肤的一些炎症等问题就会找上你。

既然水分对美容那么重要，那么究竟该如何补水呢？要知道，化妆品和护肤品并非最佳补水的选择，而食物和中药不仅能让身体和皮肤更健康，补水也更相宜。中医学认为，女性补水需先滋阴，而滋阴的食材与药材多种多样，所以补水应做以下的选择。

补水食物存在于日常饮食中

按照中医的说法，补水即解除燥热，解除燥热多用润法。根据中医"五行五色"的说法，多吃"白色食物"可以滋润身体，且白色食物多富含碳水化合物、蛋白质和维生素等营养成分，可为人体提供热能。白色食物一般味甘性平，具有安定情绪的作用，适合于平补。那么哪些白色食物最具有补水效果呢？其实，补水食物就存在于我们的日常生活中。像白萝卜、白菜、冬瓜、百合、银耳、莲子、梨等食物均是最为大众化的，同时也是最有效的补水食物，想让自己的肌肤如水般晶莹剔透，白色食物是最好的选择。

白萝卜——"冬天里的人参"

白萝卜中含有多种维生素和矿物质，且维生素C的含量比梨和苹果高出8～10倍，同时白萝卜中还含有丰富的维生素E，两者都能起到防止因燥热导致皮肤干燥的作用。此外，白萝卜中还含有大量纤维素，能促进肠道蠕动，改善便秘。

百合——安神滋润，美容护肤

百合鲜品除富含黏液质和B族维生素、维生素C等营养素外，还含有一些特殊的营养成分，如秋水仙碱等多种生物碱。这些成分不仅具有良好的营养滋补之功效，而且还对秋季因气候干燥而引起的多种季节性疾病有一定的防治功效，常食百合，可美容养颜。

银耳——内服滋阴，外敷美容

性平、味甘、淡、无毒，在《本草纲目》中记载有润肺生津、滋阴养胃、益气安神、强心健脑的作用。用银耳保湿养颜同样可内服外敷，内服可熬银耳羹天天食用。银耳羹的具体熬法是：选银耳3~6克，用温水浸5~8小时，再加热炖成糊状，加适量的冰糖服用。外敷的方法是：用适量银耳熬成糊状，直接涂在脸上，待干后再洗净。天天敷效果非常好，不仅可让肌肤摸上去很滑，还能让肌肤看上去十分水润，结合银耳羹一起食用，还可以有效医治青春痘、皮炎等皮肤病。

此外，像梨、葡萄、香蕉这一类的水果，也有非常不错的补水功效。

梨——缓解干燥最佳之选

梨"生者清六腑之热，熟者滋五脏之阴"，是缓解秋季干燥最宜选用的保健果品。它不但能增加水分的摄入，还能为人体补充大量维生素，梨中所含有的维生素成分，有深层清洁及平衡油脂分泌的作用，特别适合油性及中性肌肤者食用。梨除了可以生吃，还可制成梨汁、膏、酱、果茶等。

葡萄——"植物奶"

葡萄的营养价值很高，葡萄汁被科学家誉为"植物奶"。市面上很多以葡萄为原料制作的面膜，受到众多爱美人士的极力追捧，因为葡萄中所含有的糖分与有机酸，是肌肤天然的保湿滋润剂，也是肌肤毒素的"清道夫"，能让肌肤更有弹性、更具光泽，并能延缓衰老。葡萄富含大量的水分，极易被人体吸收，且能促进血液循环，保护皮肤的胶原蛋白与弹性纤维，还能阻挡紫外线对皮肤的伤害。

香蕉——肌肤的"清洁保湿剂"

香蕉富含蛋白质、淀粉质、维生素及矿物质，还是含钾元素特别丰富的食物，从食疗的角度讲，香蕉对患心血管疾病的人是一种非常好的食疗食物。对于皮肤来说，它温和的清洁与滋养修复肌肤的功效深得爱美人士的喜爱。香蕉还是一种很好的面膜材料，可直接将香蕉捣成泥状敷在脸上，也可在其中加上蜂蜜，这样，保湿滋润的功效会更强。此外，将香蕉泥敷在微湿的头发上5~10分钟，会让头发更加亮丽，有光泽。

中药补水给你意想不到的润肤效果

中医学认为，人体是一个普遍联系的整体，皮肤的光泽滋润与脏腑功能息息相关，女人要从根本上唤起好气色，延缓衰老，使青春常驻，还要从内部调理开始，通过补血理气、调整营养平衡来让你的皮肤水嫩透亮。

补水，首先要健脾

脾为后天之本，气血生化之源。脾胃功能正常，气血旺盛，人体才能有充足的水分，皮肤才有可能得到滋润。脾胃功能失常，津液生化不足，皮肤自然得不到滋养，会变得干枯萎黄。所以补水先要健脾，只有健脾益气，才能化生津液，通达阳气，有充足的津液随阳气散布，为滋润皮肤打下良好的开端。

（1）**当归**：具有补血活血、祛瘀生新之功效，是妇科之要药。当归含有挥发油及多种人体必要的微量元素。长期服用当归，能营养皮肤、防止粗糙，可使面部皮肤重现红润色泽。

（2）**茯苓**：能宁心安神，益脾补肾，渗湿利水。茯苓含有三萜类、多聚糖类及胆碱、脂肪、卵磷脂、钾、镁等多种元素。不仅能显著提高机体免疫能力，而且可使血液中氧合血红蛋白释放更多的氧，以供给组织细胞。同时，还可使细胞组织活性增强，活力增大，处于健康状态，从而使我们的皮肤、毛发显得更加滋润，达到美容的效果。

（3）**红枣**：枣是中国的传统滋补品，民间相传有"天天吃三枣，一辈子不见老""五谷加小枣，胜似灵芝草"之说。中医认为，枣可以养血、益气。鲜枣营养丰富，维生素C含量非常高，被人们称为"天然维生素丸"。

（4）**白芍**：具有补气益血、美白润肤的功效，适用于气血虚寒导致的皮肤粗糙、萎黄、黄褐斑和色素沉着等。中医认为，人的皮肤润泽与否和脏腑功能有着密切的关系，如果脏腑病变，气血就会耗损，脸色就会黯沉无光。

滋养肌肤，润肺为基

清代医家唐宗海称肺为"水之上源"，水液要经肺的宣发作用，滋养五脏六腑，全身肌肉，润泽皮肤。若肺的功能失常，失去了输布水液的能力，身体就不能得到正常的濡养滋润。下面介绍两种润肺食物：

（1）**杏仁**：具有生津止渴、润肺定喘的功效。现代研究证明：杏仁富含单不饱和脂肪酸和维生素E，这两种物质都非常有助于控制甚至降低血液中的胆固醇含量，并具有抗氧化功能，可滋养肌肤。

（2）**罗汉果**：具有清肺润肠的功效。现代研究表明，罗汉果有净化血液中的过氧化脂质的作用，可以改善全身皮肤新陈代谢，以达到补水、美容的效果。

保水，固肾是王道

肾主水，水液由肺输布全身，滋养人体后，又集聚于肾，在肾的作用之下，分别成清者和浊者两部分。清者，通过肾中阳气的蒸腾气化作用，回到肺，由肺再布散周身，以维持体内的正常水液含量。而浊者则被化生成尿液排出。因此，补水除了补充水分，将水液正常输布于人体之外，更为重要的是强化肾阳的气化作用，才能留住水分。代表中药如下：

（1）**山药**：《本草纲目》概括山药功用为"益肾气，健脾胃、止泻痢、化痰涎、润皮毛"。既能补肺脾之气，益肺肾之阴，又能固涩肾精，故不论脾阳亏或肺肾阴虚，皆可应用。此外，山药对滋养皮肤、健美养颜有独特疗效。除痰湿体质外，其他体质者均可食用，气虚的女人食之尤佳。

（2）**黑芝麻**：《本草纲目》记载"服食胡麻，服至白日，能除一切痼疾，一年身面光泽不饥"。有补肝肾、益精血、润肠燥的功效。许多乌发养颜的美容古方都以黑芝麻为主药，可缓解皮肤的干枯、粗糙，令肌肤细腻光滑、红润光泽。

（3）**核桃**：核桃性味甘平、温润，含有大量的脂肪和蛋白质，还有糖类、维生素A、维生素E、卵磷脂、钙、铁等营养成分，具有补肾养血、润肺定喘、润肠通便的作用。同时，核桃仁还是一味乌发养颜、润肤防衰的美容佳品，对肾亏腰痛的女人也有很好的疗效，长期食用还可对癌症具有一定的预防效果。

（4）**枸杞子**：《本草纲目》记载枸杞子"补精气诸不足，易颜色，变白，明目安神，令人长寿"。中医很早就有"枸杞养生"的说法，认为常吃枸杞子能"坚筋骨、轻身不老、耐寒暑"。所以，枸杞子常常被当作滋补调养和抗衰老的良药，可以提高皮肤吸收养分的能力，还能起到美白作用。

药膳是营养与保水相结合的皮肤调养品

药膳"寓医于食"，既能满足你味觉的追求，摄取丰富的营养；又能让你的皮肤获得充足的水分。无论春夏秋冬，都能让你享受其中。但药膳养生也要看体质，对症下药，才能"药"到病除。

药膳——"寓医于食"

传统中药制剂多有苦味，自古以来都有"苦口良药"之说。但实际上，相当一部分人会因怕药苦而拒绝服药。这时候，药膳就可发挥大作用了。所谓药膳，即药材与食材相配伍而做成的美食。药膳既将药物作为食物，又将食物赋以药用，药借食力，食助药威，二者相辅相成，相得益彰；药膳具有很高的营养价值，不仅可以防病治病、强身健体，配合恰当的食材，还能让皮肤滋润保湿。

药膳养生需对症下药

中医讲究辨证施治,对于药膳养生来说,需要根据每个人不同的体质、不同的症状表现加以施治,这样才能做到"对症下药,药到病除"。否则不仅对病症无益,还会损伤身体,加重病情。在中医临床中,把人体各种病症分为虚证、实证、寒证、热证。根据中医"虚者补之""实者泻之""热者寒之""寒者热之"的治疗原则,不同症状的患者根据其不同脏腑阴阳气血虚损的差异,分别给予滋阴、补阳、益气、补血的食疗治之,从而使身体恢复健康。

(1)**虚证**:主要表现为神疲气短、倦怠懒言、舌质淡、脉虚无力等。而虚证又分为体虚、阳虚、血虚和阴虚四种类型,根据虚证的不同类型应有针对性地选择恰当的补虚药。

(2)**实证**:主要表现为形体壮实、脘腹胀满、大便秘结、舌质红、苔厚苍老、脉实有力等。

(3)**寒证**:主要表现为怕冷喜暖、手足不温、舌淡苔白、脉迟等。饮食方面,要注意吃一些温热性食物,如辣椒、花椒、香菜、南瓜、大葱、大蒜等。

(4)**热证**:主要表现为口渴喜冷、身热出汗、舌红苔黄等。在饮食方面,要多吃一些偏阴凉性的食物,如苦瓜、白菜、黄花菜、冬瓜、紫菜、海带等。

保湿润肤药膳

利用药膳补水不是一蹴而就的事，需要持之以恒。要想皮肤滋润水嫩，不能光依靠护肤品，必须通过精心调理才行。以下推荐一系列滋润皮肤的药膳，请根据个人体质选择适合你的一款。

黄精牛筋煲莲子

◎配方　黄精10克，莲子15克，蹄筋500克，生姜、盐、味精各适量。

◎制作　❶莲子泡发，黄精、生姜洗净，生姜切片。❷蹄筋切块，入沸水汆烫。❸煲中加入清水烧沸，放入蹄筋、莲子、黄精、生姜片煲2小时，调味即可。

药膳功效　黄精补气养阴；牛筋含有丰富的胶原蛋白，能增强细胞生理代谢，使皮肤更富有弹性和韧性，延缓皮肤的衰老。黄精、牛筋、莲子合用，不但能够滋阴润肺、健脾益胃，更具有滋润肌肤、增加皮肤弹性、延缓衰老的美容功效。

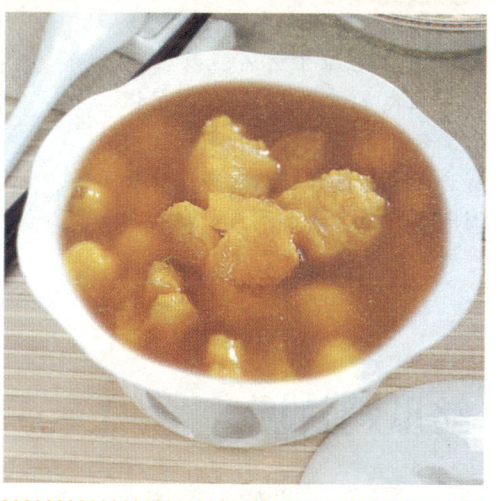

清补养颜汤

◎配方　莲子10克，百合15克，北沙参15克，玉竹15克，虾仁10克，枸杞子15克，冰糖适量。

◎制作　❶将药材洗净；莲子洗净去心备用。❷将所有材料放入煲中加适量水，以小火煲约40分钟，再加冰糖调味即可。

药膳功效　莲子可养心明目、补中养神，健脾补胃；百合鲜品富含黏液质及维生素，对皮肤细胞新陈代谢有益；北沙参、玉竹可滋阴润肤；虾仁开胃补肾、延缓衰老；枸杞子可滋阴润肤，清除自由基、抗氧化、抗衰老。此汤具有很好的滋补功效，常食可美容润肤。

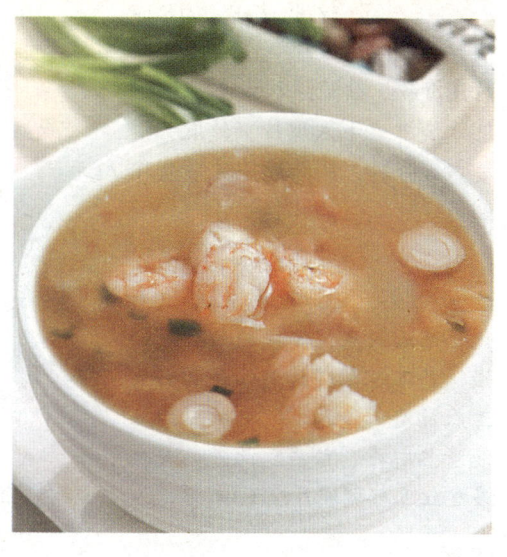

玉竹瘦肉汤

◎ 配方　玉竹30克，猪瘦肉150克，盐、味精适量。

◎ 制作　❶玉竹洗净用纱布包好，猪肉洗净切块。❷玉竹、瘦肉同放入锅内，加适量水煎煮，熟后取出玉竹，加盐、味精调味即可。

◎ 药膳功效　玉竹味甜，质柔而润，是一味养阴生津的良药，玉竹中所含的维生素A能改善干裂、粗糙的皮肤，使之滋润嫩滑，起到美容护肤的作用；瘦肉富含蛋白质，可补益气血，改善因气血亏虚、营养不良引起的面色微黄现象。

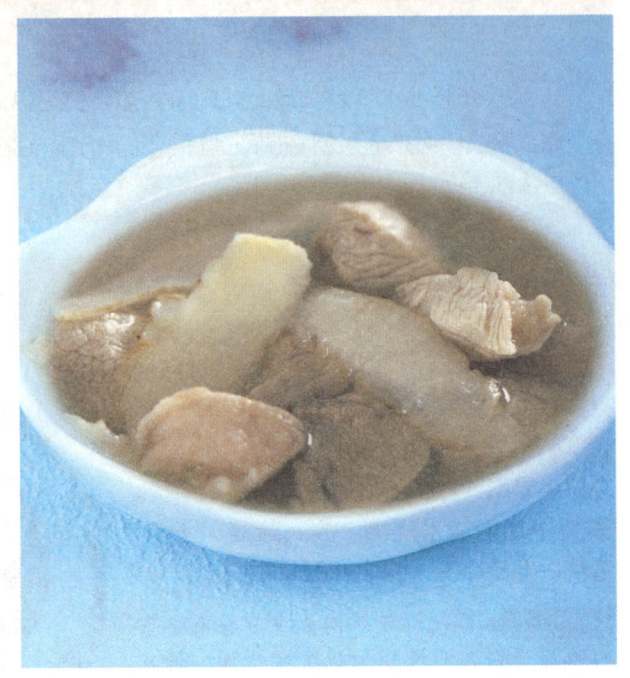

丝瓜鸡片汤

◎ 配方　丝瓜150克，鸡胸肉200克，生姜5克，盐6克，味精5克，淀粉适量。

◎ 制作　❶丝瓜去皮，切成块，鸡胸肉切成片。❷再将鸡肉片用淀粉、盐腌渍入味。❸锅中加水烧沸，下入鸡片、丝瓜、生姜煮6分钟，待熟后用味精调味即可。

◎ 药膳功效　丝瓜中富含B族维生素和维生素C，能防止皮肤老化、消除斑点，使皮肤洁白、细嫩，是不可多得的美容佳品，故丝瓜汁有"美人水"之称。丝瓜能清热解毒、祛痘。此外，女性多吃丝瓜可调理月经不调。

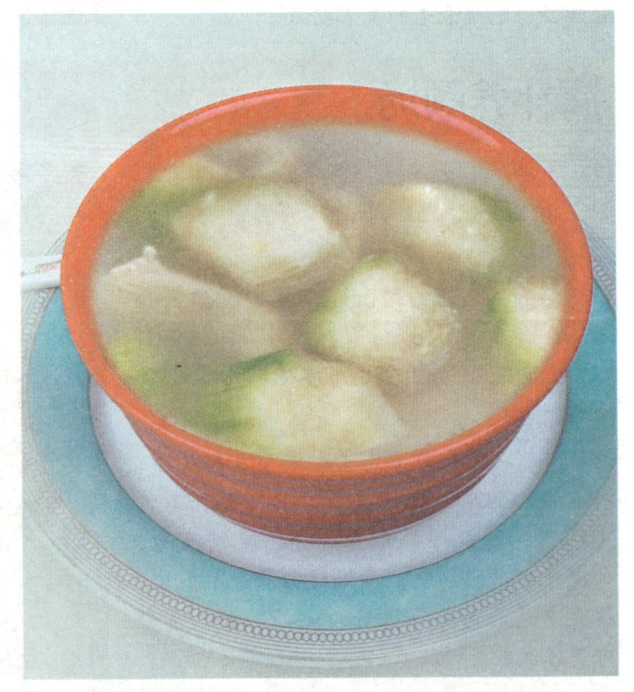

苹果雪耳猪蹄筋汤

◎ **配方** 苹果4个，雪耳15克，猪蹄筋250克，鸡爪2个，水适量、盐适量。

◎ **制作** ❶苹果洗干净，连皮切成4份，去果核，鸡爪斩去甲趾。❷雪耳浸透，剪去梗蒂，飞水，冲干净；猪蹄筋、鸡爪飞水，冲干净。❸煲中加清水，将各材料加入，以大火煲10分钟，改小火煲两个小时，下盐调味即可。

药膳功效 银耳能滋阴润肤，可有效祛除脸部黄褐斑、雀斑。猪蹄筋富含胶原蛋白，苹果富含维生素C和膳食纤维，能美白养颜、滋阴润肤、排毒通便、清除体内垃圾。

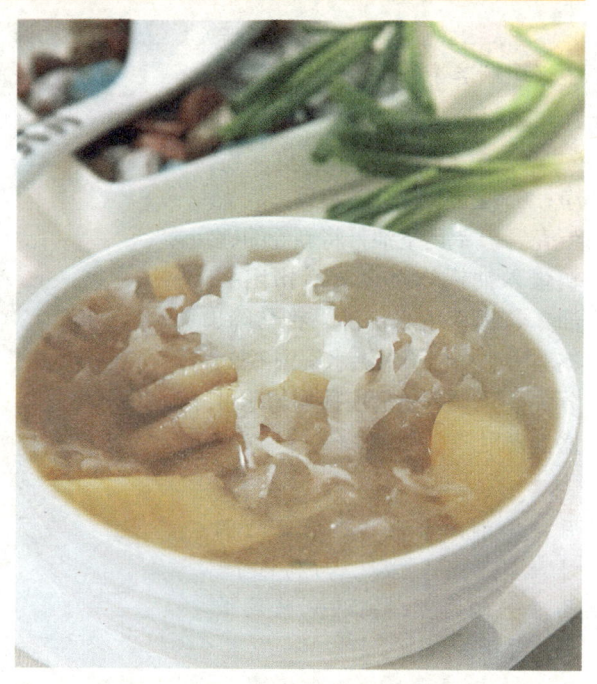

蛤蜊炖蛋

◎ **配方** 蛤蜊250克，鸡蛋3个，葱6克，盐6克，鸡精3克。

◎ **制作** ❶蛤蜊洗净，锅内加水烧沸，将蛤蜊下入锅中煮至开壳，取出洗净泥沙。❷鸡蛋打入碗中，加入盐、鸡精搅拌均匀。❸将蛤蜊放入鸡蛋中，加葱入蒸锅蒸10分钟即可。

药膳功效 蛤蜊具有滋阴润燥、利尿消肿、软坚散结的作用；鸡蛋可以补肺养血、滋阴润燥，蛋白则可清热解毒、滋养肌肤。此品具有丰富的营养价值，且有很好的美肤功效。

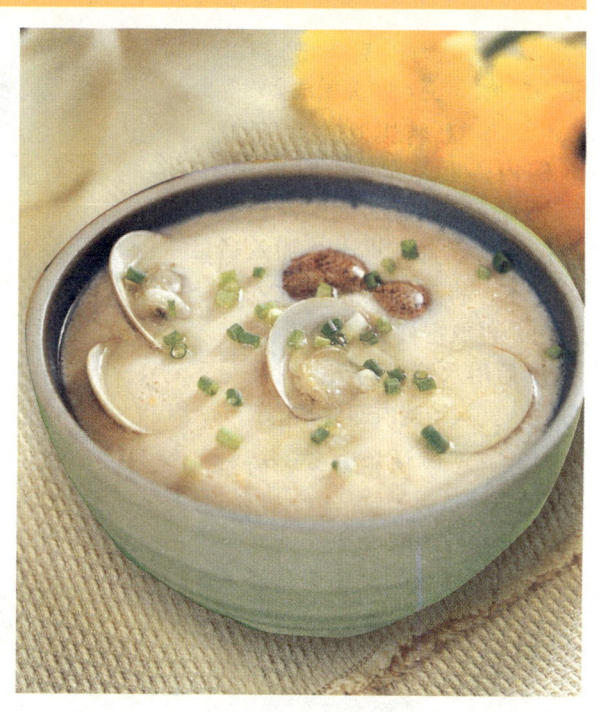

枸杞马蹄鹌鹑蛋

◎配方　鹌鹑蛋100克，马蹄（学名荸荠）150克，枸杞子50克，糖20克。

◎制作　❶将马蹄去皮，洗净；鹌鹑蛋入锅中煮熟后，剥去蛋壳。❷锅内下油，将剥壳的鹌鹑蛋入油锅炸至金黄后捞出控油。❸锅中放水烧沸，将马蹄、鹌鹑蛋、枸杞子入沸水锅中煮20分钟。❹调入白糖搅拌均匀即可盛盘食用。

◎药膳功效　鹌鹑蛋对有贫血、月经不调的女性具有很好的调补、养颜美肤功效。与枸杞子、马蹄一起同煮，滋润肌肤效果更为显著。

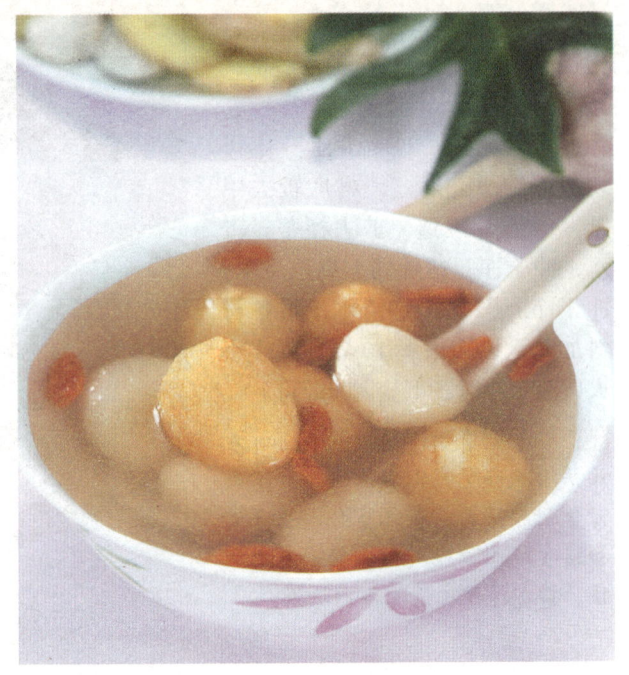

蜜橘银耳汤

◎配方　银耳20克，蜜橘200克，白糖150克，水淀粉适量。

◎制作　❶将银耳水发后放入碗内，上笼蒸1小时取出。❷蜜橘剥皮去筋，制成净蜜橘肉；将汤锅置旺火上，加入适量清水，将蒸好的银耳放入汤锅内，再放蜜橘肉、白糖煮沸。❸沸后用水淀粉勾芡。待汤见开时，盛入汤碗内即成。

◎药膳功效　蜜橘含有丰富的维生素C，有润肤美白的功效；加上银耳的滋阴祛斑、美容养颜、补虚损功效，可谓美容界的一道佳肴。

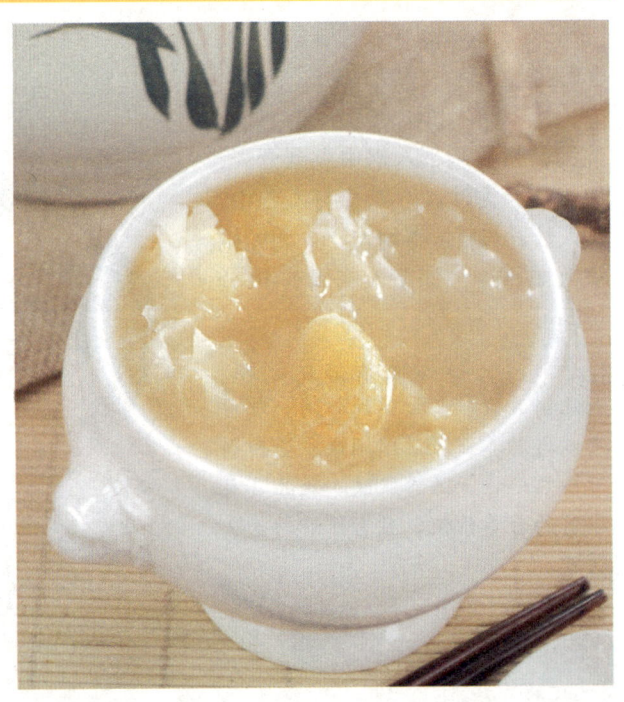

牛奶胡萝卜汁

◎配方　胡萝卜1个，牛奶200毫升，冰块适量，冰糖20克。

◎制作　❶胡萝卜洗净，放入榨汁机中榨成汁，倒入杯中。❷再将牛奶加入榨好的胡萝卜汁中。❸最后放入冰块、冰糖一起搅打均匀即可。

◎药膳功效　牛奶富含维生素A，可防止皮肤干燥及黯沉，使皮肤白皙有光泽。另外，牛奶中的乳清对黑色素有消除作用，可防治色素沉着引起的色斑。胡萝卜营养价值丰富，包含多种胡萝卜素、维生素及微量元素等，可改善皮肤粗糙。

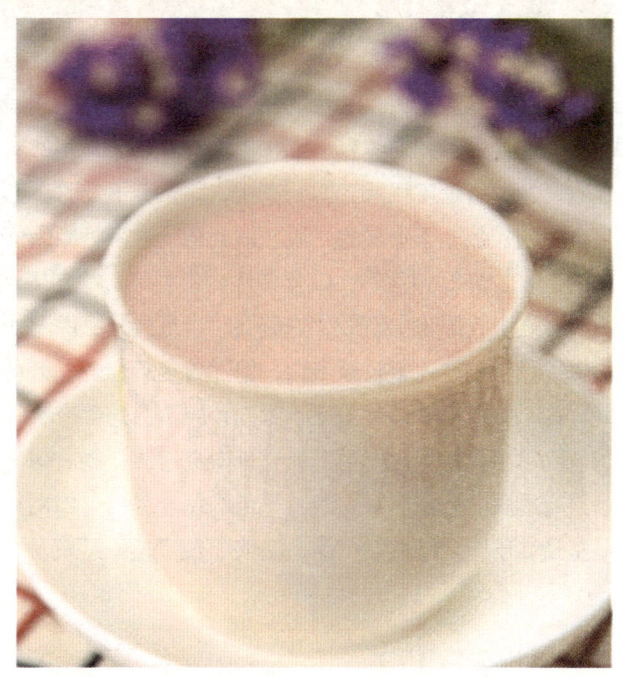

阳桃紫苏梅甜汤

◎配方　阳桃1颗，清水600毫升，麦门冬15克，天门冬10克，紫苏梅汁1大匙，冰糖汁1大匙。

◎制作　❶将麦门冬、天门冬放入棉布袋；阳桃表皮以少量的盐搓洗，切除头尾，再切成片状。❷药材与全部材料放入锅中，加入清水以小火煮沸，加入冰糖搅拌溶化。❸取出药材，加入紫苏梅汁拌匀，待降温后即可食用。

◎药膳功效　阳桃可助消化，有滋养、保健功能；天门冬、麦门冬可滋阴清肺；此汤可健脾开胃、助消化，对人体有很好的滋养作用。

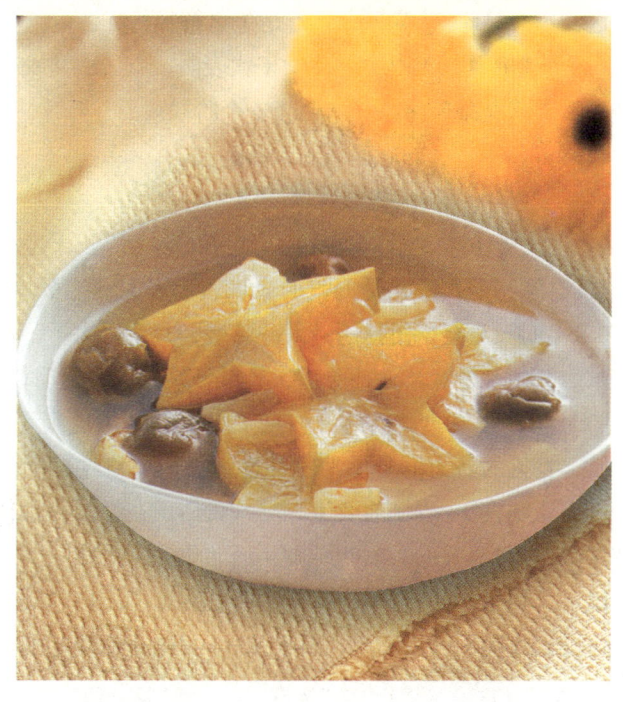

本草醒肤抗皱，摇变"弹力"肌肤

女人要想时刻保持肌肤的年轻态，不断维护嫩滑、紧致状态，就必须要着手抗老化。各式各样的美容书都在提醒女性，必须在25岁后开始抗老化皮肤保养，甚至提醒你30岁将是皮肤保养的一道坎，如保养不及时、不到位，脸上就会出现细纹，肌肤会出现松弛、下垂现象，肌肤就会每况愈下，原因何在呢？现代医学研究证明，皮肤的生长、修复和营养，以及弹性、张力等，都与皮肤中的胶原蛋白密不可分。75%的真皮层由胶原蛋白组成，它们同时也是抗皱、保湿、美白的重要"功臣"。年轻人体内固然会制造大量胶原蛋白，但随着年龄增长，特别是25岁以后，它们的产量会逐渐减少，到身体的消耗量大于体内胶原蛋白的生产量时，衰老便无可避免地出现了。衰老固然不可避免，但可以让它来得更迟缓一些。保养手段要兼及内外，对内要多使用具有醒肤、紧致肌肤、改善气色的营养美食，外用具有各种抗皱功效的保养品，长期坚持，皮肤定能焕然一新，使整个人"亮"起来。

女人为什么比男人衰老快

现实生活中，我们常会发现，女人会比男人衰老得快一些。而相关调查也证明了这一点。对此，《黄帝内经》是怎么解释的呢？

《黄帝内经》中指出：女子代表阴，女子的生命节律以"七"为一个阶段；男子代表阳，其生命节律以"八"为一个阶段。

女子之生命规律

"女子七岁，肾气盛，齿更发长。""齿"，牙齿骨之余，是北方肾的表现，代表收藏。"发"是头发，是肝气的表现，代表生发之机。所以头发的长短和生机是有关的。"二七而天癸至，任脉通，太冲脉盛，月事以时下，故有子。"二七就是女人14岁的时候，开始有月经，太冲脉盛，乳房开始发育，这时候就有了怀孕生子的能力。到21岁的时候，女子的肾气已经长足了，生发之机也到了顶点，应该嫁人了。到28岁的时候，女人的各方面身体功能都达到了一个顶点，所以古人提倡女子在20岁左右结婚，就是让她在28岁之前要生一胎，我们现在经常讲最佳生育年龄在23~28岁，应该也是这个道理。"五七，阳明脉衰，面始焦，发始堕"，就是从35岁开始，女人就开始长皱纹了。到42岁的时候，就开始有白头发了。49岁时就闭经了，生育功能也丧失了。从这段论述我们可以看出，女人从35岁就开始衰老了。

男子之生命规律

男人的生命规律以 8 岁为 1 个周期，从 8 岁才开始发育，到 16 岁的时候青春期才开始，"能有子"。到 24 岁的时候，是男子弱冠的年龄，就是刚成年，这时候身体还比较弱，不适合结婚行房。男子最适合结婚的年纪是在 32 岁的时候，这是他的身体达到一个顶点的时候，才真正成熟，所以古人提倡男人 32 岁娶妻。40 岁时，男人的身体才开始走下坡路，到 48 岁时才开始真正衰老，到 64 岁的时候才真正进入老年。

通过这样的对比，我们可以明显看出，男人的身体开始走下坡路比女人晚了 5 年，到正式进入老年时，男人和女人之间已经有了 15 年的差距，所以女人比男人老得快。因此，女人抗衰老，是刻不容缓的事。

瓜果去皱让你的皮肤紧致、细腻

人体皮肤表面老化和皱纹的产生大致有以下 4 种情况：第一种是皮肤保养不善造成皮下脂肪减少；第二种是皮肤表面的汗腺和真皮中的皮脂腺遭到长期破坏，以致丧失分泌功能，无法继续滋润皮肤；第三种是真皮中的胶原蛋白随年事增高而逐渐变硬引起皱纹；第四种是肌肉的萎缩老化直接影响皮肤的丰满程度。时尚是我们一直追求的东西，但时尚往往又变化无穷。无论时尚的风向怎样转，"崇尚自然"始终是不可动摇的，对抗皱纹亦是如此，针对引起皱纹的各种因素，我们可以合理利用生活中常见的一些瓜果来进行内外护肤，这对延缓皱纹的产生能起到一定的作用。

黄瓜——"厨房里的美容剂"

黄瓜汁能美容，它有洁肤作用，可以防止皮肤老化。将黄瓜用榨汁机榨成汁，用棉签取黄瓜汁涂脸，有皱纹处应多涂一些，约 20 分钟后洗净。此款保养品能显著改善肌肤皱纹，使皮肤白净。

胡萝卜——常喝新鲜的胡萝卜汁能养颜美容

胡萝卜中所含的胡萝卜素，不但在人体内能转变为维生素 A，而且对肌肤也有淡化斑点、促进新陈代谢、防止老化的作用，让肌肤红润有光泽，因此是一种非常好的护肤品。另外，胡萝卜外敷也有很好的美容效果。将胡萝卜搅碎成泥，加入适量奶粉与橄榄油调匀成面膜，用来敷脸，约 20 分钟待面膜干后将其洗净。此款面膜具有极好的抗皱功效，能有效防止皮肤老化。

苹果——"每日一苹果，医生远离我"

苹果含有丰富的果糖、葡萄糖和蔗糖，还有大量的钙、铁、锌、磷、钾等营养元素。苹果所含的营养既全面又容易被人体消化吸收，而且它还具有美容护肤的功效，无论是内服还是外敷，效果都相当不错。取苹果半个捣碎后，加蜂蜜1匙和面粉少许，调成糊状。使用时，将这种膏状物涂敷于面部，30分钟后洗净。每周1～2次，可达到去皱、增强皮肤弹性的效果。

西红柿——抗老化、润肤美白必不可少

西红柿是人们餐桌上不可或缺的美食。西红柿营养丰富且热量低，含有丰富的酸性汁液、维生素C和茄红素，这些营养成分对肌肤抗老化和润肤美白都有很好的效果。同时，西红柿中的维生素、矿物质、微量元素、优质的食物纤维及果胶等高价值的营养成分也很适合添加于保养品中，发挥优异的抗老化效果。

丝瓜——增白、去皱的天然美容品

丝瓜中含有防止皮肤老化的B族维生素，增白皮肤的维生素C等成分，能保护皮肤、消除斑块，使皮肤洁白、细嫩，是不可多得的美容佳品。据医学家实验证明，长期食用丝瓜或用丝瓜液擦脸，可以让肌肤柔嫩、光滑，并可预防、消除痤疮和黑色素沉着，故丝瓜汁有"美人水"之称。

草莓——美容的理想佳品

草莓含有丰富的果酸、维生素和矿物质等，具有增白去皱之功效，是美容的理想佳品。用草莓挤汁敷面，能收到令人满意的美容效果：将草莓捣碎，用双层纱布过滤，将汁液混入鲜奶中，拌均匀后，将草莓奶液涂于皮肤上加以按摩。保留奶液于皮肤上15分钟后用清水清洗干净即可。

沉浸花草世界让你美丽绽放

五颜六色的鲜花是大自然最具灵性的精华。如今市面上有出售各种各样的花草茶，它们又有着各自不同的功效。

畅游花草茶世界

（1）**玫瑰花茶**：中医认为，玫瑰花味甘微苦、性温，最明显的功效就是理气解郁、活血散瘀和调经止痛。玫瑰花含有丰富的维生素A、B族维生素、维生素C、维生素E、维生素K以及单宁酸，能改善内分泌失调，促进血液循环，从而起到美容作用。

（2）**柠檬茶**：柠檬不仅可以瘦身，使肠胃通畅。而且富含维生素C，对保持皮肤张力和弹性、美白等方面都有着很好的效果。

（3）**桃花茶**：桃花含有维生素A、B族维生素、维生素C等营养物质，因而具有美颜作

用。这些物质能润泽肌肤，改善血液循环，促进皮肤营养和氧供给，能有效预防衰老和色斑。碧桃中还富含植物蛋白和呈游离状态的氨基酸，容易被皮肤吸收，对防治皮肤干燥、粗糙及控制皱纹生长等有效。

（4）**勿忘我花茶**：勿忘我具有滋阴补肾、养颜美容、补血养血的功效，并能促进机体新陈代谢，延缓细胞衰老，提高免疫能力。它能美容增白，清火明目，特别是对雀斑、粉刺有一定的消除作用，是健康女性的首选饮品。

花草护肤，美丽贴脸上

鲜花不仅能内服，爱美的女孩子不妨选一些自制的养颜护肤品，美肤效果也是相当不错的。

（1）**玫瑰醒肤水**：取新鲜的玫瑰50克，花朵未全绽放的最好，将花朵浸泡在香醋中一周，然后兑入适量冷开水制成洁肤水，早晚各用1次洗脸。此款醒肤水可彻底祛除脸上的粉刺，让肌肤更加光亮柔嫩。

（2）**菊花抗皱面膜**：将适量鲜菊花捣烂成汁，与蛋清搅拌均匀敷面，待全干后洗净。此款面膜能有效抑制黑色素的产生，还能柔化表皮细胞，帮助祛除皱纹。

（3）**李花嫩白面膜**：将适量的李花捣烂成汁，与蜂蜜调匀后敷面，约20分钟后洗净。此款面膜能使肌肤变得更加细腻嫩白。

（4）**茉莉花爽肤液**：取适量茉莉花朵，花朵未全开的为最好，浸入冷开水中静放5~7天，兑入少许药用酒精。每次洗脸后，取少量涂抹在面部，配合手轻轻拍打，帮助肌肤吸收。此款面膜能有效帮助收缩毛孔，清爽肌肤。

（5）**百合美白水**：将适量百合花瓣装入玻璃瓶内，注入少许药用酒精摇匀，静置一个月，取出以2倍冷开水兑入，可在早晚洗脸后，取少量用手拍在脸部。此款美白水美白效果极佳，对于改善皮肤出油状况尤其有帮助。

（6）**桃花护肤液**：取适量桃花花瓣，新开的最佳，置于适量的白醋内，静置一周至颜色微红即可。可在每次洗脸时取少量兑入洗脸水中。此款护肤液若长期坚持使用，能使人面色红润。

对抗衰老有奇招——药膳养生法

对抗衰老，要靠吃。肾主藏精，要想保住年轻容颜，首先要把肾养好。日常生活中要注意合理膳食，多吃一些黑色食物以及补肾的食材，或者利用药材与食材的相互结合，煮出美味又富含营养的药膳，让你内外都保持年轻。

延缓衰老，首先要把肾养好

青春是无限美好的，所以我们极力想留住青春、拒绝衰老。中医认为：肾主藏精，肾精充盈、肾气旺盛时，五脏功能运行正常。而气血旺盛，则容颜不衰。当肾气虚衰时，人就会表现出脸色黯沉、鬓发斑白、齿摇发落等未老先衰的症状。肾阳虚体质者更会导致身体功能的退化，在皮肤方面则表现为肌肤呈现老化的状态，皱纹出现在脸上。所以，要想让衰老来得慢些，首先要把肾养好。

肾为先天之本，而"黑色入肾"，所以可以通过多食用一些黑色食物以达到强身健体、补脑益精、防老抗衰的作用。那么，什么是"黑色食品"呢？"黑色食品"有两种含义：一是黑颜色的食品；二是粗纤维含量较高的食品。常见的黑色食品有黑芝麻、黑豆、黑米、黑荞麦、黑葡萄、黑松子、黑香菇、黑木耳、海带、乌鸡、甲鱼等。

此外，还可以经常吃一些富含胶原蛋白的食物，如猪蹄、猪皮等。猪蹄和猪皮中含有大量的胶原蛋白，常常吃煮得酥烂的猪蹄、猪皮，不仅能为肌肤补充大量的胶原蛋白，还能延缓衰老的到来，让你面色红润，气色越来越好。下面这道具有补肾健脾、润肤抗皱功效的红枣猪皮汤就适合常常做来吃。取猪皮300克、黑豆150克、红枣20克，先将猪皮去毛、洗净，用水焯过后切块备用，然后将洗净的黑豆、红枣（去核）放入煲内煲至豆熟，再加入猪皮煮半个小时，最后放入调味料即可食用。

五种抗衰食材，让你吃出紧致肌肤

我们日常生活中吃到的鱼肉、莲藕、鸡蛋、蜂蜜和红糖，都是非常有效的抗衰食材，让我们来看一下这些食材的奇特功效吧。

（1）鱼肉——肌肤紧致的秘密：要想拥有年轻、紧致的皮肤，没什么比吃鱼肉更加有效了。鱼肉中含有一种神奇的化学物质，这种物质能作用于表皮的肌肉，使肌肉更加紧致，表皮也就自然紧致又富有弹性了。营养专家认为，只要每天吃100~200克的鱼肉，一星期内你就可以感受到面部、颈部肌肉的明显改善。

（2）莲藕——抗衰老"藕"当先：藕虽生在淤泥中，但一出淤泥则洁白如玉。藕即可当水果又可做佳肴，生啖熟食两相宜。不论生熟都有很高的营养价值。对皮肤抗衰老有非常好的功效。

（3）鸡蛋——天然防晒佳品：如果你要晒太阳，除了搽上防晒霜之外，不妨再吃点儿鸡蛋。鸡蛋含有大量的硒元素，它的作用就是在你的脸上构筑一个自然的"防晒保护层"。爱美的你一定知道太阳光是皮肤衰老的重要原因，因为紫外线会破坏细胞结构，使肌肤快速衰老，所以给自己的皮肤构筑一个这样的天然保护层是非常重要的。不要以为只有夏天才需要防晒，或者只有怕晒黑才要防晒，防晒是任何爱美的女性随时随地都要做好的功课。

（4）蜂蜜——理想的天然美容剂：南北朝名医甄权在其《药性论》中有述："蜂蜜常服面如花红。"现代医学研究证明，蜂蜜内服与外用，不仅可以改善营养状况，促进皮肤的新陈代谢，增强皮肤的抗菌能力，减少色素沉着，还能改善肌肤的干燥状况，使肌肤柔软、洁白、细腻，对各种皮肤问题如皱纹和粉刺，也能起到理想的缓解作用。长期服用，能让肌肤柔嫩、红润，富有光泽。

(5) **红糖——排毒除斑抗衰老**：红糖实际上属于一种多糖，具有强力的"解毒"功效，能将过量的黑色素从真皮层中导出，通过全身的淋巴组织排出体外，从源头阻止黑色素的生成。另外，红糖中蕴含的胡萝卜素、维生素B_2、烟酸、氨基酸、葡萄糖等成分对细胞具有强效抗氧化及修护作用，能使皮下细胞排毒后迅速生长，避免出现色素，真正做到"美白从细胞开始"。

药膳养生，是一场长久的战役。只用护肤品来抗衰并不够，还要与药膳养生相结合，才能达到理想的效果。

醒肤抗皱药膳

想要保持年轻的肌肤状态,首先要懂得保养。保养并不仅仅是你能在脸上涂多少昂贵的护肤品或者去美容院做多少专业的美容,其实内部调养更为重要。以下推荐一些抗皱防衰的药膳,让你内外都年轻动人!

益气润肤汤

配方 土茯苓25克,胡萝卜600克,鲜马蹄10粒,木耳20克,盐少许。

制作 ❶将所有材料洗净,胡萝卜、鲜马蹄去皮切块;木耳去蒂洗净,切小块。❷将备好的土茯苓和2 000毫升水放入砂锅中,以大火煮开后转小火煮约2小时。❸再加盐调味即可。

药膳功效 土茯苓具有解毒、除湿、利关节的功效。胡萝卜富含维生素,可使皮肤细嫩光滑,对皮肤干燥、粗糙者有很好食疗作用。此汤具有补气益血、润泽肌肤的功效。

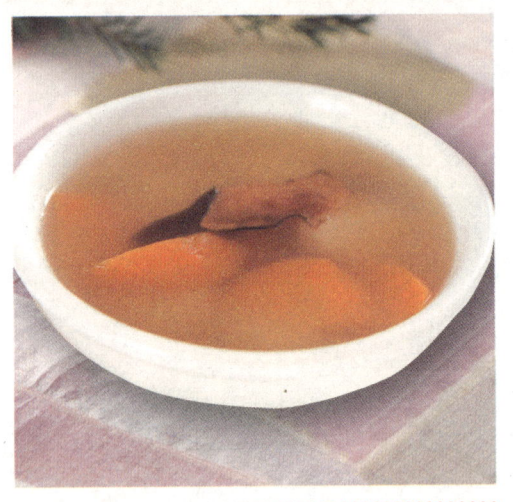

百合猪蹄汤

配方 百合100克,猪蹄1只,料酒、精盐、味精、葱段、姜片各适量。

制作 ❶猪蹄去毛后洗净,斩成件;百合洗净,备用。❷将猪蹄块下入沸水中汆去血水。❸猪蹄、百合加水适量,放入葱段、姜片大火煮1小时后,加入调味料即可。

药膳功效 百合鲜品富含黏液质及维生素,能促进皮肤细胞新陈代谢;猪蹄含有丰富的胶原蛋白,能防治皮肤干瘪起皱、增强皮肤弹性和韧性。常食此汤能起到非常好的润肤抗皱作用。

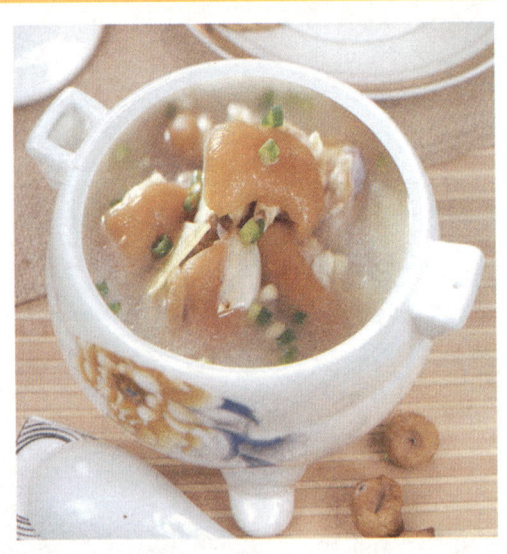

鸡骨草煲生鱼

◎ **配方** 鸡骨草200克,生鱼1条,姜10克,葱2根,盐3克,鸡精2克,胡椒粉2克,香油少许。

◎ **制作** ❶生鱼宰杀后去除内脏,切块;鸡骨草用温水泡发,洗净备用;姜去皮切片;葱择洗净,切段。❷锅上火,油烧热,爆香姜片,下生鱼块,煎至两面呈金黄色,盛出。❸砂锅上火,注入清水,放入姜片、鸡骨草,煮沸,煲约40分钟,再放入生鱼块,煮至生鱼块熟,放入盐、鸡精、胡椒粉,撒入葱段,淋上香油即可。

◎ **药膳功效** 鸡骨草可清热利湿,散瘀止痛;生鱼可补脾利水、补肝益肾。常食此品能润肤去皱。

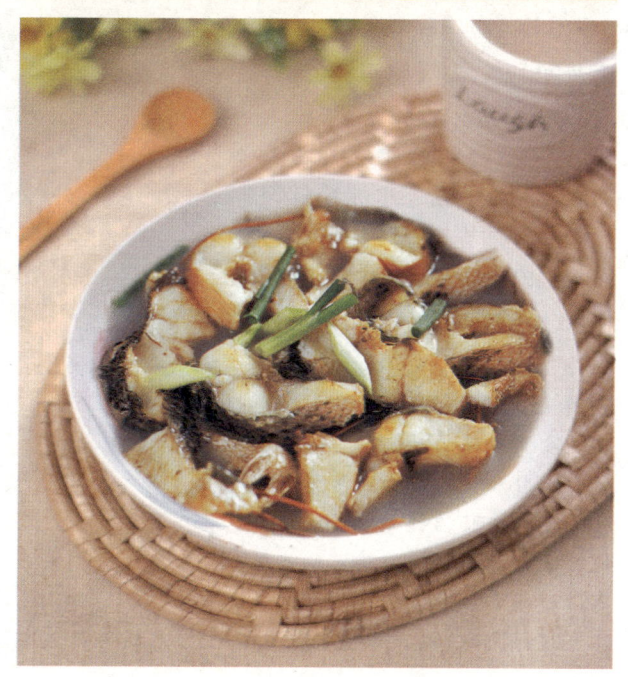

木耳海藻猪蹄汤

◎ **配方** 猪蹄150克,海藻10克,黑木耳、枸杞子各少许,盐、鸡精各3克。

◎ **制作** ❶猪蹄洗净,斩块;海藻洗净,浸水片刻;黑木耳洗净,泡发撕片;枸杞子洗净泡发。❷锅入水烧开,下入猪蹄,煮尽血水,捞起洗净。❸将猪蹄、枸杞子放入砂煲,倒上适量清水,大火烧开,下入海藻、黑木耳,改小火炖煮1.5小时,加盐、鸡精调味即可。

◎ **药膳功效** 海藻中含有丰富的蛋氨酸、胱氨酸,能防止皮肤干燥,常食可使皮肤光滑润泽,还可改善油性皮肤的油脂过度分泌。

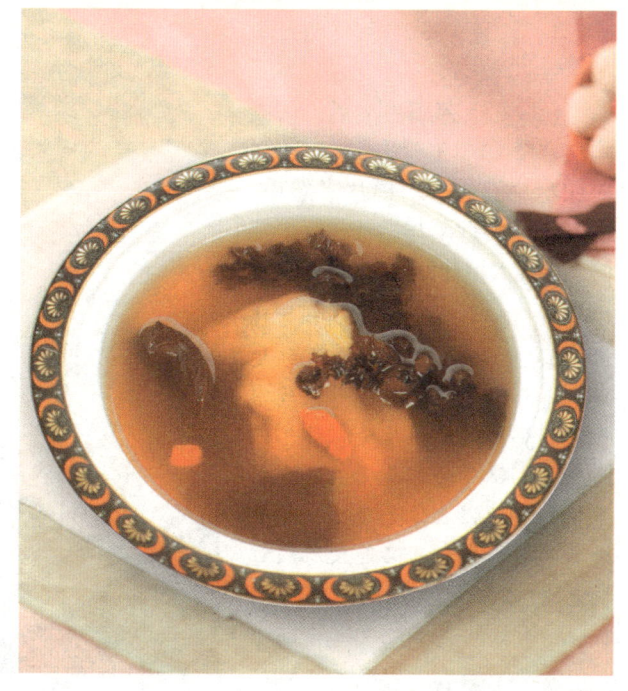

牛奶炒蛋清

◎配方 鲜牛奶150毫升,鸡蛋清200克,熟火腿末5克,盐5克,味精3克,淀粉2克。

◎制作 ❶将鲜奶盛入碗内,加入鸡蛋清、盐,水淀粉打匀。❷炒锅注油烧热,将牛奶、蛋清投入锅内翻炒至刚断生,撒上火腿末,装盘即成。

◎药膳功效 牛奶富含优质蛋白和多种微量元素,具有养心肺、解热毒、润皮肤的功效,蛋清富含大量水分和优质蛋白,可紧致肌肤、改善皮肤粗糙等症状,还能延缓衰老,对粗糙、暗沉的皮肤有很好的滋润改善作用。常食此品可起到抗皱美容的功效。

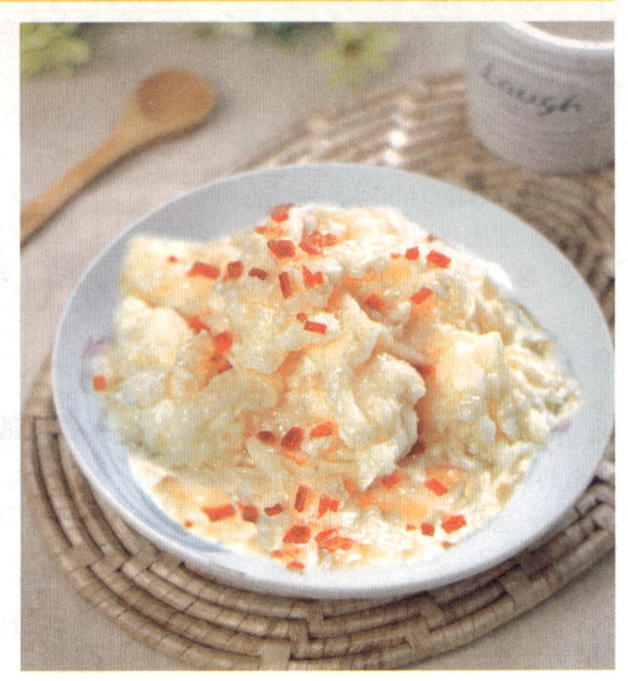

橙子藕片

◎配方 莲藕300克,橙子1个,橙汁20克。

◎制作 ❶莲藕去皮后,切成薄片,橙子洗净,切成片。❷锅中加水烧沸,下入藕片煮熟后,捞出。❸将莲藕与橙片在锅中拌匀,再加入橙汁即可。

◎药膳功效 橙子中所含的营养物质可使肌肤白皙润泽、祛斑抗皱、排毒通便、防衰抗老;藕富含植物蛋白质、维生素、淀粉以及含铁、钙等营养元素,具有补益气血、增强人体免疫力、抗衰老的功效。常食此品能使肌肤红润光泽。

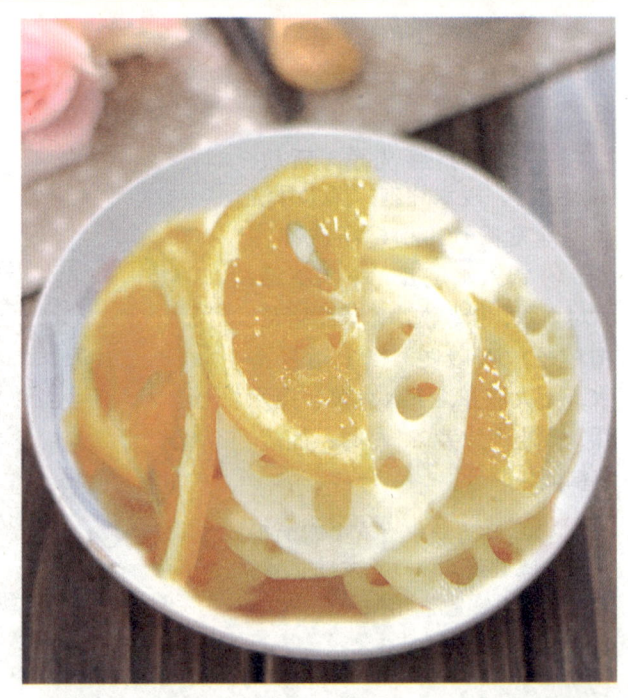

香蕉蜂蜜牛奶

◎**配方** 牛奶200毫升,香蕉半根,橙子半个,蜂蜜10毫升。

◎**制作** ❶香蕉、橙子去皮,与蜂蜜一起放入果汁机内搅拌。❷待搅至黏稠状时,冲入热牛奶,再搅拌10秒钟。❸待温度适宜后即可食用。

◎**药膳功效** 香蕉能美白养颜、排毒通便、醒肤抗皱、防癌抗癌;牛奶是最佳的钙源,并且富含蛋白质,经常食用能改善机体微循环、促进新陈代谢,还能美白抗皱、改善皮肤粗糙黯黑;蜂蜜可滋阴润肤、排毒养颜、祛斑抗皱。经常便秘的女性也可经常食用本品。

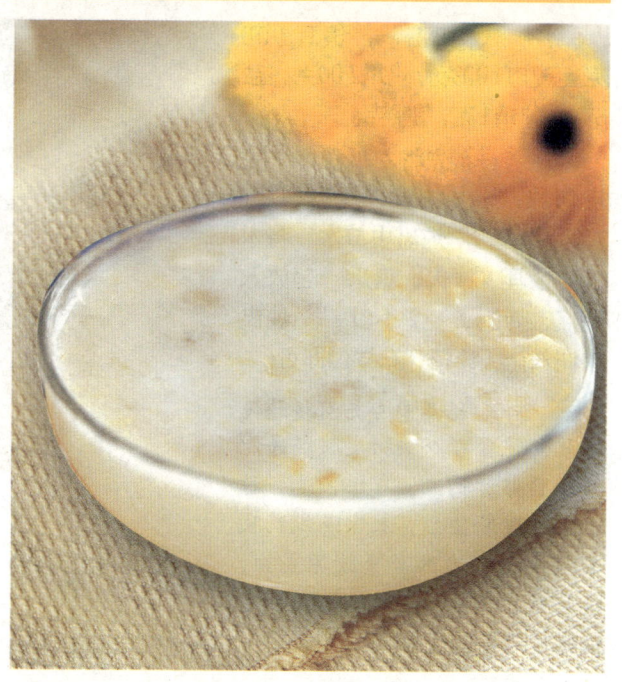

枸杞蒸鲫鱼

◎**配方** 鲫鱼1条,枸杞子20克,姜丝5克,葱花6克,盐5克,味精3克,料酒4克。

◎**制作** ❶将鲫鱼洗净宰杀后,用姜丝、葱花、盐、料酒、味精等腌渍入味。❷将泡发好的枸杞子均匀地撒在鲫鱼身上。❸将鲫鱼上火蒸6~7分钟至熟即可。

◎**药膳功效** 枸杞子能养肝明目、补血安神;鲫鱼有健脾利湿、和中开胃、活血通络、温中下气之功效。常食此品能使面容红润亮泽、皮肤光滑细腻,是一道很好的美容佳品。

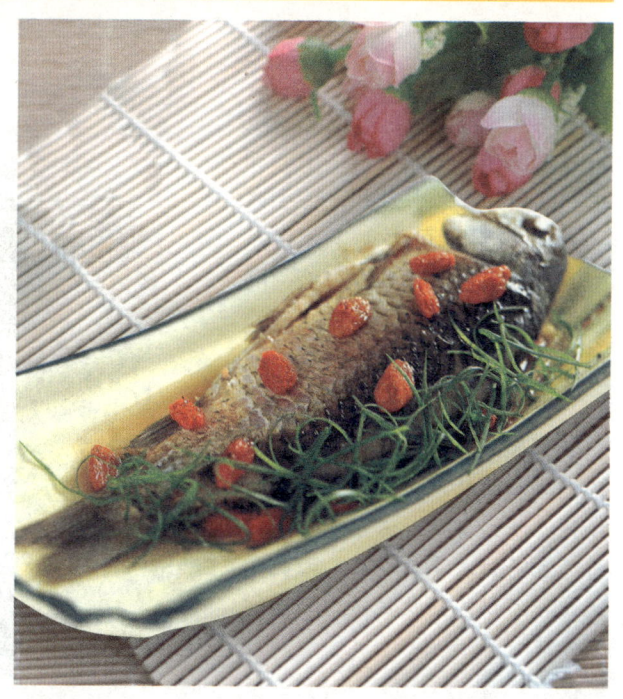

木瓜炖银耳

◎配方 木瓜1个，银耳100克，瘦肉100克，鸡爪100克，盐3克，味精1克，糖2克。

◎制作 ❶先将木瓜洗净，去皮切块，银耳泡发，瘦肉切块，鸡爪洗净。❷炖盅中放水，将木瓜、银耳、瘦肉、鸡爪一起放入炖盅，炖制1~2小时。❸炖盅中调入盐、味精、糖拌匀即可。

◎药膳功效 银耳富含天然植物性胶质，常食可以滋润皮肤，并能祛除脸部黄褐斑、雀斑，是一种上乘的美容佳品。木瓜既能润肤又能丰胸，鸡爪富含胶原蛋白，能抗皱润肤，所以本品是女性不能错过的一道佳肴！

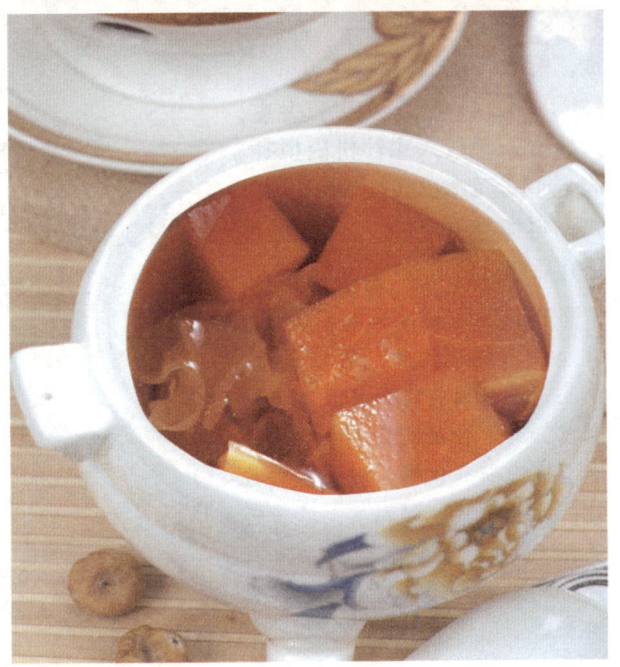

灵芝玉竹麦冬茶

◎配方 灵芝5克，麦冬6克，玉竹3克，蜂蜜适量。

◎制作 ❶将灵芝、麦冬、玉竹分别洗净，一起放入锅中，加水600毫升，大火煮开，转小火续煮10分钟即可关火。❷将煮好的灵芝玉竹麦冬茶滤去渣，倒入杯中，待茶稍凉后加入蜂蜜，搅拌均匀，即可饮用。

◎药膳功效 灵芝能美白养颜、有抗皱、抗衰老的功效。麦冬能滋阴润肤、抗皱抗衰老、改善皮肤松弛症状；玉竹可滋阴润燥，改善面色苍白、萎黄现象。因此常喝此茶不仅能紧肤抗皱，还能增强体质。

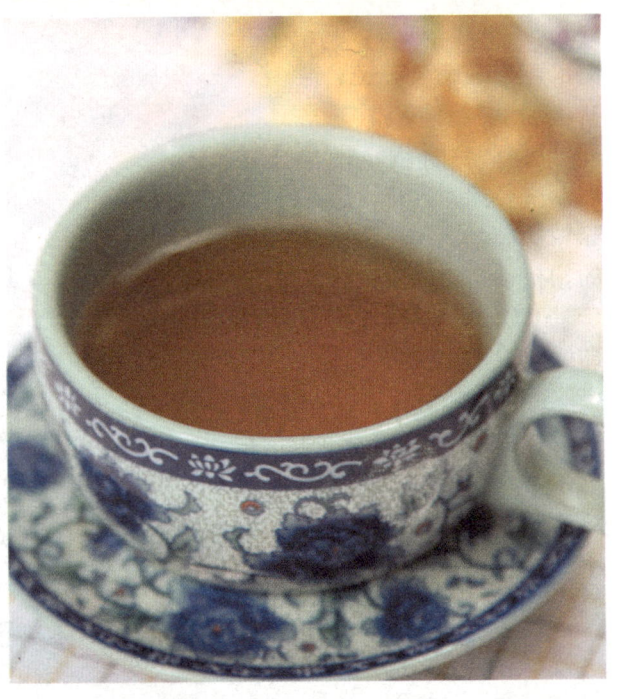

养颜胡萝卜羹

◎ **配 方** 胡萝卜250克,火腿末少许,高汤适量,盐4克,味精2克,胡椒粉1克,淀粉5克。

◎ **制 作** ❶胡萝卜洗净,切成小块备用。❷锅中注入适量水烧开,放入胡萝卜块煮熟,捞出成浆。❸高汤同胡萝卜浆一起入锅煮开,调入调味料,勾芡,撒上火腿末即可。

◎ **药膳功效** 胡萝卜营养价值丰富,富含胡萝卜素、膳食纤维、B族维生素、维生素C及多种微量元素等,可改善皮肤粗糙,让肌肤滋润光泽,还能抗氧化、防衰老。常食此品能起到很好的美容功效。

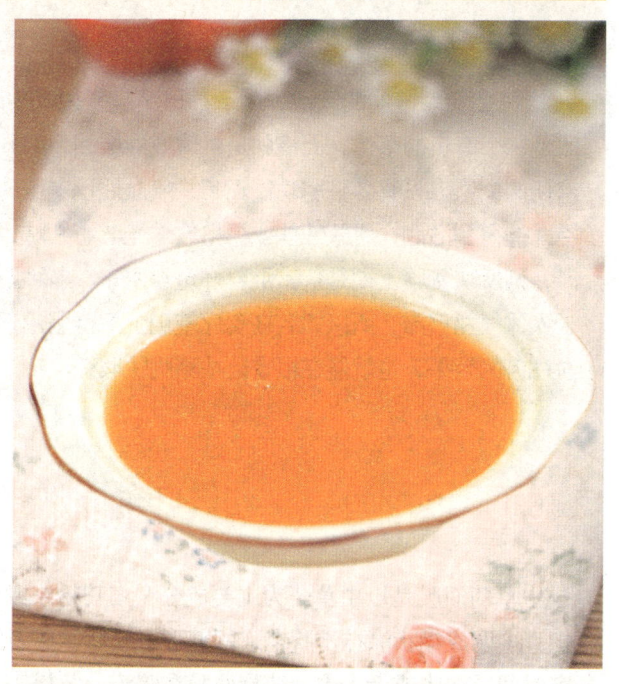

桂圆枸杞冰糖饮

◎ **配 方** 干桂圆200克,枸杞子30克,冰糖适量。

◎ **制 作** ❶枸杞子洗净,桂圆去壳备用。❷锅中水烧沸,先下入桂圆、冰糖煮10分钟。❸再撒上枸杞,略煮2分钟即可关火。

◎ **药膳功效** 桂圆肉营养丰富,能使女性脸色红润,身材丰满,是女性常用的进补食材。枸杞子含有大量的胡萝卜素,多种维生素、蛋白质、烟酸、酸浆红素以及铁、钙、磷、镁、锌等多种营养元素,可美白养颜,还能提高人体免疫力,维持细胞活性,有效抗衰防老。常食此品可抗皱防衰老。

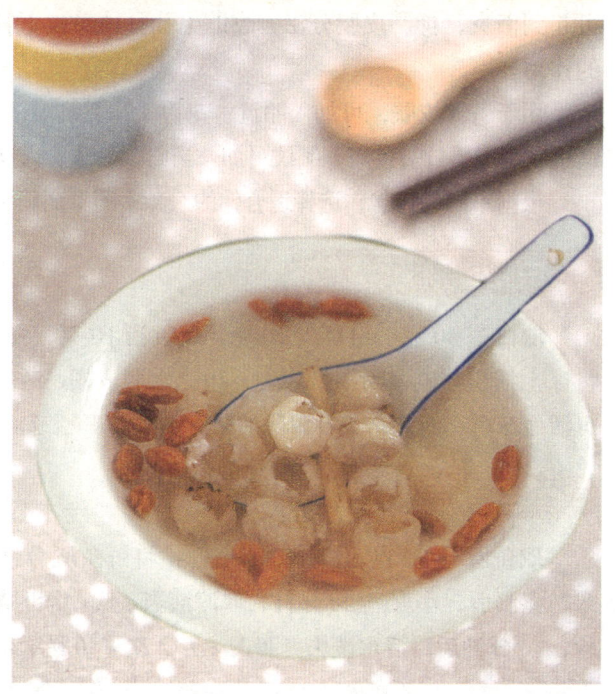

本草祛斑消痘，面部光洁无瑕

斑是女人美丽的天敌，对于祛斑消痘来说，中草药比什么都有效。中医强调人体是一个有机的整体，而皮肤是机体最外层的一部分，它与脏腑、经络、气血等有着密切的关系，只有各脏腑功能正常，气血处于充盈的状态，经脉畅通，人的五官、指甲才能得到滋润，肌肤才能变得自然、光洁、细腻，没有斑点。若功能失调，经脉阻滞，则反映到脸上便是色素沉着、斑点密布。各种肌肤斑点与瑕疵产生的根本原因在于人体气血瘀滞，所以，若在食疗基础上配合服用理气类的药物，就能达到良好的活血祛瘀的效果，也就能在根本上祛除肌肤瑕疵。

中草药面膜——把美丽贴脸上

中草药面膜是以中草药为主要成分，用其粉末或煎液、提取液等，适当添加辅助成分，直接调成糊状涂抹于脸上或颈部形成膜状，或者浸湿棉片纱布后贴敷于面部，保留一定时间后洗去或者揭去。药物面膜在暗疮、黄褐斑、面部皮炎等治疗方面都有很好的效果。

比如，针对痤疮、油性皮肤，常加用黄连、薄荷、冰片、樟脑、硫黄、芦荟等，可起到消炎，抑制皮脂分泌、收缩毛孔，镇静皮下神经丛、收敛疮口，消除红肿疼痛的作用。

用于营养皮肤，可加入胎盘、花粉、蜂王浆等，可以有效地促进细胞新陈代谢，延缓皮肤衰老。针对色斑、皱纹可加入当归、珍珠、人参等可起到退斑增白的作用。

根据不同的症状，选择适合你的一款中药草面膜吧！

白芷白藓面膜

取白芷 50 克、白藓皮 20 克、硫黄粉 10 克，将白芷和白癣皮洗净烘干研成细粉，将以上细粉与硫黄粉混合均匀，用凉水调成糊，睡前涂于脸部，翌晨洗去。此款面膜有活血祛风、解毒杀虫、清除油脂，治疗青春痘或酒糟鼻的功效。

鱼腥草面膜

取鱼腥草 30 克、清水 600 毫升，将鲜鱼腥草洗净后放入砂锅，加入 600 毫升清水，煮沸后，小火煮 20 分钟，取滤液当茶喝。同时取鱼腥草茎叶 200 克，榨取汁液涂脸，30 分钟后用清水洗去。每天 1 ~ 2 次。鱼腥草有抗菌消炎，治疗青春痘的功效。

银耳祛斑面膜

取银耳、黄芪、白芷、茯苓、玉竹各 5 克,将上述药物研磨成粉,配 5 克面粉,加水调和成面膜,将其敷在脸上,30 分钟后洗净。此款中药面膜中的茯苓不仅能祛除面膜斑点,还能引导其他药物进入皮肤,改善女性炎症。

芦荟面膜

取鲜芦荟 100 克、蜂蜜 10 克,将芦荟片放入锅中,加水 500 毫升煮沸后再小火煮 15 分钟,滤去芦荟渣,取滤液,加入蜂蜜即成。饮用同时,用鲜芦荟切片涂抹青春痘,每日 1 次。芦荟有抗菌、消炎和缓泻的作用,可以排毒养颜,对青春痘有较好的疗效。

绿豆祛斑面膜

取绿豆粉、白芷、珍珠粉、甘草各 5 克,将上述药材研磨成粉,加适量蜂蜜、牛奶、蛋白调和均匀,将其涂抹在脸上,待 20 分钟后洗净。此款面膜具有很好的消炎止痘作用,也能起到美白肌肤的效果。

珍珠粉祛皱面膜

取珍珠粉 3 克,蜂蜜 5 毫升,将二者调匀。待脸部清洁后,将其涂抹在脸上与颈部,20 分钟后洗净,能有效改善面部的皱纹。也可在面膜中滴入 1 克芝麻油,涂抹于眼周,用于改善眼角细纹。

中药抗皱面膜

取当归、黄芪、白芷各 5 克,将上述药材全部研磨成粉,加入 3 克三七粉、3 毫升蜂蜜,再加水调匀,待脸部清洁后,取面膜均匀涂抹在脸部与颈部,30 分钟以后再将其洗净。此款面膜特别适用于干性肌肤。

中药祛斑——还你洁净肌肤

中医认为,女性以血为本,血为气之母,气为血之帅;气为阳,血为阴,血无气则无以化,气无血则无以生。月经有规律、经量适中的女子,大多肌肤润泽,容貌娇艳,身体也格外健美。反之,月经周期紊乱,患有痛经等妇科病的女性,因遭受疾患的折磨,常常体弱多病,肌肤也变得粗糙,面色无华,缺乏青春健美的神韵和风采。因此,若想从根本上改善女性肤质,宜采用以下中药材,补肾益气,活血调经。

当归

当归被称为"妇科圣药"，有补血活血、调经止痛、润肠通便的功能，一般用于血虚萎黄、晕眩心悸、月经不调、闭经痛经、虚寒腹痛、肠燥便秘等病症，对于女性经、带、胎、产等各种病症都有很好的治疗效果。

丹参

丹参具有活血、凉血、祛瘀止痛、清心安神的作用，常常与川芎配伍来治疗癥瘕痞块，以及月经不调、经闭经痛等症状。

红花

红花又名草红、刺红花、杜红花、金红花，具有活血通经、祛瘀止痛的作用，常用于治疗闭经、痛经、恶露不尽、癥瘕痞块等症状。红花以浙江和河南出产的为好。

桃仁

桃仁具有破血行瘀、润燥滑肠的作用，同样常用于治疗闭经、痛经、癥瘕痞块等症状。

牛膝

牛膝具有活血散瘀的功效，常用于治疗腰膝酸痛、下肢萎软、闭经痛经、产后血瘀腹痛、癥瘕、咽喉肿痛等症状。

内外调理相结合——斑点去无踪

造成皮肤长斑的原因有很多，其中内部原因有：压力过大、激素分泌失调、新陈代谢缓慢、错误使用化妆品等；外部原因有：遗传基因、紫外线的照射以及不良的清洁习惯等。因此，就要针对不同的原因，选择适当的祛斑方法。

宣泄压力，做快乐无斑女人

当人受到压力时，就会分泌肾上腺素，以抵御压力的侵袭。一旦受到长期的压力困扰，人体新陈代谢的平衡就会遭到破坏，皮肤所需的营养供应趋于缓慢，色素细胞就会变得很活跃，容易造成长斑现象。因此，无论什么时候，都要懂得宣泄压力，做一个快乐的女人，斑点才会远离你。

想脸上无斑，避免服用避孕药

很多的现代女性，都有服用避孕药的习惯。殊不知避孕药除了能避孕，对身体无一好处，而且还会因为激素分泌失调而长斑。因避孕药而形成的斑点，虽然在服药中断后会停止，但仍会在皮肤上停留很长一段时间。因此，想要脸上无斑，就要尽量减少避孕药的服用。

选择适合自己的化妆品，预防色素沉着

现代的女性，把化妆品看得十分重要。没有漂亮的衣服、鞋子、包包都无所谓，如果没有化妆品，那可不行。但化妆品也要使用适当，适合自己的才是最好的。使用了不适合自己皮肤的化妆品，导致皮肤过敏，在治疗的过程中如过量照射紫外线，皮肤会为了抵御外界的侵害，在有炎症的部位聚集色素，这样会出现色素沉着的问题。

对抗紫外线，不要皮肤暗沉和斑点

另外，紫外线的强烈照射也是让皮肤长斑的重要因素。无论是春夏秋冬或者屋内屋外，对于紫外线照射都不能忽视，做好足够的预防，才能对抗紫外线。

总的来说，要想"零"斑点，就必须要注意两点：一是要养成好的生活习惯，远离长斑误区。二是要注重饮食调理，重获洁净容颜。

祛斑消痘药膳

拥有光洁无瑕的肌肤是每个女人的梦想。脸上或多或少的色斑、痘痘确实是令人头痛的事，它们不但影响女人的容貌，有时候红肿的痘痘还让人疼痛难耐。这时候，吃一碗清热消痘的美味药膳就正合你意了。

红豆百合冰糖饮

配方 红豆25克，百合10克，枸杞子10克，冰糖25克。

制作 ❶ 红豆洗净泡发，百合洗净，枸杞子泡发。❷ 锅中加水烧开，下入红豆煲烂。❸ 红豆熟时，再下入百合、枸杞子、冰糖煲10分钟即可。

药膳功效 红豆具有利水消肿、解毒排脓、补血美容的作用，对消除痘痘有一定的功效。百合富含黏液质及维生素，能促进皮肤细胞新陈代谢，也可帮助消除痘痘；枸杞子富含多种维生素和抗衰老成分，可延缓细胞老化，对皮肤大有益处。

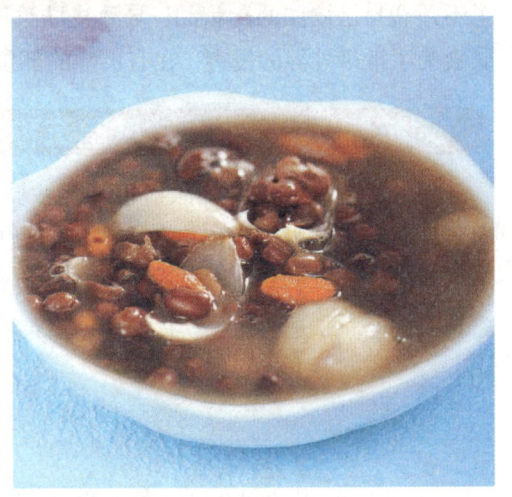

清热除斑汤

配方 绿豆30克，杏仁30克，百合30克，猪蹄骨450克，盐适量，水2000毫升。

制作 ❶ 将食材洗净；猪蹄骨砍成块，汆烫后捞起备用。❷ 将所有材料放入煲中，注入水，以小火煲至豆类和猪蹄骨软烂。❸ 加盐调味即可。

药膳功效 绿豆可清热解毒、利尿通淋，对暑热烦渴、痰热哮喘、口舌生疮、水肿尿少、疮疡痛肿、粉刺痱子、风疹丹毒等都有很好的疗效；百合富含水分，可以滋阴润肤；杏仁富含B族维生素，可抑制皮脂腺分泌，改善皮肤油脂分泌过多。

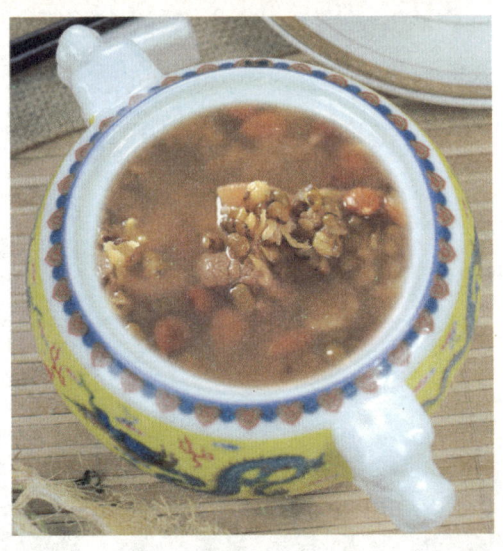

夏枯草黄豆脊骨汤

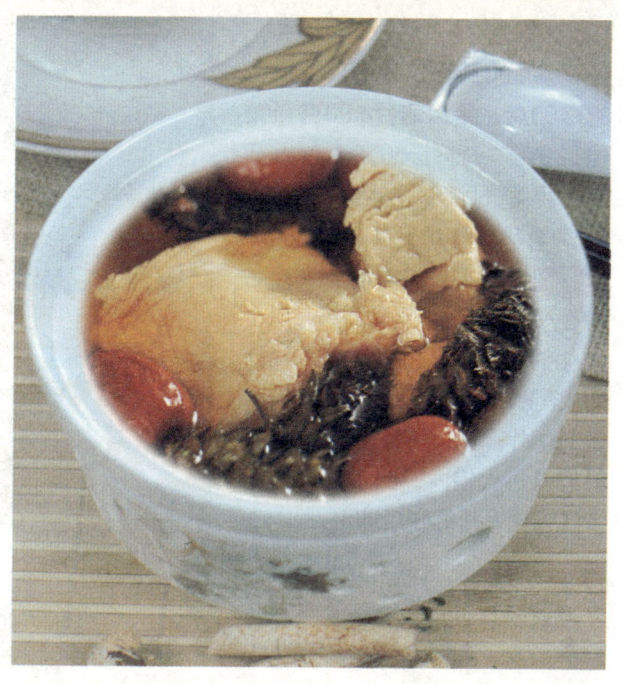

◎ 配方 夏枯草20克,黄豆50克,猪脊骨700克,蜜枣5枚,姜5克,盐5克。

◎ 制作 ❶ 夏枯草洗净,浸泡30分钟;黄豆洗净,浸泡1小时。❷ 猪脊骨斩件,洗净,飞水;蜜枣洗净;姜切片。❸ 将清水放入瓦煲内,煮沸后加入以上所有原材料,大火煲滚后,改用小火煲两小时,加盐调味即可。

◎ 药膳功效 夏枯草能清热泻火、解疮毒、散结消肿;黄豆能消炎止痛,解毒排脓,排毒通便;蜜枣可滋阴润肤;三者合用,对粉刺、痤疮、疔疖、便秘、目赤疼痛等肝火旺盛者有较好的食疗作用。

玫瑰枸杞养颜羹

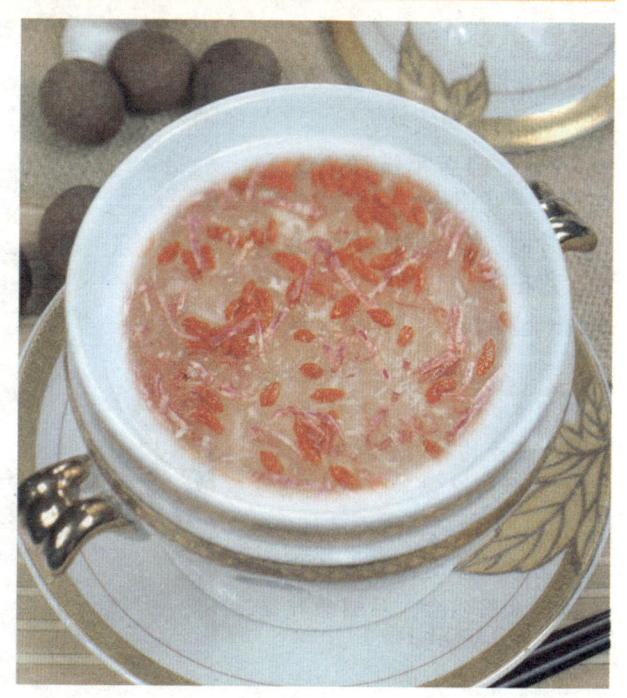

◎ 配方 玫瑰20克,醪糟1瓶,枸杞子、杏脯、葡萄干各10克,玫瑰露酒50毫升,白糖10克,醋少许,淀粉20克。

◎ 制作 ❶ 玫瑰洗净切丝备用。❷ 锅中加水烧开,放入玫瑰露酒、白糖、醋、醪糟、枸杞子、杏脯、葡萄干煮开。❸ 用淀粉勾芡,撒上玫瑰花丝即成。

◎ 药膳功效 玫瑰能理气活血、疏肝解郁、润肤养颜,尤其对妇女经痛、月经不调、面生色斑有较好的功效;醪糟有活血化瘀、益气补血的功效;葡萄富含维生素E和维生素C,能美白养颜、淡化色斑;三者配伍,效果尤佳。

元气小火锅

◎ 配方　鸡骨高汤1000毫升，红番茄100克，玉米100克，杏鲍菇60克，猪肉薄片100克，饺子120克，鹌鹑蛋50克，鱼板75克，茼蒿150克，生地5克，粉光参5克，天门冬15克，盐2小匙。

◎ 制作　❶全部药材放入棉布袋置入锅中，倒入鸡骨高汤，以小火煮沸约5分钟后关火，滤取汤汁即成药膳高汤。❷全部材料洗净，番茄切片；鱼板切片。❸所有材料放入小火锅内，倒入药膳高汤煮沸，加入盐调味后即可。

◎ 药膳功效　此品对于红肿的痘痘有消肿的作用，还能改善虚火所引起口疮、痤疮。

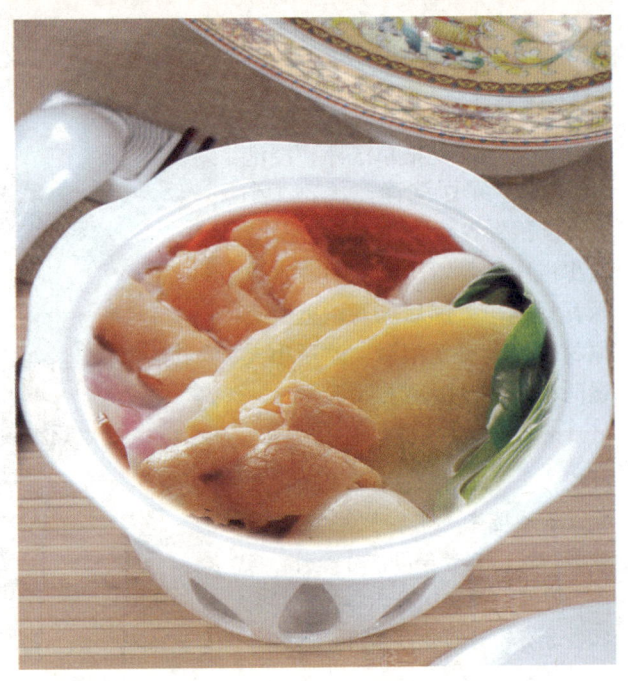

苦瓜炖豆腐

◎ 配方　苦瓜250克，豆腐200克，食用油、盐、酱油、葱花、汤、香油各适量。

◎ 制作　❶苦瓜洗净，去子、切片，豆腐切块。❷烧开食油，将瓜片倒入锅内煸炒，加盐、酱油、葱花等佐料，添汤。❸放入豆腐一起炖熟，淋香油调味即可。

◎ 药膳功效　苦瓜具有清热泻火、明目解毒、利尿凉血之功效，对痘痘、痱子均有消肿作用；豆腐有清热生津的功效，对改善上火、便秘引起的痘痘有很好的效果，还能改善皮肤干燥的症状；苦瓜与豆腐同食，对咽喉肿痛、痤疮疔疖均有疗效。

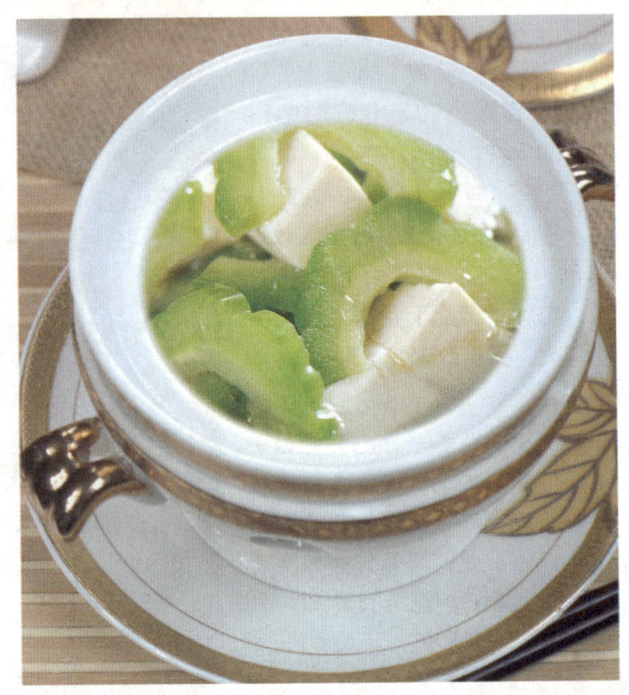

女贞子蜂蜜饮

◎ 配方　女贞子8克，蜂蜜10毫升，百香果汁25毫升，鸡蛋1个，橙汁10毫升，雪糕1个，冰块适量。

◎ 制作　❶ 取适量冰块放入碗中，再打入鸡蛋；女贞子洗净煎水备用。❷ 再加入雪糕、蜂蜜、橙汁、百香果汁、女贞子汁。❸ 一起搅打成泥即可饮用。

药膳功效　蜂蜜中含有丰富的抗氧化剂，能清除体内的垃圾，有抗癌、防衰老的作用。另外，蜂蜜能润肠通便，对由便秘引起的痘痘、色斑有很好的治疗功效。

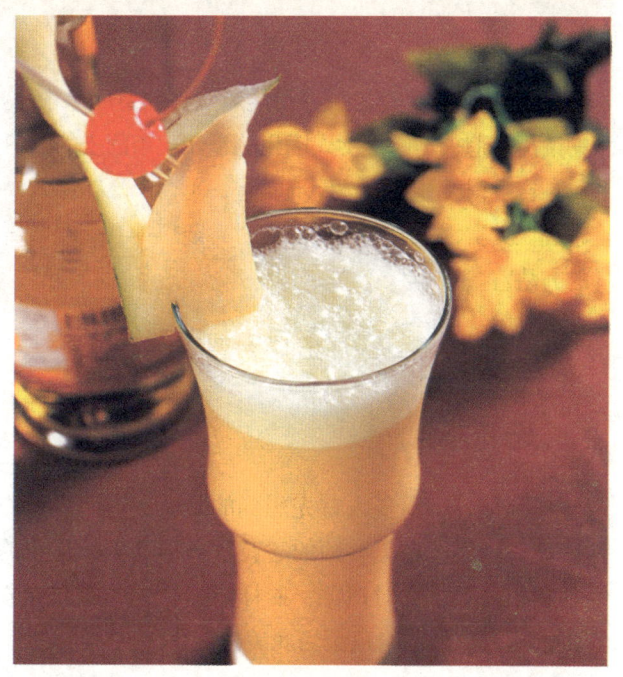

玫瑰醋

◎ 配方　醋300毫升，干玫瑰花40朵，桃子400克，冰糖适量。

◎ 制作　❶ 桃子去核，洗净。❷ 把桃子、冰糖、玫瑰花放入罐中，倒入醋，没过食材后封罐。❸ 发酵45~120天即可饮用。

药膳功效　玫瑰醋可促进新陈代谢，帮助消化、调节生理功能、养颜美容、减少疲劳感，能使人肌肤红润、充满活力，有非常好的美容祛斑功能。桃子有滋阴润肤、活血化瘀的功效，富含多种有机酸和膳食纤维，能通便排毒，也有很好的美容祛斑效果。

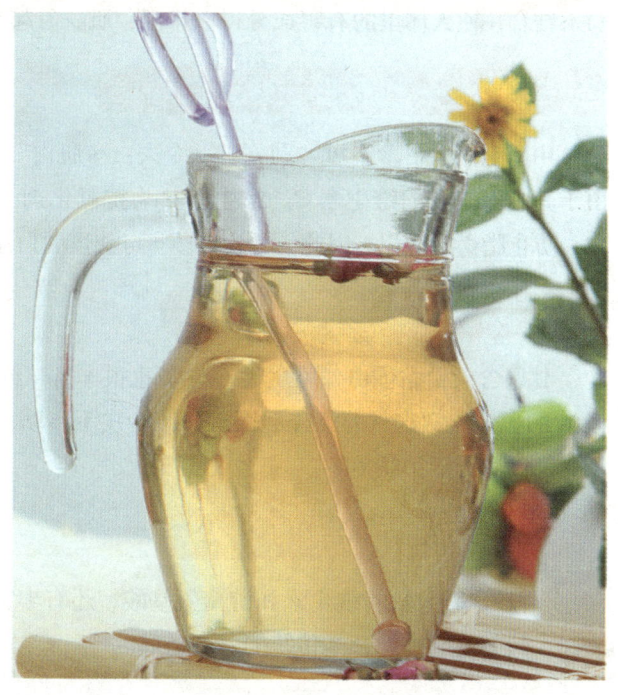

本草美白褪黑，扫除黑色素

女人天生爱美，东方女性对皮肤白皙的追求孜孜不倦，所以有"一白遮百丑"的说法，追求美白是女人毕生的事业。市面上的美白产品更是琳琅满目，功效也被各种广告吹得天花乱坠，而现实是，美白产品美白效果越好，使用者所付出的代价也就越高。其实，从中医学观点来讲，要想拥有美丽白皙的皮肤，内外调理才是真正得当的方法。

蔬菜美白让你的肌肤光洁无瑕

提到美容，很多人首先想到的是去美容院。做一次美容的费用就要几百块，如果你受不住诱惑，在美容师的"花言巧语"下，你花的可能还不止这个价。其实，只要经常食用蔬菜，吃对蔬菜，照样能够让你的肌肤光彩照人，其效果不亚于美容院。营养学家研究，以下的蔬菜当属美白能手。

胡萝卜——皮肤食品

胡萝卜被誉为"皮肤食品"，能润泽肌肤。另外，胡萝卜含有丰富的果胶物质，可与汞结合，使人体里的有害成分得以排出，肌肤看起来更加细腻红润。

白萝卜——利五脏、令人白净

中医认为，白萝卜可"利五脏、令人白净肌肉"。白萝卜之所以具有这种功能，是由于其含有丰富的维生素C。维生素C为抗氧化剂，能抑制黑色素合成，阻止脂肪氧化，防止脂褐质沉积。因此，常食白萝卜可使皮肤白净细腻。

甘薯——护肤美容减脂肪

甘薯含大量黏蛋白，维生素C含量也很丰富，维生素A含量接近于胡萝卜中维生素A的含量。常吃甘薯能降胆固醇，减少皮下脂肪，补虚乏，益气力，健脾胃，益肾阳，从而有助于护肤美容。

黄瓜——传统的美颜圣品

黄瓜含有大量的维生素和游离氨基酸，还有丰富的果酸，能清洁美白肌肤，消除雀斑，缓解皮肤过敏，是传统的养颜圣品。

豌豆——去黑黯、令面光泽

据《本草纲目》记载，豌豆具有"去黑黯、令面光泽"的功效。现代研究更是发现，豌豆含有丰富的维生素A原，维生素A原可在体内转化为维生素A，起到润泽皮肤的作用。

三步扫除黑色素

女人要美白，黑色素是最大的天敌。要想祛除黑色素，除了要认识黑色素形成的原因，还要找到对症治疗的策略，阻断黑色素的形成。

黑色素细胞是人体生成黑色素的特异细胞，它是从神经脊椎迁移及分化的，而一般不为人所知的是，黑色素在人体中主要起保护皮肤的作用。具体来说，当紫外线照射到皮肤上时，黑色素细胞就会刺激其中的活性成分生成黑色素来抵抗紫外线对人体皮肤的侵害。正常的情况下，由于皮肤的新陈代谢，过量的黑色素会在皮肤中正常分解，也不会影响皮肤的肤色。但如果短时间内在紫外线下暴晒，黑色素无法借由肌肤代谢循环排出，就会从基底层慢慢跑出，沉淀在皮肤表面。如果沉淀均匀，肤色就会变黑，晒日光浴晒出小麦色皮肤就是这个道理；但如果沉淀不均匀，就会在皮肤上形成斑点。

基于黑色素形成的原因，其防治方法要分以下三步来走。

阻止黑色素沉淀，防晒是关键

每次出门前30分钟涂抹一层防晒霜可以有效地起到防晒作用。有人觉得偶尔几次忘涂防晒霜也无妨，其实这种想法是不对的。日晒的影响是可以累积的，即使是间歇性的日晒，对皮肤的伤害也很大；即便短时间内无法看到后果，但时间一长，肌肤必然就会变黑，脸上就会出现斑点，皮肤就会老化，失去弹性，显得松弛、起皱。所以，防晒的重中之重在于防微杜渐。如果你的皮肤已经经长期日晒而变黑，这里也有可供你选择的补救方法：用芦荟涂抹皮肤。具体方法是：把新鲜的芦荟清洗干净后，去除表皮将其汁液涂抹在皮肤上，就可以有效治疗被晒伤的皮肤，只要坚持使用，皮肤就能慢慢变白。

要想皮肤白，进食需当心

按照《本草纲目》的记载，多吃包菜、花菜、花生等富含维生素E的食物能抑制黑色素的形成，加速黑色素从表皮经血液循环排出体外。多吃猕猴桃、草莓、西红柿、橘子等富含维生素C的食物，能淡化和分解已经形成的黑色素，美白皮肤。而像动物肝脏、豆类制品、桃子等所含有的铜或锌则会使皮肤变黑。其次，芹菜、茴香、香菜等食物会促进肌肤在受到日照后产生黑斑，属于感光食物，要少吃。

好习惯才能造就好皮肤

好的习惯是相通的，要想肌肤水水嫩嫩，又白皙无瑕，就要做到：保证充足睡眠，学会调适身心，保持愉悦心情，少抽烟，少食辛辣食物，慎喝刺激性饮料。只有做到这些，肌肤才有可能柔嫩光润。

不能错过的药膳美白法

除了要多吃美白蔬菜，以抵抗顽固紫外线、扫除黑色素，药膳美白也是一个很不错的方法。很多药材、食材都有美白的功效，如果能把它们合理地结合在一起，定会收获到意想不到的效果。

要想皮肤白皙气色好，吃对食物很关键

对于女性来说，多吃红枣、枸杞子、玉竹、白芷、白及等做成的药膳，都能起到很好的美白效果。

（1）**红枣**：红枣性温味甘，有补中益气的功效，尤其适合血虚的女性养血安神，且红枣中含有丰富的维生素A与维生素C，也使它具有很好的美白效果。

（2）**枸杞子**：枸杞子各种体质的人都能吃，它不仅有滋肾、润肺、补肝及明目的作用，还能加速血液循环，让女性由内到外如花般娇媚。

（3）**玉竹**：玉竹性平味甘，具有滋阴生津、润肺养神的功效，能让女性肠胃充分吸收养分，让脸上的肌肤变得粉嫩靓丽。

（4）**白术**：白术性温，味甘、苦，不仅有补肺益气的作用，还能燥湿利水、健胃镇静，有助于消除脾虚水肿，让女性的肌肤变得更光亮。

（5）**白芷、白及**：白芷和白及是中药美白面膜中常见的成分，同时用它们做出的药膳美白功效也很显著。白芷可缓解皮肤湿气，也可排脓、解毒，而白及能有效修复及清除黑色素，内服外敷，都能起到很好的美白效果。

（6）**番茄**：番茄不仅可激发食欲，对付脾胃虚弱，且具有很好的美白功效，常吃番茄或是拿番茄切片来敷脸，都能起到很好的美白效果。

（7）**醋**：醋也可以用来美白，《本草纲目》中说："醋可消肿痛、散水气、理诸药。"想要肌肤美白的人，可以在中午与晚上进餐前喝两小勺醋，也可以在化妆台上放上一瓶醋，在洗完手之后再在手上敷一层，保持20分钟，就能起到很好的美白手部的效果。此外，在每天的洗脸水中加点儿醋，也能美白肌肤。

桃花、豆腐、龙胆草、火棘——四大美白材料

除了上述介绍的种种，还有四种非常有用的美白材料——桃花、豆腐、龙胆草和火棘。

（1）**桃花**：女性的面容常被形容为"面若桃花"，桃花能作为养颜护肤的佳品。桃花的美容功效早为古人所知，《神农本草经》说"桃花令人好颜色"，古代女子常用桃花来调制胭脂涂抹在脸上。相传太平公主也常用一种桃花秘方面膜，其方法是：采每年农历三月三的桃花阴干，研为细末，取七月初七的雨水调和，用来涂面擦身，早晚各用一次，每次半个小时，长期使用能使人面部洁白如雪。现代医学研究证明，桃花中富含铁，能使人面色桃红。桃花中还含有山柰酚，能祛除黄褐斑。桃花中还含有香豆精，具有很好的香身功效。

（2）**豆腐**：豆腐不仅看上去嫩滑白皙，它的保湿与嫩白肌肤的功效也是其他食物所不能比的。豆腐内服外用都能美白。豆腐内服，其所含有的植物雌性激素能保护细胞不被氧化，给肌肤营造一层保护膜，而外用能直接锁住肌肤表层水分，并能补充蛋白质，让皮肤细腻动人。

（3）**龙胆草**：龙胆草是极品中药美容药材，具有舒缓、镇静及滋润肌肤的功效，无论是内服还是外用，都是珍贵的美容佳品。龙胆草具有高耐受性，可抵抗各种恶劣环境，经精细提取后的龙胆草萃取液被用于护肤品中，使肌肤抵抗力自然增强，同时兼具美白与保湿的功效。

（4）**火棘**：具有美白奇效的"火棘"是一种蔷薇科植物，又称"赤阳子"，主要生长在中国大陆西北部高原地区。经过临床实验证明，火棘具有美白功效，可以抑制色素细胞产生过多黑色素，具有淡化色素和保湿的神奇功效，还能让皮肤变得细腻、柔滑。

美白褪黑药膳

每个女人都想拥有洁白无瑕的肌肤。白皙的皮肤不仅看起来干净利落，还能增添女人气质。除了使用美白褪黑护肤品外，食用具有美白功效的药膳也是一个不错的选择！

青豆党参排骨汤

◎配方　青豆50克，党参25克，排骨100克，盐适量，水1000毫升。

◎制作　❶青豆洗净，党参润透切段。❷排骨洗净砍块，氽烫后捞起备用。❸将上述材料放入煲内，加水以小火煮约45分钟，再加盐调味即可。

◎药膳功效　青豆具有健脾宽中、润燥消水的作用；党参可补中益气、健脾益肺，可改善气虚导致的面色暗沉或萎黄症状；猪骨有补脾、润肠胃、生津液、丰肌、泽皮肤的作用。三者合用具有改善皮肤粗糙、暗黄；还可增强体质，改善神疲乏力、精神萎靡等症状。

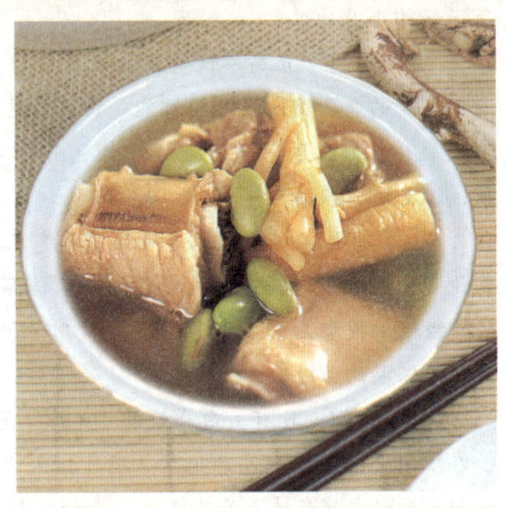

猪皮花生眉豆汤

◎配方　猪皮120克，花生、眉豆各30克，姜片、盐、鸡精各适量，水、高汤适量。

◎制作　❶猪皮去毛洗净，切块；生姜洗净，去皮切片；花生、眉豆洗净，加清水略泡。❷净锅注水，烧开后加入猪皮氽透，捞出。❸往砂煲内注入高汤，加入猪皮、花生、眉豆、姜片，小火煲两小时后调入盐、鸡精即可。

◎药膳功效　猪皮含有丰富的胶原蛋白，能保持皮肤的弹性和湿润状态，防止皮肤过早出现皱纹，延缓衰老；花生能通便排肠毒、抗老化、补气血、滋润皮肤；常食此品有美白功效。

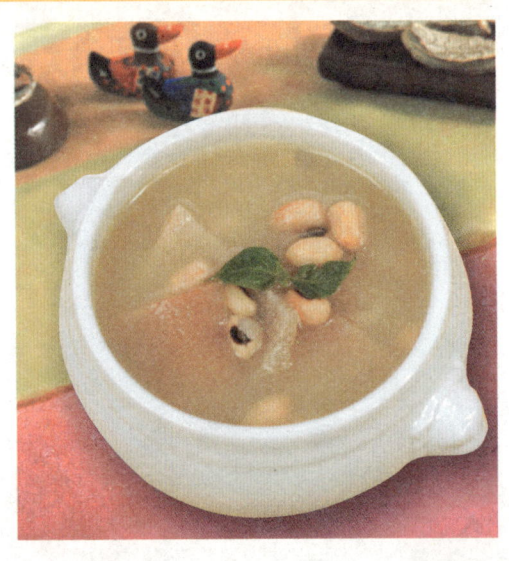

番茄莲子咸肉汤

◎ 配方　鲜猪肉50克，番茄200克，红萝卜30克，莲子25克，油少许，盐8克，葱1根。

◎ 制作　❶ 将猪肉洗净，抹干水，肉块用盐搽匀，腌过夜，第二天切小块。❷ 番茄洗净，切块；红萝卜去皮，洗净，切厚块；葱洗净，切葱花；莲子洗净。❸ 将肉、红萝卜、莲子放入清水锅内，大火煮滚，改小火煲20分钟，加入番茄再煲5分钟，放入葱花，加油、盐调味即可。

◎ 药膳功效　番茄中的番茄红素能防御紫外线，抑制黑色素的形成。红萝卜富含胡萝卜素、维生素，可润泽肌肤、抗氧化、抗衰老。

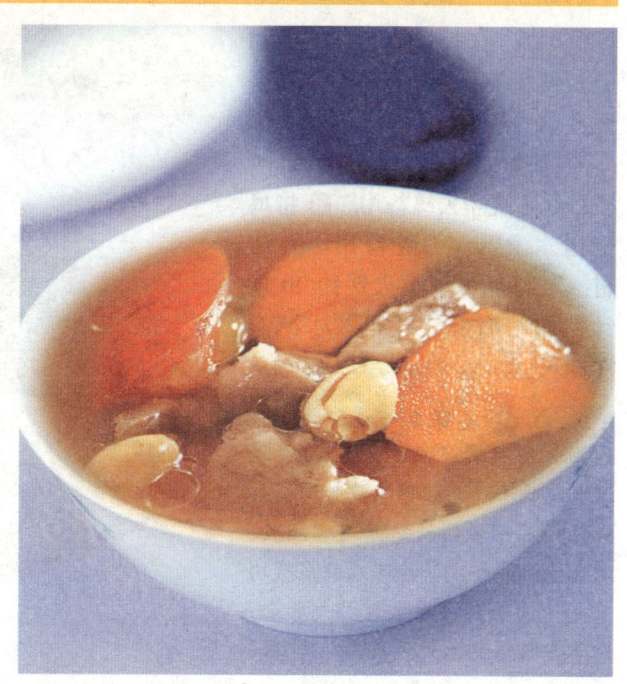

粉葛煲花豆

◎ 配方　粉葛200克，花豆20克，生姜5克，白糖15克。

◎ 制作　❶ 粉葛去皮，切成小段；生姜去皮，切成片；花豆泡发，洗净。❷ 煲中加适量水烧开，下入花豆、粉葛一起以大火煲40分钟。❸ 快煲好时，下入白糖再煲10分钟，至粉葛、花豆全熟即可盛出食用。

◎ 药膳功效　粉葛是富含天然雌激素的女性食疗佳品，能嫩肤，美白养颜，还能使乳腺丰满坚挺、乳房组织重构、刺激乳腺细胞生长。花豆富含膳食纤维和多种维生素，也可排毒养颜。

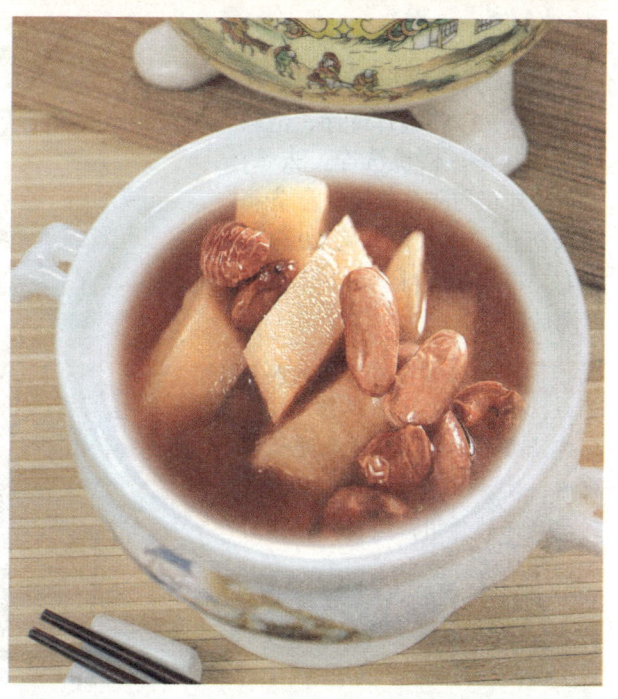

通络美颜汤

◎配方 桑寄生50克,竹茹10克,红枣8枚,鸡蛋2枚,冰糖适量。

◎制作 ❶桑寄生、竹茹洗净;红枣洗净去核备用。❷将鸡蛋用水煮熟,去壳备用。❸药材、红枣加水以小火煲约90分钟,加入鸡蛋,再加入冰糖煮沸即可。

◎药膳功效 桑寄生可补肝肾、养气血,对肝肾不足引起的面色暗沉、皮肤干燥、腰膝酸痛等均有效果;竹茹可滋阴清热、美容润肤,对色素沉积、皮肤暗沉以及痘瘢均有一定的疗效;红枣可补气养血,改善皮肤暗沉、面色微黄。

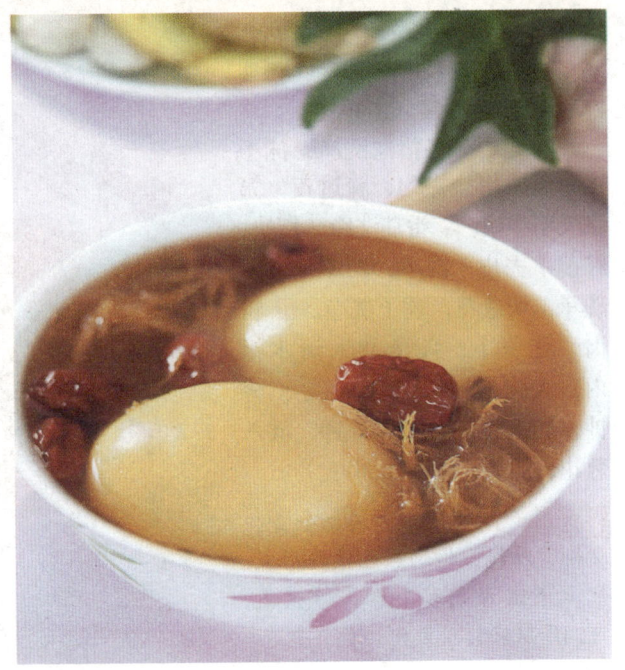

银耳樱桃羹

◎配方 银耳50克,樱桃30克,白芷15克,桂花和冰糖适量。

◎制作 ❶将银耳洗净,泡软后撕成小朵;樱桃洗净,去蒂;白芷、桂花均洗净备用。❷先将冰糖溶化,加入银耳煮20分钟左右,再加入樱桃、白芷、桂花煮沸后即可。

◎药膳功效 银耳含有丰富的胶原蛋白,能增强皮肤的弹性;银耳还可清除自由基、促进细胞新陈代谢,改善人体微循环,从而起到抗衰老的作用;樱桃可调中补气、祛风湿。加白芷同煮具有补气、养血、白嫩皮肤、美容养颜之功效。

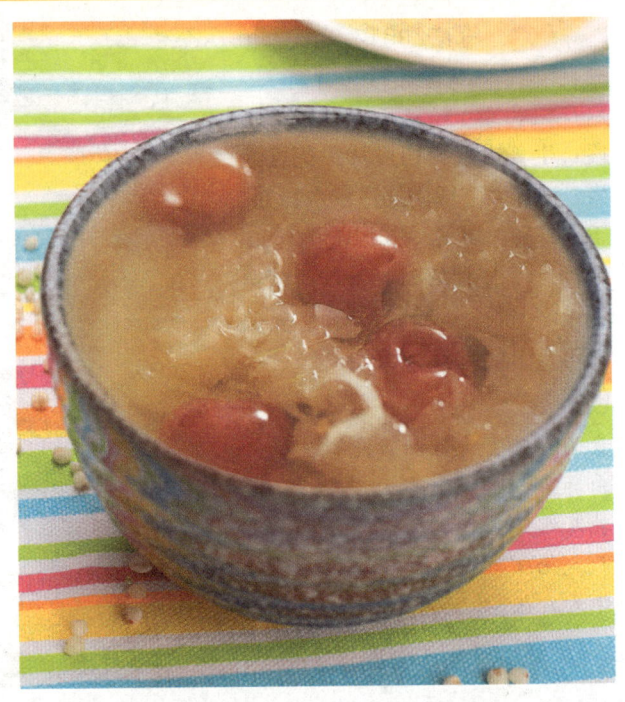

健体润肤汤

◎ 配方　山药25克，薏苡仁50克，枸杞子10克，冰糖适量，生姜3片。

◎ 制作　❶ 山药去皮，洗净切块；薏苡仁洗净；枸杞子泡发洗净。❷ 备好的材料加水，加入生姜，以小火煲约1.5小时。❸ 再加入冰糖调味即可。

◎ 药膳功效　薏苡仁有利水消肿、健脾去湿、清热排脓等功效，还可美容，常食可使皮肤光滑白皙、消除粉刺色斑；山药有滋补作用，能助消化、补虚劳、益气力、抗衰老，也有润肤美容的效果；枸杞可美白褪黑，还能提高细胞活性，抗衰防老。

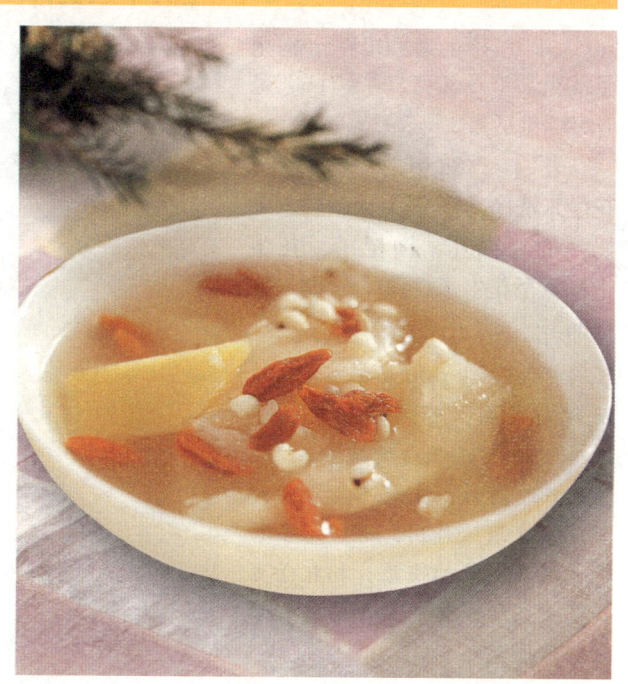

山药排骨煲

◎ 配方　山药100克，排骨250克，胡萝卜1个，生姜5克，葱6克，盐5克，味精3克。

◎ 制作　❶ 排骨洗净，砍成段，胡萝卜、山药均去皮洗净切成小块。❷ 锅中加油烧热，下入姜片爆香后，加入排骨后炒干水分。❸ 再将排骨、胡萝卜、山药一起放入煲内，以大火煲40分钟后，调入味即可。

◎ 药膳功效　山药能增强人体免疫力、益心安神、延缓衰老、滋养皮肤、健美养颜；胡萝卜富含的胡萝卜素可清除致人衰老的自由基，所含的B族维生素和维生素C等成分也有润肌肤、抗衰老的作用。

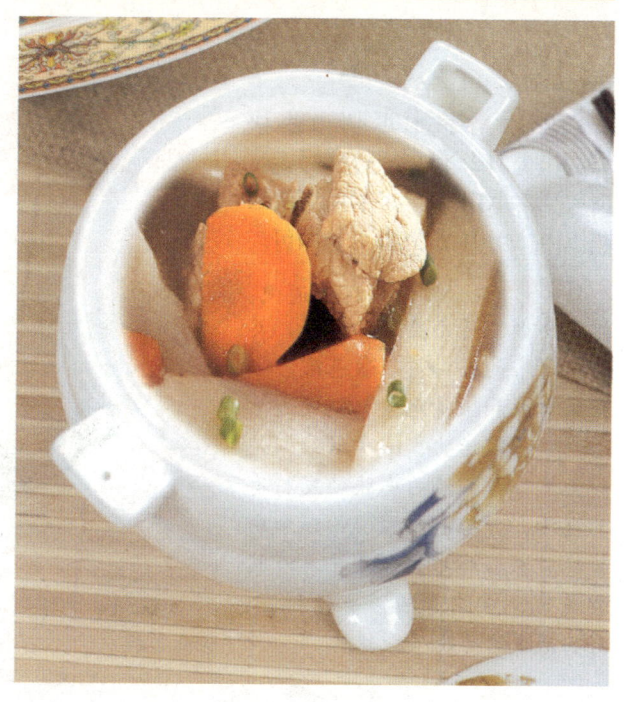

牛奶炖花生

◎配方 花生米100克，枸杞子20克，银耳30克，牛奶1500毫升，冰糖适量。

◎制作 ❶将银耳、枸杞子、花生米洗净。❷锅上火，放入牛奶，加入银耳、枸杞子、花生米，煮至花生米烂熟。❸调入冰糖即可。

药膳功效 牛奶中富含维生素A及优质蛋白，可以防止皮肤干燥、粗糙及暗沉，使皮肤白皙，有光泽。另外，牛奶中的乳清对黑色素有消除作用，可防治多种色素沉着引起的斑痕；枸杞子可提高皮肤的吸氧能力，达到抗衰老的作用。

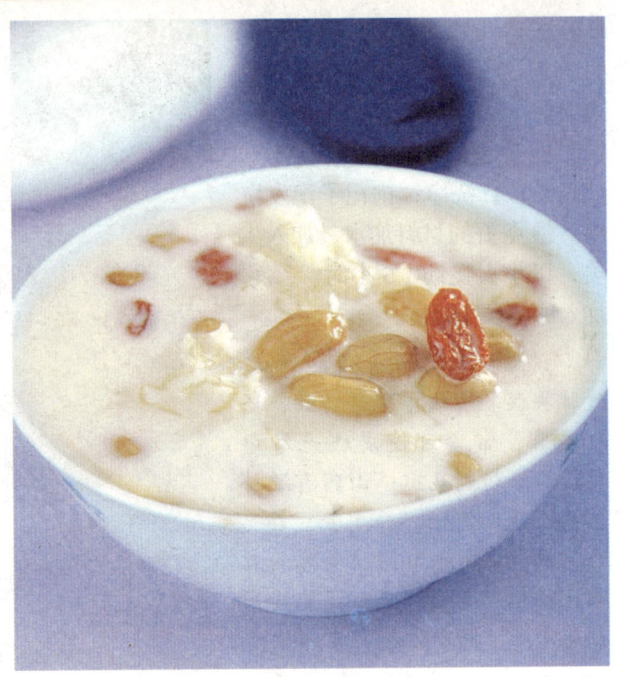

木瓜炖奶

◎配方 木瓜1个，冰糖10克，鲜奶250毫升。

◎制作 ❶将木瓜切一小块后，用小刀去子。❷将鲜奶、冰糖放至木瓜内。❸将木瓜盅放到蒸锅内，用中火蒸20分钟即可。

药膳功效 木瓜具有润肠通便、排毒养颜、延年益寿的作用，其含有丰富的蛋白质、氨基酸、多种维生素和微量元素，能促进衰老皮肤重现活力，减少皱纹，使粗、黑、黄、暗的皮肤焕发特有的光泽，并给人柔嫩、细腻和白皙感。木瓜和牛奶合用，具有抗衰美容、丰胸养颜、平肝和胃、舒筋活络的功效。

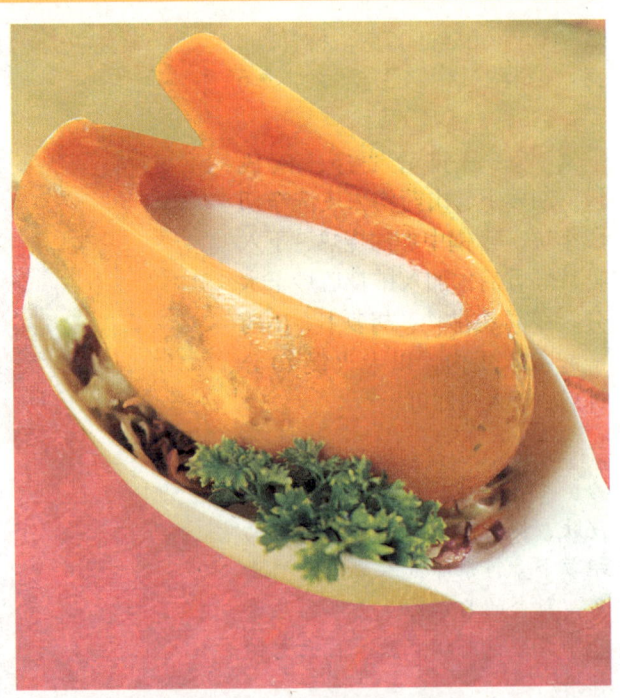

窈窕身材吃出来——
女性瘦身药膳 3.

瘦身与美白一样,是女人永恒的追求之一。与其拿自己当小白鼠,尝试各种药性都不明朗的减肥药,冒着失去健康与性命之忧,不如看看本草里有什么好法子。用本草来瘦身减肥,古已有之,它既无手术的风险,又没有药物不良反应之忧,且取材方便,最重要的是,这种方法治标又治本,能够让你从内因上解决屡次瘦身都不成功的困扰,长久地将瘦身成果保持下去。

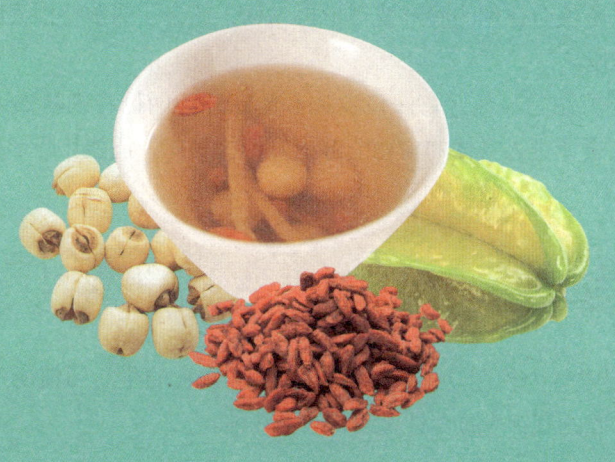

本草瘦脸，拥有人人都羡慕的"巴掌脸"

瘦身不等于瘦脸，就算有人减肥成功，脸还是一样很大，更何况不健康的瘦身方式，比如节食与过度依赖减肥药，就算短时间体重迅速下降，也会让身体状况变差，还会间接影响脸色，使眼角处出现小细纹，脸颊乱冒小痘痘，不仅不会让你变漂亮，甚至会适得其反。瘦脸必须要遵循一些健康的规则，保持良好的饮食与作息习惯，多吃高纤维的海藻类、豆腐、青菜、水果，都对瘦脸大有帮助。

本草内外瘦脸，让你惊羡旁人

瘦脸，除了要进行一系列脸部的强化运动，如咀嚼、按摩、运动等外，结合瘦脸食物和瘦脸面膜，会让瘦脸效果更加明显，以下就让我们来看一下有哪些瘦脸方法吧！

随着生活节奏的不断加快，现代人吃饭的速度也愈来愈快，大多数的食物都没嚼几口就进了肚子，"囫囵吞枣"成了典型现代人的饮食习惯。虽然"细嚼慢咽"就像"早睡早起"是大家从小就被教导的良好的健康习惯，但是也像"早睡早起"一样，长期被大家所忽视。"囫囵吞"式的饮食习惯不仅让食物难以消化，而且会让咬肌得不到平衡的锻炼，造成大小脸、大饼脸的尴尬局面。因此，细嚼慢咽是爱美女人不得不学的一门必修课。

很多人都会忽略进食习惯对瘦脸的功效，其实在咀嚼食物时口腔内产生的唾液激素不仅能够帮助活化大脑，让大脑更加积极地指挥身体进行新陈代谢，而且通过多咀嚼纤维含量高的食物，如芹菜、粗粮饼干，还能帮助缓解便秘，让身体变得轻盈。另外，重中之重的是，牙齿的动作还会使整个口腔的肌肉活动起来。反之，若你长久地使用不正确的咀嚼方式，不仅会让你的脸形变得不再匀称，还会让两颊特别突出，这样，即使吃得再少，脸也难瘦。

正确的咀嚼方法是：最好每一口食物都能在牙齿两侧各细嚼15下，而且要轻嚼慢咽，这样，不仅会让进入身体的食物能够更好地被消化，还能让脸形变得越来越标志、立体。

高钾质食物是小脸女人的贴心宝贝

钾质可以促进体内代谢功能，排除因为不当饮食的生活习惯所产生的脸部肿胀问题，常见的、必吃的高钾瘦脸食材大致有以下几种。

菠菜——最宜常吃的瘦脸食物

菠菜中含有丰富的钾及维生素A与维生素C，是最宜常吃的瘦脸食物，不过，烹饪菠菜时应特别注意，因为菠菜当中的钾元素很容易因烹饪不当而流失。

豆苗——强化咀嚼效果

豆苗中含有丰富的可帮助消除水肿的钾元素，而且豆苗也可强化咀嚼的效果，是营养与促进口腔活动兼而有之的优质食物。

胡萝卜——超强的瘦脸功效

胡萝卜具备超强的瘦脸功效，每天早上喝一杯现榨的蜂蜜胡萝卜汁，不仅可美容美颜，还能帮助瘦脸。

纳豆——含丰富钾元素

纳豆中含有丰富的钾元素，对瘦脸非常有帮助。纳豆是日本人最爱吃的食物之一。

本草瘦脸面膜，让你的脸一小再小

市面上美白、保水、消痘、祛皱的面膜十分常见，但是瘦脸面膜你有见过没？不要以为它是多神奇的东西，其实瘦脸面膜随处可见。我们平时吃的香蕉、豆腐、大蒜等，都可以做成面膜，而且瘦脸效果会让你惊叹不已！再花上十来分钟进行脸部按摩，效果更佳。

香蕉豆腐瘦脸面膜

取香蕉肉1/2根、豆腐1/4块，香蕉和豆腐捣碎拌匀，将其涂抹于脸上15分钟后用温水边按摩边清洗。此款面膜能调节皮肤代谢，消除水肿的作用，可解决脸部水肿问题，可起到很好的瘦脸效果，另外，还能缓解眼部的水肿。

神奇的瘦脸柠檬水

在1升的水里加入半个柠檬的原汁，柠檬是维生素C含量较高的水果之一，柠檬水不仅能消除脂肪，对保持皮肤的张力与弹性都十分有帮助，坚持每天喝，就能轻松瘦脸。对于水肿型的人来说，应该每天喝至少3升的柠檬水。柠檬水能促进水在体内循环，加快新陈代谢，能够高效地改善水肿。此外，如果搭配每天进行15分钟运动，还能帮助有效排出体内的有害物质。

正确按摩与适量运动辅助塑小脸

按摩按出小瘦脸

每天花10分钟给脸部做做按摩对瘦脸来说也是一个相当不错的方法。在做按摩之前,挑选一种适合自己肤质、具有紧肤功效的精油,配合按摩,精油的作用可以得到充分的发挥。第一步先按摩脸颊,将适量的精油倒在手心上,两手轻贴增加精油的温度,并在脸上均匀分布。然后,用中间三根并拢的手指,沿下巴至太阳穴的路线,按摩8~10次。接下来要按摩鼻翼,同样用双手的示指和无名指,由内而外向斜上方打圈8~10次。最后一步是颈部按摩,用右手由左侧锁骨慢慢轻推至左下巴,左手同样,两边各做8~10次。此外,多吃瘦脸食品会让"瘦脸操"的效果更好,如食用具有收紧皮肤、增加皮肤弹性的鱼类和豆制品,以及冬瓜、西红柿、葡萄、西瓜等各种蔬果。

运动面部塑小脸

有很多女性朋友都为自己肉肉的脸部而苦恼,其实只要进行正确的面部运动,就能塑造出娇小可爱的脸型,面部运动的方法为:

(1)闭嘴面对镜子微笑,直到两腮的肌肉疲劳为止。这个动作能增强腮部肌肉的弹性,保持脸型。

(2)眼睛得越大越好,绷紧脸部所有肌肉,然后放松,重复4次。这个动作有利于保持脸部肌肉的弹性。

(3)皱起并抽动鼻子,不少于12次,这个动作能使鼻部血液畅流,保持鼻肌的韧性。将注意力集中于腮部,双唇略突,使两腮塌陷,重复几次这个动作能防止嘴角产生深皱纹。

(4)鼓起两腮默数到6,重复1次,这个动作能保证腮部不易变形。

(5)将注意力集中于腮部,双唇略突,使两腮塌陷,重复几次,这个动作能防止嘴角产生皱纹。

(6)用两手轻轻捏着左右的脸颊,分别向斜上方拉,嘴巴尽量上下张开,口中发出"A"的声音,持续3秒。接着,尽量缩小嘴巴,发出"O"的声音,让嘴巴保持紧绷。持续发出"A""O"的声音,各用力持续3秒为1组,反复3~5组。

本草瘦脸药膳

每个女人都想拥有一张"巴掌脸"。要想达到这个目的，除了平时多做瘦脸操之外，食用具有瘦脸功效的药膳也是一个不错的选择，不仅能让你拥有"小脸蛋"，还能让你尽享美味，一举两得。

茯苓豆腐

◎**配方** 豆腐500克，茯苓30克，香菇、枸杞子、精盐、料酒、淀粉各适量。

◎**制作** ❶豆腐挤压出水，切成小方块，撒上精盐，香菇切成片。❷然后将豆腐块、香菇、茯苓下入高温油中炸至金黄色。❸枸杞子、精盐、料酒倒入锅内烧开，加淀粉勾成白汁芡，下入炸好的豆腐、茯苓、香菇片炒匀即成。

◎**药膳功效** 茯苓可健脾益气、利水减肥，对脾胃气虚引起的虚胖、脸部水肿均有疗效；豆腐能补脾益胃，利小便，解热毒；香菇可理气化痰、益胃和中、瘦脸减肥。

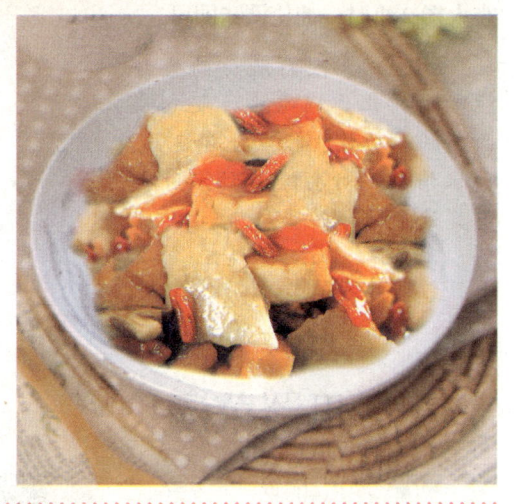

西芹山药木瓜

◎**配方** 西芹300克，山药200克，木瓜200克，盐4克，味精1克，油适量。

◎**制作** ❶西芹洗净切成小段，木瓜去皮去子切成块，山药去皮切块。❷锅置火上，加水烧开，下入西芹段、木瓜块、山药稍汆后捞出沥水。❸锅上火加油烧热，下入原材料、调味料一起炒至入味即可。

◎**药膳功效** 西芹可消除体内钠潴留，利尿消肿，有一定的瘦脸功效。木瓜可祛脂减肥、帮助消化，还能通便排毒，加以山药同煮，还可预防营养不良，起到滋润皮肤，减少面部色素沉着作用。

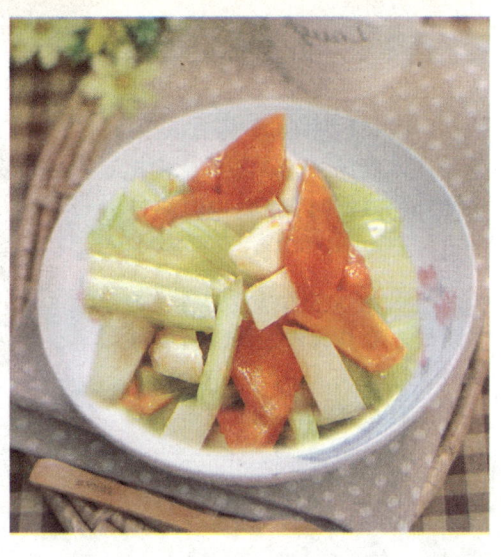

木瓜鲤鱼汤

◎ **配方** 木瓜300克，鲤鱼500克，姜2片，淮山适量，盐5克。

◎ **制作** ❶木瓜去皮，去子，切成块状；淮山洗净，浸泡1小时。❷鲤鱼收拾干净，炒锅下油，爆姜，将鲤鱼两面煎黄。❸瓦煲内放1800克清水，煮沸后加入所有原材料，大火煲滚后，改用小火煲2小时，加盐调味即可。

药膳功效 木瓜肉所含的果胶能加速排出体内毒素，起到瘦脸美肤的功效。鲤鱼补脾健胃、利水消肿，对去除各种水肿都有益效。

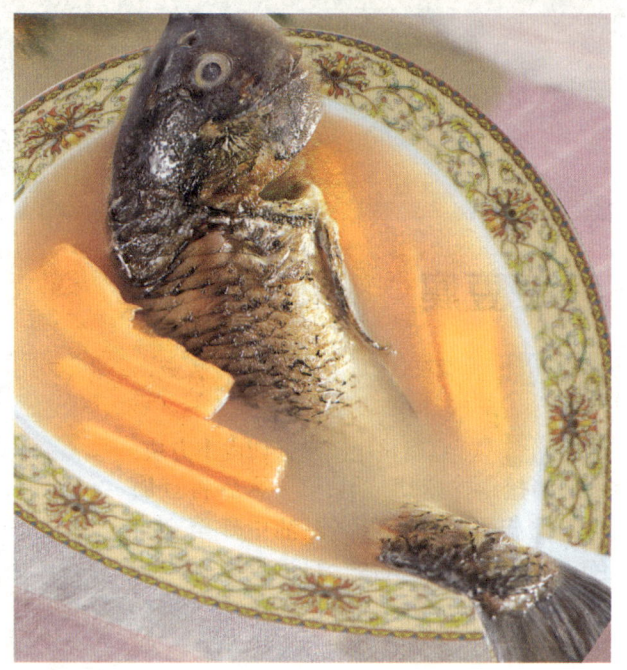

枸杞冬瓜淡菜汤

◎ **配方** 冬瓜400克，枸杞子、淡菜各10克，高汤800毫升，生姜10克，盐8克，味精、鸡精各4克，胡椒粉适量。

◎ **制作** ❶枸杞子洗净，淡菜洗净泡发。❷冬瓜去皮，切成小块。❸锅中下少许油，爆香淡菜、生姜注入高汤，放入冬瓜、枸杞子煮40分钟，再加调味料浇滚即可。

药膳功效 冬瓜有清热解毒、利水消肿、除烦止渴、祛湿解暑的功效，常吃可减肥，也可瘦脸。但冬瓜性微寒，脾胃虚弱者不宜多吃。

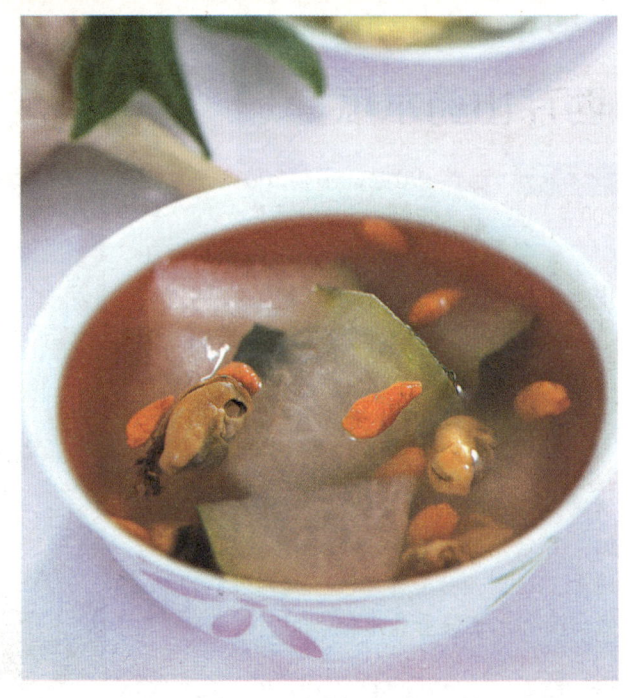

茯苓清菊茶

◎配方 菊花5克，茯苓7克，绿茶2克。

◎制作 ❶将茯苓磨粉备用，菊花、绿茶洗净。❷将茯苓粉、菊花、绿茶放入杯中，用300毫升左右的开水冲泡即可。

◎药膳功效 茯苓味甘、淡、性平，入药具有利水渗湿、益脾和胃、宁心安神之功效，对脾胃气虚引起的虚胖、面部浮肿者有一定疗效；菊花可散风清热、清肝明目、解毒消炎；绿茶可瘦身排毒；三者合用对消除脸部水肿现象有明显的效果。

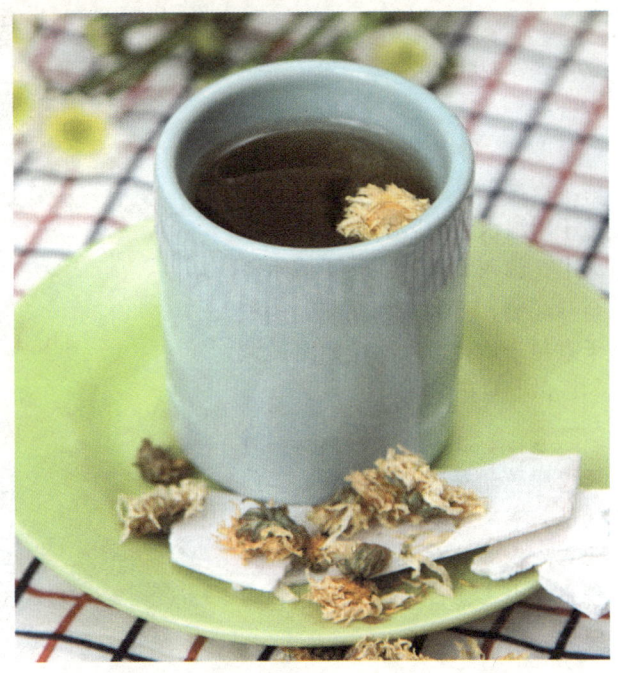

养肤瘦脸茶

◎配方 柿叶10克，薏苡仁15克，紫草10克。

◎制作 ❶将所有材料洗净，放入陶瓷器皿中，先放入薏苡仁，加水煎煮20分钟，再下入柿叶、紫草续煮5分钟即可关火。❷滤去渣，加入少许白糖，即可饮服。

◎药膳功效 柿叶含有芦丁、胆碱、蛋白质、矿物质和丰富的维生素C，具有利尿通便、消肿、减肥和安神美容的功效；薏苡仁可健脾利水、减肥消肿，还能排脓祛痘，对瘦脸美容有较好的效果；紫草可清热解毒、瘦脸减肥。

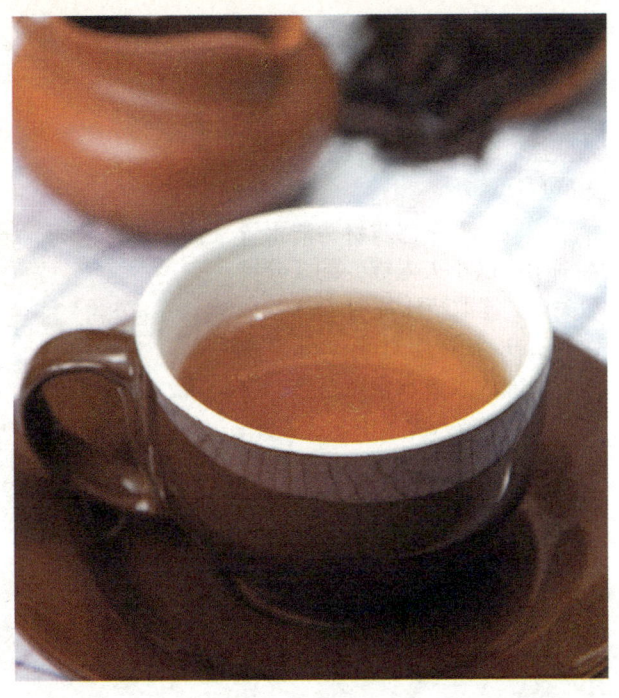

山楂苹果大米粥

◎ 配方　山楂干20克，苹果50克，大米100克，冰糖5克，葱花少许。

◎ 制作　❶大米淘洗干净，用清水浸泡；苹果洗净切小块；山楂干用温水稍泡后洗净。❷锅置火上，放入大米，加适量清水煮至八成熟。❸再放入苹果、山楂干煮至米烂，放入冰糖熬溶后调匀，撒上葱花即可。

◎ 药膳功效　山楂所含的脂肪酶可促进脂肪分解，达到瘦脸减肥的效果；苹果富含膳食纤维和维生素C，能加速体内脂肪的代谢，排出体内毒素，达到美容减肥的效果。

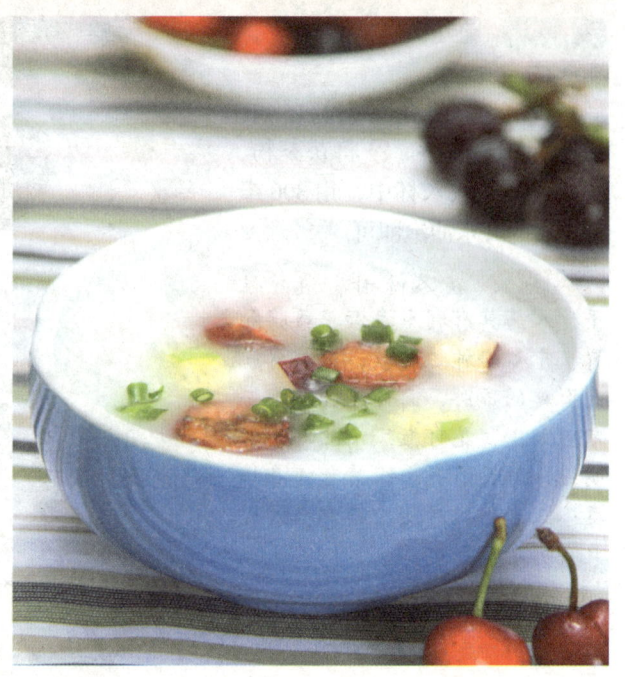

鲜笋魔芋面

◎ 配方　魔芋200克，茭白100克，玉米笋100克，椰菜30克，清水800毫升，大黄5克，甘草5克，盐2小匙，酱油1/2大匙，白芝麻1/4小匙。

◎ 制作　❶全部药材与清水置入锅中，以小火煮沸，约3分钟后关火，滤取药汁备用。❷茭白切片；玉米笋切对半；椰菜洗净；全部放入滚水氽烫至熟，捞起。❸魔芋放入沸水中氽烫去味，捞起，加入茭白、玉米笋、椰菜及调味料。❹药汁倒入锅中加热煮沸，盛入面碗中即可。

◎ 药膳功效　魔芋可活血化瘀，解毒消肿，宽肠通便，具有散毒、养颜、减肥、开胃等多种功能。

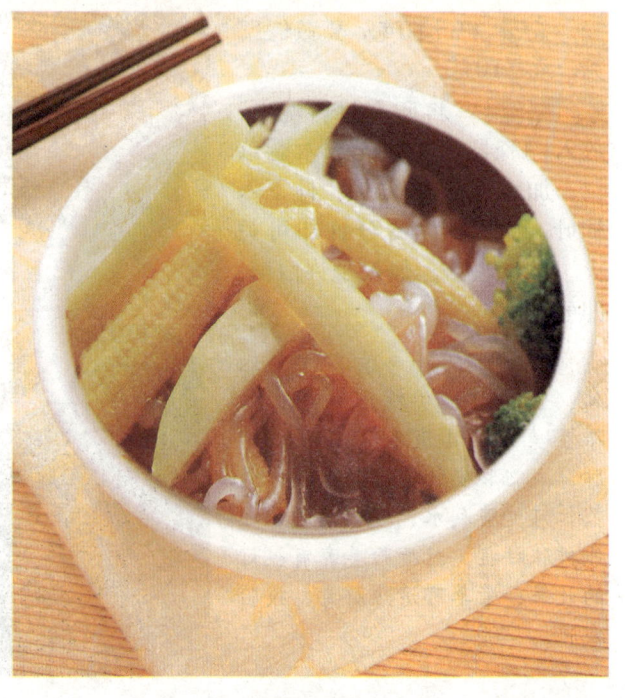

本草丰胸，"昂首挺胸"有诀窍

现代女性最在意的就是身材，除了瘦身，就是丰胸了。现代市场上各种丰乳霜、丰胸术层出不穷，但"是药三分毒"，吃药、手术都有不良反应。想让自己变得丰满一点儿无可厚非，但一定要采取安全的方法，比如采取食补的方法。食补丰胸是安全有效的方法，《本草纲目》中就记载了很多具有丰胸效果的中草药材。如葛根可"止渴、排毒、利大小便、丰胸、解酒、去烦恶"，其他还有如木瓜、燕窝、橙子、葡萄、核桃等都是极好的丰胸食材。需要提醒各位注意的是，不同年龄的人有不同的身体条件，只有选择不同的食疗方法，才能让丰胸效果变得更明显。

不同年龄段的丰胸食谱

爱美之心人皆有之，从古至今，概莫能外。尤其是女性，无论哪个年龄段的，都想拥有好的身材。现在市场上许许多多的丰胸产品，安全隐患层出不穷。食疗就不同了，既安全又方便。但是，对于丰胸来说，不同年龄段的人有不同的食谱。

青春期女性

为了促进青春期的乳房发育，避免乳房因营养不良而出现萎缩现象，这个年龄阶段的女性应多吃些促进体内激素分泌及富含维生素E的食物，如花菜、包菜、菜籽、豆类、葵花子、猪肝、牛乳、牛肉等，另外，鳄梨中丰富的不饱和酸及维生素A、维生素E、维生素C等不仅能促进乳房发育，还能防止乳房变形。此外，青春期间应少吃油腻、煎炸、辛辣以及咖啡、酒等不利于身体发育的食物。

产后女性

产后女性的胸部问题是因雌性激素减少而引起的。女性怀孕时，随着体内激素的变化，胸部会因乳腺组织与脂肪的增长而急剧增大，待生产完成后，因为要哺育宝宝，会让新妈妈们体重减轻，造成脂肪流失，乳房缩水。再者，气血的亏损、营养补充的不及时，也会造成乳房的萎缩，让乳房变小。

有些胸部小的妈妈为了哺育的方便，会选择不穿乳罩，这样会导致胸部下垂的情况更加严重。要想及早地弥补产后乳房收缩和下垂的现象，妈妈们就得多从饮食上下功夫。建议产后女性平时多吃富含蛋白质与刺激身体雌性激素分泌的食物，如鱼、肉、核桃仁、芝麻、大豆、葛根等具有丰胸效果的食物，另外，青木瓜、鳄梨等具有通乳功效的食物对胸部也能起到很好的作用。

更年期女性

随着更年期的到来，女性体内的雌性激素会全面减少，此时，出现的反应不仅是生理上的各种不适，在身体上，身材走样、乳房萎缩下垂、皮肤长斑等现象也会逐渐发生。女性雌性激素缺乏对胸部造成的直接影响就是让胸部变形，萎缩下垂。那么，女人进入更年期，乳房问题就真的没有解决方法了吗？其实可以通过食疗和日常习惯来解决更年期的胸部问题。一是要多吃燕窝、百合这些补气养血的食物，让气血丰盈，让身体得到调理。二是可以多尝试进食木瓜、葛根这些具有丰胸效果的食物。木瓜与葛根具有强大的丰胸功效，各年龄阶段女性都适合食用。

而在日常生活习惯上，出现乳房大小不一的更年期女性，要注意调整自己的睡姿；有乳房下垂问题的女性，应该常常使用具有丰胸效果的精油来给乳房做按摩。按摩的方法可以有以下几种：从乳房下沿，沿外缘向上按摩到颈下锁骨位置；从乳房中心位置打圆圈按摩，向上按摩到锁骨位置；在乳房周围，以画小圆方式做螺旋式按摩。每个动作重复10次，长期坚持，定会取得不错的效果。

药膳丰胸让你拥有傲人双峰

女性丰胸的方法很多，日常饮食的调理尤为重要。以下推荐几种美味药膳，让你拥有傲然双峰。

莲子丰胸糕

取莲子100克，用温水浸泡后，去除莲心，加水煮烂后捣成泥状。再取粳米100克，加水煮烂后与莲子泥搅拌均匀，待冷却后，切成块状，依个人口味撒上白糖，即可食用。

猪尾莲子丰胸汤

取猪尾一条，清理干净，在滚水中去腥，再加入葱、姜、料酒少许，熬成汤汁。再在汤中加入8枚红枣及莲子100克，用小火再煮半小时，依个人口味加入其他调料后即可食用。

黄芪虾仁丰胸汤

取黄芪30克、当归15克、桔梗6克、枸杞子15克、淮山30克，加入适量的水熬煮，待沸腾后去渣留汤，再在汤中加入虾仁100克，煮15分钟待虾仁熟时即可饮用。

黄豆排骨丰胸汤

取猪排骨500克、黄豆50克、黄芪20克、通草20克，加入适量的水，再放入10枚红枣与4片生姜,用小火煮两个小时,加盐调料后,即可食用。

木瓜鱼尾丰胸汤

取木瓜1个、鱼尾1条,加水适量,再放入9克银耳,用小火煲煮两个小时,即可食用。

归芪鸡汤

取当归5克、黄芪10克、鸡腿1只、水4碗。先将鸡腿洗净并切块,再将鸡腿放入水中,以大火煮开。接着放入黄芪,和鸡腿一起炖至7分熟,再放入当归,煮约5分钟,并加少许盐调味即可。当归补血,黄芪补气,女人只要气血通顺,月经即会正常,亦会促进乳腺分泌健全。

丰胸小窍门

生活中的一些小窍门、小技巧也有助于丰胸,只要你能持之以恒,不但可以使胸部健壮丰满,凸显女人的曲线美,还能达到清心安神、宽胸理气的目的,令人气血通畅、精神饱满、神清气爽。

三步按摩丰胸法

第一步:双手四指并拢,用指肚由乳头向四周呈放射状轻轻按摩乳房一分钟。在操作时动作要轻柔,不可用力过猛。

第二步:用左手掌从右锁骨下向下推摩至乳根部,再向上推摩返回至锁骨下;共做3遍,然后换左手推摩左侧乳房。

第三步:用右手掌从胸骨处向左推左侧乳房直至腋下,再返回至胸骨处;共做3遍,然后换左手推右侧乳房。

大家来做健胸操

支撑柔软胸部的是胸肌。如果胸肌运动不足,随着年龄的增长就会致使胸部下垂移位。这时,女性朋友们可以用运动来增强胸肌活力。

(1)双手在胸前合掌,相互用力合压。合压时,胸部两侧的胸肌拉紧,呈紧绷状态,约进行5秒钟后放松。重复10次左右。

(2)仰卧,头和臀部不离地,向上做挺胸动作,并保持片刻。重复6~8次。

女性朋友们还可以在沐浴的时候交替用冷热水冲击胸部,增强血液循环,也能使得乳房更加有弹性。此外,要保持良好的生活习惯,姿势要正确,不要经常弯腰驼背,这些都能影响到胸部的美观。

本草丰胸药膳

女人们都想做公主，但是平坦的胸部却让女人不那么自信，如何拥有健康、丰满的胸部呢？真正健康实用而且永不过时的丰胸秘方就在这里——丰胸药膳餐。

丰胸猪蹄煲

◎配方　猪蹄450克，花生米20克，红豆18克，红枣4枚，盐6克。

◎制作　❶将猪蹄洗净、切块，花生米、红豆、红枣洗净浸泡备用。❷净锅上火倒入水，下入猪蹄烧开，打去浮沫，再下入花生米、红豆、红枣煲至成熟，调入盐即可。

药膳功效　花生含有维生素E和一定量的锌，能增强记忆、抗老化、滋润皮肤，此外，花生还能理气通乳，起到一定的丰胸作用。

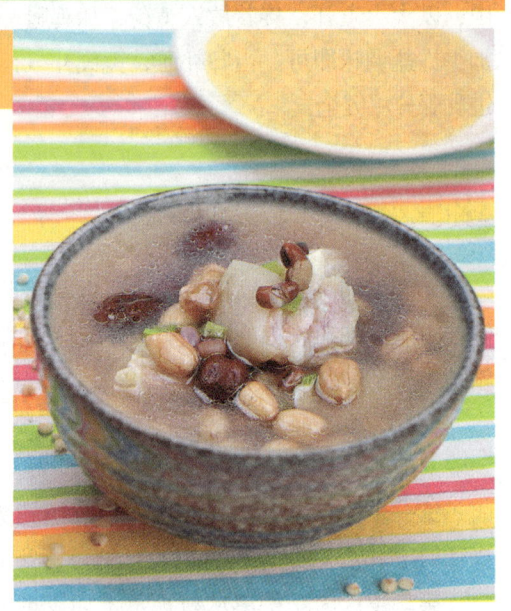

黄豆猪蹄汤

◎配方　猪蹄300克，黄豆300克，葛根粉30克，葱1根，盐5克，料酒8毫升。

◎制作　❶黄豆洗净，泡入水中涨至两三倍大；猪蹄洗净，斩块；葱切丝。❷锅中注水适量，放入猪蹄汆烫，捞出沥水；黄豆放入锅中加水适量，大火煮开，再改小火慢煮约4小时，至豆熟。❸加入猪蹄，再续煮约1小时，加入葛根粉，调入盐和料酒，撒上葱丝即可。

药膳功效　黄豆含丰富的铁，可防止缺铁性贫血，加上猪蹄和葛根粉，有很好的美容丰胸效果。

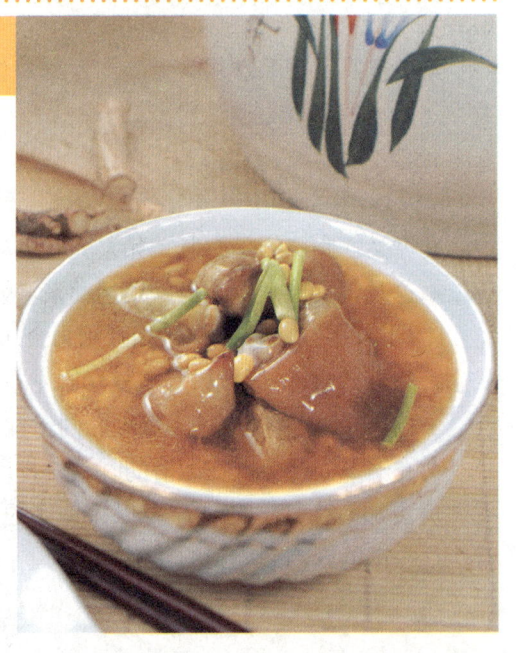

牛奶炖木瓜

◎ **配方** 牛奶200毫升,木瓜200克,冰糖少许。

◎ **制作** ❶木瓜去皮,切成块,洗净。❷锅中下入牛奶、木瓜煲20分钟,再下入冰糖调味即可食用。

◎ **药膳功效** 牛奶炖木瓜是以牛奶和木瓜为主要食材的美容菜谱,口味香甜,具有抗衰美容、丰胸养颜、平肝和胃、舒筋活络的功效,是女性美容丰胸的圣品。

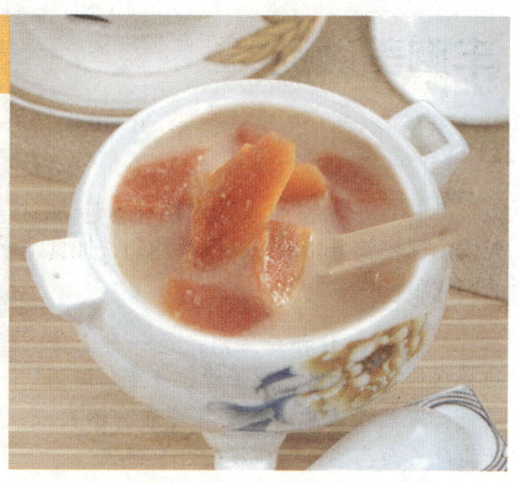

银耳木瓜鲫鱼汤

◎ **配方** 银耳20克,木瓜400克,鲫鱼500克,蜜枣3枚,姜、花生油、盐各适量。

◎ **制作** ❶鲫鱼洗净;烧锅下花生油、姜片,将鲫鱼两面煎至金黄色。❷银耳浸泡,去除根蒂硬结部分,撕成小朵,洗净;木瓜去皮切块;蜜枣洗净。❸将1000毫升清水放入瓦煲内,煮沸后加入所有原材料,大火煲20分钟,加盐调味即可。

◎ **药膳功效** 此品对气血亏虚导致乳房发育不良者有明显的改善作用。

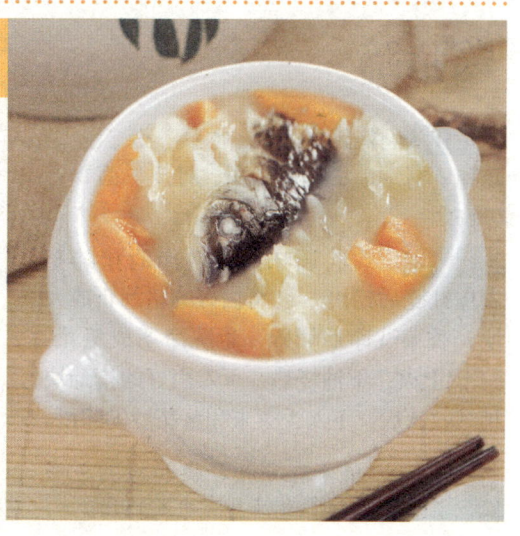

虾肉粥

◎ **配方** 粳米350克,糯米100克,虾肉100克,红椒20克,莴笋50克,虾油、姜汁、葱汁、盐各适量。

◎ **制作** ❶虾肉洗净,莴笋洗净切丁,红椒切米粒状,粳米、糯米洗净。❷锅内注水烧开,下入粳米、糯米烧沸,撇去浮沫,下莴笋、姜汁、葱汁煮至米熟。❸下入虾肉、虾油、红椒、盐,熬成粥即成。

◎ **药膳功效** 虾有较强的通乳作用,加上粳米益气。

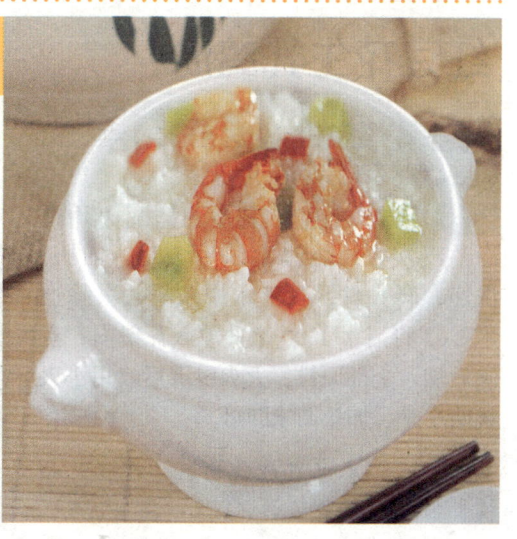

丰胸美颜汤

◎ 配方　阿胶9克，鹌鹑蛋3个，盐4克，枸杞适量。

◎ 制作　❶阿胶加水，煮溶化。❷加入去皮熟鹌鹑蛋和枸杞，搅拌均匀，加食盐调味服食。

◎ 药膳功效　阿胶补血滋阴，是一种上等的补虚佳品，加上鹌鹑蛋营养丰富、滋阴益气，可用于血虚所致的乳房发育不良，还能改善面色苍白、神疲乏力等症状。

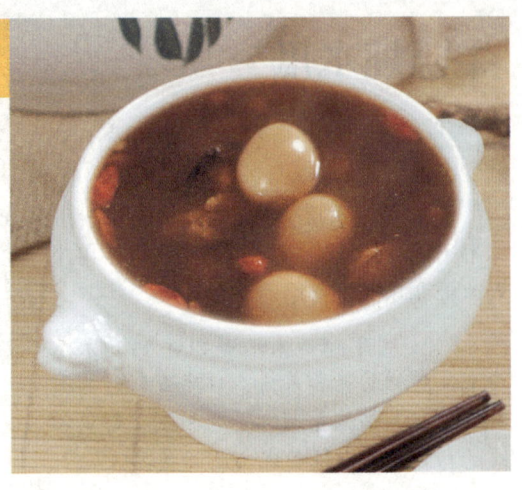

酱猪蹄

◎ 配方　猪蹄500克，香菜、葱、盐、味精、酱油、白糖、八角、桂皮、茴香各少许。

◎ 制作　❶将调味卤制洗净的猪蹄至表皮红亮后捞出。❷将卤好的猪蹄斩成大块，香菜洗净后切碎，葱洗净切成葱花。❸锅上火，下油烧热，下入卤好的猪蹄块稍炒收汁后，下入香菜末和葱花炒匀即可。

◎ 药膳功效　猪蹄有壮腰补膝和通乳之功效，多吃猪蹄对于女性具有丰胸作用。

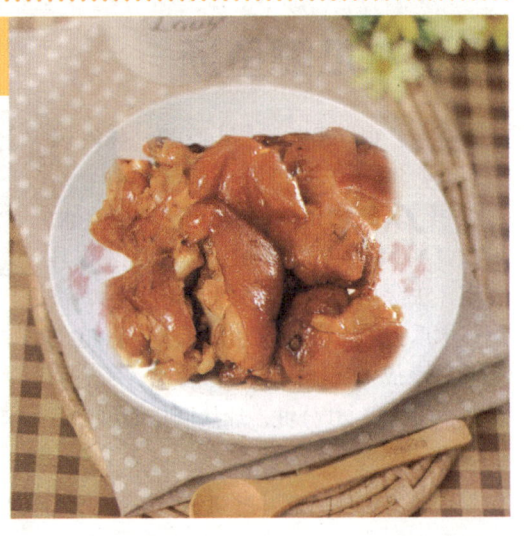

红豆花生乳鸽汤

◎ 配方　红豆50克，花生50克，桂圆肉30克，乳鸽200克，盐5克。

◎ 制作　❶红豆、花生、桂圆肉均洗净，浸泡。❷乳鸽宰杀后去毛、内脏，洗净，斩大件，入沸水中汆烫，去除血水。❸将清水1800毫升放入瓦煲内，煮沸后加入全部原料，大火煲沸后改用小火煲两小时，加盐调味即可。

◎ 药膳功效　本品可理气通乳，常食此品可丰胸。

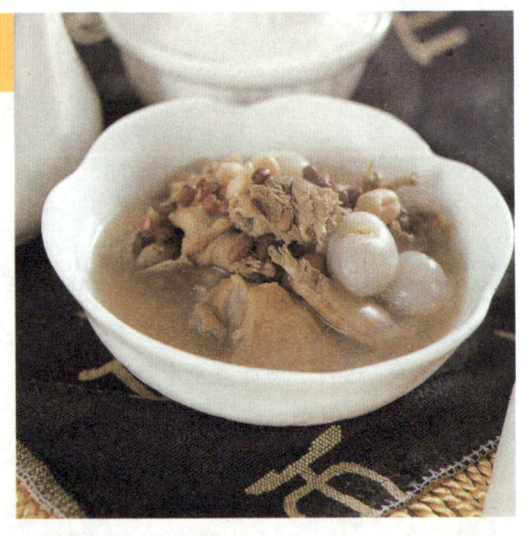

木瓜煲猪蹄

◎配方　猪蹄350克，木瓜1个，生姜10克，盐6克，味精3克。

◎制作　❶木瓜剖开去子去皮，切成小块，生姜洗净切成片。❷猪蹄烙去残毛，洗净，砍成小块，再放入沸水中汆去血水。❸将猪蹄、木瓜、姜片装入煲内，加适量清水煲至熟烂，加入调味料即可。

◎药膳功效　猪蹄含有丰富的蛋白质，加上木瓜，具有和血、润肤、丰胸、美容的功效。

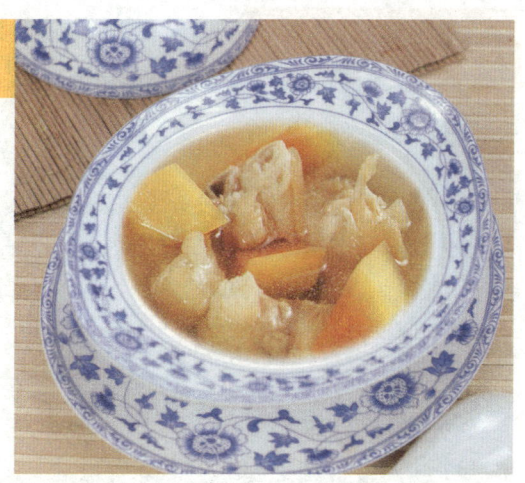

木瓜汤

◎配方　木瓜400克，黄豆芽200克，银耳20克，胡萝卜、香菇各150克，红枣6枚，盐适量。

◎制作　❶黄豆芽洗净，木瓜切块；胡萝卜去皮切条；香菇洗净切丝。❷起油锅，将黄豆芽炒香；红枣洗净；银耳泡发去蒂。❸放入其余材料转入煲中，加水煮滚后，转小火煮60分钟，加盐调味。

◎药膳功效　本品营养丰富，可健脾除湿、滋阴益气、丰胸美容，爱美女性可经常食用。

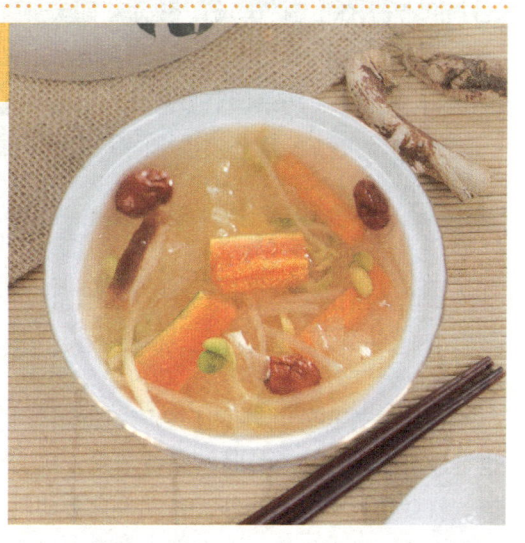

木瓜花生鸡爪汤

◎配方　鸡爪250克，木瓜150克，花生仁50克，盐4克，鸡精3克。

◎制作　❶鸡爪洗净，汆水；木瓜洗净，去皮、子，切块；花生仁洗净，浸泡。❷将鸡爪、木瓜、花生仁放入锅中，加入适量清水，大火烧沸后转小火慢炖。❸至木瓜变色熟软后，调入盐、鸡精即可。

◎药膳功效　木瓜、花生、鸡爪都是丰胸的佳品，此汤不仅能美容润肤，对需要丰胸的女性来说更是一个不错的选择。

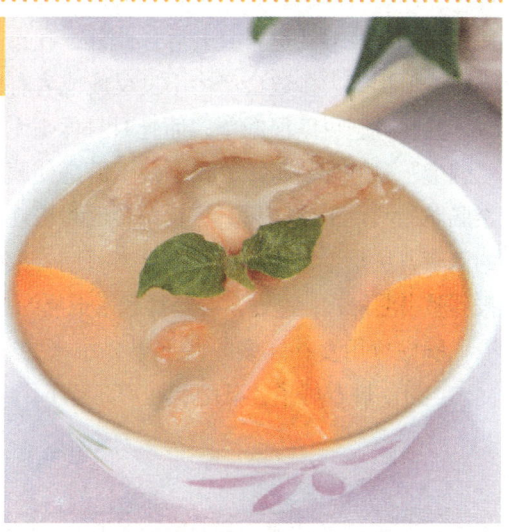

本草瘦身，帮你实现减肥梦

很多人都会有这样的发现，25岁之前，只要稍稍节食再稍稍运动，身体就能轻易瘦下来，但这种情况在25岁之后变得越来越难，想要维持苗条身材的代价也越来越高。现代医学研究证明，从25岁之后，人体内的肌肉和脂肪的比例会逐渐发生变化，肌肉的比例逐渐下降，而脂肪的比例逐渐上升。当脂肪比例逐渐赶超肌肉比例，体重就会逐渐增加。

中医学认为，肥胖的原因主要有四个，一是先天禀赋，二是嗜食肥甘厚，三是久卧不动，四是脏腑失调。所以中医主张从饮食、运动、中药健脾化痰、调肝补虚等方面调整人体脏腑、阴阳、气血平衡为手段，来将人体多余脂肪代谢掉，以达到减肥瘦身的目的。而具体落实到中草药减肥上，则是通过使用有去湿利水、健脾、活血行气等功效的中草药来调节脏腑及内分泌，让身体气血运行更加顺畅，并将体内多余的水分及积聚下来的代谢废物排出体内。不过，中药也是药，有利便有弊，选择时也需要慎重。

不反弹的减肥瘦身法

女人最关心的问题除了爱情，就属减肥了。说起减肥的方法，节食恐怕是最常见也是最常用的方法。长时间坚持节食，确实会让体重减轻，但是一旦恢复正常的饮食习惯，就会立刻反弹。此外，长期节食会使气血化生无源，会使人面容憔悴苍白、肤色萎黄少光泽、肌肉松弛、毛发失去光泽、早白，甚至脱落，整个人还会出现神疲体倦、肌体瘦弱如柴及导致过早衰老等。此外，在市场上形形色色的减肥产品也许会很吸引你的眼球，但那绝大多数会产生不良反应或者有反弹现象。

其实减肥可以很简单，而且对身体毫无损伤。影响减肥的最大问题就是"肝郁"和"脾虚"。肝郁使胆汁分泌不足，脾虚使胰腺功能减弱，而胆汁与胰腺正是消解人体多余脂肪的两位干将。只有将这两位的积极性调动起来，才能迅速解决肥胖的问题。肝郁的消解方法是：常揉肝经的太冲至行间。大腿赘肉过多的人，最好用拇指从肝经腿根部推到腋窝曲泉穴，这通常会是揉起来很痛的一条神经，但对治肝郁很有效。

脾虚可用食补，多吃些大枣、小米粥、山药之类的，不仅可以健脾，还可以补气血。当肝、脾都好了，减肥就迎刃而解了。

花草减肥，让你拥有迷人曲线

花草可以单独冲饮或拿来混合饮用，亦可以根据不同的体质搭配出不同的花草茶瘦身方案，长期坚持喝花草茶会得到意想不到的减肥效果。

甘草茶

甘草茶可以抑制胆固醇，还能增强人体免疫力，抑制身体的炎症，但同时也会导致血压升高，所以患有高血压的人不宜选用。

薄荷茶

薄荷茶好处多多，不仅能清新口气，去除食物中的油腻，还能缓解糖尿病与肥胖症状。

茴香茶

茴香茶不仅可以利尿发汗，还能帮助清理皮下脂肪中的废物，防止肥胖发生。不过，需要注意的是，这里使用的茴香不是我们一般用作调料的茴香，而是多年生本草"香茴香"，用的是它的种子。

迷迭香茶

迷迭香茶功效多多，是一种味道极好的花草茶，它不仅能帮助促进血液循环，还能降低体内的胆固醇，抑制肥胖的发生。

百合花茶

百合花茶可以清理肠胃、帮助排毒、治疗便秘，如果与玫瑰、柠檬、马鞭草等搭配着一起冲泡，效果会更佳。

金盏花茶

金盏花茶不仅可以清爽提神、解热祛火，还能帮助稳定情绪，经常熬夜的肥胖者最宜喝此款花草茶。

苦丁茶

苦丁茶味道虽苦，却具有清热解毒、去除油脂、帮助排便的功效，可谓良"茶"苦口利于身。

牡丹茶

牡丹是中国的国花，且可入药。牡丹茶可清热、凉血、活血、清瘀，经常上火的女性不妨来一杯。

桃花茶

桃花茶既能美容养颜，又能调节精血，还能减肥瘦身，是一款女性专属的减肥茶。

茉莉茶

茉莉茶不仅有改善睡眠、稳定情绪、改善焦虑的作用，还能对慢性胃病、月经失调等疾病起到一定作用，与玫瑰花搭配冲饮瘦身效果更棒。

马鞭草茶

马鞭草泡茶好处多多，不仅能强化肝脏功能、帮助消化、改善腹部胀气，还能安抚紧张的神经、治疗头痛，且瘦身功效也颇为显著，只是孕妇不宜喝。

决明子茶

用决明子泡的茶能帮助清理体内的宿便，还能促进肠胃的蠕动，让你内外畅通，一身轻松。

纤纤玉腿吃出来

对于女性来说，减肥主要是针对下半身，尤其是现在的上班族，上班时间几乎都是坐着，下半身的脂肪就渐渐地积累下来，臀部与大腿的情况最为严重。这时，除了要有适度的锻炼，在饮食上也要加以注意才能有效对抗"大象腿"。以下是一些可以起到瘦腿作用的食材，常食用这些食材想拥有纤纤玉腿，不再是难事。

紫菜

紫菜除了含有丰富的维生素A、维生素B_1及维生素B_2，还蕴涵丰富的纤维素及矿物质，可帮助排掉身体内之废物及积聚的水分，从而达到瘦腿之效。

菠菜

菠菜可促进血液循环，能让距心脏最远的一双腿也能吸收到足够的养分，加速新陈代谢，帮你快速瘦腿。

西瓜

西瓜是公认的水果中的利尿专家，吃西瓜不仅能减少身体中多余的水分，且西瓜本身糖分很低，多吃也不会发胖。

蛋

蛋中蕴含的烟酸及B族维生素可以有效地祛除身体下半身的肥肉。

苹果

苹果中独有的苹果酸能加速身体的代谢，帮助减少身体下半身的脂肪，而且苹果中丰富的钙质还能很好地帮助消除下半身的水肿。

香蕉

香蕉脂肪含量极低，而且钾元素也极为丰富，是充饥与减肥兼得的食物，多食香蕉可帮助较少脂肪在下半身的堆积。

西红柿

多吃新鲜的西红柿不仅可以利尿，还能去除腿部的疲惫感，消除腿部水肿。

木瓜

除了能丰胸，木瓜中的蛋白分解的酵素还能清理因吃肉食而积聚在身体下半身的脂肪。木瓜中还含有优质的果胶，是非常好的清肠食物。

赤小豆

赤小豆中含有的独特石酸成分不仅可以促进肠道的蠕动，还有利尿以及清宿便的功效，能有效地清除下半身脂肪。

茅根

茅根含有大量的钾盐、葡萄糖、果糖、蔗糖等，茅根具有利尿作用，钾盐有促进新陈代谢的作用，可用于减肥。

西芹

西芹中既有大量优质的钙，还有丰富的钾，可减少身体下半身的水肿肥胖。

猕猴桃

猕猴桃中除了含有丰富的维生素C，其中的纤维含量也十分可观，多食可以避免腿部积聚过多的脂肪。

膳食瘦身之宜忌

宜平衡膳食

平衡膳食是指人们每天所吃的食物必须由多种食物组成,多种食物有五大类,每一类要达到一定的数量,才能满足人体各种营养需要,达到合理营养,促进健康的目的。第一类是谷类和薯类,第二类是动物性食物,第三类是豆类及其制品,第四类是蔬菜和水果,第五类为纯热能食物。各种食物所含营养成分不同,只有搭配着吃,才能保证各种营养素来源充足,否则,就会造成营养比例失调,使人体出现营养不良或肥胖症状。

宜巧妙搭配饮食减肥

女性朋友担心自己发胖,节食就成了最常见的行为。其实这种方法未必奏效,只有科学饮食才能起到减肥的作用。用餐时,蛋、肉、豆、菜等要搭配好,科学合理的搭配能给人提供足够的热量,从而保证减肥的女性有足够的能量投入到工作和学习中去。饮食搭配也应以清淡为主,否则多余的热量在胰岛素的作用下大量合成脂肪,沉积在体内导致肥胖。

晚餐宜吃八成饱

俗话说"早餐吃好、中午吃饱、晚上吃少",这并不是没有根据的,食物在人体内的代谢主要与胰岛素的分泌量有关。胰岛素可将葡萄糖转化为脂肪,但胰岛素的分泌是有规律的,一般来说早晨分泌得少,而晚间分泌得多。因此,同样的进食量,早晨吃就不易转化为脂肪,而夜间胰岛素分泌特别旺盛,被摄入的食物很容易转化为葡萄糖,随后转化成脂肪而引起肥胖。

忌采用断食法减肥

在各种减肥方法中,断食法是对身体损害最大的一种减肥法。断食法有很多种,有的是完完全全的断食,只喝水,几乎就是"绝食";有的则在断食期间,喝一些特制的清汤、果汁、蜂蜜、糖水或调配的饮品等,依靠不断提供葡萄糖,使人体在断食期间不至于虚脱。但断食法对健康十分不利,我们身体的各器官和组织必须进行新陈代谢以维持生命,实施断食后,终断了一切能量来源,很有可能使人罹患胃溃疡或十二指肠溃疡,而且在断食结束后再进食时,体重很容易反弹。

本草瘦身药膳

减肥是女人一生的事业。每个女人都想拥有婀娜多姿、玲珑有致的好身材,除了可通过适量的运动瘦身外,饮食也很重要。药膳瘦身不仅能让你的肚子免受饥饿之苦,而且还营养丰富,可谓一举两得。

冬瓜瑶柱汤

配方 冬瓜200克,瑶柱20克,虾30克,草菇10克,姜10克,盐5克,味精3克,鸡精1克,高汤适量。

制作 ❶ 冬瓜去皮,切成片;瑶柱泡发;草菇洗净,对切。❷ 虾剥去壳,挑去泥肠洗净;姜去皮,切片。❸ 锅上火,爆香姜片,下入高汤、冬瓜、瑶柱、虾、草菇煮熟,加入调味料即可。

药膳功效 冬瓜利水消痰、除烦止渴、祛湿解暑;瑶柱滋阴、养血、补肾;此汤具有滋阴补血、利水祛湿之功效。

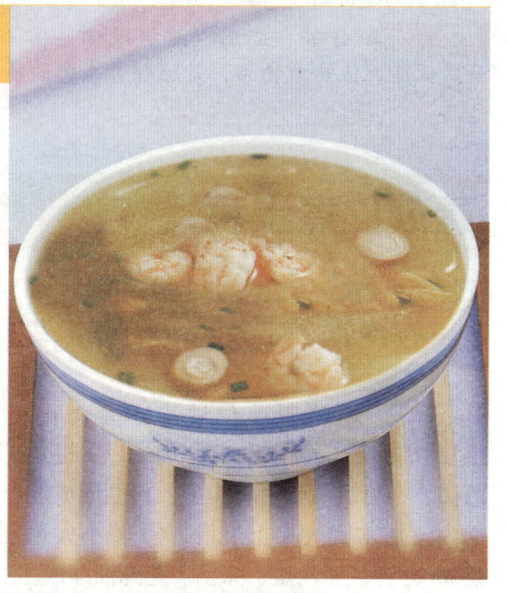

三鲜烩鸡片

配方 西红柿两个,蟹柳、鸡肉各150克,玉米笋、竹笋、香菇各80克,上汤200克,盐、味精各适量。

制作 ❶ 鸡肉切片,玉米笋切菱形,蟹柳切菱形,香菇切片,西红柿去皮切片,竹笋切小段。❷ 除鸡肉外,全部材料一起入锅中汆水。❸ 锅置火上下油,入鸡肉略炒,再把其余材料一起炒匀至熟,倒入上汤,使菜煨至入味,加调味料起锅即可。

药膳功效 番茄中的茄红素可以降低热量摄取,减少脂肪积累,起到瘦身作用。

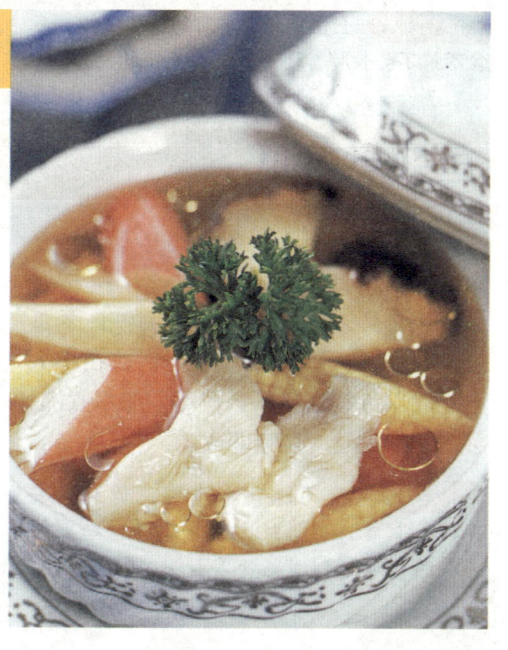

茶鸡竹笋汤

◎ 配方　鸡腿2只，竹笋600克，乌龙茶叶15克，盐适量，水1500毫升。

◎ 制作　❶鸡腿洗净剁块，竹笋洗净切块。❷将鸡腿块下入沸水中余烫后，捞出。❸鸡腿、乌龙茶叶和水装入炖锅以小火隔水炖2小时，最后加盐调味即可。

◎ 药膳功效　竹笋含脂肪、淀粉很少，属天然低脂、低热量食品，是肥胖者减肥的佳品。

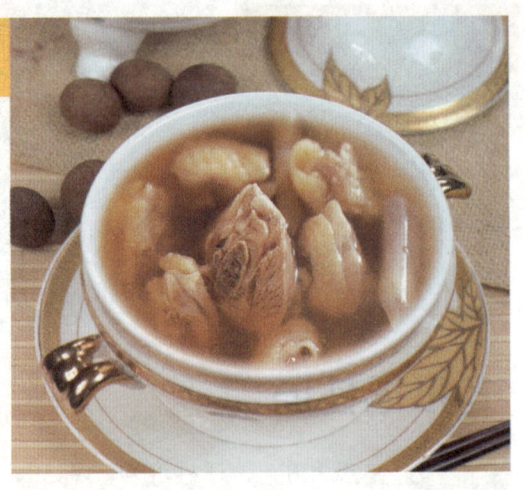

薏苡仁煮土豆

◎ 配方　薏苡仁50克，土豆200克，料酒10克，荷叶20克，姜5克，葱10克，盐3克，味精2克，芝麻油15克。

◎ 制作　❶将薏苡仁洗净，去杂质；土豆切方块；姜拍松，葱切段。❷将薏苡仁、土豆、荷叶、姜、葱、料酒同放炖锅内，加水置大火上烧沸。❸转小火炖煮35分钟，加入盐、味精、芝麻油即成。

◎ 药膳功效　土豆中含有丰富的膳食纤维，多食不仅不会长胖，还是减肥者充饥的佳品。

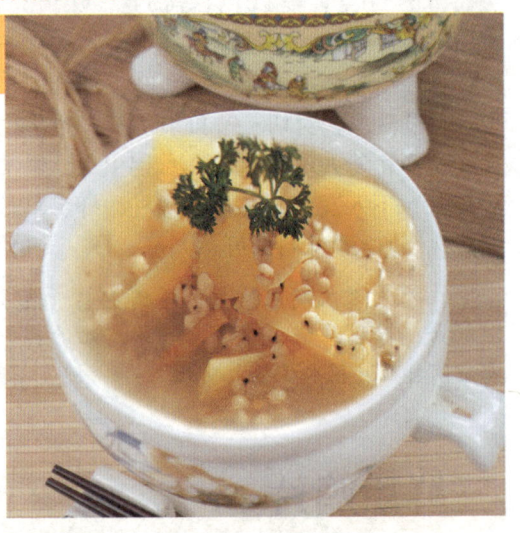

鱼头煮冬瓜

◎ 配方　鱼头1个，冬瓜100克，茯苓25克，盐3克，味精5克，葱5克，香菜6克。

◎ 制作　❶将鱼头洗净，去鳃；冬瓜去皮、去瓤，切成块。❷把锅放在小火上，放入鱼头、冬瓜、茯苓，加水煮沸。❸待鲤鱼熟透，调味即成。

◎ 药膳功效　茯苓能利水渗湿，健脾，安神；冬瓜可利水消痰、除烦止渴、祛湿解暑；同食可起到减肥瘦身效果。

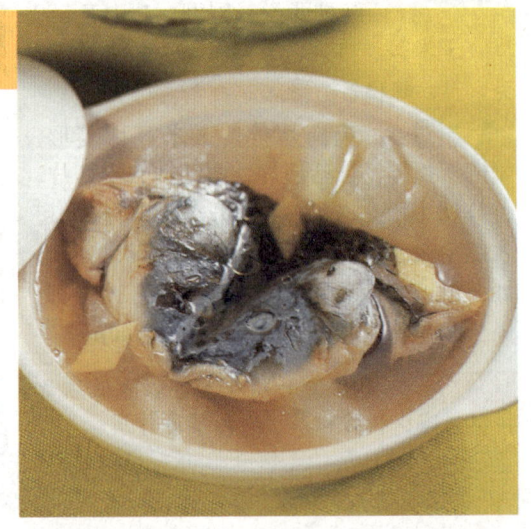

山楂荷叶泽泻茶

◎ 配方　山楂10克，荷叶5克，泽泻10克，冰糖10克，水适量。

◎ 制作　❶山楂、泽泻冲洗干净。❷荷叶剪成小片，冲净。❸所有材料盛入锅中，加500毫升水以大火煮开，转小火续煮20分钟，加入冰糖，溶化即成。

◎ 药膳功效　此茶可以降体脂、健脾、降血压、清心神，可以预防肥胖症、高血压、动脉硬化等疾病。

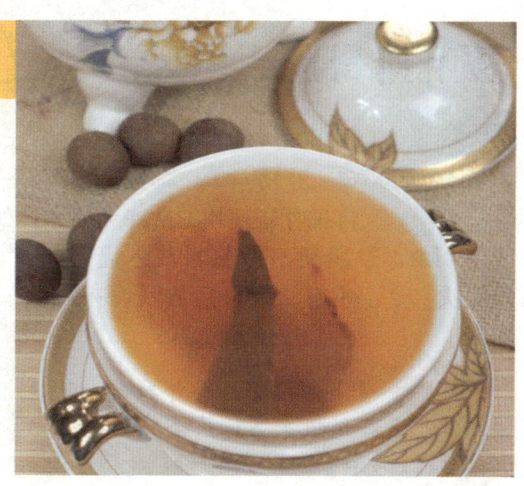

青苹果炖生鱼

◎ 配方　青苹果50克，生鱼100克，猪腱50克，老鸡肉块50克，盐、味精各适量。

◎ 制作　❶猪腱、老鸡肉块汆水洗净，生鱼洗净略炸，青苹果切成块。❷将生鱼、猪腱、鸡块放入炖盅，加入清水，用保鲜膜包好。❸上火炖4小时，捞去肥油，加入青苹果炖半小时，再下入调味料即可。

◎ 药膳功效　青苹果可生津止渴、润肺除烦、健脾益胃、养心益气、润肠、止泻、解暑，还具减肥、排毒、美白的功效。

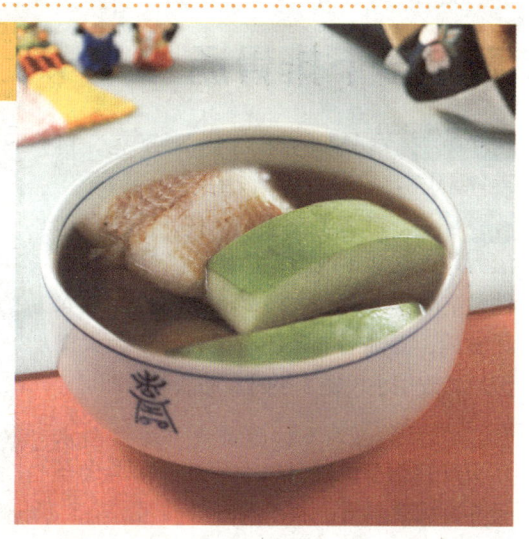

莲藕龙骨汤

◎ 配方　龙骨200克，莲藕100克，姜片1片，盐、味精适量。

◎ 制作　❶将龙骨洗净，斩成小块，过水去血水；莲藕切滚刀块。❷将切好的龙骨、莲藕、姜片装入汤盅加开水，上笼用中火烧1个小时。❸放入调味料即可。

◎ 药膳功效　莲藕中含有黏液蛋白和膳食纤维，能与人体内胆酸盐、食物中的胆固醇及三酰甘油结合，使其从粪便中排出，从而减少脂类的吸收。

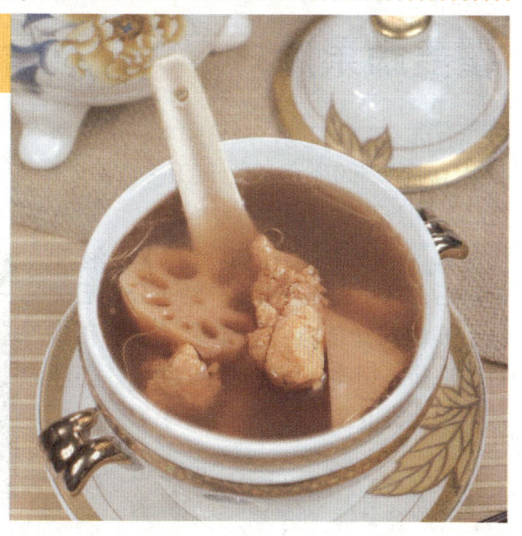

萝卜排骨汤

◎ **配方** 排骨180克，萝卜50克，茯苓30克，鸡精0.5克，味精0.5克，盐1克。

◎ **制作** ❶ 将排骨斩成块，洗净汆水；萝卜切块。❷ 将所有原材料放入盅内，用中火蒸2个小时。❸ 最后放入调味料即可。

◎ **药膳功效** 萝卜、排骨能补肾养血，滋阴润燥，营养价值丰富；茯苓能利水渗湿，健脾，安神。

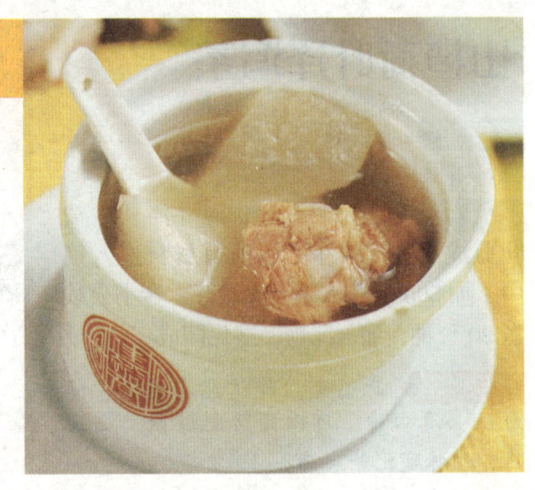

藕节萝卜排骨汤

◎ **配方** 藕节200克，红萝卜150克，猪排骨500克，白术20克，生姜5克，盐5克。

◎ **制作** ❶ 藕节刮去须、皮，洗净，切滚刀块；红萝卜洗净，切块。❷ 猪排骨斩件，洗净，飞水。❸ 将2000毫升清水放入瓦煲内，煮沸后加入所有原材料，大火煲滚后，改用小火煲3小时，加盐调味即可。

◎ **药膳功效** 白术有健脾益气、燥湿利水之功效；藕节能减少脂类的吸收；二者合用具有健脾益胃、祛湿瘦身的作用。

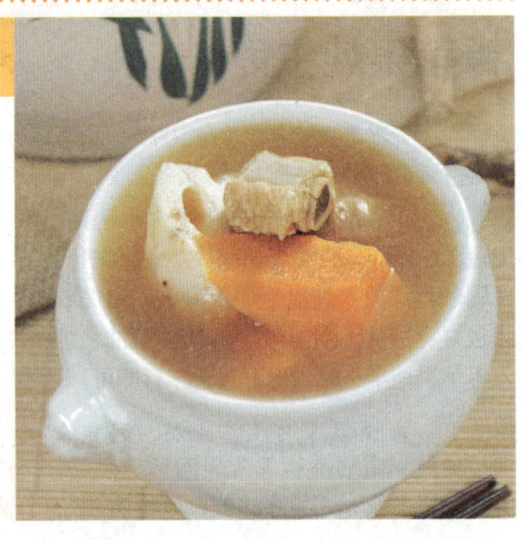

瞿麦蔬果汁

◎ **配方** 苹果50克，梨子50克，小豆苗15克，清水350毫升，莲子10克，瞿麦5克，果糖1/2大匙。

◎ **制作** ❶ 莲子、瞿麦用清水浸泡30分钟后，以小火加热煮沸，约1分钟后关火，滤取药汁待凉。❷ 苹果、梨子和小豆苗洗净，切碎；全部材料、果糖、药汁放入果汁机混合搅打，倒入杯中。

◎ **药膳功效** 苹果、梨子、小豆苗、瞿麦四者合用，可起到减肥瘦身的效果。

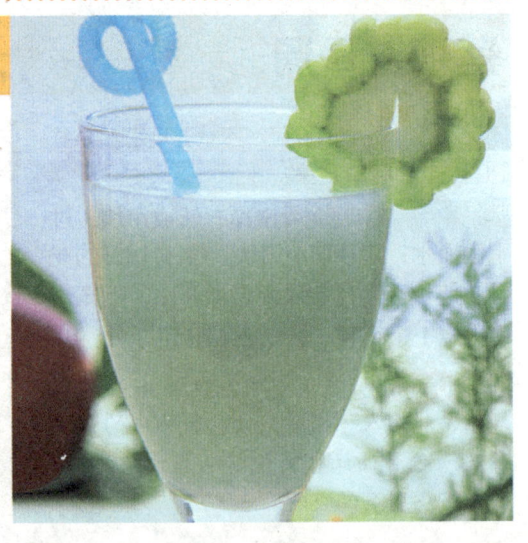

本草排毒，清除毒素一身轻松

"排毒"是女人们常挂在嘴边的词，由此可见排毒对女人美容养颜具有多么重要的意义，只有及时排出体内的有害物质及过剩营养，保持五脏和体内的清洁，才能保持身体的健美和肌肤的美丽。我们知道，人体内大多数的毒素是从饮食中来的，因此最有效的排毒方法便是从日常饮食入手将毒素排出体外。当然，不是所有的食物都具有排毒的功效，像那些腌制、油炸食品不仅不具备排毒功效，还会增加体内的毒素，而天然食物则是排毒最好的选择。

《本草纲目》中记载红豆、菠萝、木瓜、梨都是不错的排毒食物。此外，宿便积留在身体内部，皆因肠道蠕动不够，因此宜多吃富含纤维的食物，如糙米及大部分的蔬菜水果，都能减少宿便，排出毒素。另外，吃东西时细嚼慢咽，口腔中能分泌较多的唾液，唾液能中和各种有毒物质，引起连锁反应，也是非常有利于排毒的饮食习惯。除了选对排毒食物及坚持良好的饮食习惯，排毒最重要的是分清体质，弄清楚便秘的症状，只有对人对症，排毒才能真正落到实处。

花草茶——排毒塑身最便捷

我们的身体每天都会积攒很多的毒素和垃圾，如果不排毒，身体状况就会日渐愈下。要想清除这些垃圾，过度的刺激会让身体失序，过与不及的方式都不是养生之道。只有了解身体的需要，给予身体所需的照料，身体自然会对你的付出有所回应，呈现出你所希望的模样。花草茶不但好喝，而且不像浓茶那样会引起失眠等问题，是排毒最便捷、简单的方法。不同的花茶，其排毒功效又是各不相同的，以下就让我们看一下各种花草茶的奇特功效吧！

迷迭香菊茶

迷迭香、杭菊都具有调节身心、清热解毒、顺肝养肝、稳定情绪、改善胸闷气短、气急、疲劳不已等现象的功效。神经质、反应过度、容易忧心、多愁善感、生性悲观的人，饮此茶能平衡身心、畅达情志。

柠檬薰衣草茶

薰衣草是提神醒脑常用的花草，其挥发油成分能稳定中枢神经，具有解毒散热、消除紧张和压力、令人放松的功效。还具有使身心松弛，让身体获得充分休息，清新体气、芳香口齿、助入眠等功效。

茉莉绿茶

茉莉花芳香怡人，所含的花油、醇类，不但可以顺肝解郁、调节体气，还能活血解毒、调节激素分泌。

玫瑰菩提茶

菩提子具有排毒清肠、除烦解忧、宽心畅怀、镇痉止痛的功效。暴怒之后致肝胃气痛者，情绪起伏不平、压抑不畅、忧心忡忡者，都适合喝此茶解压。长期坚持喝此茶，能增强人的心理承受能力。

女贞子旱莲茶

旱莲草性凉味甘酸，能帮助排出体内毒素，可养阴补肾、凉血止血，适用于肝肾阴虚之眩晕，须发早白、吐血、尿血、便血等。

玫瑰花茶

玫瑰花味甘、微苦，性温，归肝、脾经。具有美容养颜、促进血液循环、活血美肌、暖胃养肝、预防便秘、降火气、收敛、调经的功效，对内分泌失调及腰酸背痛的妇女特别适合。

菊花决明子茶

决明子具有清肝益肾、祛风、润肠、通便之功效，可用于治疗目赤多泪、清热解毒、头风头痛、大便燥结等症。杭菊花具有疏风、清热明目、解毒之功效，可用于治疗头痛、眩晕、高血压、肿毒等症。

细看水果排毒经

现代科学研究发现，水果内含有大量的膳食纤维，不但能起到促进肠蠕动、防止便秘的作用，而且有利于体内废物及毒素的排出。水果含有人体需要的多种维生素，特别是含有丰富的维生素C，所以多吃水果可增强人体的抵抗力、预防感冒及坏血病、促进外伤愈合、维持骨骼、肌肉和血管的正常功能、增加血管壁的弹性和抵抗力。常吃水果对高血压、冠心病的防治大有好处。水果最好生吃，这样维生素C不会遭到破坏。它在体内经酶作用生成的维生素A可增强对传染病的抵抗力，并可防治夜盲症、促进生长发育、维持上皮细胞组织的健康。因此，在众多食品当中，水果可称得上"排毒上品"。

樱桃

樱桃的含铁量很高，位于水果之首。樱桃可补充体内对铁元素的需求，促进血红蛋白再生。樱桃营养丰富，具有调中益气、健脾和胃、祛风除湿等功效，对食欲不振、消化不良、风湿骨痛等均有益处。经常食用樱桃可防治缺铁性贫血、增强体质、健脑益智、美颜驻容、去皱消斑。

桑葚

桑葚的营养丰富，含有维生素A、维生素C、维生素D及B族维生素和矿物质钙、磷、铁以及葡萄糖、果糖、柠檬酸、苹果酸、鞣酸、果胶、植物色素等营养物质。桑葚是滋阴养血、补肝益肾的佳果，也可助排出体内毒素。

草莓

草莓含有丰富的B族维生素、维生素C和铁、钙、磷等多种营养成分，是老少皆宜的上乘水果。草莓具有清肺化痰、补虚补血、健胃降脂、润肠通便等作用。草莓能增强人体抵抗力，并有解毒功效。

葡萄

葡萄所含的类黄酮是一种强力抗氧化剂，可抗衰老，并可清除体内自由基。葡萄能滋肝肾、生津液、强筋骨，有补益气血、通利小便，帮助排出体内毒素的作用。

赶走便秘，让你轻松无忧

便秘，无论在男女老少身上，都可能发生。长期便秘会给人体带来十分大的危害，对于爱美女性更是如此。便秘不仅会带来身体上的不适，还会摧残女人的容颜。因此，只有赶走便秘，才能让女人恢复靓丽容颜。

便秘，是女人排毒养颜的最大敌人

便秘可发生在任何一个年龄段，它与我们的饮食不均衡、运动不足、压力过大、生活不规律等有着密切的关系。人每天吃的东西经胃肠消化，好的东西滋养全身，所剩的糟粕就由大肠传送而出。大便通畅，则体内的毒素能随大便带走，毒素便不会停留在身体内；若是大便不通畅，毒素排不出，便会被人体吸收，遍布全身，不仅会导致面色晦暗无光、皮肤粗糙、毛孔粗大、长痤疮，还可带来口臭、痛经、月经不调、肥胖、心情烦躁等，严重者甚至会发展为各种病症。可以说，宿便让女人一身都是毒，而便秘，更是女人排毒养颜的最大敌人。

饮食调理便秘，还需分类型

《黄帝内经》说"大肠者，传道之官，变化出焉"。正常情况下，人体内"阳平阴秘"则大肠的一切功能正常，而阴阳一旦失衡，大肠传输不利，就会出现便秘。按照这种失衡的具体情况，中医还将便秘分为实秘和虚秘两大类。其中实秘又可细分为热秘和气秘，虚秘可细分为气虚秘、血虚秘、阴虚秘、阳虚秘等。不同的便秘类型，在饮食上的调养方法也不一样。

（1）**热秘**：主要表现为大便干结、小便短赤、面红心烦或口干、口臭、腹满胀痛、舌红苔黄。有热病症状的人应该多吃清凉润滑的食物，如梨、黄瓜、苦瓜、萝卜、芹菜、莴苣等。

（2）**气秘**：表现为排便困难，腹部胀气甚至胀痛，这类人应多吃能行气、软坚、润肠的食物，如橘子、香蕉、海带、竹笋等。

（3）**气虚秘**：气虚秘的特点是虽有便意，但排便困难，使劲用力则汗出气短，便后疲乏；阳虚秘主要表现为大便干或不干，排出困难，腹中冷痛。这两类人宜多吃健脾、益气、润肠的食物，如山药、扁豆、无花果、核桃、芋头等。可以用胡萝卜、白术、红薯煮粥，此款粥膳既是香甜可口之饭食，又是益气润肠之佳品。

（4）**血虚秘**：血虚秘的特点是大便干燥，面色无华，心悸眩晕；阴虚秘表现为大便干结如羊屎状，形体消瘦，头晕耳鸣，心烦少眠，盗汗等症状。血虚、阴虚的患者宜用滋阴养血、润燥之物，如桑葚、蜂蜜、芝麻、花生等。

本草排毒药膳

在各种广告的催发下，排毒养颜成了一个流行的话题。爱美的女性将各种排毒方法都用了个遍，但效果并不如预料中明显，甚至一些排毒保健品还有不良反应。其实，食疗排毒才是回归自然的排毒养生法。

黄豆薏芡炖鹌鹑

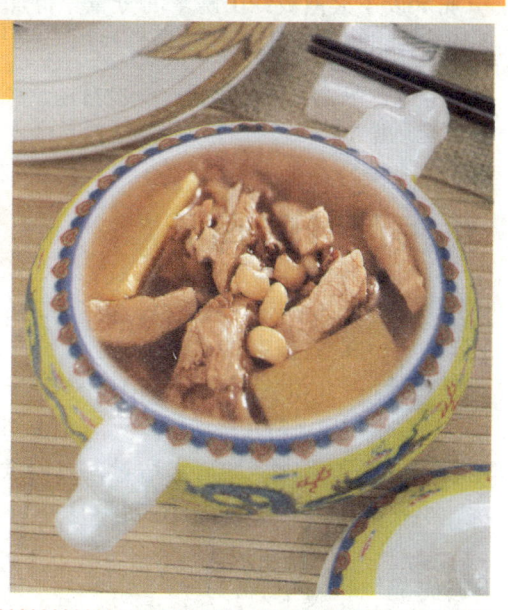

◎ **配方** 鹌鹑两只，黄豆25克，薏苡仁、芡实各12克，生姜3片，油、盐、味精各适量。

◎ **制作** ❶鹌鹑洗净，去其头、爪和内脏，斩成大块。❷黄豆、薏苡仁、芡实用热水浸透并淘洗干净。❸将所有用料放进炖盅，加沸水1碗半，把炖盅盖上，隔水炖至熟烂，加入适量油、盐、味精调味后便可服用。

◎ **药膳功效** 本品具有清热解毒、利尿通淋的功效，对小便不利、大便秘结者均有效果。

茯苓绿豆老鸭汤

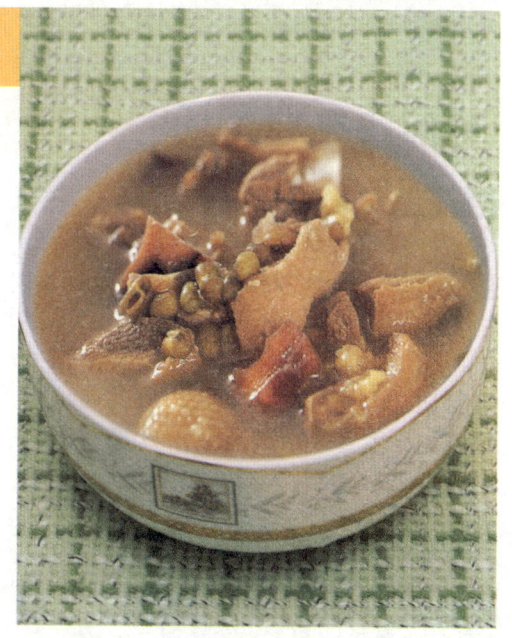

◎ **配方** 土茯苓50克，绿豆200克，陈皮3克，老鸭500克，盐少许。

◎ **制作** ❶先将老鸭洗净，斩件，备用。❷土茯苓、绿豆和陈皮用清水浸透，洗干净，备用。❸瓦煲内加入适量清水，先用大火烧开，然后放入土茯苓、绿豆、陈皮和老鸭，待水再开，改用小火继续煲3小时左右，以少许盐调味即可。

◎ **药膳功效** 绿豆、土茯苓均有很好的清热解毒功效，能帮助身体排出体内毒素。

清疮田鸡汤

◎配方　田鸡200克，黄柏15克，金银花25克，桑白皮15克，益母草25克，枇杷叶15克，熟地40克，金钱草25克，冰糖适量，水1500毫升。

◎制作　❶将田鸡斩件，中药材洗净。❷加水以小火煎成约1碗水的分量，再加入冰糖调味即可食用。

◎药膳功效　本品可清热泻火、燥湿利水，泻火除蒸，解毒疗疮之功效。

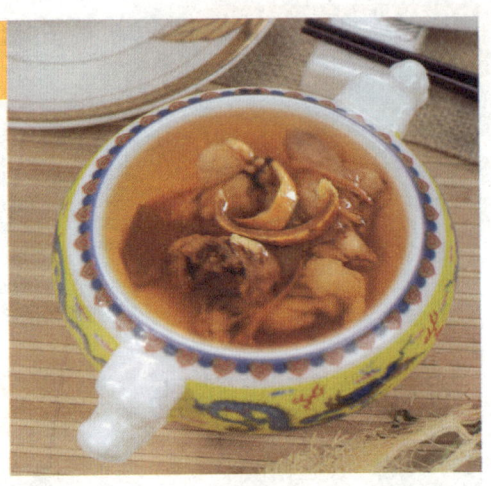

葛根荷叶田鸡汤

◎配方　田鸡250克，鲜葛根120克，荷叶15克，盐、味精各5克。

◎制作　❶将田鸡洗净，切小块，葛根去皮，洗净，切块；荷叶洗净切丝。❷把全部用料一齐放入煲内，加清水适量，大火煮沸，小火煮1小时。❸最后调味即可。

◎药膳功效　本品清热解毒、止湿止泻，症见身热烦渴，小便不利，大便泄泻，泻下秽臭，肠鸣腹痛。

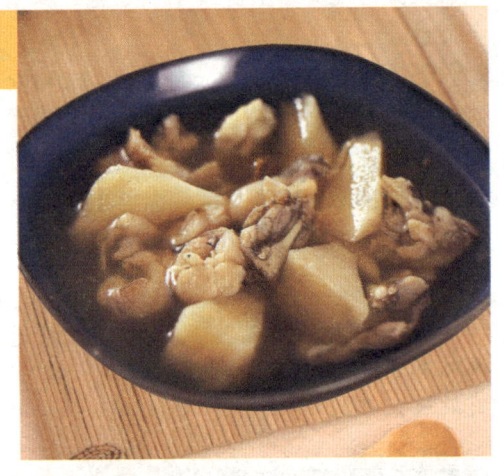

鲜荷西丝消暑汤

◎配方　新鲜荷叶一片，西瓜、丝瓜各1个，薏苡仁各50克，生姜一片，精盐少许。

◎制作　❶荷叶洗净，切小块；将西瓜肉与瓜皮切开，西瓜肉切粒；西瓜皮洗净，切块。❷丝瓜去皮切块；薏苡仁洗净泡发；生姜切片。❸瓦煲内加水，放入西瓜皮、薏苡仁、生姜，水滚后放入丝瓜煲至熟，去掉西瓜皮，再放入荷叶和西瓜肉，稍滚，调味即可。

◎药膳功效　本汤水鲜甜可口，可以清热气，解暑热，生津止渴，通利小便。

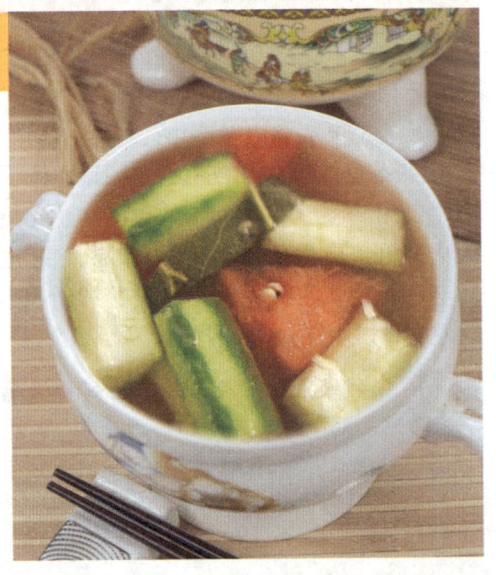

去湿解毒汤

◎配方　扁豆50克，土茯苓50克，大黄瓜1条，陈皮10克，老姜3片，盐适量，水1000毫升。

◎制作　❶将所有食材清洗干净，大黄瓜去皮、切片备用。❷将所有原材料加水，以大火煮滚后转小火煲约1小时，再加盐调味即可。

◎药膳功效　扁豆健脾和中，消暑化湿；土茯苓解毒，除湿；此汤可清热祛湿、排毒。

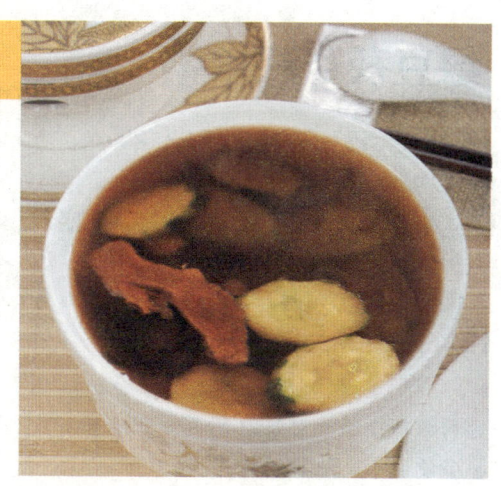

清肺润燥汤

◎配方　枇杷叶15克，雪梨300克，生薏苡仁100克，生姜2片，陈皮5克，冰糖适量，水500毫升。

◎制作　❶将所有食材洗净，雪梨去皮、切块。❷加水以小火炖煮约90分钟。❸加冰糖调味即可。

◎药膳功效　枇杷叶是常用的止咳化痰药，具有清肺化痰、止咳、降逆止呕的作用；雪梨可润肺清燥、止咳化痰、养血生肌；此汤具有滋阴润肺、清热排毒之功效。

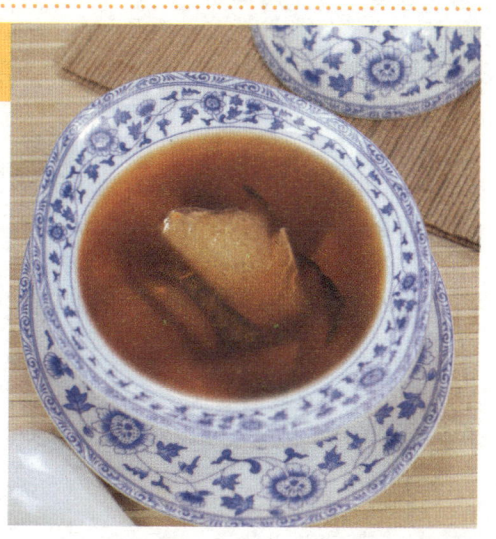

粉葛银鱼汤

◎配方　银鱼200克，粉葛500克，黑枣7枚，盐适量，生姜4片。

◎制作　❶将粉葛去皮、切大块；黑枣去核，略洗。❷银鱼洗净滴干水；起油锅，爆香姜、下银鱼煎至表面微黄，取出。❸把粉葛、银鱼、姜、黑枣一齐放入锅内，加清水适量，大火煮沸后，小火煲2小时，汤成后调味即可。

◎药膳功效　银鱼有补虚、健胃、益肺、利水之功效。

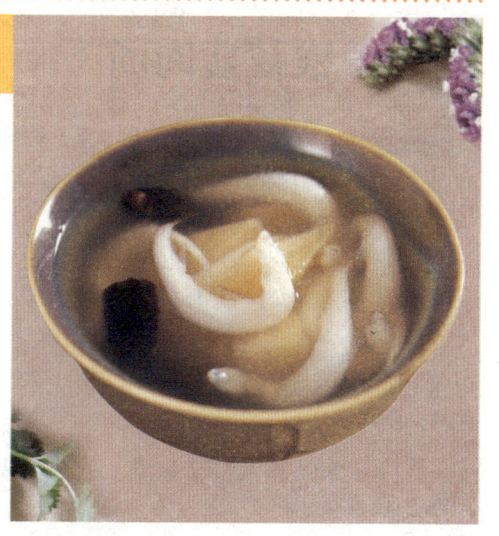

绿豆茯苓薏米粥

◎**配方** 绿豆200克，薏苡仁200克，土茯苓15克，冰糖100克。

◎**制作** ❶绿豆、薏苡仁淘净，盛入锅中加6碗水。❷土茯苓碎成小片，放入锅中，以大火煮开，转小火续煮30分钟。❸加冰糖煮溶即可。

◎**药膳功效** 薏苡仁、土茯苓是常用的清热利尿药；绿豆可清热解毒；此粥具有改善小便黄赤、涩痛的作用。

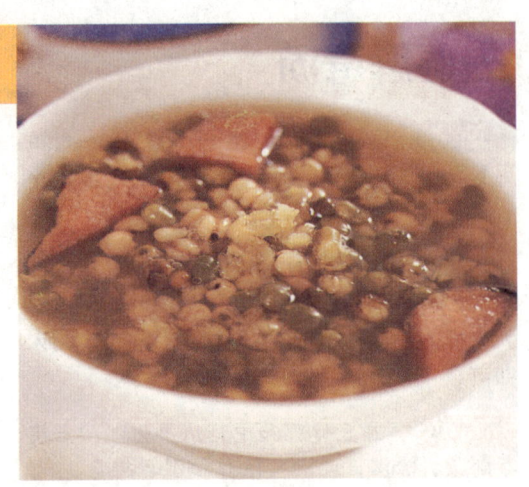

紫草杏仁粥

◎**配方** 杏仁20克，粳米100克，紫草适量，盐少许。

◎**制作** ❶杏仁及粳米加水1000毫升，大火烧开，转小火慢熬至粥将成。❷再加入紫草熬至成粥，加盐调味即可，空腹服。

◎**药膳功效** 杏仁能润肠通便，防治便秘；紫草凉血活血，解毒透疹，能加速痘印和疤痕的消退。

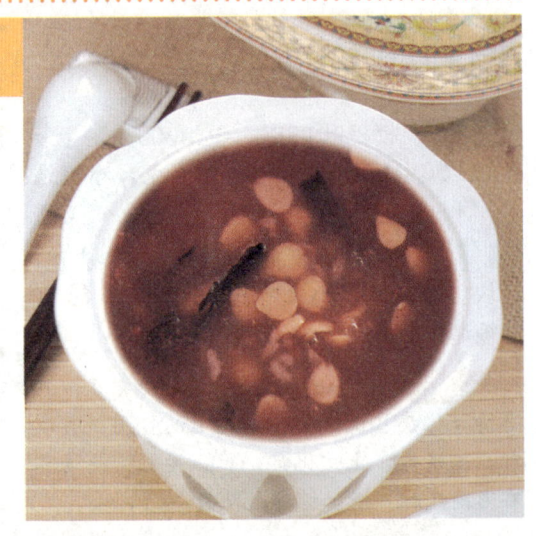

鱼腥草银花瘦肉汤

◎**配方** 鱼腥草30克，金银花15克，白茅根25克，连翘12克，猪瘦肉100克，盐6克，味精少许。

◎**制作** ❶鱼腥草、金银花、白茅根、连翘用清水洗净。❷所有材料放锅内加水煎汁，用小火煮30分钟，去渣留汁。❸瘦肉洗净切片，放入药汤里，用小火煮熟，调味即成。

◎**药膳功效** 本品具有清热解毒、利尿通淋的功效。

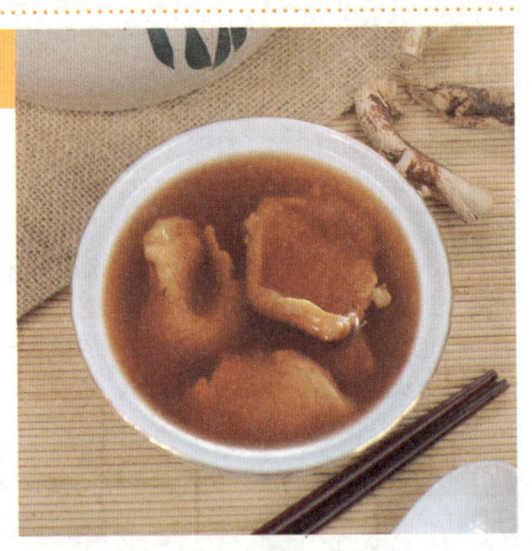

雪耳猪骨汤

◎ **配方** 猪脊骨750克,雪耳50克,青木瓜1个,红枣10枚,盐8克。

◎ **制作** ❶ 猪脊骨洗净,斩大件;青木瓜切角块。❷ 雪耳浸开,摘小朵;红枣洗净。❸ 把猪脊骨、青木瓜、红枣放入清水锅内,大火煮滚后,改小火煲1小时,放入雪耳,再煲1小时;最后加盐调味。

◎ **药膳功效** 银耳既补脾开胃,又益气清肠,木瓜可利尿排毒、美容丰胸。

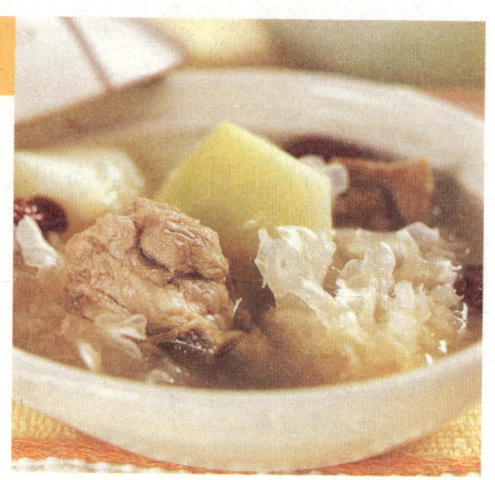

雪梨猪腱汤

◎ **配方** 猪腱500克,雪梨1个,无花果8个,盐5克(冰糖10克)。

◎ **制作** ❶ 猪腱洗净,切块;雪梨洗净去皮切成块,无花果用清水浸泡,洗净。❷ 把全部用料放入清水煲内,大火煮沸后,改小火煲2小时。❸ 加盐调成咸汤或加冰糖调成甜汤供用(可根据自己的口味调用)。

◎ **药膳功效** 雪梨可润肺清燥、降火解毒;无花果是排毒佳品,能防癌抗癌。

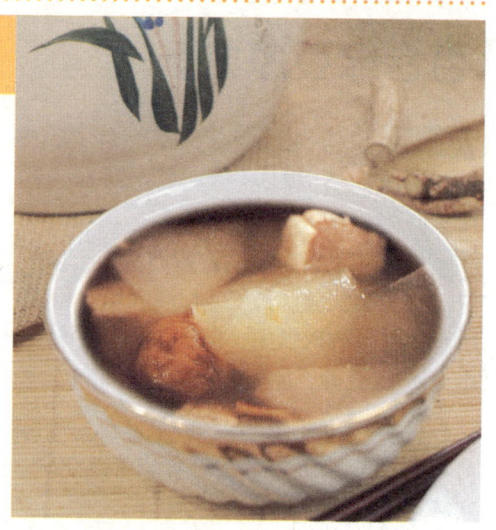

绿豆黄糖粥

◎ **配方** 绿豆50克,米100克,黄糖25克。

◎ **制作** ❶ 将米和绿豆洗净泡发。❷ 所有材料一起上火煲。❸ 煲至粥浓时,再下入黄糖,继续煲至糖溶即可。

◎ **药膳功效** 此粥具有清热去火、利水消暑的功效,对上火引起的痤疮、尿少尿痛、口干咽痛均有疗效。

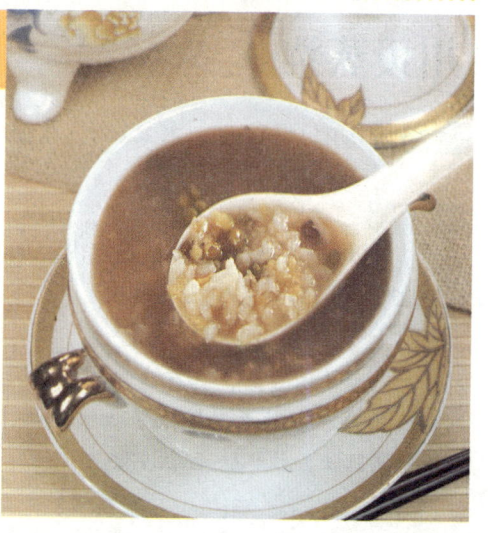

核桃仁粥

◎配方　核桃若干，米50克，糖5克。

◎制作　❶将核桃拍碎，取肉备用。❷再将核桃肉洗净，米洗净泡发。❸核桃仁与米加水，用旺火烧开，再转用小火熬煮成稀粥，调入糖即可。

药膳功效　核桃仁具有补肾温肺、润肠通便的功效，常食核桃仁粥，不仅能美容养颜，还能延年益寿。

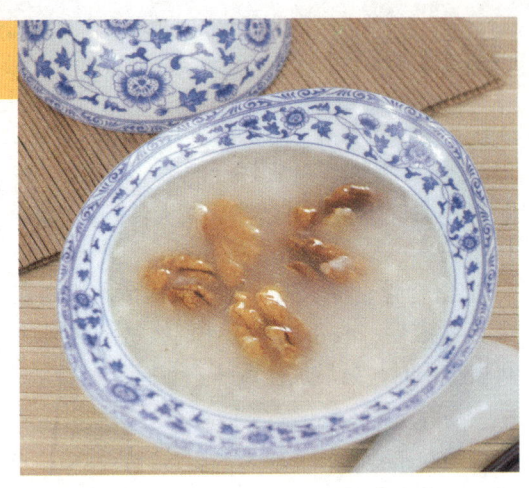

百合绿豆凉薯汤

◎配方　百合（干）150克，绿豆300克，凉薯1个，瘦肉1块，盐、味精、鸡精各适量。

◎制作　❶百合泡发；瘦肉洗净，切成块。❷凉薯洗净，去皮，切成大块。❸将所有原材料放入煲中，以大火煲开，转用小火煲15分钟，加入调味料调味即可。

药膳功效　百合具有清火、润肺、安神的功效；与绿豆、凉薯同食能清热下火、润肠通便。

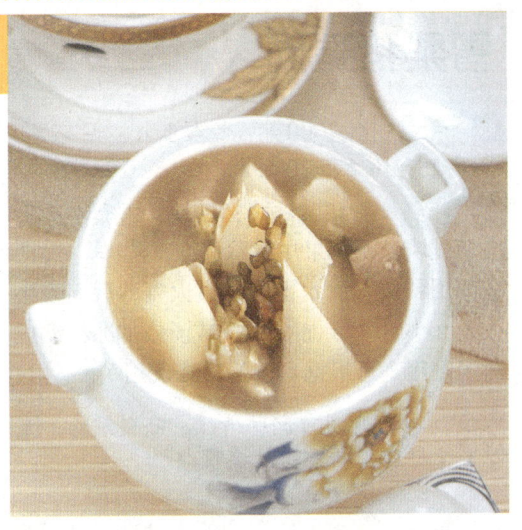

川贝蒸梨

◎配方　川贝母10克，水梨1个，冰糖20克。

◎制作　❶水梨削皮去核与子，切块。❷与川贝母、冰糖一起盛入碗盅内，加水至七分满，隔水炖30分钟即可。

药膳功效　川贝母润肺、止咳、化痰；川贝母蒸梨美味香甜，具有非常好的清热润肺、排毒养颜效果，不仅能止咳化痰，也能滋润肌肤，让肌肤光泽润滑。

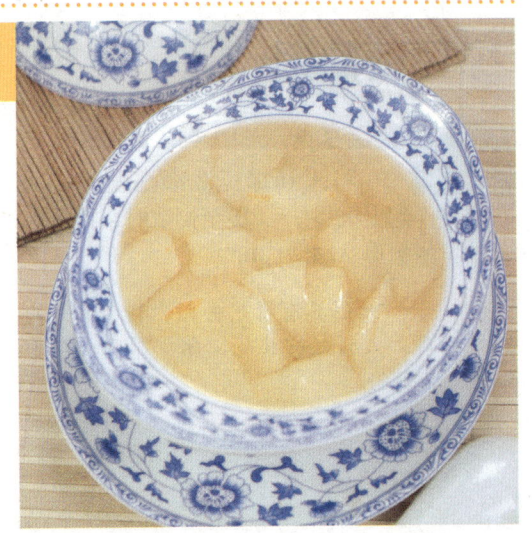

冰糖炖香蕉

◎配方 香蕉两只,冰糖适量,大枣若干。

◎制作 ❶香蕉剥皮,切段,盛入煮锅。❷放入冰糖、大枣,加水盖过材料。❸以大火煮开,转小火续煮15分钟即成。

药膳功效 此品能清肠胃、通便秘、清肺热、整肠排毒,能调理排泄状况,帮助肠道清除毒素,协助抗忧郁及平衡体内钾离子,有益调降血压,防抽筋痉挛。

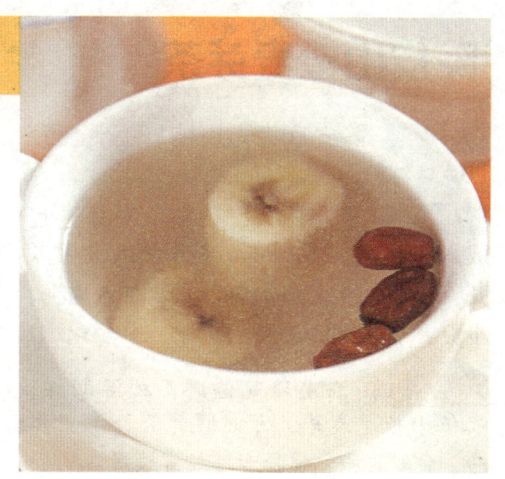

川贝枇杷茶

◎配方 川贝母10克,枇杷叶25克,麦芽糖两大匙。

◎制作 ❶将川贝母、枇杷叶盛入煮锅。❷加600毫升水以大火煮开,转小火续熬至约剩350毫升水。❸捞弃药渣,加麦芽糖拌匀即成。

药膳功效 川贝母可化痰止咳,滋阴润肺;枇杷叶具清肺止咳,降逆止呕的功效;此茶适用于咳嗽多痰者。

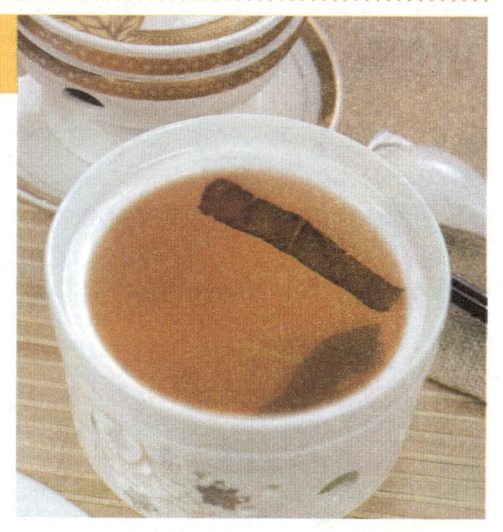

双黄茶

◎配方 黄芪、黄连各10克,水600毫升。

◎制作 ❶黄芪、黄连盛入锅中,加水600毫升。❷以大火煮开,再转小火续煮20分钟,加入少许糖,取汤汁饮用。

药膳功效 黄连性寒味苦,有清热燥湿,泻火解毒之功效。而黄芪补气升阳、固表止汗、利尿消肿;两者结合具有清热、燥湿、泻火的功效。

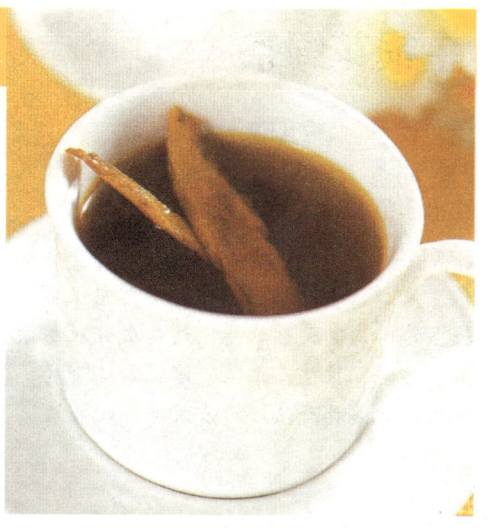

陈皮山楂麦芽茶

◎配方　陈皮10克，山楂10克，麦芽10克，冰糖10克。

◎制作　❶将陈皮、山楂、麦芽一起放入煮锅中。❷加800毫升水以大火煮开，转小火续煮20分钟。❸再加入冰糖，小火煮至溶化即可。

◎药膳功效　陈皮理气健脾、祛湿润燥，配伍山楂、麦芽，可健脾开胃、消食化滞，食积腹胀、便秘者可经常饮用。

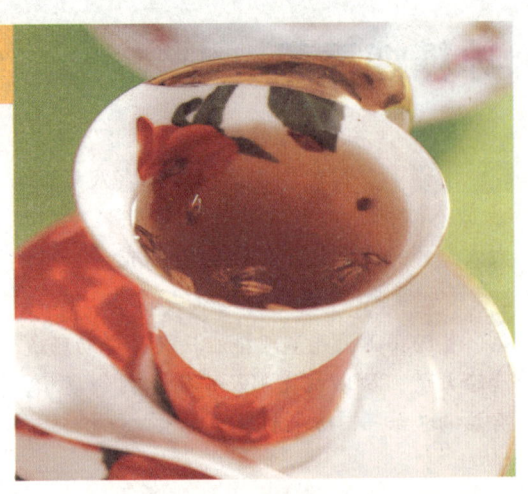

山楂陈皮菊花茶

◎配方　山楂10克，陈皮10克，菊花5克，冰糖15克。

◎制作　❶山楂、陈皮盛入锅中，加400毫升水以大火煮开。❷转小火续煮15分钟，加入冰糖、菊花熄火，闷一会儿即可。

◎药膳功效　本品能消食积，抑制人体对胆固醇的吸收，对消脂瘦身、净化血液及排出体内代谢后之废物毒素有一定效果。

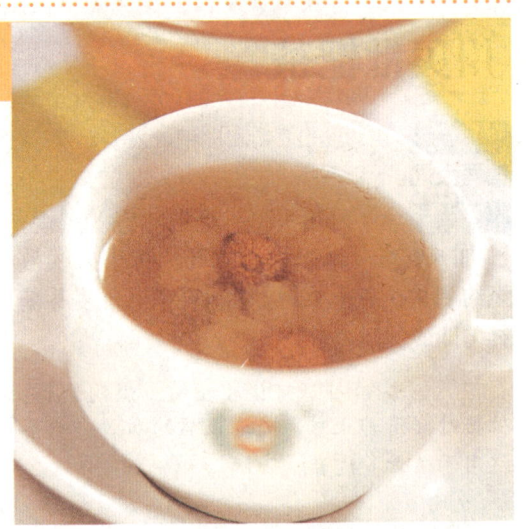

金银花绿茶

◎配方　金银花5克，绿茶3克。

◎制作　❶将材料放进茶壶中，倒入开水。❷浸泡5~10分钟后即可饮用。

◎药膳功效　金银花性寒味甘，能宣散风热、清解血毒；绿茶非发酵茶，它保留了较多鲜叶内的天然物质，这些成分对防衰老、防癌、抗癌、杀菌、消炎等均有特殊效果；此茶具有良好的杀菌排毒效果。

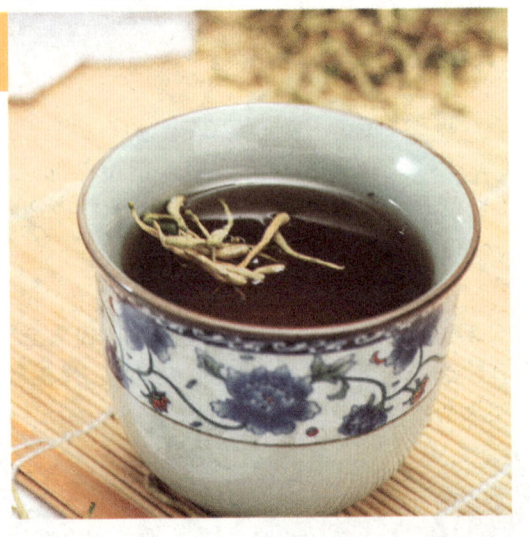

4. 脏腑调和养气血，顺时调养让女人气色更出众

瘦身与美白一样，是女人永恒的追求之一，与其拿自己当小白鼠，尝试各种药性都不明朗的减肥药，冒着失去健康与性命之忧，不如看看本草里有什么好法子。用本草来瘦身减肥，古已有之，它既无手术的风险，又没有药物不良反应之忧，且取材方便，最重要的是，这种方法治标又治本能够让你从内因上解决屡次瘦身都不成功的困扰，长久地将瘦身成果保持下去。

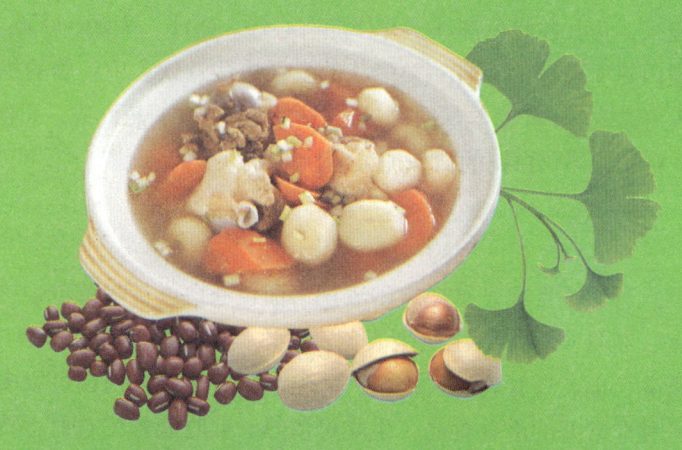

本草滋补气血，白里透红才是真的美

中医学认为，气与血各不相同，又相互依存。对于一个健康的女人来说，只有保持气血的充足，才有可能拥有姣好的容颜。因为血气盛则脸色红润，血气衰则脸色苍白，女人要想拥有白里透红的脸庞，就得补气血。此外，月经不调、痛经、闭经等疾病都能让女人血气亏损，让女人面色暗沉无血色。因此，女性在补气血时，还需对症下药。

女性养颜必有气

好气色能为女人增添不少光彩，我们常夸人"红光满面"，这便是一种气色充盈的外在表现。然而在现实生活中也常常听到不少女性感叹自己的气色不佳，而且女人具有特殊的生理变化，过了黄金年龄之后，容颜极易衰老，气色也极易变差。所以，女人要想靓丽容颜永驻，就得长期坚持保养。

中医认为，脸色暗黄是营养不良导致的结果。生活中的许多女人常常自觉气色不好，上医院检查却又发现不了什么大的毛病。其实，导致女人气色不好的原因很多，例如肝胆变化、气血不足、结核病、肾气亏损等。对于面色萎黄的人，《本草纲目》中提供了很多对症的药材，如当归、桂圆、红枣。当归"性温、味甘，能补一切虚损及劳损"；桂圆能补体虚，具有健脾开胃，治疗厌食及强健体魄的功效；红枣主治邪气，更有益气之疗效。

阴虚内热者吃什么

一般说来，若女性脸色潮红，并伴随有心烦、盗汗、失眠、手心或足心发热等症，往往是阴虚内热所造成的，有这类症状的女性应注意饮食中营养的搭配，并注意休息好。这类人可常吃鸭肉，《本草纲目》记载"鸭与豆豉、葱同煮，可除心中烦热"；若久虚发热，则"取黑鸭白鸭的血，加温酒饮用"。

营养不良或贫血者吃什么

若是女人营养不良或是贫血，则表现为面色苍白或带暗黄色，这类人群经常伴有头晕、失眠、经量少，指甲往往呈淡色。对这类人来说，应该多食一些补血的药膳，注意加强营养，藕、乌骨鸡汤、枸杞、海参、鲜笋这些东西都可以多吃。中医界一致认定藕是一种非常好的滋补食品，生吃可清热，熟吃能补气益血，特别适合贫血及脾胃不佳者，经常食藕，能让女人气色越来越好。

肾气亏损者吃什么

如果是肾气亏损的人，则常伴有耳鸣、晕眩，并常常觉得发冷、腰膝酸软，脸色常常黯淡无光甚至发黑发灰。《本草纲目》中亦提供了诸多对症治疗面色黯黑的药材，如何首乌、巴戟天、鲈鱼等。何首乌，能补血益气，凡肾虚者皆可食用。《本草经》中记载"巴戟天，为肾经血分之药，盖补助元阳则胃气滋长，诸虚自退，其功可居萆薢、石斛之上"，巴戟天还具有安五脏，补中益气的疗效。鲈鱼则能益筋骨，更能补肝益肾。

女人养颜必有血

中医认为，血是构成并维持人体生命活动的基本物质之一。血生于脾，藏于肝，主于心，内营脏腑，外养皮肤。血是靠气推动的，气有行血、化血、载血等诸多功能。中医还讲，气虚则血亏，气滞则血瘀，气乱则血崩，气逆则血沸，气陷则血脱。总体而言，只有气血活动正常，女人才能永葆健康美丽。

女人往往一过三十岁，脏腑功能就会变得大不如前。脏腑功能减弱，那么气血功能也会随之减弱，再加上经、带、胎、产、哺，每一项都要耗损血气，所以女性的脸上总是会比男性更易出现气血不足的样子，比如脸色苍白、口唇无华、眼圈发黑、皱纹细密。当然，就算有这样的情况发生，也不能眼巴巴地看着自己身体的功能一天天衰退下去，所以要有自觉补血的意识。

女人要补血，需要从食养、药养、神养、睡养这几个方面入手。这样才能做到真正的全方位补血。

食养——女人补血养血最根本的方法

所谓"药补不如食补"，女人补血养血最根本的方法还是要食养，要均衡摄入动物肝脏、蛋黄、谷类等富含铁质的食物。如果食物中的铁质含量不高或严重缺乏，就要马上补充。同时，维生素C能帮助人体吸收铁质，也能优化人体造血功能，所以也要充足地摄入。许多食物如黑木耳、紫菜、发菜、荠菜、黑芝麻、藕粉里的铁质含量都很高，适合女性多吃。此外，蛋白质、微量元素（如铁元素）、叶酸、维生素B_1都是"造血原料"，含有这类物质的食材也应多吃；豆制品、动物肝脏、鱼、虾、鸡肉、蛋类、红枣、红糖、黑木耳、桑葚、花生、黑芝麻、核桃仁，都是非常不错的补血食材选择。

药养——对症施药，调出好气色

药养即食用具有养血、补血、活血功效的药材所做的药膳，常用的补养气血的药材有：黄芪、人参、党参、当归、白芍、熟地黄、丹参、首乌、枸杞子、阿胶、红枣、桂圆、乌鸡。常用的补养气血的方剂有四物汤、保元汤、人参归脾汤、十全大补汤。这些药是两用的药草，既可以互相搭配制成各种药膳，又可以与各种西药进行搭配，调理各种虚损症状。

睡养——女人的美丽容颜是睡出来的

这里提到的睡养，并不是提倡一味地睡觉。若作息极不规律，且日夜颠倒，睡得越多，越会导致面容憔悴，让人看上去面目水肿，没有精神。所谓睡养，便是要求人生活规律、起居有时、劳逸结合、娱乐有度、性生活有节、睡眠充足、少烟少酒，这些对女性的经血顺畅以及抗老防衰都会有很大的帮助。

此外，女人在经期若失血过多会使血液中的营养成分：血浆蛋白、钾、铁、钙、镁等流失。因此，在月经结束后的1~5日内，应多补充蛋白质、矿物质及补血的食品，如牛奶、鸡蛋、鹌鹑蛋、牛肉、羊肉、菠菜、樱桃、桂圆肉、荔枝肉、胡萝卜等，不仅能补血，而且还有美容作用。

补气养血药膳餐，让女人光彩夺人

女人失血，就如花朵失去水分给养，便会慢慢枯萎，所以在月经期、怀孕、生产这些关键时刻，女人更应该懂得加倍地呵护自己。

贫血女人滋养良方

对于贫血的女人来说，可以买点儿老姜，切上薄薄的几片放入杯中，然后加上三勺红糖、两颗红枣与几颗桂圆，用滚烫的沸水冲泡，常常喝几杯，就是对身体很好的滋养。在这款本草养血配方中，姜能温暖身体，并且没什么不良反应，红枣、桂圆都是补血养颜的好东西，这杯茶还能帮你战胜痛经，可谓一举两得。

多吃红肉，面色红润

女人要想保持娇嫩容颜，焕发活力光彩，就要多吃既有养颜功效又不会导致发胖的红肉。所谓红肉就是牛肉、羊肉。据《本草纲目》记载黄牛肉可"安中益气，养脾胃，补益腰脚，牛肉补气，与黄芪同功"，水牛肉可"消渴、补虚，强筋骨，消水肿除湿气"。羊肉可"补中益气、安心止惊、止痛、利产妇、开骨健力"。而现代医学认为，牛羊肉中含有丰富的铁质，可有效避免贫血发生。对于追求美丽的女人来说，多吃红肉，能保持充沛的精力，每天进食100克左右的牛肉、羊肉甚至是猪瘦肉，能让人脸色红润，气色好，且不会让人发胖。

气血滋补药膳

一个女人的美丽,多表现在她脸上的好气色。即使皮肤再白,如果没有好气色,看起来只会像白纸一样苍白,显病态。气血是调出来的,以下推荐一些调养效果较好的气血滋补药膳,可让女人拥有健康气色。

阿胶淮杞炖水鱼

◎ **配方** 水鱼1只,清鸡汤1碗半,淮山8克,枸杞子6克,阿胶10克,生姜1片,绍酒、盐、味精各适量。

◎ **制作** ❶水鱼宰杀洗净,切成中块,飞水去其血污,淮山、枸杞子用温水浸透洗净。❷将水鱼肉、清鸡汤、淮山、枸杞子、生姜、绍酒置于炖盅,盖上盅盖,隔水炖之。❸待锅内水开后用中火炖两小时,放入阿胶后再用小火炖30分钟,加盐、味精调味即可。

药膳功效 阿胶能补血、止血、滋阴润燥;枸杞子养肝明目,常食能让人长寿。

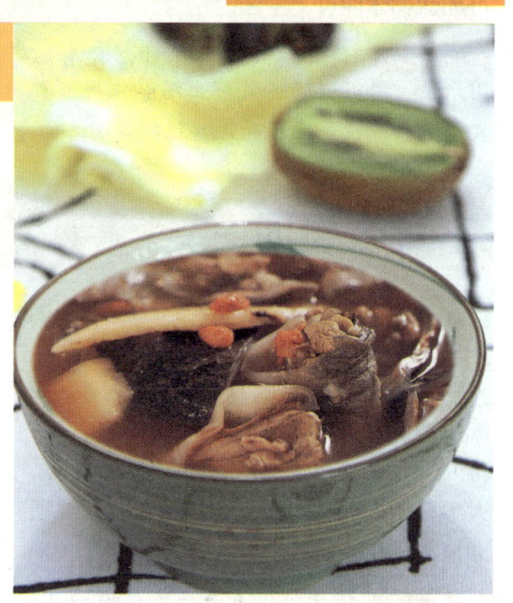

芪枣黄鳝汤

◎ **配方** 黄鳝500克,黄芪75克,生姜5片,红枣5个,盐5克,味精3克,料酒适量。

◎ **制作** ❶先把黄鳝洗净,用盐腌去黏潺,将鳝鱼宰杀去其肠,洗净切段,并用滚水脱去血腥。❷起锅爆香姜片,加少许料酒,放入黄鳝炒片刻取出。❸黄芪、红枣洗净,与鳝肉放入煲内,加水适量,大火煮滚后,改小火煲1小时,调味即可。

药膳功效 黄芪、红枣、鳝鱼均可补气益血,因此本品非常适合女性食用。

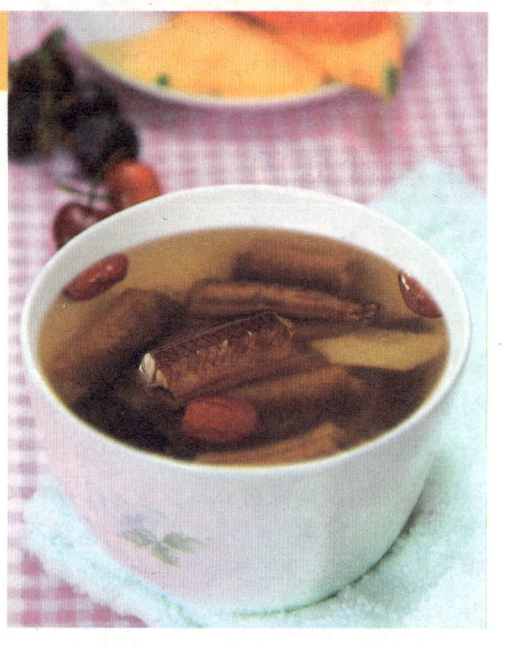

芝麻润发汤

◎**配方** 乌骨鸡300克，红枣4粒，黑芝麻50克，盐适量，水1500毫升。

◎**制作** ❶乌骨鸡洗净，切块，汆烫后捞起备用；红枣洗净。❷将乌骨鸡、红枣加黑芝麻和水，以小火煲约两小时，再加盐调味即可。

◎**药膳功效** 乌骨鸡性平、味甘，具有滋阴清热、补肝益肾、健脾止泻等作用。常食乌鸡，可提高生理功能、延缓衰老。

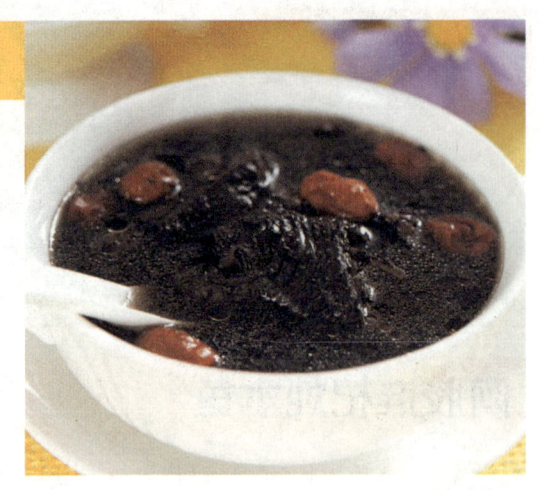

木耳大枣汤

◎**配方** 黑木耳30克，大枣10枚，红糖30克。

◎**制作** ❶将黑木耳用温水泡发，择洗干净，撕成小片。❷大枣洗净，去核，备用。❸锅内加水适量，放入黑木耳、大枣，小火煎沸10～15分钟，调入红糖即成。

◎**药膳功效** 黑木耳、大枣均有补血功效，此汤和血养容，滋补强身，适用于贫血患者食用。

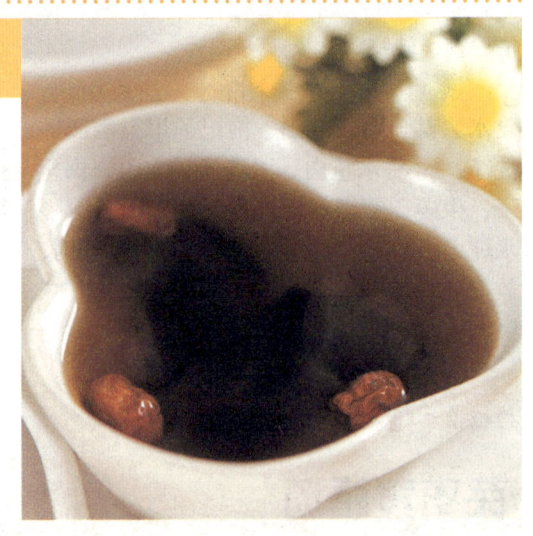

生津补血汤

◎**配方** 黄芪300克，熟地250克，太子参50克，天门冬100克，麦门冬150克，土茯苓50克，老姜4片，牛蛙300克，盐适量。

◎**制作** ❶将牛蛙宰杀砍成块，所有药材洗净。❷所有中药材放入煲中加清水先煲20分钟，再放入牛蛙煮熟。❸调入盐即可。

◎**药膳功效** 熟地滋阴补血，适用于女性血虚萎黄、眩晕、心悸、失眠、月经不调、崩漏等症；黄芪可补气益血；合用有非常好的滋补气血效果。

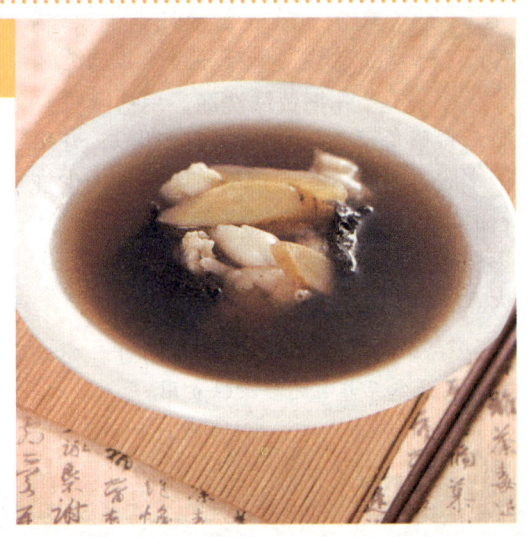

灵芝石斛鱼胶猪肉汤

◎配方 瘦肉300克，灵芝、石斛、鱼胶各适量，盐6克，鸡精5克。

◎制作 ❶瘦肉洗净，切件，氽水；灵芝、鱼胶洗净，浸泡；石斛洗净，切片。❷将瘦肉、灵芝、石斛、鱼胶放入锅中，加入清水慢炖。❸炖至鱼胶变软散开后，调入盐和鸡精即可食用。

药膳功效 灵芝补气安神；鱼胶具有很好的美容抗衰、活血补血等功效。

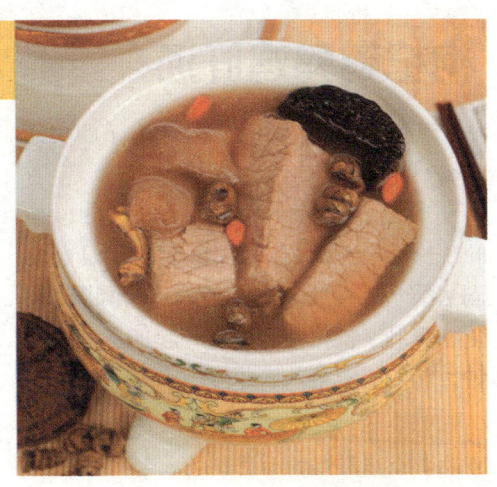

山药炖猪血

◎配方 猪血100克，鲜山药适量，盐、味精各适量。

◎制作 ❶鲜山药洗净，去皮，切片。❷猪血切片，放开水锅中氽一下捞出。❸猪血与山药片同放锅内，加入油、盐和适量水烧开，炖15~30分钟，加入盐、味精即可。

药膳功效 猪血味甘、苦，性温，有解毒清肠、补血美容的功效；猪血富含铁，对因贫血而面色苍白者有改善作用，具有很好的美容养颜功效。

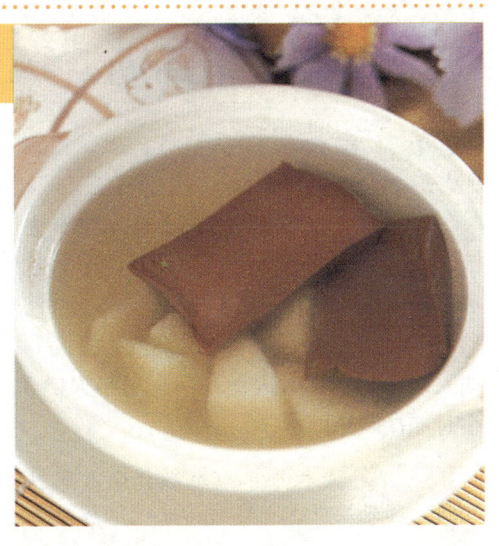

栗子蜜枣汤

◎配方 栗子100克，蜜枣4枚，桂圆肉15克，冰糖适量，水500毫升。

◎制作 ❶红枣去核备用。❷将栗子加水略煮，去其粗皮。❸所有原材料放入锅中，加入水，以小火煮50分钟，再加适量冰糖煮滚即可。

药膳功效 栗子可养胃健脾、补肾强筋；桂圆肉可壮阳益气、养血安神、润肤美容；可治疗贫血、心悸、失眠、健忘、神经衰弱及病后、产后身体虚弱等症。

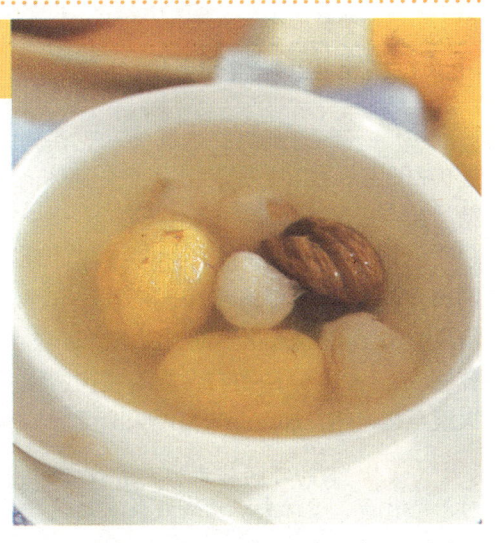

枸杞鹌鹑鸡肝汤

◎配方 鸡肝150克，枸杞叶10克，鹌鹑蛋150克，生姜5克，盐5克。

◎制作 ❶鸡肝洗净，切成片；枸杞叶洗净。❷鹌鹑蛋入锅中煮熟后，取出，剥去蛋壳；生姜洗净切片。❸再将鹌鹑蛋、鸡肝、枸杞叶、生姜一起加水煮5分钟，调入盐煮至入味即可。

药膳功效 本品养肝明目、滋阴养血，可改善血虚引起的面色微黄或苍白。

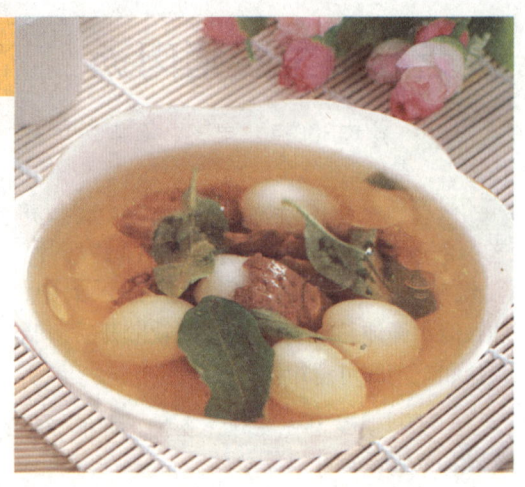

黑木耳红枣猪蹄汤

◎配方 黑木耳20克，红枣15颗，猪蹄300克，盐5克。

◎制作 ❶黑木耳洗净浸泡；红枣去核，洗净；猪蹄去净毛，斩件，洗净后氽水。❷锅置火上，将猪蹄干爆5分钟。❸将清水2 000毫升放入瓦煲内，煮沸后加入以上材料，大火煲开后改用小火煲3小时加盐调味即可。

药膳功效 黑木耳养血驻颜，令人肌肤红润，容光焕发，并可防治缺铁性贫血。

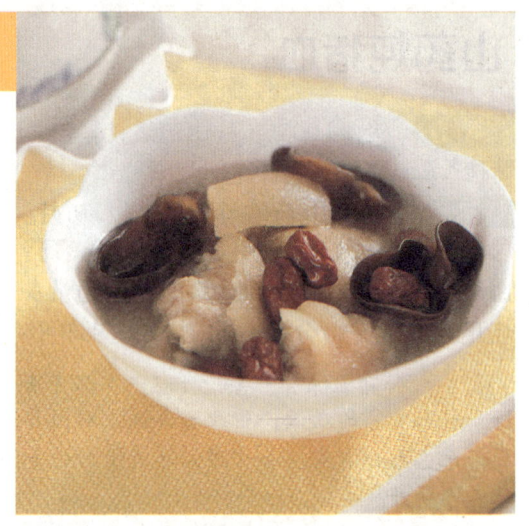

百合桂圆瘦肉汤

◎配方 百合150克，桂圆肉20克，猪瘦肉200克，红枣5颗，花生油、淀粉、糖、盐各适量。

◎制作 ❶百合剥成片状，洗净；桂圆肉洗净。❷猪瘦肉洗净，切片；红枣泡发。❸锅中放入花生油、清水、百合、桂圆肉，滚10分钟左右，放入瘦肉，慢火滚至瘦肉熟，加入调味料调味即可。

药膳功效 本品可润肺止咳、清心安神，对治疗贫血、心悸失眠均有效果。

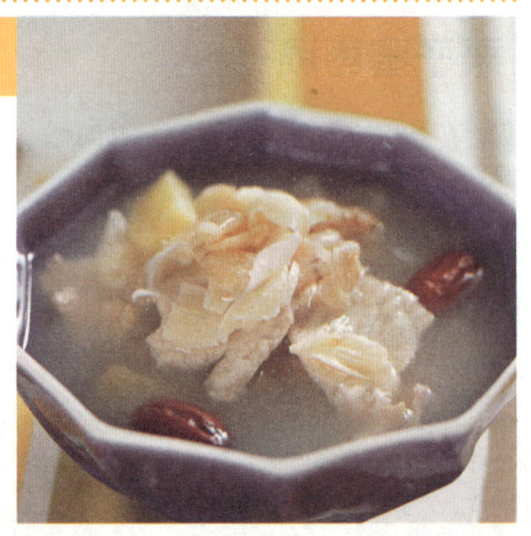

归芪红枣鸡汤

◎ **配方** 当归10克,北黄芪15克,红枣8枚,鸡肉150克,盐2小匙。

◎ **制作** ❶ 鸡肉洗净剁块,当归、北黄芪、红枣均洗净。❷ 再将鸡肉放入沸水中氽烫,捞起冲净。❸ 鸡肉、当归、黄芪、红枣一起盛入锅中,加7碗水以大火煮开,转小火续炖30分钟,起锅前加盐调味即可。

◎ **药膳功效** 当归可补血活血、调经止痛、润肠通便;黄芪可补气固表、生肌、退肿。

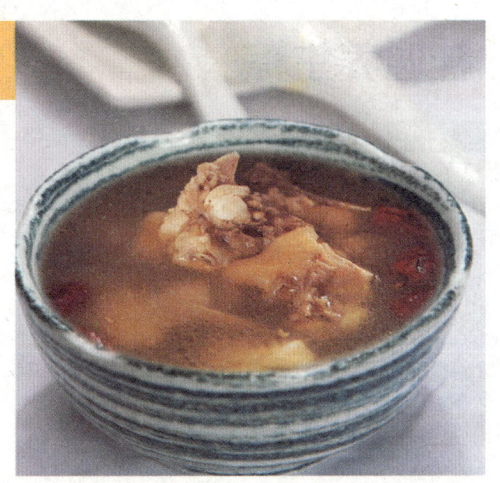

毛血旺

◎ **配方** 猪血300克,鳝片150克,牛肉片50克,牛百叶50克,姜、葱、蒜各少许,盐、味精、料酒各适量。

◎ **制作** ❶ 将各种原料改刀后氽水备用。❷ 锅留底油,葱、姜、蒜炝锅,烹入料酒,下入猪血、鳝片、牛肉片、牛百叶,烧至入味,加调味料,勾芡,淋明油即可。

◎ **药膳功效** 本品补中益气、滋养脾胃、强健筋骨、养血活血,适用于气短体虚,筋骨酸软和贫血久病及面黄目眩之人食用。

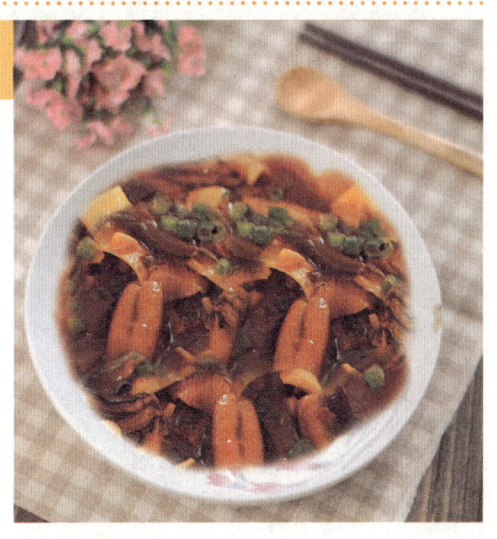

何首乌炒猪肝

◎ **配方** 何首乌20克,猪肝300克,韭菜花250克,清水240毫升,淀粉、盐、香油各适量。

◎ **制作** ❶ 猪肝切片,入开水中氽烫,捞出沥干。❷ 韭菜花切小段;将何首乌放入清水中煮沸,10分钟后离火,滤取药汁与淀粉拌匀。❸ 起油锅,放入沥干的猪肝、韭菜花拌炒片刻,加入盐和香油,淋上药汁勾芡即可。

◎ **药膳功效** 本品可滋补肝肾、养血明目,对肝肾亏虚、血虚者均有补益作用。

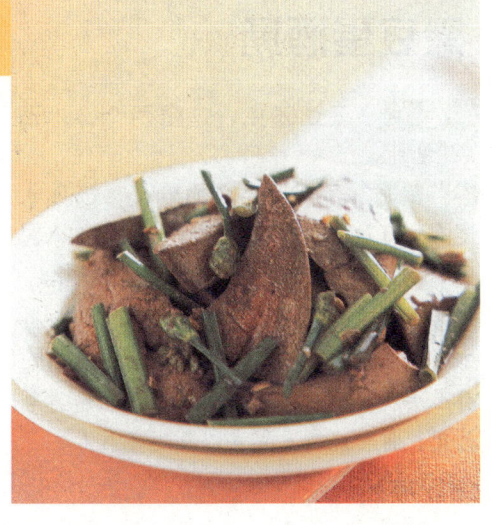

桂圆养生粽

◎配方　桂圆、红枣、红豆、绿豆、松子、南瓜子、枸杞子、燕麦、红白糯米、栗子各适量。

◎制作　❶将红枣去核，桂圆切碎，栗子切片。❷将所有材料放在清水中泡好备用。❸将所有材料一起放入电锅内煮，煮熟后拌入松子、南瓜子、枸杞子等，再包入粽叶，食用前再蒸一下即可。

◎药膳功效　本品有益气补虚、养血宁神之功效。

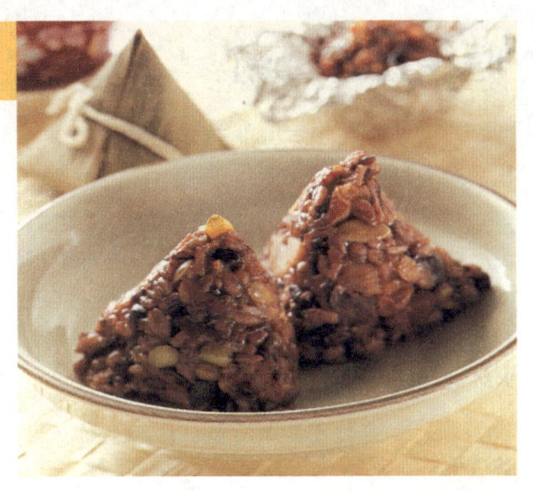

红豆牛奶汤

◎配方　红豆15克，低脂鲜奶190毫升，果糖5克。

◎制作　❶红豆洗净，泡水8小时。❷红豆放入锅中，开中火煮约30分钟，再用小火焖煮约30分钟，备用。❸将红豆、果糖、低脂鲜奶放入碗中，搅拌均匀即可。

◎药膳功效　红豆性微寒，味微苦、甘，具有清热解毒、补血养颜之功效，与鲜牛奶同食，可去面部黑斑、痤疮等。

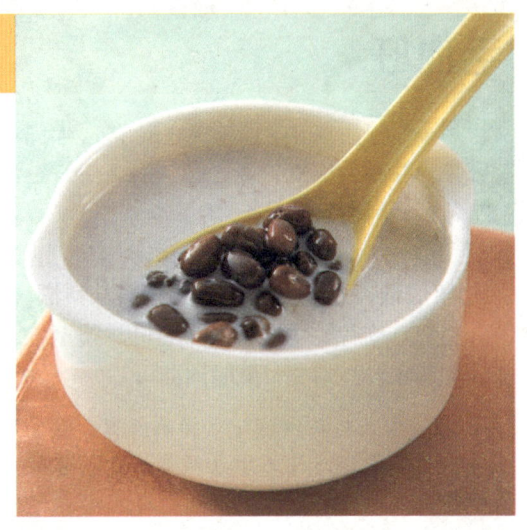

黑豆蛋酒汤

◎配方　黑豆60克，鸡蛋两个，米酒120毫升。

◎制作　❶黑豆洗净泡发。❷锅加水烧沸，打入鸡蛋煎成荷包蛋。❸再加入黑豆一起煮至熟烂时，加入米酒稍煮即可。

◎药膳功效　黑豆性平、味甘，具有消肿下气、润肺燥热、活血利水、祛风除痹、补血安神、明目健脾、补肾益阴、解毒等作用；常食能乌发黑发以及延年益寿。

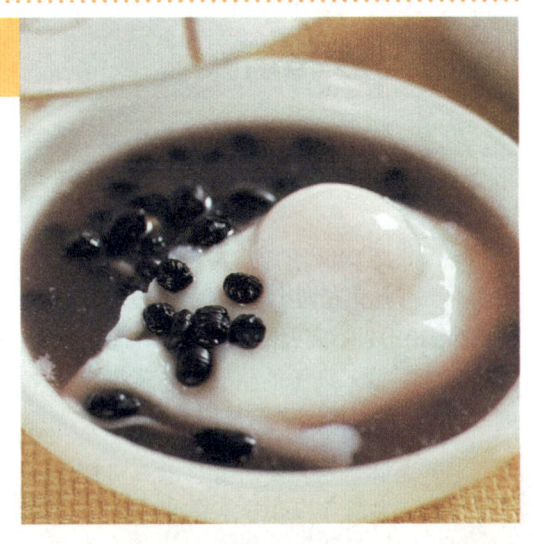

番茄阿胶薏米粥

◎ 配方　成熟番茄150克，阿胶10克，薏苡仁100克，盐5克，味精3克。

◎ 制作　❶ 将番茄择洗干净，撕去皮，成番茄糊，盛入碗中。❷ 薏苡仁淘洗干净，放入砂锅，加水适量，大火煮沸，改用小火煨煮30分钟，调入番茄糊。❸ 阿胶洗净，放入砂锅中，待阿胶完全熔化，拌匀，再煮至薏苡仁酥烂，加盐、味精即可。

◎ 药膳功效　具有补虚养血、益气调经的功效。

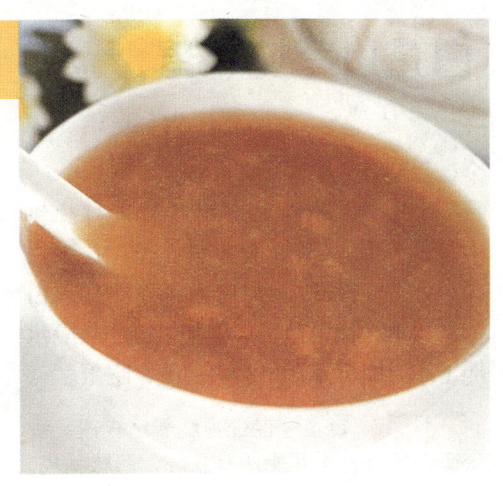

葡萄当归煲猪血

◎ 配方　新鲜葡萄150克，当归15克，党参、阿胶、猪血块200克，料酒、葱花、姜末各适量。

◎ 制作　❶ 将葡萄洗净、去皮备用。当归、党参择洗净，切片，放入纱布袋，扎口待用。❷ 猪血块洗净，入沸水锅汆透，取出，切方块，与药袋同放砂锅，加水适量，大火煮沸，烹入料酒，改用小火煨煮30分钟，取出药袋，加葡萄，继续煨煮。❸ 放入阿胶熔化，加调料即成。

◎ 药膳功效　此品有补气益脾、养血补血等功效。

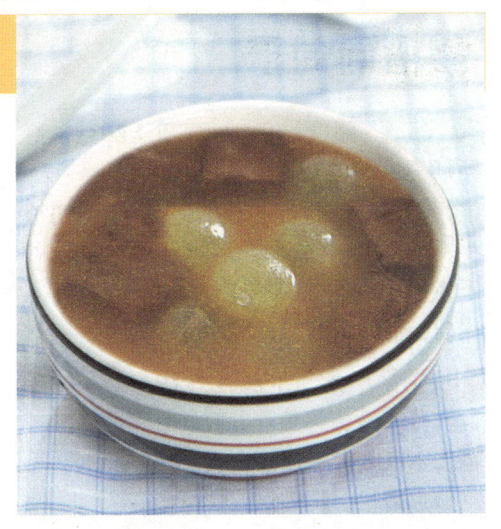

参果炖瘦肉

◎ 配方　猪瘦肉25克，太子参100克，无花果200克，盐、味精各适量。

◎ 制作　❶ 太子参略洗；无花果洗净。❷ 猪瘦肉洗净切片。❸ 把全部用料放入炖盅内，加滚水适量，盖好，隔滚水炖约两小时，调味供用。

◎ 药膳功效　太子参可补益脾肺、益气生津；无花果可健脾止泻；此品能益气养血、健胃理肠，对面色萎黄、食欲减退、腹泻者有疗效。

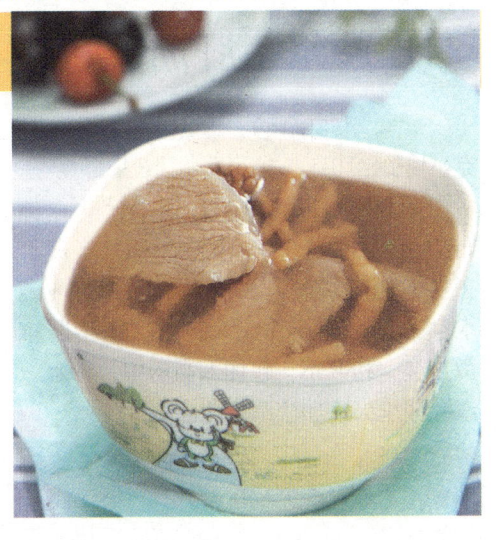

白芷川芎炖鸡蛋

◎配方　白芷12克，川芎15克，鸡蛋2个，盐3克。

◎制作　❶将白芷、川芎放入打碎机中打成粉状。❷鸡蛋煮熟去壳，扎少许孔。❸把鸡蛋放入炖盅内，周围拌入白芷、川芎，撒上盐、炖盅加盖，小火隔水炖1小时即可。食用时去药渣，吃蛋。

◎药膳功效　白芷可促进皮肤新陈代谢，去除面部色斑；川芎能活血祛瘀，润肤祛斑。

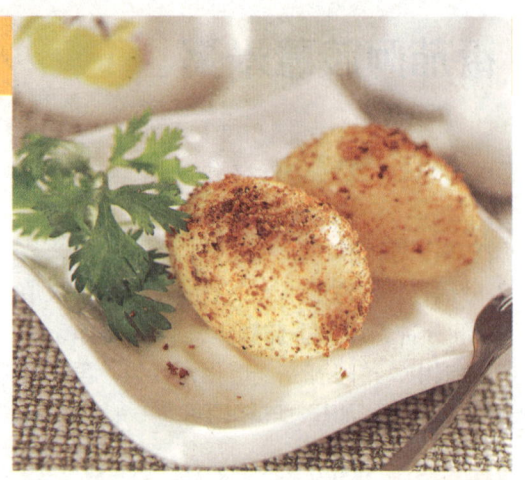

醪糟葡萄干

◎配方　醪糟150克，葡萄干20克，红枣10克，糖适量。

◎制作　❶将红枣洗净去核，再切成小粒。❷锅中加水，下入红枣粒、葡萄干煮开后，再加入醪糟汁。❸待煮至入味后，加入糖继续煮稠即可。

◎药膳功效　本品中的铁和钙含量十分丰富，是女性体弱贫血者的滋补佳品，可补血气、暖肾、治疗贫血。

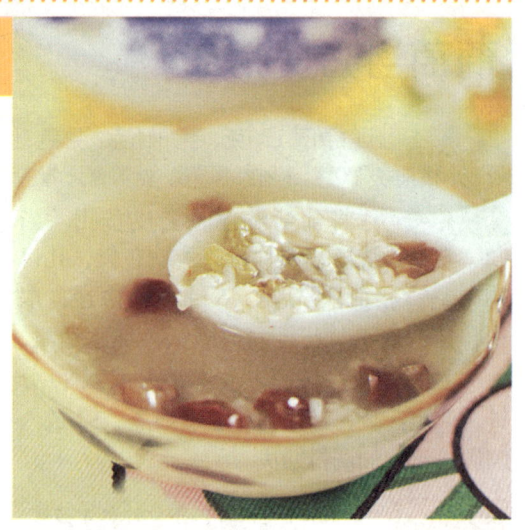

双仁菠菜猪肝汤

◎配方　猪肝200克，菠菜2棵，酸枣仁10克，柏子仁10克，盐2小匙，棉布袋1只。

◎制作　❶将酸枣仁、柏子仁装在棉布袋中，扎紧。❷猪肝洗净切片；菠菜去头，洗净切段。❸将布袋入锅加4碗水熬高汤，熬至约剩3碗水。❹猪肝汆烫捞起，和菠菜一起加入高汤中，待水一滚沸即熄火，加盐调味即成。

◎药膳功效　菠菜和猪肝中的铁含量较为丰富，是补血滋阴之佳品。

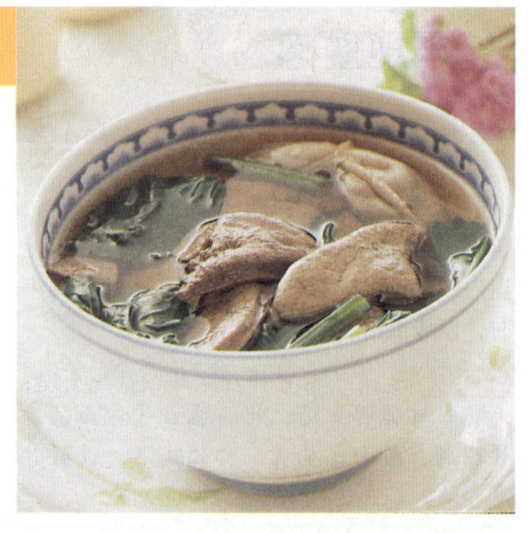

本草脏腑调和，是美容养颜必修课

"五脏六腑"是中国人用了几千年的一个名词，是指人体内的主要器官。中国人把人体内部的主要器官分"脏"和"腑"两个大类。"脏"是指实心或有机构的器官，有心、肝、脾、肺、肾五个脏。"腑"是指空心的容器，有小肠、胆、胃、大肠、膀胱等五个腑，另外将人体的胸腔和腹腔合并起来是第六个腑，称为三焦。

古人将五脏六腑都称为"官"，是说人体五脏六腑都各有职能，并根据这些不同的生理功能特点，各封以"官"位。当然，这仅是形象化地将五脏六腑的功能特点与封建社会的官位相比拟而称的。五脏具有制造并储存气、血、津液的功能，六腑则具有进行消化吸收的功能。我们摄取的饮食，分为对身体而言必要的营养（水谷精华）和不必要的成分（糟粕）。水谷精华被搬运至五脏中，糟粕则成为粪便与尿排泄，这些是六腑的功能。而五脏则负责将水谷精华制成气、血、津液，并将之储存。

娇嫩肌肤、明眸皓齿、娇艳红唇是女性容颜美的主要标志，而女性的美丽容颜都需要有健康的五脏六腑来做坚实的后盾。中医认为，气血是女人养颜的根本，而心是血液的营运站，肝是人体解毒的场所，肾是女人精气的源泉，肺是水的调度室，脾是气血的生化之源，胃是身体营养的供给站，所以养心、补肝、强肾、润肺、健脾、护胃是女人美容养颜必须要做的功课。

美丽女人先养心

心是人体气血运行的发动机，心脏的搏动是否正常关乎生命的存亡。中医认为，一个人脸色的好坏，与心脏的好坏有着密切的关系。心主血脉，其华在面。即心气能推动血液的运行，从而将营养运送到身体各处，而面部又是全身血脉最集中的部位，所以，心功能的盛衰便全都体现在面部色泽上。心气旺，则气血和津液充盈，脏腑功能正常，则面色就会红润有光泽。若心气不足，就会导致心血亏虚，以致面色苍白。若心血闭阻，则面色青紫。若心血过旺，则面红、舌尖红或糜烂。若人在病中，则面色暗黄、苍白。

食疗，养心养血最适宜

中医讲，治病、美容、养生、养颜密不可分，牵一发而动全身，只有心血旺、内脏功能正常才能让人容光焕发，所以美容养颜需养心养血，对于处在经期、孕期、产前产后的女人更应该得到特别的呵护。养心养血最宜用食养。想要补心，就要先补铁，食补就要选择含铁丰富的食物，如小米、大米、芹菜、黄豆、胡萝卜、白萝卜、海带、黑木耳、香菇、瘦猪肉、牛肉、羊肉、猪肝、鸡肉、牛奶、猪心、鸡蛋、鹌鹑、红枣、桑葚、葡萄、桂圆。

对心脏最有补益作用的食物

（1）**蒜**：每天吃1~3瓣未经加工、未除蒜味的大蒜，不仅对冠心病有预防作用，还能降低心脏病的发生概率。因为蒜能带走有损心脏的胆固醇，还能减低血小板的黏滞性，阻止血液的凝固，预防血栓的形成。

（2）**海产品**：多食海产品能降低胆固醇，以此来减少胆固醇对心脏的损害。

（3）**纤维类的食物**：含纤维素高的食物与降低胆固醇的药物一样，能起到保护心脏的作用。

（4）**洋葱**：洋葱可生吃，油煎、炖或煮都能起到很好地降低胆固醇及保护心脏的作用。

（5）**豆类食物**：豆类中含有丰富的亚麻二烯酸，能降低胆固醇，减少血液的黏滞性。

（6）**茄子**：茄子能限制人体从油腻食物中吸收胆固醇，而且能把肠道中过多的胆固醇带出体外，以减少其对心脏的损害。

淡斑去瑕必补肝

肝脏是人体内最大的解毒器官，体内产生的毒物、废物，以及吃进去的毒物都是靠肝脏在进行解毒。肝能吸收由肠道吸收或身体其他部位制造的有毒物质，再以无害物质的形式分泌到胆汁或血液中而排出到体外，甚至我们服用的药物，也要通过肝解毒。

女子以肝为天

中医讲"女子以肝为天"，肝主藏血，主疏泄，能调节血液量和调畅全身气机，使气血平和，让面部血液流动动力充足。我们常讲"喝酒伤肝"，其实疲劳及作息不规律也会对肝造成伤害，而肝一旦受到损伤，肝之疏泄失职，气机不调，血行不畅，血液瘀于面部则易使面色发青。肝血不足，则面部皮肤也会缺少滋养，久之便会面色暗淡无光、两目干涩、视力不清。

赶走"肝郁"，零斑点

女人随时随地都要注意养好自己的肝，要时时注意避免"肝郁"的情况发生。所谓肝郁，是指因情志不舒、恼怒或因其他原因影响气机升发和疏泄而造成肝气郁结的状况，肝郁最直接的后果，是会导致面部生斑。色斑是我们皮肤最易出现的问题之一，最常见的色斑是雀斑和黄褐斑。中医讲黄褐斑的形成主要归结于肝郁。除了长斑，肝郁还会导致各种生理不适及面色灰暗。肝郁一旦发生，就要采用疏肝理气的中药，如柴胡、白芍、香附、青皮、茴香、薄荷等加以改善，来帮助恢复皮肤的新陈代谢，改善皮肤上的斑点瑕疵。

养肝饮食忌宜

（1）**燕麦**：燕麦中含有丰富的亚油酸和丰富的皂苷素，可降低血液中血清胆固醇、三酰甘油的含量。

（2）**红薯**：红薯能中和人体内因过多食用肉类与蛋类而产生的酸，保持人体内的酸碱平衡，降低脂肪含量。

（3）**洋葱**：洋葱不仅是很好的杀菌食材，还能有效降低人体血脂，防止动脉硬化。

（4）**牛奶**：牛奶富含钙质，可减少人体内的胆固醇含量。

（5）**海带**：海带含有丰富的牛磺酸，可有效降低血液及胆汁中的胆固醇含量。

此外，食用维生素含量丰富的各种蔬菜、水果特别是鲜枣、胡萝卜对肝脏也非常有益。而像肥肉、羊肉这种蛋白质含量高的高热量、高脂肪的食物会加重肝的负担，吃太多会导致脂肪肝，葱、韭、姜、椒等辛辣调味料正常人吃多易上火，肝病患者吃了会加重病情。酒类不仅会损害肝细胞的生理功能，还能使肝细胞坏死，正常人应少喝酒，肝病患者饮酒量应该控制在安全剂量之内，甚至做到完全不喝。

不老容颜需强肾

肾是女性健康和美丽的发源地。肾健康说明人体生长、发育、生殖系统有活力；如果肾虚，则一系列衰老现象就会发生。

男怕伤肝，女怕伤肾

俗话讲"男怕伤肝，女怕伤肾"，女性更应重视肾的调养。如果女性在幼儿期肾虚会出现发育迟缓的现象；在青春期肾虚则会导致初潮延迟、月经减少；成年期肾虚则意味着不孕不育、性欲冷淡、提前绝经；更年期则易发骨质疏松、心脏病变等。

女性肾虚，从美容养颜的角度上来讲，会直接地体现在头发和容貌上："肾藏精，其华在发，肾气衰，发脱落，发早白"；肾气不足，则精不化血，血不养发，表现脱发、早秃、斑秃等。肾功能不好的人容颜易出现早衰，从食养的角度上讲，可多吃芝麻、核桃，使皮肤变得白皙、丰润。这些食物除了可以美容，还能帮助毛发生长。另外，还可以使用具有补肾助阳功效的中药材如桂皮、艾叶来改善肌肤质量，以达到青春永驻的效果。

补肾宜吃哪些药材、食材

（1）**山药**：山药是重要的上品之药，除了能补肺、健脾，还能益肾填精，肾虚的人都应该常吃。

（2）**干贝**：能补肾阴虚，所以肾阴虚的人应该常吃。

（3）**栗子**：既可以补脾健胃，又有补肾壮腰之功，对肾虚腰痛的人特别有益。

（4）**枸杞**：可补肾养肝、壮筋骨、除腰痛，尤其适合中老年女性肾虚患者使用。

（5）**鲈鱼**：既可补肝肾，又能益筋骨，还能暖脾胃，功效多多。

（6）**芡实**：有益肾固涩、补脾止泻的双重功效，《本草新编》记载说"凡肾虚之人遗精、早泄、带下、小便不禁或频多者，宜常食之"。

（7）**冬虫夏草**：凡肾虚患者皆宜用冬虫夏草配合肉类如猪瘦肉、鸡肉、鸭肉等共烹，补肾和补肺效果皆不凡。

（8）**黑豆**：黑豆被古人誉为"肾之谷"，黑豆味甘性平，不仅形状像肾，还有补肾强身、活血利水、解毒、润肤的功效，特别适合肾虚患者。

（9）**黑米**：黑米被称为"黑珍珠"，含有丰富的蛋白质、氨基酸以及铁、钙、锰、锌等微量元素，有开胃益中、滑涩补精、健脾暖肝、舒筋活络等功效，其维生素B_1和铁的含量是普通大米的7倍。

（10）**黑芝麻**：性平味甘，有补肝肾、润五脏的作用，对因肝肾精血不足引起的眩晕、白发、脱发、腰膝酸软、肠燥便秘等有较好的食疗保健作用。它富含对人体有益的不饱和脂肪酸，其维生素E含量为植物食品之冠，可清除体内自由基，抗氧化效果显著，对延缓衰老、治疗消化不良和治疗白发都有一定作用。

（11）**黑荞麦**：可药用，具有消食、消积滞、止汗之功效。除富含油酸、亚油酸外，还含叶绿素、芦丁以及烟酸，有降低体内胆固醇、降血脂和血压、保护血管功能的作用。

肌肤水润要润肺

肺是人体内外气体交换的场所，人体通过肺的呼吸运动，将自然界的清气吸进体内，又将体内的浊气呼出。

人体通过肺气的宣发和肃降，使气血津液得以遍布全身。若肺的功能失常，就会导致肌肤干燥、面色憔悴苍白。所以，肺虚的人，皮肤往往干燥无光泽，肺热体质的人显露在皮肤上的问题便是出油，毛孔粗大，痘痘、粉刺接连冒出。

拥有水润的肌肤是每个女人的向往，而要想拥有滋润的皮肤就必先润肺，只有拥有了健康的肺，肌肤才会润泽。

饮食润肺

"以食润燥"是指从饮食上调理肺脏的原则,生津润肺、养阴清燥的食品最适合在干燥的时候食用。

养肺润肺的食养法则,第一点就是要多吃鲜蔬水果,因为水果和蔬菜中含有大量的维生素和胡萝卜素能增加肺的通气量。这些鲜蔬果有花菜、香芹、菠菜、香菜、青椒、橄榄、山楂、鲜枣、胡萝卜、杞果、南瓜、西红柿、西瓜、紫葡萄。还应该多吃含脂鱼类,如鲑鱼、沙丁鱼、金枪鱼等,这些具有丰富鱼脂的鱼类都能有效防止哮喘的发生。

而其他具有滋养肺部功效的食品有如下几种。

(1) **洋葱**:洋葱内含丰富的蒜素,抗菌能力强,能抑制细菌的侵入,对呼吸系统及消化系统疾病有很好的防治功效。

(2) **银耳**:银耳内含丰富的酸性异多糖物质,不仅可提高人体免疫力,还能改善支气管炎和肺部感染。

(3) **梨**:梨是具备极强止咳润肺功效的水果,还能除风热、止烦渴、清热降火、治疗咽喉肿痛。

(4) **百合**:熟食或煎汤都可,对治疗肺痨久咳、干咳咽痛等呼吸系统疾病有一定的效果。

(5) **山楂**:山楂具有扩张气管、排痰平喘的功效,有利于支气管炎的治疗。

(6) **罗汉果**:有很好的清热凉血的作用,还具有化痰止咳、润肺的功效,是常用来治疗感冒的一味中药。

此外,常吃各种坚果如花生、核桃、榛子、松子、瓜子、莲子、白果等,都能起到提高机体免疫力,防止呼吸道感染的作用。

习惯养肺

(1) **以水养肺**:肺与水有关,又直接关系到皮肤的水润,所以,最直接的养肺方法就是喝水。建议每天清晨在起床之后喝一杯加了蜂蜜的温水,这样能让机体得到很好的补充与给养。平时也应注意喝水,可在每天早上、睡前各喝200毫升水,两餐间各喝800毫升水。

(2) **积极咳嗽**:这里的咳嗽不是一种疾病反应,而是一种积极性的保健,一种肺部的保护性动作。每天积极咳嗽,可促使肺部得到清洁,增加免疫力,还能保持肺活量。

(3) **保持心情愉悦**:开心能治百病,笑时胸肌伸展,胸廓扩张,肺活量增大,对肺部特别有益。发自肺腑的笑,能使肺气散布全身,使面部、胸部及四肢肌肉群得到充分放松。

(4) **睡前泡脚**:晚上睡觉前,用热水泡手和脚约10分钟,使之温热充血,这样能通过神经反射使上呼吸道扩张，促使血液循环，增强机体局部抵抗力。这个方法对老年人及慢性肺病患者的保健较有帮助。

气血充盈需健脾

脾胃被称为"后天之本""气血生化之源"，其运化功能直接关系到人体的整个生命活动。

脾胃的运化功能主要有两种，即运化水谷和运化水液。运化水谷指的是脾胃把食物化为精微，并将精微物质运输至全身。运化水液是指脾能将被吸收的水谷精微中多余的水分及时地运输至肺和肾，通过肺、肾再转化为汗、尿排出体外。

脾——后天之本

脾既为"后天之本"，说明其在防病与养生方面有着重要的意义。古代医家皆认为"百病皆有脾衰而生也"，所以，日常生活中，尤其要注重保养脾胃，注意饮食营养，要忌口。

中医学认为，脾主肌肉，脾主四肢。人的脾胃是人的体力产生的直接动力，如果脾不运化水谷、水液，就会导致人体营养缺乏、四肢无力、肌肉疲软，所以能够补脾、健脾、养胃的食物皆可增加力气。

脾——气血生化之本

脾为气血生化之本，脾胃功能健全则气血旺盛。表现在肌肤上，则是皮肤柔润，皮脂溢出减少，皮肤充满弹性，皮肤衰老症状得以减缓。反之，若脾胃功能紊乱，则导致气血津液不足，人的面色也就会暗淡无光、肌肤粗糙、弹性缺失。

补脾、健脾宜吃哪些药材、食材

山药、榛子、牛肉、狗肉、葡萄、红枣、茯苓、甘草、薏苡仁、山楂。食用这些食物与中草药，可以有效地改善皮肤粗糙的状况，使皮肤变得充满弹性，变得更加细腻。而这些食物、药物又可以互相组合做出各种具有醒脾、健脾功效的药膳。

（1）**醒脾**：可取生蒜泥10克，加糖、醋等调料少许，搅拌均匀，即可食用。该药膳不仅有很好的醒脾健胃功效，还能预防肠道疾病。

（2）**健脾**：可用莲子、白扁豆、薏苡仁煮粥同食，或银耳、百合、糯米煮粥同食，两款药膳均具有健脾祛湿的功效。

花容月貌靠胃护

胃是人体的加油站，我们的容貌以及需要的能量都来源于胃的摄取。因此，必须要好好爱护你的胃，才能拥有美丽的容貌！

胃——水谷气血之海

胃又被称为"太仓""水谷之海""水谷气血之海"，其生理作用主要是主受纳、腐熟水谷，即指胃能接受食物，又能将食物做初步的消化运送到人体的下一个运作器官。中医藏象学以脾升胃降来概括机体整个消化系统的生理功能。中医学认为，胃主通降，以降为和。胃的通降作用指的是胃能将在机体中腐熟后的食物推入小肠做进一步消化；胃的通降是降浊，降浊是其收纳功能的前提条件。总体上来讲，胃是一个接纳外部又衔接内部器官的场所，如果胃的通降作用丧失，人的食欲不仅会受到影响，更会导致浊气上升而发生口臭、脘腹闷胀、大便秘结。

最好的养胃食物来自天然

对于胃，最好的补养是天然的食物。那么，兼有治胃、养胃功效的食材究竟有哪些呢？

（1）**南瓜**：南瓜内含有丰富的果胶，能有效保护胃黏膜，还能减少粗糙坚硬食物对胃的刺激。另外南瓜还能刺激胆汁分泌，加强胃的蠕动，促进胃的消化吸收，所以想要养胃宜多吃南瓜粥。

（2）**小米**：每晚喝一碗小米粥，不仅可以暖胃安神，如果在冬日吃，还能有助睡眠。

（3）**豆腐**：豆腐能益气，还能养脾胃，豆腐中丰富的半胱氨基酸能减少酒精对肝的伤害。

此外，像山药、莲子、薏苡仁、山楂、牛奶、栗子、茯苓都是具备很好健胃功效的食材。

另外，胃的脾性喜燥恶寒，因此冷饮必须要少吃；对胃有好处的食物多以温热为主，吃热食是一个养胃的好习惯。而对胃伤害最大的不是食物而是习惯，像饭后立即用脑这种习惯不仅会导致消化不良，还能引发胃病。总的来说，要想获得胃肠健康，就必须从这些小处着手，做到防微杜渐，坚持三餐定时定量，多吃有益食物，才能让你的胃更加健康。

脏腑调和——养心药膳

心是人的生命活动的主宰，统帅各个脏器，使之相互协调，共同完成各种复杂的生理活动，以维持人的生命活动。心脏的健康不是说吃几颗药就能造就的，而是需要长时间的调理。

远志菖蒲鸡心汤

◎配方　鸡心300克，胡萝卜1根，远志15克，菖蒲15克，盐2小匙，棉布袋1只。

◎制作　❶将远志、菖蒲装在棉布袋内，扎紧。❷鸡心氽烫，捞起，备用；葱洗净，切段。❸胡萝卜削皮洗净，切片，与第1步骤中准备好的材料先下锅加4碗水煮汤；以中火滚沸至剩3碗水，加入鸡心煮沸，下葱段，盐调味即成。

◎药膳功效　本品可滋补心脏、安神益智，可改善失眠多梦、健忘惊悸、神志恍惚等症。

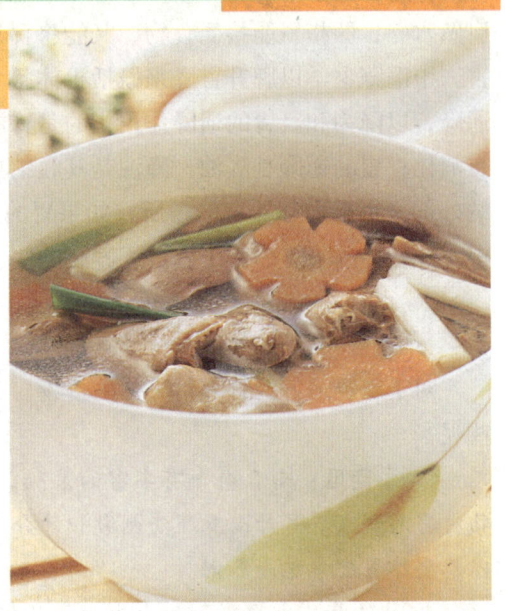

养心安神粥

◎配方　圆糯米1杯，莲子150克，百合50克，银耳25克，燕麦片半杯，枸杞子5克，桂圆少许。

◎制作　❶银耳泡软去硬蒂，氽烫后切成小块；桂圆剥去外壳备用。❷圆糯米与燕麦片洗净加水煮熟，百合洗净泡水后煮至松软。❸将百合、白木耳、桂圆肉加入糯米粥中，再煮一下，最后放入枸杞子即可。

◎药膳功效　糯米补血健脾；百合宁心安神；莲子健脾养心；银耳滋阴润肺。

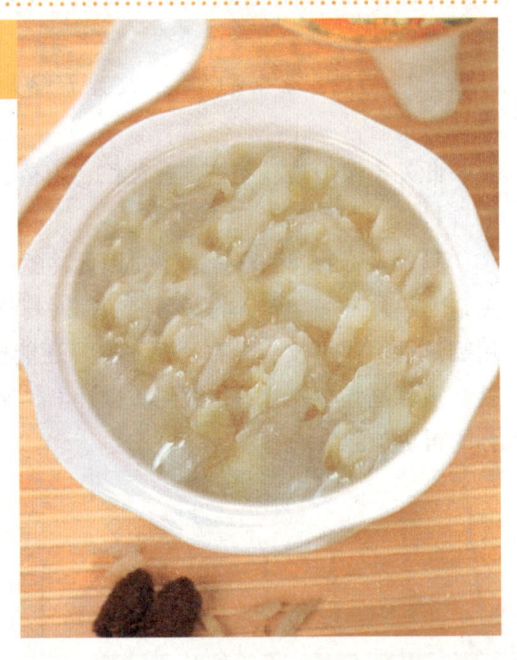

莲子茯神猪心汤

◎配方 猪心1只,莲子200克,茯神25克,葱两棵,盐2小匙。

◎制作 ❶猪心汆烫去血水,清水洗净。❷莲子、茯神洗净入锅,加水熬汤,大火煮开后转小火煮20分钟。❸猪心切片,放入第2步做好的材料煮滚后加葱段、盐即可。

◎药膳功效 莲子养心安神、补脾止泻,茯神健脾宁心,对心脾两虚、失眠多梦、便稀腹泻者有效。

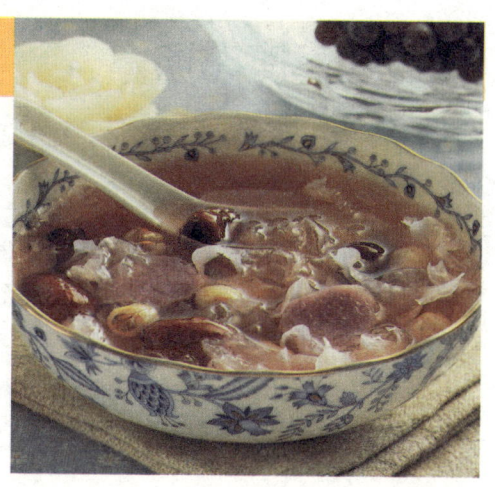

黄豆鲤鱼汤

◎配方 黄豆100克,生姜1片,鲤鱼500克,盐少许。

◎制作 ❶黄豆用温水浸泡至软,洗净;生姜洗净,去皮,切片。❷鲤鱼洗净,抹干水,放少许盐,抹匀,腌片刻;姜、油起锅,放入鲤鱼,煎至两面微黄,铲起。❸锅内加入清水,用猛火煲至水滚,放入材料,用中火煲至黄豆烂,以少许盐调味即可。

◎药膳功效 黄豆可通利肠道;鲤鱼可健脾利水;二者同用,对失眠、水肿均有疗效。

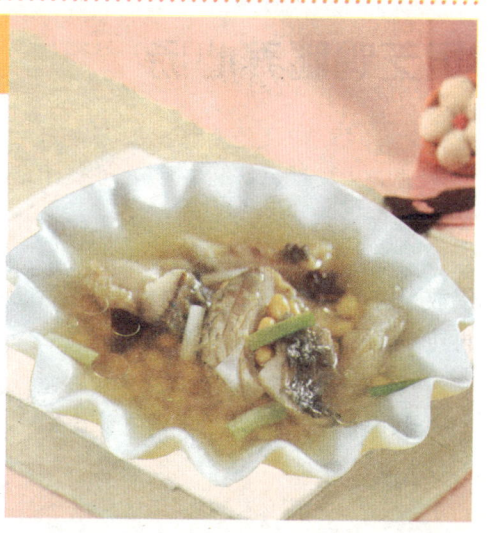

枸杞桂圆银耳汤

◎配方 枸杞500克,银耳50克,枸杞子20克,桂圆10克,姜1片,盐5克。

◎制作 ❶桂圆、枸杞子洗净。❷银耳泡发,洗净,煮5分钟,捞起沥干水。❸下油爆香姜,银耳略炒后盛起。另加适量水煲滚,放入枸杞、桂圆、枸杞子、银耳、姜煲滚,小火煲1小时,下盐调味即成。

◎药膳功效 本品可养肝明目、补血养心、滋阴润肺,对面色萎黄、两目干涩、口干咽燥等症均有很好的改善作用。

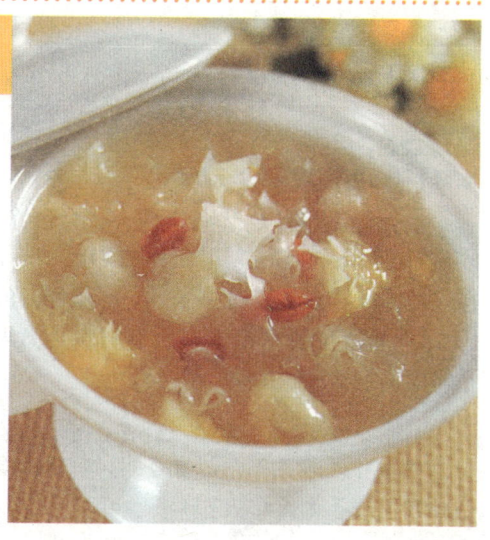

灵芝红枣瘦肉汤

◎ **配方** 猪瘦肉300克,灵芝4克,红枣适量,盐6克。

◎ **制作** ❶ 将猪瘦肉洗净、切片;灵芝、红枣洗净备用。❷ 净锅上火倒入水,下入猪瘦肉烧开,打去浮沫,下入灵芝、红枣煲至熟,调入盐即可。

◎ **药膳功效** 灵芝可益气补心、补肺止咳;红枣补气养血;猪肉健脾补虚,三者同用,可调理心脾功能,改善贫血症状。

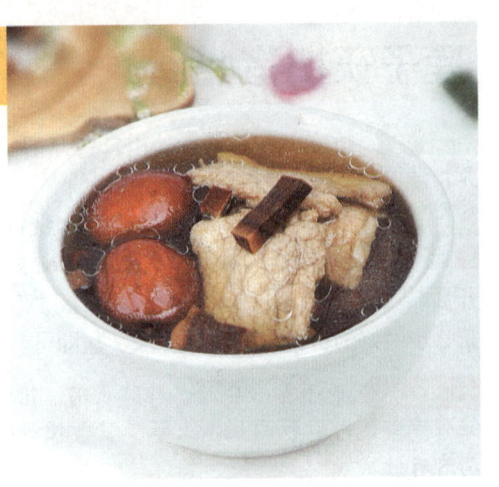

灵芝鸡腿养心汤

◎ **配方** 香菇2朵,鸡腿1只,灵芝3片,杜仲5克,山药10克,红枣6颗,丹参10克,盐适量。

◎ **制作** ❶ 鸡腿洗净,以开水汆烫。❷ 炖锅放入适量水烧开后,将材料全入锅煮沸,再转小火炖约1小时即可。

◎ **药膳功效** 本品可滋补肝肾、益气健脾、养心安神,对心、肝、脾、肾均有补益作用。

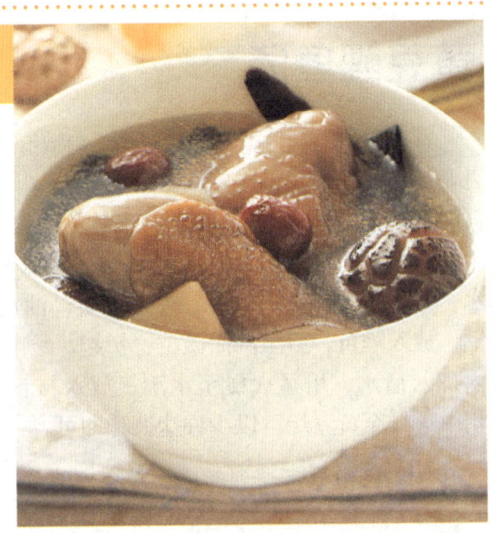

百合乌鸡汤

◎ **配方** 乌鸡1只,生百合30枚,白粳米适量,葱5克,姜4克,盐6克。

◎ **制作** ❶ 将乌鸡洗净斩件;百合洗净;姜洗净切片;葱洗净切段;白粳米淘洗干净。❷ 将乌鸡放入锅中汆水,捞出洗净。❸ 锅中加适量清水,下入所有材料炖煮两个小时,加盐调味即可。

◎ **药膳功效** 乌鸡肉可养心血;百合可养心润肺;粳米可健脾益气,三者合用,可调和各个脏腑,改善体虚症状。

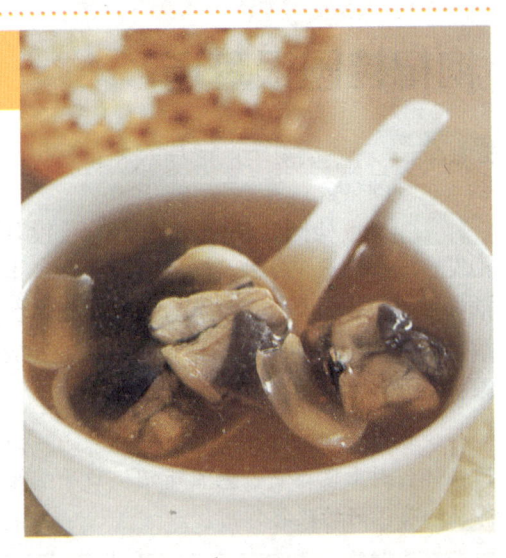

木耳桂圆汤

◎ 配方　黑木耳3克、桂圆肉5克、冰糖适量。

◎ 制作　❶ 先将木耳用温水泡，摘去老蒂；桂圆肉洗净。❷ 在煮锅内，放入适量清水，用旺火煮沸，把木耳、桂圆肉放进锅内共煮。❸ 加冰糖调味即可。

药膳功效　黑木耳益气滋阳、补肾强身，桂圆补血养心；常食本品可改善睡眠、增进食欲、滋润皮肤。

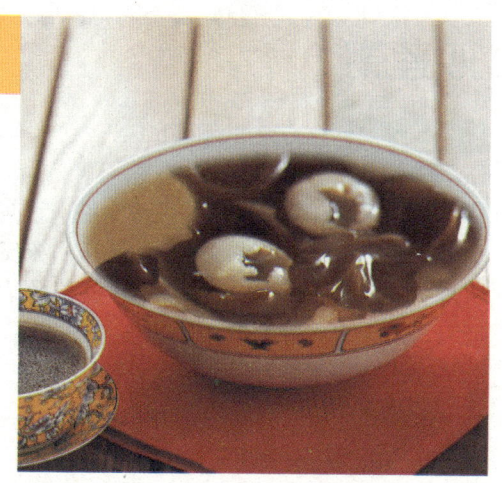

灵芝蒸猪心

◎ 配方　猪心1个，灵芝20克，姜片适量，盐5克，麻油少许。

◎ 制作　❶ 将猪心剖开洗净切片，灵芝去柄，洗净切碎，同放于大瓷碗中，加入姜片，精盐和清水300毫升，盖好。❷ 隔水蒸至酥烂，下盐，淋麻油即可。

药膳功效　本品具有补虚、安神定惊、养心补血之功效，可改善心悸失眠、头晕目眩、面色无华等症状。

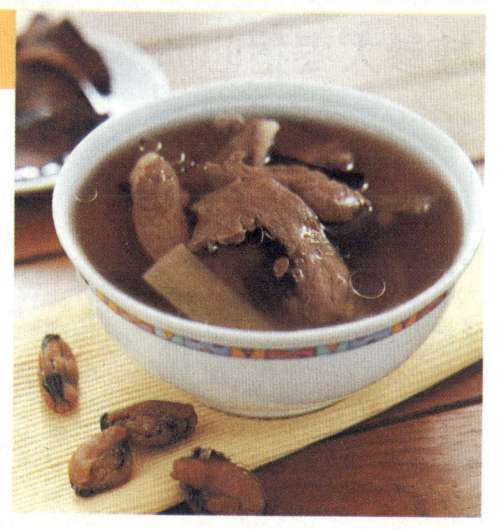

桂圆凤爪汤

◎ 配方　桂圆肉50克，鸡爪200克，姜块10克，葱结10克，清汤1000毫升，盐、味精、料酒、胡椒粉、香油各适量。

◎ 制作　❶ 将鸡爪洗净，去甲。❷ 再将鸡爪放入沸水中氽烫一下，捞起。❸ 将鸡爪放进锅中，加入桂圆肉、姜块、葱结及适量清汤、料酒、盐、味精，加盖，上笼旺火蒸，约两小时后出笼，弃去姜块，葱结，撒入胡椒粉，淋入香油即可。

药膳功效　此品能补气血、养心神，改善失眠。

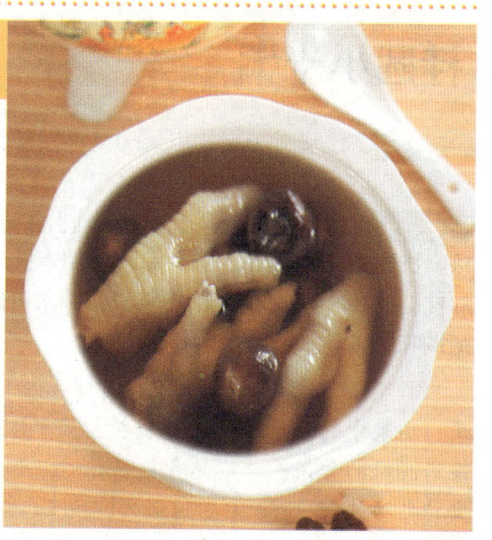

双莲粥

◎ 配方　莲子30克，莲藕60克，红米40克，糯米30克，红糖20克。

◎ 制作　❶红米洗净，糯米洗净后泡水两小时以上，莲子冲水洗净，莲藕洗净后去皮切片。❷锅中放入红米、糯米、莲藕及适量水，用大火煮开后改用小火慢煮至米软。❸再放入莲子煮半小时，调入红糖即可。

◎ 药膳功效　本品能健脾开胃、益血补心，还有消食、止渴、生津的功效。

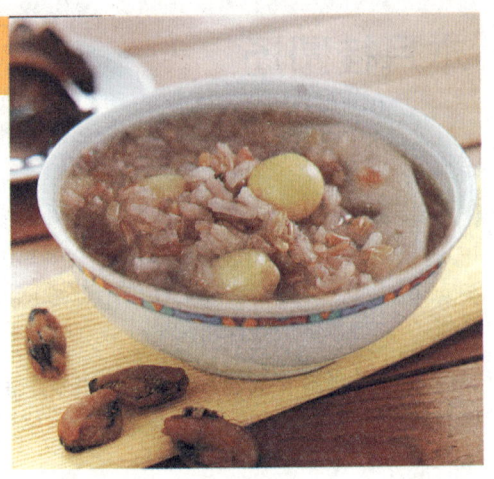

桂参大枣猪心汤

◎ 配方　桂枝5克，党参10克，大枣6枚，猪心半个，盐1小匙。

◎ 制作　❶猪心切片，放入沸水汆烫，捞起，冲净；党参洗净切段。❷桂枝、党参、大枣盛入锅中，加3碗水以大火煮开，转小火续煮20分钟。❸转中火让汤汁滚沸，放入猪心片，待水沸腾，加盐调味即成。

◎ 药膳功效　桂枝可温经散寒；党参可补气健脾；猪心可养心安神，对心脾两虚、心悸失眠的患者大有益处。

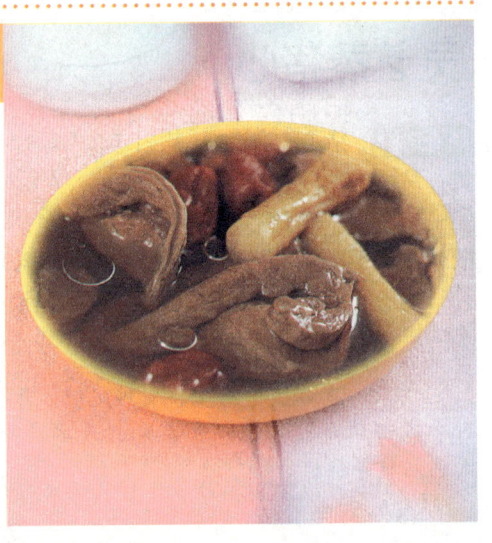

桂圆小米粥

◎ 配方　桂圆肉20克，小米50克，白砂糖适量。

◎ 制作　❶小米淘洗干净，桂圆去壳、核，洗净备用，锅加水煮至沸腾时加入洗净的桂圆肉和小米，再煮至烂熟。❷调入白砂糖调味即可。

◎ 药膳功效　桂圆肉富含多种维生素和矿物质，小米中的营养物质也十分丰富，可起到促进睡眠的作用；此粥具有益胃补心，养血安神之功效。

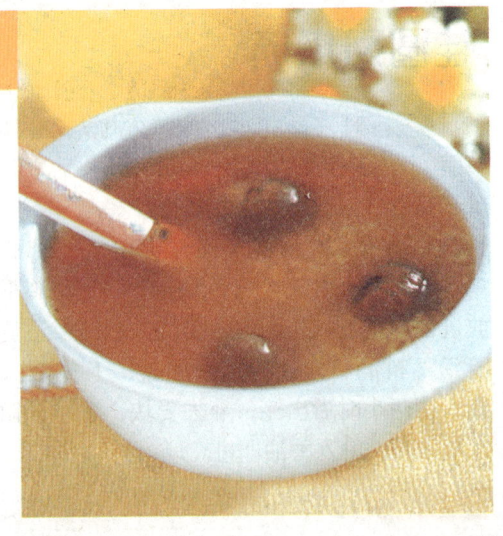

脏腑调和——补肝药膳

肝是人体内最大的解毒器官，体内产生的毒物、废物，吃进去的毒物、有损肝脏的药物等必须依靠肝脏解毒。因此，必须要好好爱护我们的肝脏。以下推荐几款补肝药膳，让你肝脏健康，毒素排清。

白芍蒺藜山药排骨汤

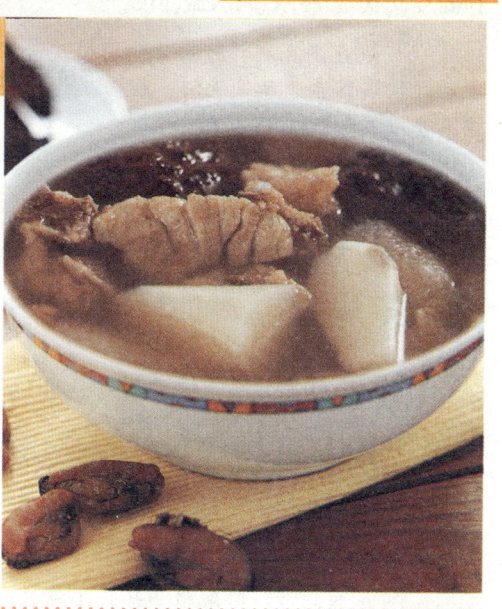

◎ 配方　白芍10克，白蒺藜5克，山药250克，香菇3朵，竹荪15克，排骨1000克，盐2小匙。

◎ 制作　❶ 排骨剁块，放入沸水汆烫，捞起冲洗；山药切块；香菇去蒂，冲净，切片。❷ 竹荪以清水泡发，洗净，沥干，切段；排骨盛入锅中，放入白芍、白蒺藜，加水至盖过材料，以大火煮开，转小火续炖20分钟。❸ 加入山药、香菇、竹荪续煮10分钟，起锅前加青菜，再加盐调味。

◎ 药膳功效　此汤有养肝补血，调经理带的功效。

枸菊肝片汤

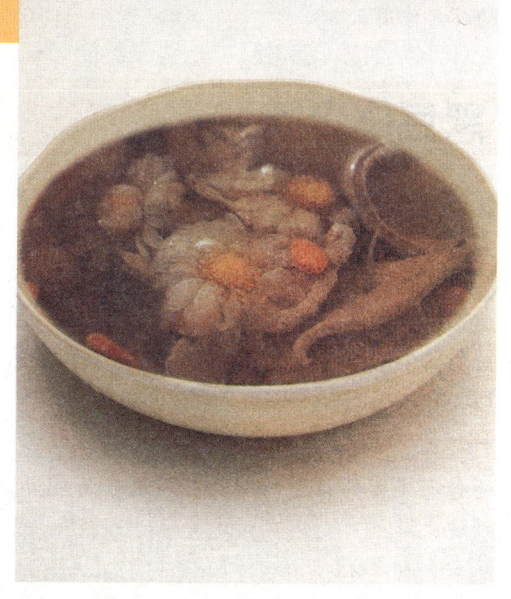

◎ 配方　枸杞子10克，菊花5克，猪肝300克，盐1小匙。

◎ 制作　❶ 猪肝冲净，切片；煮锅加4碗水，放入枸杞子以大火煮开，转小火续煮3分钟。❷ 待水一沸，放入肝片和菊花，待水一开，加盐调味即可熄火起锅。

◎ 药膳功效　富含B族维生素的猪肝，搭配含β-胡萝卜素的枸杞子，能防止眼睛结膜角质化及水晶体老化，常食对眼睛很有好处。

枸杞叶猪肝汤

◎配方　猪肝200克，枸杞叶10克，黄芪5克，沙参3克，姜片、盐各适量。

◎制作　❶猪肝洗净，切成薄片；枸杞叶洗净；沙参、黄芪润透，切段。❷将沙参、黄芪加水熬成药液。❸下入猪肝片、枸杞叶和姜片，煮5分钟后调入盐即可。

◎药膳功效　此汤具有补肝明目的功效，常用于治疗风热目赤、双目流泪、视力减退、夜盲、营养不良等病症。

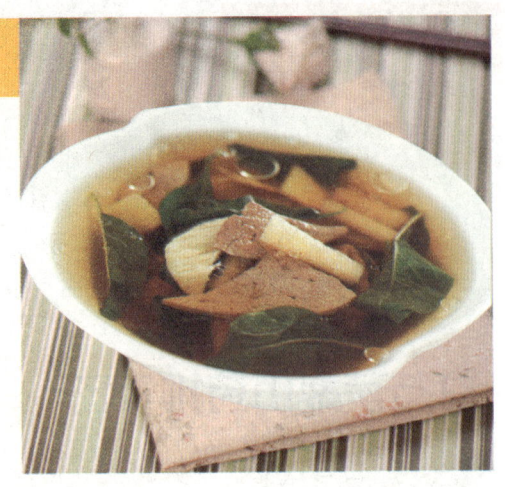

柴胡枸杞羊肉汤

◎配方　柴胡15克，枸杞子10克，羊肉片200克，上海青200克，盐3克。

◎制作　❶柴胡冲净，放进煮锅中加4碗水熬高汤，熬到约剩3碗，去渣留汁。❷上海青洗净切段。❸枸杞子放入高汤中煮软，羊肉片入锅，并加入上海青。❹待肉片熟，加盐调味即可食用。

◎药膳功效　柴胡可疏肝解郁、枸杞子可养肝明目，羊肉对手脚冰冷、痛经的女性有很好的改善作用。

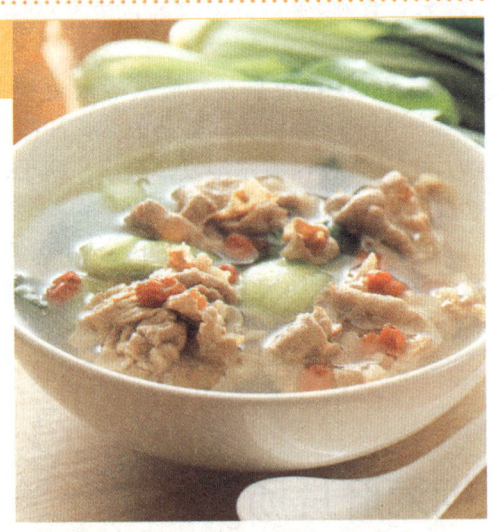

黑豆排骨汤

◎配方　黑豆10克，猪小排100克，葱花、姜丝、盐各少许。

◎制作　❶将黑豆、猪小排洗净。❷将适量水放入锅中，开中火，待水开后放入黑豆及猪小排、姜丝熬煮。❸待食材煮软至熟后，加入盐调味，并撒上葱花即可。

◎药膳功效　黑豆可滋阴补肝肾、养颜美容，还含有丰富的膳食纤维，可促进肠胃蠕动，预防便秘。

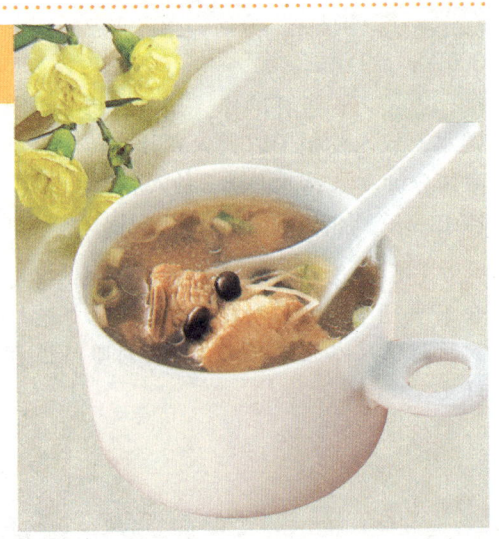

海带排骨汤

◎配方　排骨180克，海带4条，味精0.5克，鸡精0.5克，盐1克。

◎制作　❶将排骨斩成小块；海带泡发后打结。❷将所有原材料放入盅内，蒸两个小时。❸放入调味料调味即可。

◎药膳功效　海带含有丰富的钙，可防人体缺钙，还有降血压的功效，此汤味道鲜美，益精补血。

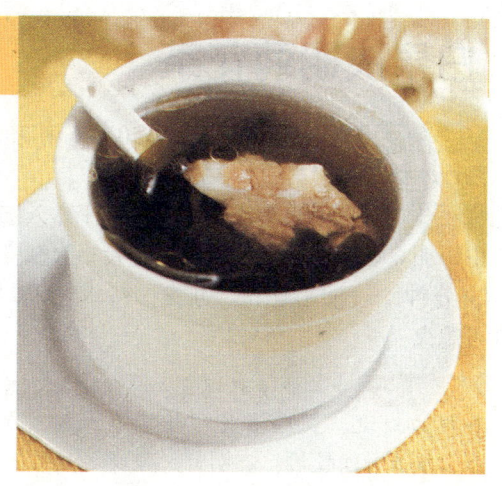

糯米红枣

◎配方　红枣200克，糯米粉100克，白糖30克。

◎制作　❶将红枣泡好，去核。❷糯米粉用水搓成团，放入红枣中，装盘。❸用白糖泡水，倒入红枣中，再将整盘放入蒸笼蒸5分钟即可。

◎药膳功效　红枣富含多种营养成分，其中维生素C的含量在果品中名列前茅，有"天然维生素丸"的之称，而且红枣具有补虚益气、养血安神的功效。

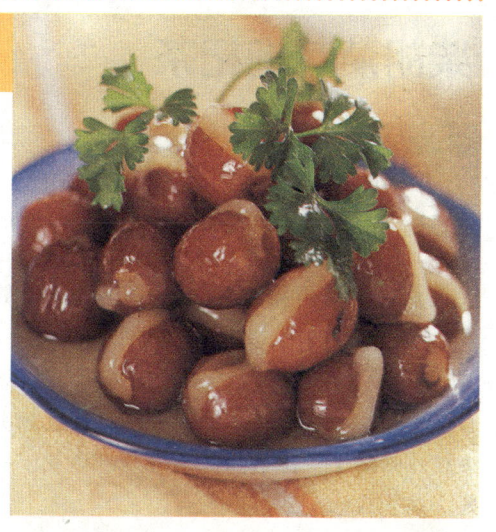

芹菜蔬果汁

◎配方　西芹菜梗1支，番茄1个，葡萄柚1瓣，蜂蜜少许。

◎制作　❶芹菜洗净、切段；番茄洗净、切块；葡萄柚洗净，挤汁。❷将所有材料一起放入果汁机中搅拌均匀。❸加蜂蜜调味即可。

◎药膳功效　此汁能协助解除积滞在肝脏中的过氧化脂质，减轻肝脏负担，预防脂肪肝、肝炎；并能清肝降火，改善头晕、头痛、失眠、心烦等症状。

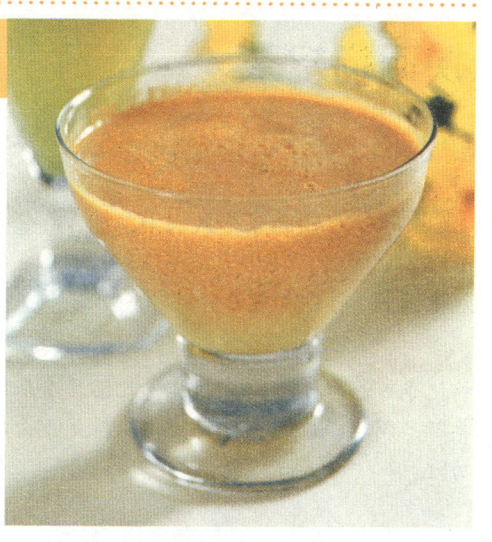

白果决明菊花茶

◎**配方** 白果10克,决明子10克,菊花5克,冰糖10克。

◎**制作** ❶白果去壳去皮和决明子盛入锅中,加600毫升水以大火煮开,转小火续煮20分钟。❷加入菊花、冰糖,待水一滚即可熄火。

◎**药膳功效** 此茶能清肝明目、祛风止痛,改善视力减退,畏光多目,并调节血压、血脂,较长时间饮用,有明目、瘦身之效果。

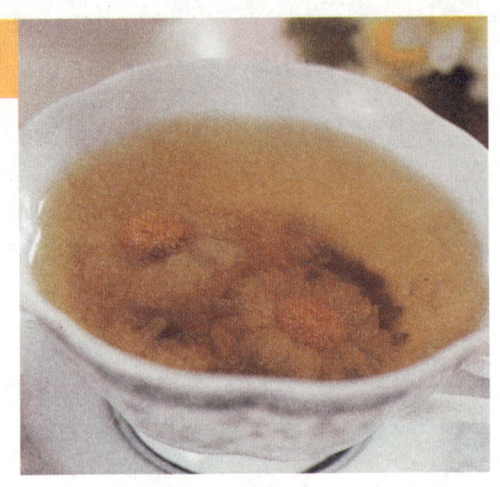

柴胡菊花枸杞茶

◎**配方** 柴胡10克,枸杞子10克,菊花5克,砂糖适量。

◎**制作** ❶柴胡放入煮锅,加500毫升水煮开,转小火续煮约10分钟。❷陶瓷杯先以热水烫过,再将枸杞子、菊花、砂糖放入,取柴胡汁冲泡,约泡2分钟即可。

◎**药膳功效** 柴胡、枸杞子、菊花都能养肝明目,肝开窍于目,肝气不顺、肝火升旺都会表现在眼睛上,此茶品能改善两眼昏花、红痒涩痛等症状。

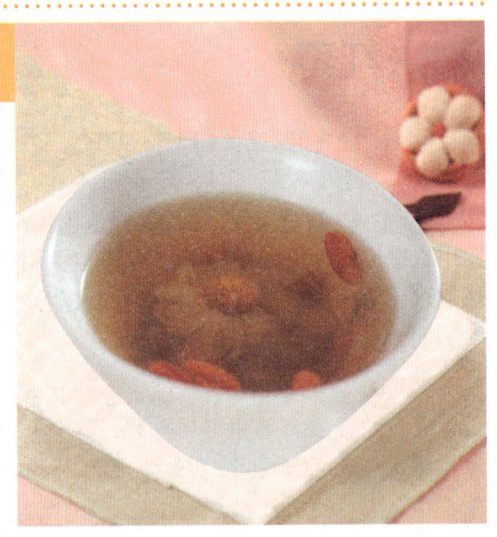

决明枸杞茶

◎**配方** 决明子5克,枸杞子5克,砂糖适量。

◎**制作** ❶决明子盛入锅中,加350毫升水以大火煮开,转小火续煮15分钟。❷加入枸杞子、砂糖续煮5分钟即成。

◎**药膳功效** 决明子可清热明目,润肠通便;枸杞子可养肝、滋肾、润肺;此茶具有保肝养肝、调理慢性肝炎、肝硬化及维护视力的功效。

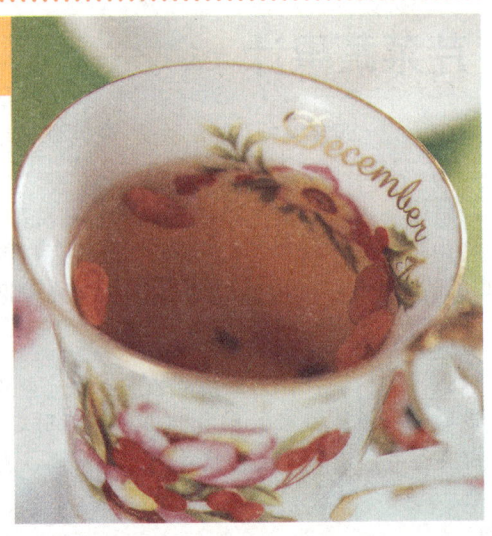

黑豆甘草茶

◎配方 黑豆150克，甘草15克，糖少许。

◎制作 ❶黑豆洗净，和甘草一起盛入锅中。❷加600毫升水以大火煮开，转小火续煮20分钟，加适量糖即成。

药膳功效 此茶能清热解毒、利尿泻火，清除细菌毒素、药物、食物中毒及体内代谢产物，并消水肿，祛风湿痹痛，改善十二指肠溃疡症状。

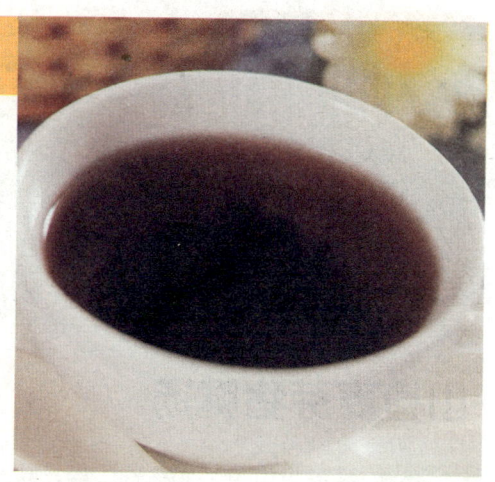

丁香绿茶

◎配方 丁香花瓣10克，绿茶3克。

◎制作 ❶将丁香花瓣洗净撕碎，与绿茶搅拌均匀。❷将丁香花与绿茶置于杯中，加入适量温水浸泡2分钟，把水倒掉。❸加入适量沸水泡10分钟即可饮用。

药膳功效 绿茶清肝泻火；丁香可疏肝理气，此茶芳香四溢，能清热解渴、清肝明目。

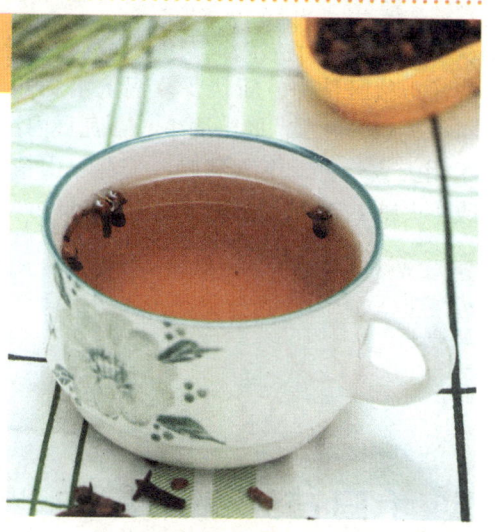

梅芪玉米须茶

◎配方 乌梅15克，黄芪15克，玉米须10克，砂糖适量。

◎制作 ❶玉米须、黄芪洗净。❷将乌梅、黄芪、玉米须盛入锅中。❸加4碗水以大火煮开，转小火慢煮，煮约20分钟，待茶汁呈黄褐色，加入砂糖捡去玉米须即成。

药膳功效 此茶能生津止渴、利水消肿，调整食欲，调理糖尿病患者多饮、多食、多尿之现象，并能防治肝炎、高血压病等。

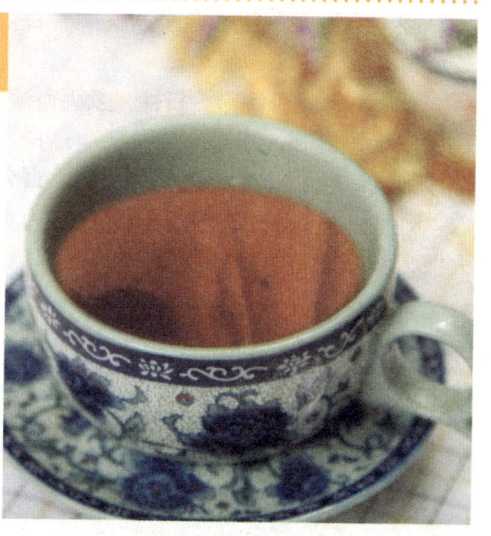

脏腑调和——健脾益胃药膳

脾胃在人体中的地位非常重要，人体所需的一切物质都归其调拨，可以摄入食物，并输出营养物质以供全身之用。脾胃可谓是人体的"发电厂"，要怎样才能使脾胃保持正常的"发电"呢？药膳可以帮到你。

山楂麦芽猪腱汤

◎ 配方　猪腱、山楂、麦芽各适量，盐2克，鸡精3克。

◎ 制作　❶山楂洗净，切开去核；麦芽洗净；猪腱洗净，斩块。❷锅上水烧开，将猪腱汆去血水，取出洗净。❸瓦煲内注水用大火烧开，下入猪腱、麦芽、山楂，改小火煲2.5小时，加盐、鸡精调味即可。

◎ 药膳功效　山楂、麦芽均可健脾益胃、消食化积，可改善脾虚腹胀、饮食积滞等症状。

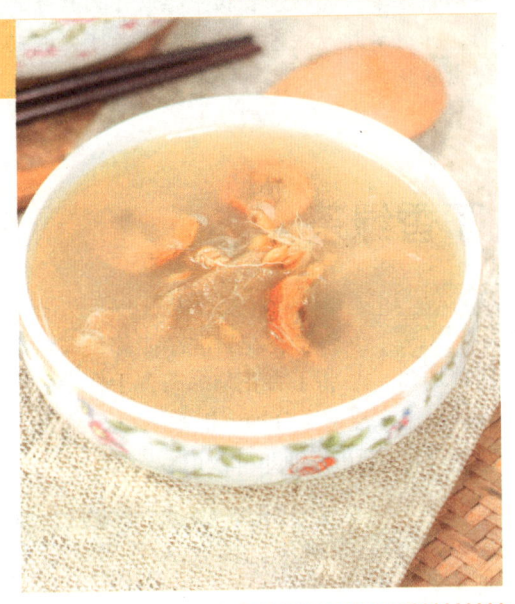

莲子百合芡实排骨汤

◎ 配方　排骨200克，莲子、芡实、百合各适量，盐3克。

◎ 制作　❶排骨洗净，斩件，汆去血渍；莲子去皮，去心，洗净；芡实洗净；百合洗净泡发。❷将排骨、莲子、芡实、百合放入砂煲，注入清水，大火烧沸，改为小火煲2小时，加盐调味即可。

◎ 药膳功效　莲子、芡实均可健脾止泻、百合滋阴益气。本品对脾虚食少、大便溏泄者有很好的疗效。

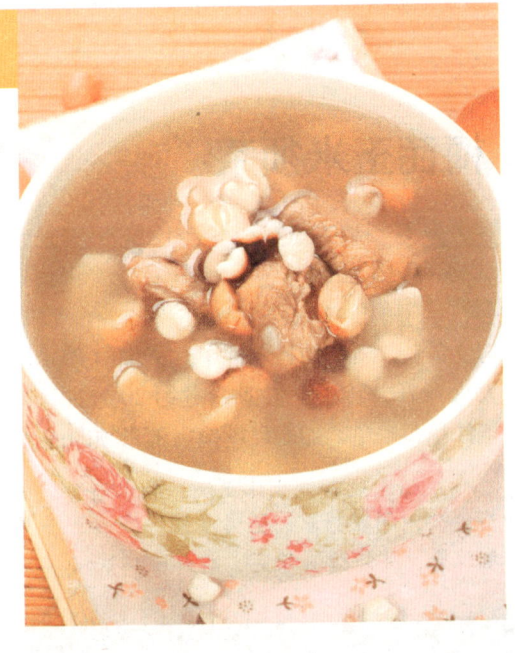

麦冬炖猪肚

配方 猪肚500克，麦冬20克，生姜10克，盐5克，味精2克，胡椒粉2克。

制作 ❶ 猪肚洗净，入锅中煮熟后捞出；生姜洗净，切片。❷ 将煮熟的猪肚切成条状。❸ 再装入煲中，加入麦冬、姜片，上火煲1小时后，加入调味料即可。

药膳功效 麦冬可滋阴生津、润肺止咳、清心除烦；猪肚可健脾益气，具有治虚劳羸弱，泄泻，下痢，消渴，小便频繁的功效。

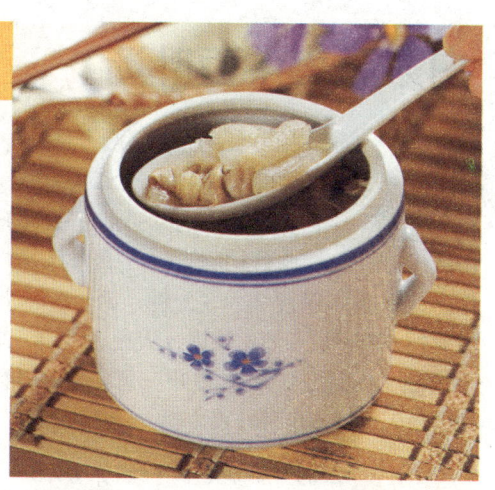

茯苓糙米鸡

配方 鸡半只，葱3根，姜1小块，茯苓10克，淮山10克，松子1汤匙，红枣5枚，糙米半碗。

制作 ❶ 鸡洗净，汆烫去血水。❷ 烧开一小锅水，再放入所有材料，大火煮5分钟后以小火慢炖约30分钟即关火，食用前撒入松子、葱花即可（如果更小一点儿的土鸡，用整只鸡，并将糙米塞入鸡肚子内）。

药膳功效 茯苓可健脾燥湿、镇静安神；淮山可滋养补脾；松子可润肠通便。

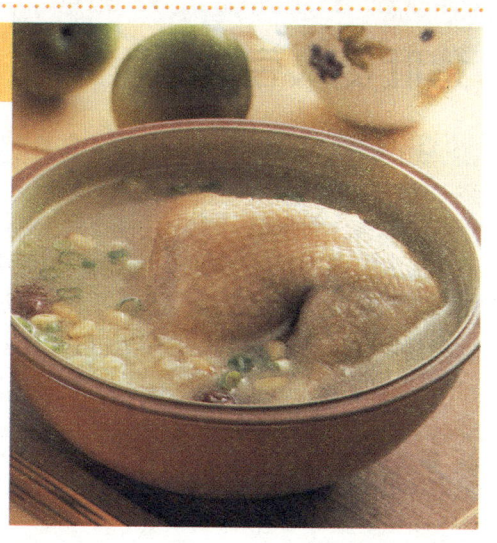

红枣炖兔肉

配方 兔肉500克，红枣25克，马蹄50克，生姜1片，盐8克。

制作 ❶ 兔肉洗净，切块；红枣、马蹄、生姜洗净。❷ 把全部用料放入炖盅内，加滚水适量，盖好，隔滚水炖1~2小时，加盐调味供用。

药膳功效 兔肉含有丰富的营养，常食可保护血管壁，阻止血栓形成，并增强体质；红枣可益心润肺、益气生津、补血养颜；二者合用可补中益气、健脾补虚。

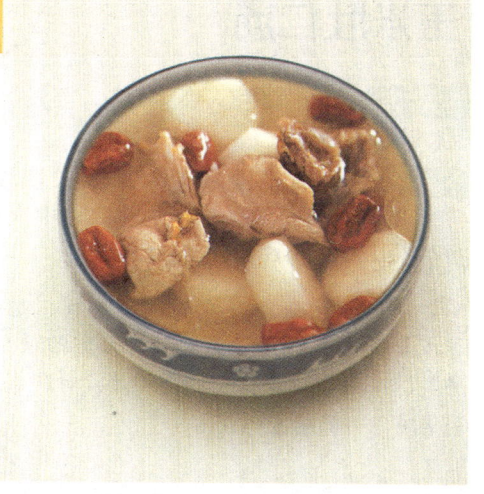

白菜黑枣牛百叶汤

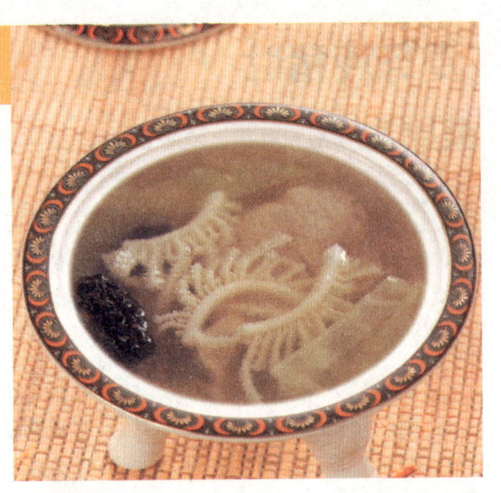

◎ **配方** 新鲜牛百叶500克,猪瘦肉150克,白菜1000克,黑枣6枚,盐、味精各适量。

◎ **制作** ❶白菜洗净,梗、叶切开;猪瘦肉洗净切片,加调料稍腌。❷牛百叶洗净切件,放入滚水中浸2~3分钟,沥干。❸把白菜梗、黑枣放入清水锅内,大火煮滚后,改小火煲1小时,放入白菜叶,再煲20分钟;然后放入肉片及牛百叶再煮熟,调味供用。

◎ **药膳功效** 本品可健脾益气、益胃生津。

猪肚煲米豆

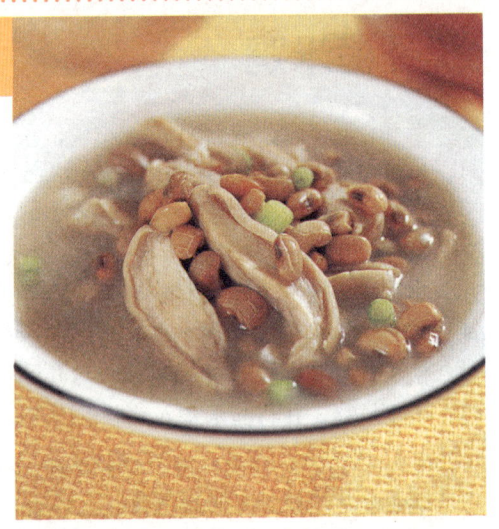

◎ **配方** 米豆50克,猪肚150克,生姜1小块,盐5克,味精两克。

◎ **制作** ❶猪肚洗净切成条状。❷米豆放入清水中泡半小时至膨胀。❸锅中加油烧热,下入肚条稍炒后,注入适量清水,再加入米豆煲至开花,调入盐、味精即可。

◎ **药膳功效** 米豆猪肚均能健脾胃,米豆中所含的木质素可抑制肿瘤生长,尤其对乳腺癌及生殖系统等癌症患者有很大的帮助。

玉米肚仁汤

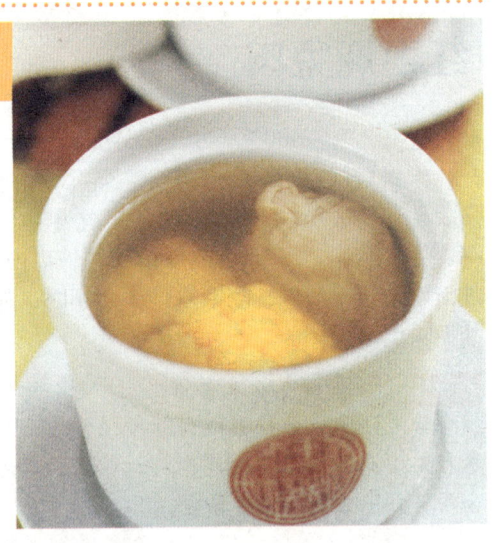

◎ **配方** 肚仁200克,玉米1条,姜1片,盐、味精各适量。

◎ **制作** ❶肚仁洗净汆水;玉米切段。❷将所有原材料放入盅内加水,用中火蒸两个小时。❸最后放入调味料即可。

◎ **药膳功效** 玉米中含有的维生素B_6、烟酸等成分,具有刺激胃肠蠕动,可防治便秘、肠炎、肠癌等。肚仁可健脾补虚,对脾胃虚弱者有很好的食疗作用。

黄芪蔬菜汤

◎ **配方** 黄芪15克，西蓝花300克，西红柿1个，新鲜香菇3朵，韭菜花100克，盐5克。

◎ **制作** ❶ 西蓝花切小朵，洗净。❷ 西红柿洗净，轻划数刀，入沸水中汆烫至皮翻起，捞起剥皮，切块；香菇洗净，对切。❸ 黄芪加4碗水煮开，转小火煮10分钟，再加入西红柿和香菇续煮15分钟；加入西蓝花，转大火煮滚，加盐调味。

◎ **药膳功效** 本品能健脾胃、排毒养颜。

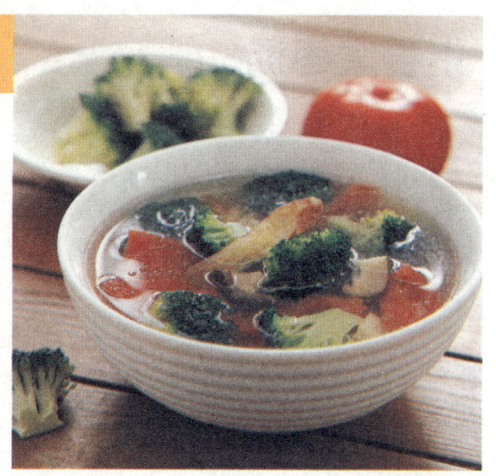

党参煮土豆

◎ **配方** 党参15克，土豆300克，料酒10克，姜、葱、盐、味精、芝麻油各适量。

◎ **制作** ❶ 将党参洗净，润透，切薄段；土豆去皮，切薄片；姜切片，葱切段。❷ 将党参、土豆、姜、葱、料酒同时放入炖锅内，加水，置大火上烧沸。❸ 再用小火烧煮35分钟，加入盐、味精、芝麻油调味即成。

◎ **药膳功效** 土豆富含膳食纤维，容易让人有饱腹感，多食也不会发胖；党参补中益气、健脾益胃。

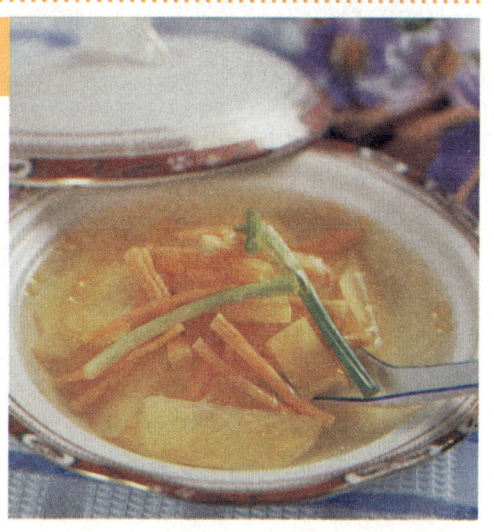

淮山猪肚汤

◎ **配方** 猪肚500克，淮山100克，红枣8枚，盐5克，味精适量。

◎ **制作** ❶ 猪肚用开水烫片刻，刮除黑色黏膜，洗净切块。❷ 淮山用清水洗净。❸ 将猪肚、淮山和红枣放入砂煲内，加适量清水，大火煮沸后改用小火煲两小时，加入盐和味精调味即可。

◎ **药膳功效** 淮山、猪肚均可健脾益气，对脾虚腹泻、食欲不振、面色萎黄等症均有疗效。

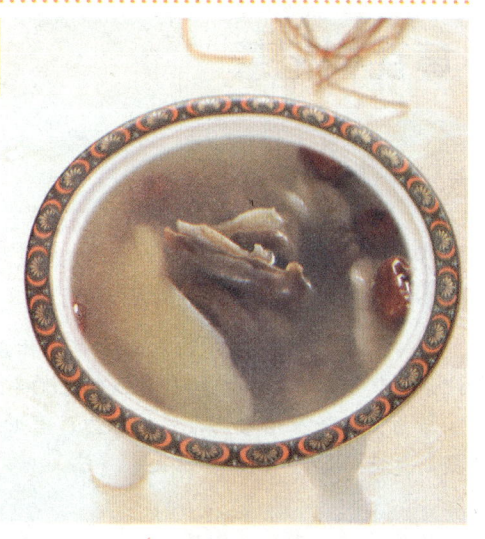

生姜大枣汤

配方 生姜1段，大枣6枚，冰糖适量。

制作 ❶生姜洗净，切片；大枣剖开，去核。❷姜、枣盛入锅中，加600毫升水以大火煮开，转小火续煮20分钟即成。❸加入冰糖，煮沸即可。

药膳功效 此汤能健胃和脾，兴奋肠道，促进消化，改善慢性肠炎，缓和腹泻，并增加肌力和体力，养肝降血压。

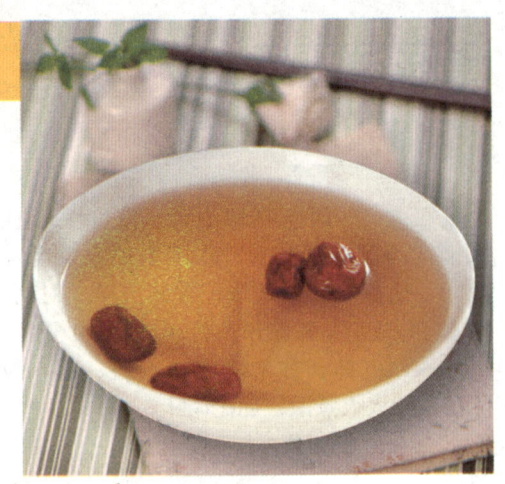

牛奶红枣粥

配方 红枣20枚，粳米100克，牛奶150毫升，黄糖适量。

制作 ❶将粳米、红枣一起洗净泡发。❷再将泡好的粳米、红枣加入牛奶中一起煲45分钟。❸待煮成粥后，加入黄糖继续煮融即可。

药膳功效 牛奶中所含乳糖，有调节胃酸、促进胃肠蠕动和消化腺分泌的作用，可增强消化功能，增强钙、磷等在肠道里的吸收。

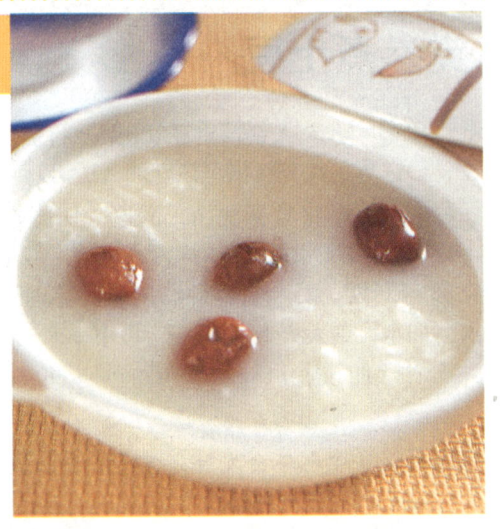

黄芪枸杞茶

配方 黄芪30克，莲子、枸杞子各15克，水500毫升，砂糖适量。

制作 ❶黄芪剪碎，同莲子、枸杞子一起盛入锅中。❷加500毫升水以大火煮开，转小火续煮30分钟，调入砂糖即可。

药膳功效 黄芪、莲子均有健脾胃的作用。此茶能促进人体增加抗体和免疫细胞的数量和活力，增强人体对病毒的抵抗力，有助于提高免疫功能。

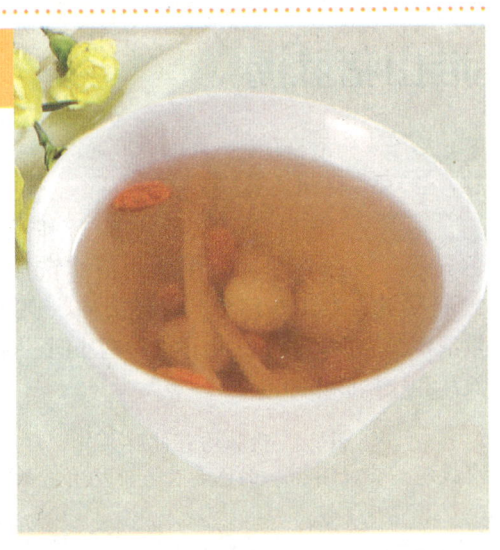

脏腑调和——润肺药膳

肺主气，司呼吸，能使自然界的清新空气通过肺进入体内，而体内的浊气通过肺呼吸排出体外，让身体的气机畅通无阻。好好地善待自己的肺，相信它会回报给我们更清新的空气。

南杏萝卜炖猪肺

◎ 配方　猪肺250克，上汤1碗半，南杏4克，萝卜100克，花菇50克，生姜、盐、味精各适量。

◎ 制作　❶ 猪肺反复冲洗干净，切成大件，南杏、花菇浸透洗净；萝卜洗净，带皮切成中块。❷ 将以上用料连同1碗半上汤倒进炖盅，盖上盅盖，隔水炖之，先用大火炖30分钟，再用中火炖50分钟，后用小火炖1小时即可。❸ 炖好后，用油、盐、味精调味，喝汤吃肉。

药膳功效　此品可润肺燥，养肝阴，生津液。

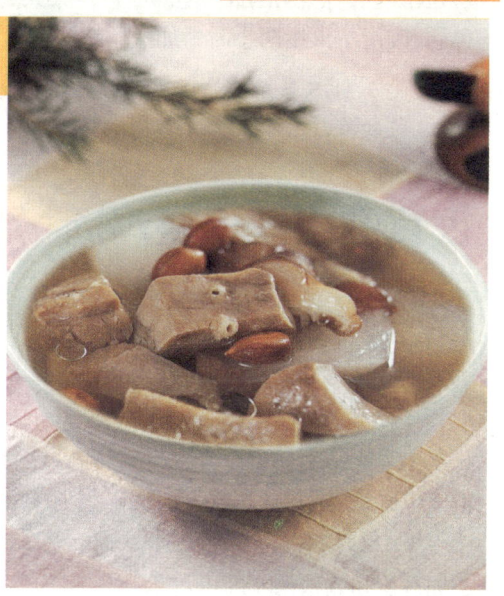

沙参玉竹煲猪肺

◎ 配方　猪肺1个，猪瘦肉180克，沙参、玉竹各9克，蜜枣两粒，姜两片，盐适量。

◎ 制作　❶ 用清水略冲净沙参、玉竹，沥干切段，猪瘦肉洗净切成小块。❷ 猪瘦肉飞水，将猪肺洗净后切成大件。❸ 把所有材料同放入汤煲中，加入适量清水，煲至滚，改用中小火煲至汤浓，以适量盐调味，即可趁热食用。

药膳功效　此汤有养阴生津、润肺养颜，消燥开声的作用；常食可以清燥热，润肺气。

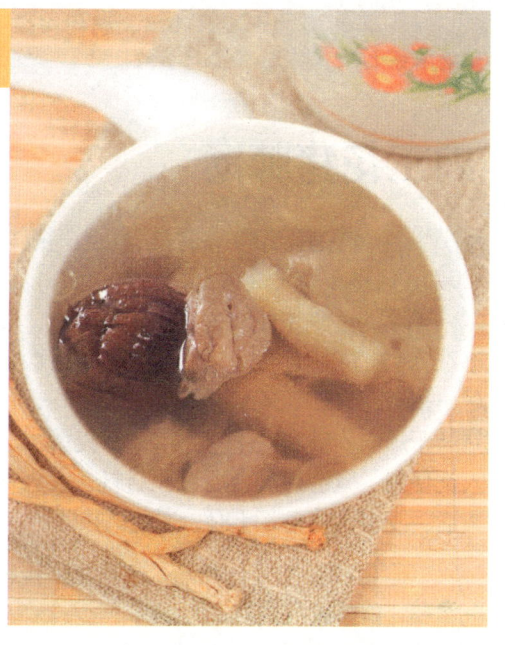

雪梨银耳瘦肉汤

◎配方　雪梨500克，银耳20克，猪瘦肉500克，大枣11枚，盐5克。

◎制作　❶雪梨去皮洗净，切成块状，猪瘦肉洗净，入开水中汆烫后捞出。❷银耳浸泡，撕成小朵，洗净，大枣洗净。❸将清水放入瓦煲内，煮沸后加入全部原料，大火煲开后，改用小火煲两小时，加盐调味即可。

药膳功效　此汤养阴润肺，生津润肠，降火清心，适合治疗冬季咳嗽、心烦等症状。

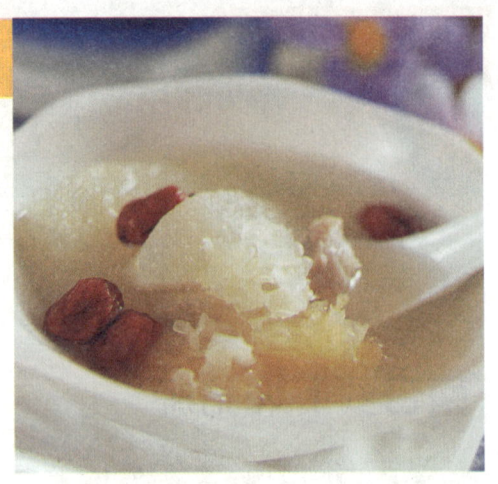

银耳淮山莲子煲鸡汤

◎配方　鸡肉400克，银耳、淮山、莲子、枸杞子各适量，盐5克，鸡精3克。

◎制作　❶鸡肉收拾干净，切块，汆水；银耳泡发洗净，撕小块；淮山洗净，切片；莲子洗净，对半切开，去莲心；枸杞子洗净。❷炖锅中注水，放入鸡肉、银耳、淮山、莲子、枸杞子，大火炖至莲子变软。❸加入盐和鸡精调味即可。

药膳功效　此汤对于头晕耳鸣、胸闷心燥、食欲不振之人，特别有食疗功效。

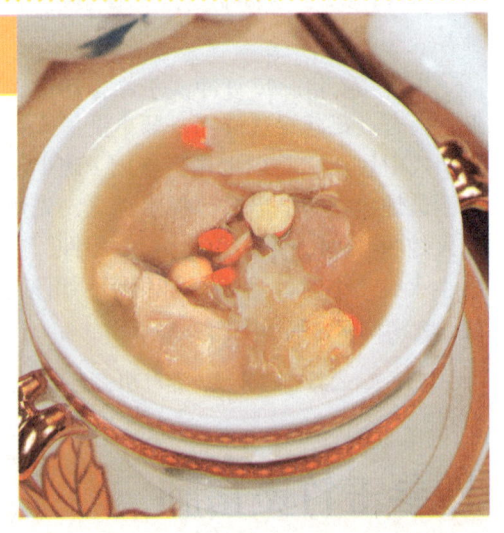

霸王花猪肺汤

◎配方　霸王花50克，猪肺750克，瘦肉300克，红枣、南北杏、姜片、盐各适量。

◎制作　❶霸王花浸泡1小时，洗净；红枣洗净。❷猪肺注水，挤压，直至血水去尽，猪肺变白，切成块状；烧锅放姜片，将猪肺干爆5分钟左右。❸将2 000克清水放入瓦煲内，煮沸后加入所有原材料，大火煲滚后，改用小火煲3小时，加盐调味即可。

药膳功效　霸王花可清热痰、除积热；猪肺有润肺、治咯血的功效。

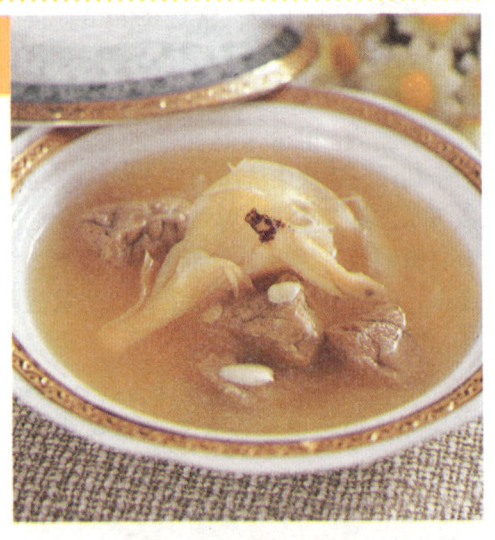

百合无花果鲳鱼汤

◎ **配方** 鲳鱼500克,马蹄100克,无花果30克,百合15克,姜2片,花生油10毫升,盐5克。

◎ **制作** ❶百合、无花果洗净,浸泡1小时,马蹄洗净。❷鱼洗净;烧锅下花生油、姜片,将鱼两面煎至金黄色。❸将清水放入瓦煲内,煮沸后加入全部原料,大火煲开后,改用小火煲3小时,加盐调味即可。

◎ **药膳功效** 本品可清热润肺、滋阴润燥、益气补虚,适合肺阴亏虚的人群食用。

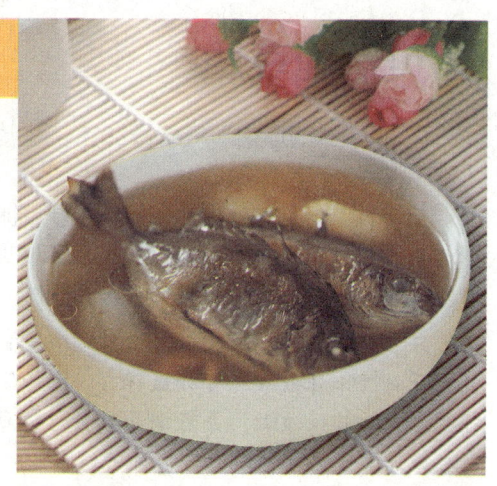

百合冬瓜鸡蛋汤

◎ **配方** 百合30克,冬瓜肉120克,鸡蛋1个,香油、姜丝、葱末各适量,盐8克,味精5克。

◎ **制作** ❶将百合洗净,撕成小片;冬瓜肉洗净,切片。❷鸡蛋打入碗内,搅拌均匀。❸锅内加水适量,放入百合、冬瓜片、姜丝、葱末,大火烧沸,改用小火煮10分钟,兑入鸡蛋汁,调入盐、味精、香油即成。

◎ **药膳功效** 此汤具有清热解毒,利水消痰,清心安神之功效。

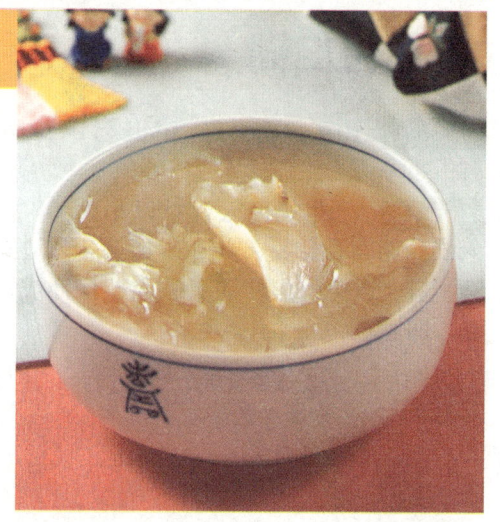

海蜇马蹄汤

◎ **配方** 海蜇100克,马蹄500克,猪瘦肉100克,党参15克,生姜1片,盐5克。

◎ **制作** ❶海蜇洗数次,洗去咸味和细沙;马蹄洗净,切开两半;猪瘦肉洗净,切片,用油、盐稍腌;生姜洗净;党参洗净切段。❷把海蜇、马蹄放入锅内,加清水适量,煮滚,改小火煲半小时,放入猪瘦肉片和姜片,滚至肉片熟,加盐调味供用。

◎ **药膳功效** 海蜇能降血压,治哮喘;马蹄肉白味甜,清凉降火。

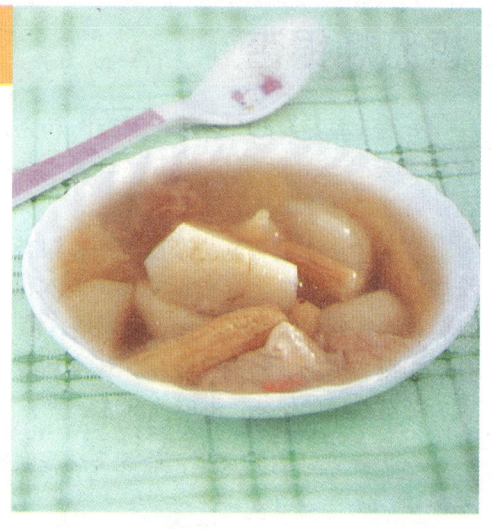

川贝母炖豆腐

◎配方　豆腐300克，川贝母25克，冰糖适量。

◎制作　❶川贝母打碎或研成粗米状；冰糖亦打粉碎。❷豆腐放炖盅内，上放川贝母、冰糖，盖好，隔滚水小火炖约1小时。

◎药膳功效　川贝母具清热、润肺、化痰功效；豆腐性味甘微寒，可补益脾胃。冰糖润肺生津以治肺燥咳嗽，并可调和川贝母、豆腐之味道，使汤味甘中微苦，甘苦适中。

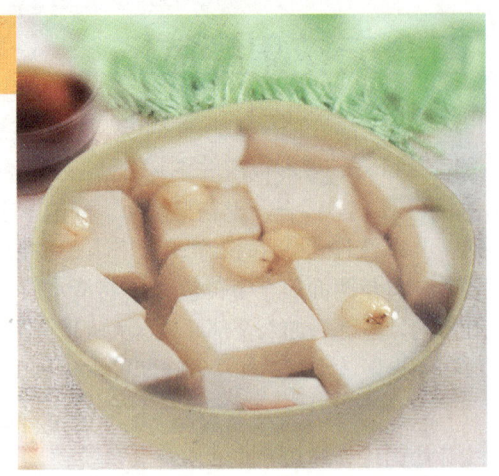

山药杏仁糊

◎配方　山药粉两大匙，杏仁粉1小匙，鲜牛奶200毫升，砂糖少许。

◎制作　❶牛奶倒入锅中以小火煮，倒入山药粉与杏仁粉，并加砂糖调味，边煮边搅拌，以免烧焦粘锅。❷煮至汤汁成糊状，即成。

◎药膳功效　此品补中益气、温中润肺。适用于肺虚久咳、脾虚体弱等症。

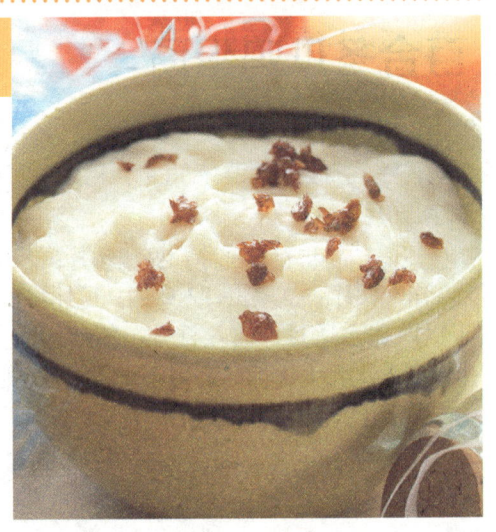

香菇炖银杏

◎配方　水发香菇150克，银杏肉50克，青豆30克，盐、味精、酱油、白糖、湿淀粉、麻油、高汤、花生油各适量。

◎制作　❶水发香菇去杂质洗净；银杏肉洗净，下油锅略炸。❷炒锅烧热，放入花生油，投入香菇和银杏肉、青豆略煸炒。❸加盐、白糖、高汤、酱油、味精，烧沸后改小火，炖至入味，勾芡，淋麻油即成。

◎药膳功效　此品宣肺止咳，降气平喘，润肠通便。

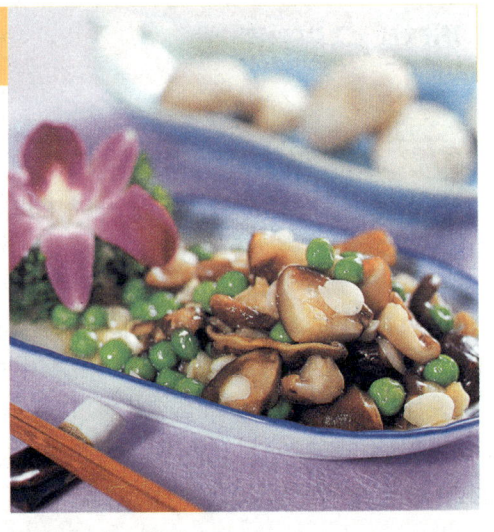

干贝鸡丝粥

配方 干贝15克，鸡肉10克，米50克，瘦肉丝10克，葱8克，姜5克，香菜少许，盐、味精、鸡精、白糖、麻油少许。

制作 ❶鸡肉洗净切丝，干贝泡发撕碎，葱切花，姜切丝，香菜切末，米淘洗净备用。❷砂锅中注水烧开，放入米煲成粥，放入干贝、姜丝煲5分钟。❸加入鸡肉、瘦肉煮熟，撒上葱花、香菜末，调味即可。

药膳功效 此粥可补脾肾，益精血。

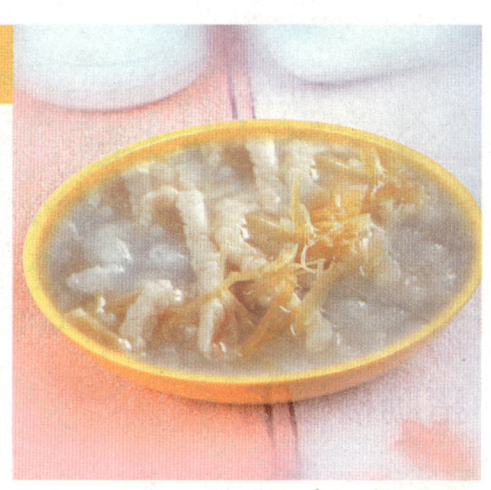

参麦玉竹润肺茶

配方 沙参10克，麦冬10克，玉竹10克，砂糖适量。

制作 ❶将沙参切段，同麦冬、玉竹一起盛入锅中，加500毫升水以大火煮开。❷转小火续煮20分钟，放入砂糖，取汁喝饮。

药膳功效 此汤可滋阴润肺，生津养胃，既适用于燥咳痰黏，阴虚劳嗽，又可治阴虚感冒之发热咳嗽、咽痛口渴，还能治热伤胃阴，舌干食少及消汤等症。

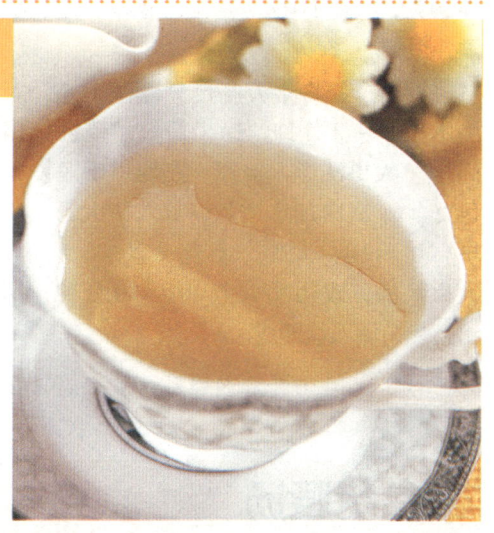

玉竹西洋参茶

配方 玉竹20克，西洋参3片，蜂蜜15毫升。

制作 ❶先将玉竹与西洋参用沸水600毫升冲泡30分钟。❷滤渣，待温凉后，才加入蜂蜜，拌匀即可。

药膳功效 洋参中的皂苷可以有效增强中枢神经功能，达到静心凝神、消除疲劳、增强记忆力等作用，常服西洋参可以抗心律失常、抗心肌缺血、抗心肌氧化、强化心肌收缩能力。

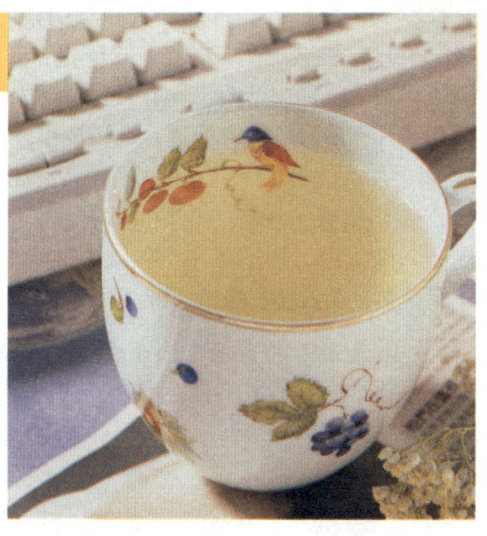

脏腑调和——补肾药膳

肾为先天之本，是人体的生命之源。俗话说"男怕伤肝，女怕伤肾"，女性一旦肾虚，很快就会表现出精神疲劳、记忆力下降、月经紊乱等一系列的症状。以下推荐几款可口营养的补肾药膳供你选择。

猪肠核桃汤

◎配方　猪大肠200克，核桃仁60克，熟地30克，大枣10枚，姜丝、葱末、盐、料酒各适量。

◎制作　❶将猪大肠反复漂洗干净，入沸水中2~3分钟，捞出切块；核桃仁捣碎。❷大枣洗净，备用；熟地用干净纱布包好。❸锅内加水适量，放入猪大肠、核桃仁、药袋、大枣、姜丝、葱末、料酒，大火烧沸，改用小火煮40~50分钟，拣出药袋，调入盐即成。

药膳功效　该汤具有润燥补虚、止渴止血之功效。

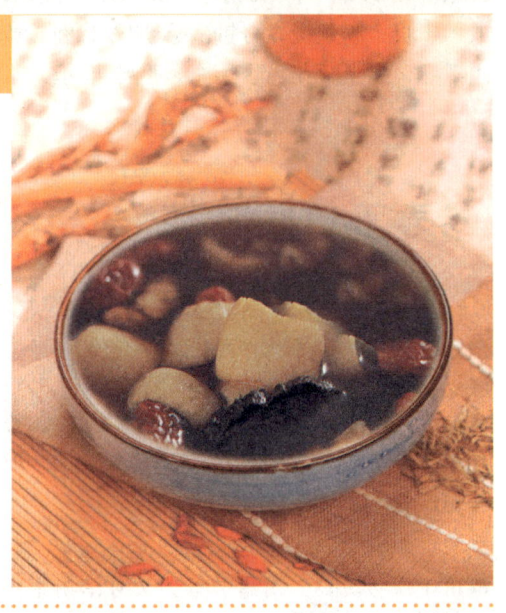

二参猪腰汤

◎配方　猪腰1个，沙参、党参各10克，枸杞子5克，生姜5克，盐3克，味精4克。

◎制作　❶猪腰洗净，切开，去掉腰臊，再切成片；沙参、党参润透，均切成小段。❷锅中加水烧开，下入猪腰片汆熟后，捞出。❸将猪腰、沙参、党参、枸杞子、生姜装入炖盅内，加适量水，入锅中炖半个小时至熟，调入盐、味精即可。

药膳功效　猪腰可补肾气、通膀胱、消积滞、止消渴。该汤可用于辅助治疗肾虚腰痛、水肿、耳聋等症。

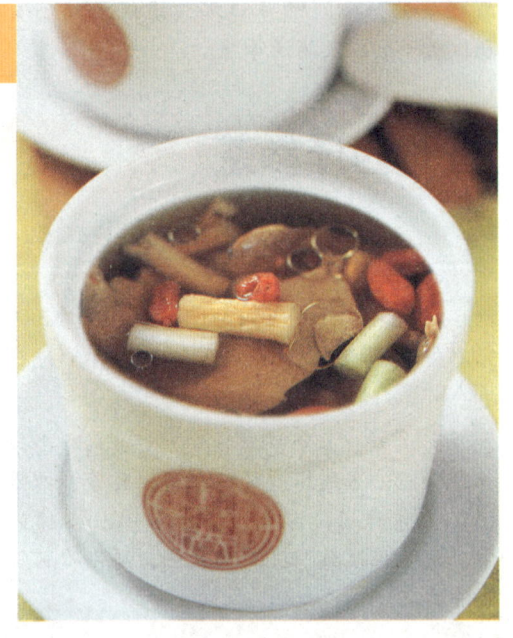

黑豆牛肉汤

◎ **配方** 黑豆200克，牛肉500克，生姜15克，盐8克。

◎ **制作** ❶ 黑豆淘净，沥干；生姜洗净，切片。❷ 牛肉切块，放入沸水中汆烫，捞起冲净。❸ 黑豆、牛肉、姜片盛入煮锅，加7碗水以大火煮开，转小火慢炖50分钟，调味即可。

◎ **药膳功效** 此品具有补肾益血，强筋健骨，利尿消水肿之功效。

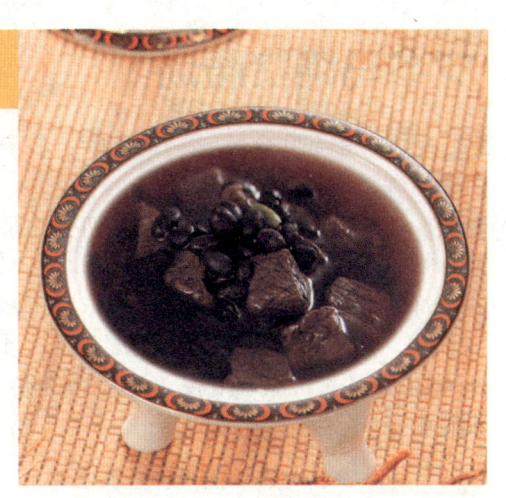

莲子补骨脂猪腰汤

◎ **配方** 补骨脂50克，猪腰1个，莲子、核桃各40克，姜适量，盐两克。

◎ **制作** ❶ 补骨脂、莲子、核桃分别洗净浸泡；猪腰剖开除去白色筋膜，加盐揉洗，以水冲净；姜洗净去皮切片。❷ 将所有材料放入砂煲中，注入清水，大火煲沸后转小火煲煮两小时。❸ 加入盐调味即可。

◎ **药膳功效** 此汤为冬令的养生汤品，有补肾助阳、驻颜美容的功效。

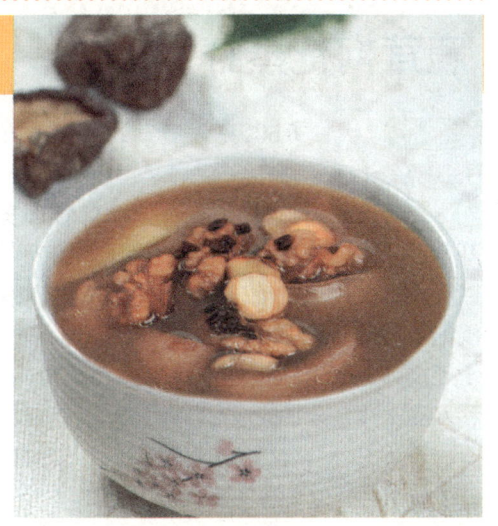

天冬炖鲍鱼

◎ **配方** 鲍鱼100克，猪瘦肉250克，天冬50克，太子参50克，桂圆肉25克，盐8克，味精适量。

◎ **制作** ❶ 鲍鱼用滚水烫4分钟，洗净；猪瘦肉洗净切片。❷ 天冬、太子参、桂圆肉洗净。❸ 把全部用料放入炖盅内，加滚水适量盖好，隔滚水小火炖3小时，调味即可。

◎ **药膳功效** 此品具有滋肾润肺，养阴清热的功效。

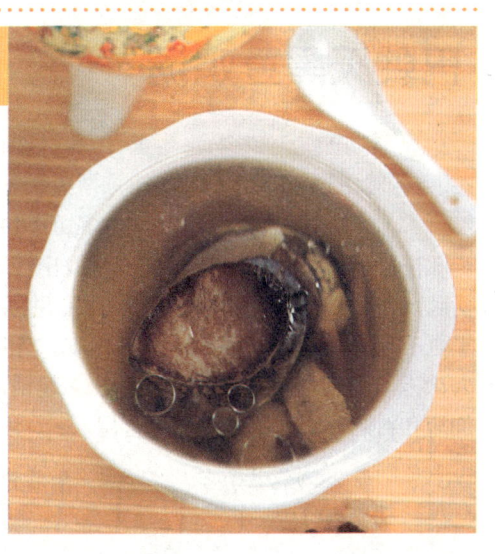

党参马蹄猪腰汤

配方 猪腰2000克,马蹄150克,党参100克,盐8克。

制作 ❶ 猪腰洗净,剖开,切去白脂膜,切片,用适量酒、油、盐拌匀。❷ 马蹄洗净,党参洗净切段。❸ 马蹄、党参放入锅内,加适量清水,大火煮滚后,改小火煮30分钟,再加入猪腰,再滚10分钟,调味供用。

药膳功效 此汤可温肾润燥,益气生津。

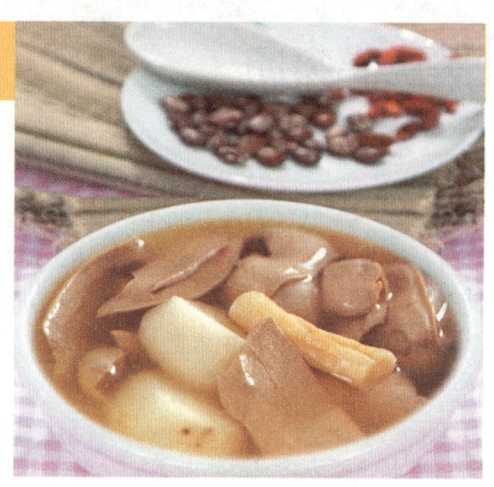

鹿茸枸杞蒸虾

配方 大白虾500克,鹿茸10克,枸杞子10克,米酒50毫升。

制作 ❶ 大白虾剪去须脚,自背部剪开,以牙签挑去肠泥,冲净,沥干。❷ 鹿茸以火柴烧去周边绒毛,并将枸杞子先以米酒浸泡20分钟。❸ 虾盛盘,放入鹿茸、枸杞子连酒汁。❹ 煮锅内加2碗水煮沸,将盘子移入隔水蒸8分钟即成。

药膳功效 鹿茸壮元阳、补气血、益精髓、强筋骨,适合肾虚者食用。

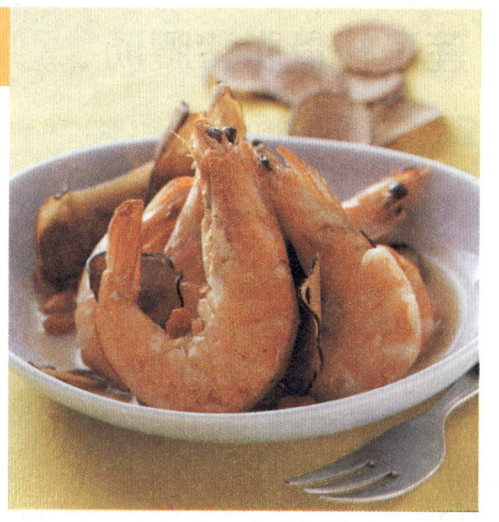

巴戟天黑豆鸡汤

配方 巴戟天15克,牛蒡半根,黑豆200克,鸡腿1只,盐1小匙,料酒两大匙。

制作 ❶ 牛蒡削去外皮,洗净切小块。鸡腿洗净切块,去除血块,汆烫后取出沥干捞起。❷ 黑豆放入炒锅炒香。❸ 鸡腿、牛蒡、黑豆、巴戟天均放入锅内,放6碗水,先以大火煮开后转小火续煮45分钟。❹ 起锅前加盐和料酒,待酒精挥发即可食用。

药膳功效 此汤能温子宫、补肾阳、强筋骨。

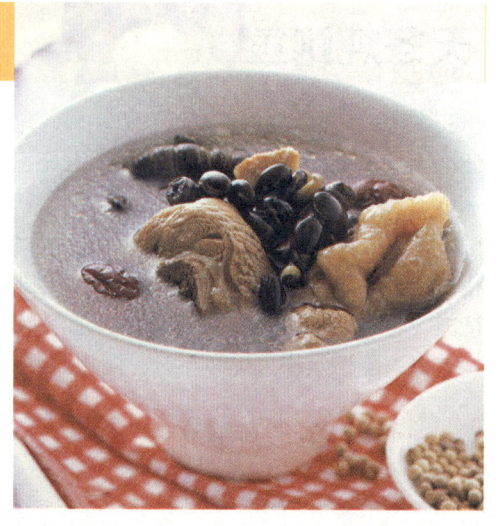

山药枸杞莲子汤

◎ 配方　山药200克,莲子100克,枸杞子50克,白糖6克。

◎ 制作　❶ 山药去皮,切成滚刀块,莲子去心后与枸杞子一起泡发。❷ 锅中加水烧开,下入山药块、莲子、枸杞子,用大火炖30分钟。❸ 待熟后,调入白糖。

◎ 药膳功效　山药补益肾气,助消化、补虚劳、益气力、长肌肉,还能抗衰老、降压降糖,此汤健脾益肾、滋阴润肺。

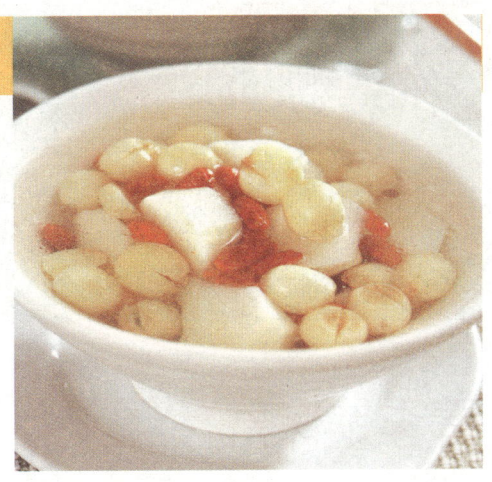

玉米须蛤蜊汤

◎ 配方　玉米须15克,淮山60克,蛤蜊200克,红枣各少许,生姜10克,盐8克。

◎ 制作　❶ 先用清水静养蛤蜊1~2天,经常换水以漂去沙泥。❷ 玉米须、淮山、蛤蜊、生姜、红枣洗净。❸ 所有材料一起放入瓦锅内,加清水适量,大火煮沸后,小火煮两小时,加盐调味即可。

◎ 药膳功效　本汤可利水消肿,生津止渴。适用于糖尿病性肾病属湿热内盛者。症见全身水肿,皮色润泽光亮,心烦口渴,小便短少。

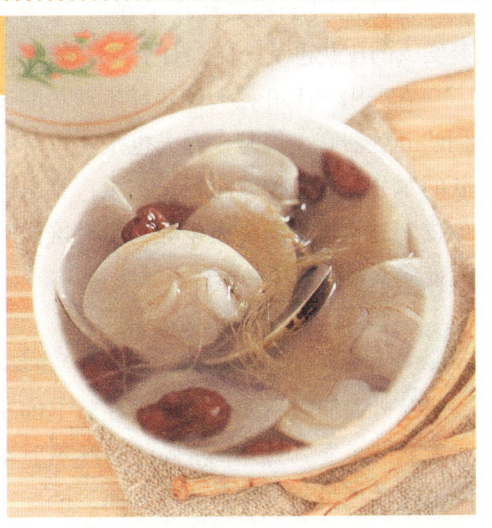

生蚝瘦肉汤

◎ 配方　生蚝肉、猪瘦肉各250克,生姜两片,白果50克,葱花适量、盐8克。

◎ 制作　❶ 生蚝肉洗净;猪瘦肉洗净,切块;生姜洗净切片备用。❷ 将生蚝肉、猪瘦肉、姜片一齐放入清水锅内,大火煮滚后,改小火煲约半小时。❸ 放入葱花,加盐调味即可。

◎ 药膳功效　白果可补肾健脾、燥湿止带,此汤具有滋养肝肾,养血宁心之功效。

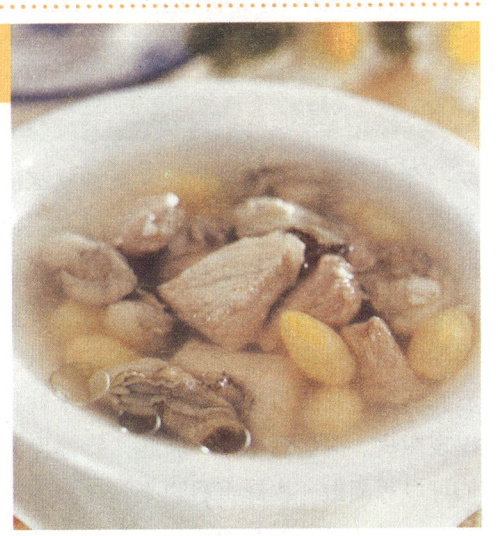

本草顺时调养，美容养颜也要顺应天时

春夏秋冬，四季轮回，周而复始，但容颜没有四季轮回，所以美容养颜要顺应天时，随着时令的更迭而改变。春天，是皮肤护理的最佳季节，因此要懂得好好呵护；夏日内外抗击紫外线；秋冬防燥热、补气血。只有这样，才能永葆容颜不老。

春季是保养容颜不可错过的好时机

俗话说："一年之计在于春"，春天万物复苏，地球上所有的生物都有了新景象。其实人的皮肤也是一样，对于女性养颜来说，春天可是保养容颜不可错过的好时机。

春天阳气上升，人体各种生理功能逐渐活跃，最有利于生精血、化精气、充实人们的五脏器官。但是，春天也是"百草发芽，百病发作"的季节，春风会卷走我们皮肤的水分，还裹挟着花粉、灰尘，袭击人的肌肤。因此，很多问题就接踵而来了，例如皮肤过敏、干燥、瘙痒等。面对这样的状况，春季进行正确的皮肤护理，就成为广大爱美女性的一项必修课。

春季保养，首先要做好日常护理

从外面回来后要及时把落在脸上的花粉、灰尘等会引起过敏的杂物洗干净，以减少发病的机会。另外，洗脸的时候不要用碱性强的肥皂或洗面奶，以免破坏皮脂膜而降低皮肤抵抗力。在护肤品方面，最好选择纯天然的，如含海藻、甘草、芦荟的护肤品，有抗过敏功效。注意选择适合自己肤质的化妆品，可以素颜的时候尽量不要化妆，更不要化浓妆。

春季护肤应少油、多水、分区域

冬去春来，春天渐临。冬天油腻腻的护肤品已不再适合春季的皮肤了，因此，对春季的皮肤保养来说，选好护肤品是关键。春季多风、多沙，皮肤特别容易干燥，因此一定要选用保湿功能较强的护肤品。另外，面部皮肤并不是每处都一样，护肤还要针对肌肤的不同部位进行分区管理，才能让肌肤吸收到充分的水分。T区一直都给人多油的印象，但在春季，T区其实并不会显得特别多油，因此不必强力去油，只要用温和的保湿化妆水来进行合理的补水就行了。春天的风常让人感觉嘴唇很干，甚至会出现脱皮、流血的现象。因此，唇部保湿就春季保养来说也是非常重要的。女性朋友们可以每周做一次蜂蜜唇膜来深度滋养嘴唇。蜂蜜是唇膜的最佳材料，在双唇上涂上蜂蜜，用一小片保鲜膜覆盖，15分钟后洗净即可。唇膜最好在晚上入睡前做，这时候效果更好。另外，脸颊U区是最需要保湿滋润的，可以根据自己的肤质来选择合适的补水保湿霜或面膜来缓解皮肤干燥问题。

春季注意饮食均衡，让你皮肤犹如新生

春季要多吃富含维生素的蔬菜、水果等，以增强机体免疫力，并能润泽肌肤，让你的皮肤犹如新生。蜂蜜是春季最理想的保健饮品，蜂蜜质地滋润，可滋润皮肤、防止便秘。红枣、胡萝卜也是春季不可或缺的佳品，可使皮肤处于健康状态，变得光泽、红润、细嫩。另外，春季应多吃温阳性食物、生发性食物、酸性食物、甜性食物等，如豆芽、韭菜、青笋、香椿、酸枣、橙子、猕猴桃、养肝、猪肝、鸡肝等。

炎炎夏日，内外双重抗击紫外线

炎炎夏日，顽固的紫外线肆意猖獗，对于这个季节来说，女性最担心的问题，莫过于晒黑长斑了。为此，除了需要在防晒上做足功夫，内在的调养也很重要。具体来说，夏季应该多吃具有"防晒"效果的食物，这样有助于身体由内而外的调养，帮助你从身体内部抗击紫外线。

夏季饮食防晒计划

（1）每天吃含高维生素C的水果： 维生素C是"永远的美肤圣品"，不仅能使肌肤白皙，更能令肌肤显得柔嫩光滑如同幼儿般令人美慕。想拥有健康明亮、不易晒伤的肌肤，几乎每个皮肤科医生都会让你每天吃2~3份富含维生素C的水果，如番石榴、猕猴桃、草莓、圣女果或是柑橘类都可以。

（2）适量摄取黄、红色蔬果： 红色、橘黄色蔬果及深绿色叶菜，如胡萝卜、杧果、西红柿、木瓜、空心菜等，都含有大量胡萝卜素及其他植物化学物质，有助于抗氧化，增强肌肤抵抗力。不过，这类食物不可吃得太多，否则容易让肤色显得黄黄的。因为胡萝卜素等积存下来，就会反映到肌肤上。所以榨胡萝卜汁等饮品不能多喝，每天摄入量应控制在250克左右就比较适当了。

（3）经常吃豆制品： 豆制品对健康的益处向来为大众所津津乐道。大豆中的异黄酮是一种植物性雌激素，它也具有抗氧化能力，是女性维持光泽细嫩肌肤不可缺少的一类食物。大豆制品中，豆腐、豆浆（建议不放糖）是比较好的选择，而其他加工的豆制品，如豆干及豆皮等，热量都比一般豆腐高很多。100克传统豆腐热量为209~367.8焦耳，但100克日式炸豆皮却含1609焦耳热量，所以爱美女性最好别多吃。

（4）抓把坚果当零食： 对肌肤来说，吃进的油脂可能是"天使"，也可能是"恶魔"，关键看你吃的是哪种油。坚果中的植物油多半富含维生素E，能帮助抗氧化和消除

自由基。另外，如果你平时都吃白米饭、白面包，建议改吃全谷类，因为"吃得越粗，肌肤越细"。

（5）每天坚持两杯茶：中国茶文化源远流长，到今日人们已从其中发掘出许多养生美容的精髓，对抗日晒也有独特的功效。美国研究指出，喝绿茶或是使用含绿茶成分的保养品，可以让因日晒导致的肌肤晒伤、松弛和粗糙的过氧化物减少约三分之一。一般健康人喝茶养生，每天2~4杯较合适，也可将不同类的茶换着喝。

夏季常见问题——湿热与流汗

除了防晒，夏季还有两个常见问题——湿热与流汗困扰女性。夏季湿热盛行，一不小心就会侵入体内，让人出现不适症状，对湿热体质的女性影响更大。若湿热体质女性体内湿热加剧，皮肤、泌尿系统就会表现出病态。而夏季流汗造成身体体味过大也让人难以忍受，不仅影响人与人之间的正常交流，还会让身体产生种种不适感。不过，这些问题都可以用饮食调养的手段解决。

（1）化湿清热：对于湿热体质的女性来说，要想清热解毒，除了在饮食上，忌甜腻、过油、辛辣、烟酒外，还要注意清热化湿。对于这类人来说，宜吃两类食物。一类是化湿的，像藿香、狗脊、五加、独活、苍术这些中药材都具有良好的化湿功效，湿热体质女性宜多吃用这些药材所做的药膳。一类是清热的，清热的食物同样很多，如绿豆、黄瓜、芹菜、马齿苋、西瓜、冬瓜、苦瓜、西红柿、乌梅、荷叶、莲子、莲藕、绿豆芽、百合、丝瓜等。

（2）调整饮食结构：要避免夏季流汗过多身上产生酸臭味就要注意调整饮食结构。对于偏爱肉食的人来说，体内环境会出现偏酸的情况，这类人的汗液中就会有脂肪酸的成分，会闻上去臭臭的，要想吃出体香，就要多吃碱性的蔬菜水果，这样就能平衡掉肉类中的酸性。另外夏天多吃木瓜、苹果、黑木耳、绿豆等具有排毒功效的食物会有助于将体内的污物清除，这样体味也能得到很好的改善。此外，富含铁的食物如菠菜、豆类、动物肝、畜禽血会使身上散发出春菊的香气；富含镁的食物如玉米、红薯、杏仁、麦、海藻会使身上散发出淡淡的杏香。另外，多喝水能增加体内的新陈代谢，减少皮肤排泄，也是消除身体异味的一种好方法。

秋冬防燥、养气血，吃出花样女人

秋冬是进补的大好时节。时令进入秋冬季节，气候由凉转寒，阴气至盛，阳气内敛，因而寒气极易侵入体内，使人体气血阻滞。这时候，助阳抗寒、进补强身就很重要了。可根据自身体质的需要，结合脏腑功能的盛衰适当进补。特别是女人，秋冬进补对美容具有极大帮助。而女人要想在秋冬时节调理好内外功能，从食养角度，要做到以下几点。

多吃甘润食物

含水分多的甘润食物，是秋冬季最为养身的食物。在干燥的季节，多吃甘润食物一方面，可以直接补充人体水分，以预防口唇干裂等气候干燥对人体产生的直接伤害；另一方面，这些食物还能补养肺阴，防止身体在肺阴虚的基础上再受燥邪影响，产生疾病。甘润的食物，正适合这个季节进补。

甘润食物有银耳、百合、梨。银耳富有天然特性胶质，正适合秋冬季滋润而不腻滞的滋养特点，能养阴清热、润燥补脾、益气清肠，经常食用还可以润肤、祛斑。银耳还含有丰富的膳食纤维，还能养肝。温润如花的百合，含生物素、秋水碱等多种生物碱和营养物质，对病后体弱、神经衰弱等大有裨益。秋季容易出现支气管炎，若食用百合，也能有效改善，皆因百合可以解温润燥，有润肺、清心、止咳安神之效。梨香甜可口，肥嫩多汁，有清热解毒、润肺生津、止咳化痰等功效，生食、榨汁、炖煮或熬膏食用，对秋季开始容易发作的肺热咳嗽、支气管炎等都有较好的食疗效果。

少吃辛辣食物

古代医书中就曾有"一年之内，秋不食姜"之说，意即秋冬季要注意不吃或少吃辛辣食品，如辣椒、花椒、桂皮、生姜、葱及酒等，特别是生姜。因为这些食物属于热性，在干燥的秋冬季，食后很容易刺激肠胃，导致上火伤肺。可以将少量的葱、姜、辣椒作为调味品，但不要时常吃、过量吃。

多吃补血食物

深秋时节，寒风乍起时，很多女性开始感觉手脚冰冷，畏寒气虚。这是因为体内气血不足所致，加之风寒干燥的气候，女性更易出现面色苍白、憔悴等症状。寒冬来临之前，适当食用补血食物，不仅能使皮肤红润养颜，还能调经养身，让你有一个暖和的秋冬季。

补血食物中主打食物为红枣、枸杞子、甘蔗。红枣中含有大量的环磷酸腺苷，能调节人体的新陈代谢，使新细胞迅速生成，并增强骨髓造血功能及血液中红细胞的数量，使肌肤光滑有弹性。此外，红枣养胃和脾、益气生津，有润心肺、补五脏、治虚损等功效。枸杞子性味甘平，中医认为枸杞子能滋补肝肾、益精明目、养血、增强免疫力，枸杞子还能很好地起到抗疲劳和降低血压的作用。甘蔗素有"补血果"的美称，这是因为甘蔗中含有大量的铁、钙、磷、锰、锌等人体必需的微量元素，其中铁的含量特别多，每千克甘蔗含铁量达9毫克，居水果之首。

少吃寒凉食物

到了秋季，夏季经常吃的凉性食物应该让它从餐桌上消失了。从中医学方面讲，秋天阳气渐收，阴气慢慢增加，因此不适合吃太多阴寒食物。俗语说"秋瓜坏肚"，就是凉性的西瓜、香瓜等，在寒气渐重的时节，食用后易损伤脾胃阳气，导致腹泻等症。

多吃酸味水果

秋冬的空气中缺乏水分，人缺少水分的滋润，容易出现口干咽燥、咳嗽少痰、便秘等各种秋燥症状，此时，时令的酸味水果正好能帮助你，不仅能补充水分，还能加强肝脏功能。中医解释为："肺气太盛可克肝木，故多酸以强肝木。"其实从食物属性来看，多吃酸味水果，的确有助于生津止渴。

酸味水果中主打食物为石榴、柑橘、柿子、山楂。石榴味甘酸涩，具有杀虫、收敛、止痢的功效，很适合秋冬季生津养肝食用。柑橘味甘酸，能生津止咳、润肺化痰、醒酒利尿等，尤其适合身体虚弱、伤酒烦渴等患者食用，榨汁或蜜煎，可以治疗秋冬季常见的肺热咳嗽。柿子有润肺止咳、清热生津、化痰软坚之功效。对肺痨咳嗽、热病烦渴、口干唇烂等均有功效。酸味的山楂适合开胃，此外还有扩血管、降血压、降胆固醇等功效。

不吃伤胃水果

当出现肤干唇燥等"秋燥"状况时，不要以大量吃水果来"清火"，因为这样做极容易加重胃肠道负担，或者出现体内糖代谢紊乱。尤其是很多水果如柿子、香蕉、荔枝等空腹食用时，因为含有大量的果胶、柿胶酚、可溶性收敛剂等成分，容易与胃酸发生化学作用，凝结成不易溶解的块状物，而使胃胀痛。

多吃时令干果

金秋时节成熟的干果，甘甜温润，还含有多重营养，作为秋冬季节的零食食用，或者制成时令润燥甜品，能够养胃、健脾、补血、润喉，既是养身佳品，又是新鲜可口的美味。

时令干果中主打食物为栗子、核桃。栗子能益气补脾、健胃。含有丰富的不饱和脂肪酸、多种维生素和矿物质，可帮助预防高血压及骨质疏松。核桃仁中的脂肪主要是亚麻油酸，能在干燥的秋冬季节滋润肌肤、乌黑头发。核桃还有润肠、补肾、温肺定喘等功效，对肾虚、尿频、咳嗽等症都有疗效。其含有丰富的 B 族维生素和维生素 E，可帮助抗氧化，能健脑、增强记忆力及延缓衰老。

忌用补益药材

秋季养生重在"食补"，而非"药补"。因为各种具有温和滋补功效的食物能很好地被身体吸收，不会产生不良反应。而用药材来调理身体，不仅会加重肠胃负担，不能完全消化吸收，而且药材中的一定毒性还可能伤身，反而起不到补益滋养的作用。

四季调养药膳——春季

春季是阳气的升发时节，因此，春季养生要重视养护阳气。怎样才能保护阳气呢？那就要从生活的方方面面出发，对身体进行调养了。在饮食方面，可以选择以下一些药膳来进行食补。

双枣莲藕炖排骨

◎配方　莲藕两节（约600克），排骨250克，红枣10枚，黑枣10颗，盐两小匙。

◎制作　❶排骨汆烫，去浮沫，捞起冲净。❷莲藕削皮，洗净，切成块；红枣、黑枣洗净。❸将所有材料盛入锅内，加水1800毫升煮沸后转小火炖煮约40分钟，加盐调味即可。

◎药膳功效　红、黑两枣能补脾胃、益气生津，改善健康条件，增强血管韧性，提高肌耐力、保护肝脏。还能防止体内维生素C被破坏，增加其效果。

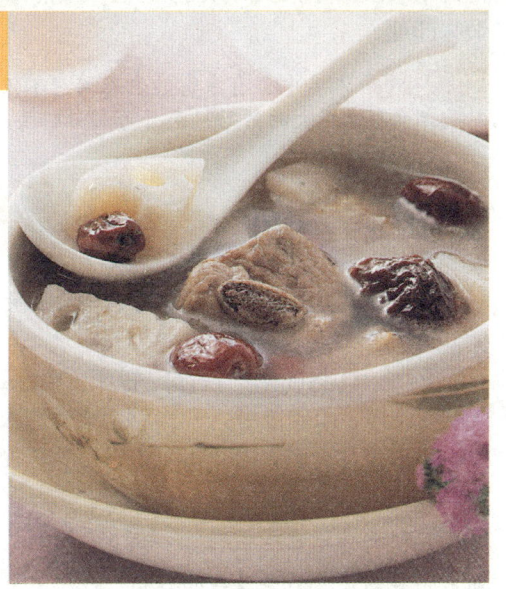

马蹄腐竹猪肚汤

◎配方　猪肚1个，马蹄300克，腐竹3片，姜3片，胡椒粉1大匙，盐适量。

◎制作　❶猪肚洗净，放入大碗中，加入适量盐，抓匀腌10分钟，取出，放入开水中汆烫5分钟捞出，翻面洗净。❷马蹄去皮，洗净；腐竹泡温水20分钟，洗净备用。❸煲锅中倒入水4000毫升，以大火煮开，加入所有原材料，转用中火煲2小时，捞出猪肚，切成长块，放入再煲3分钟，加盐调味即可。

◎药膳功效　此品有清热润肺、止咳消痰的功效。

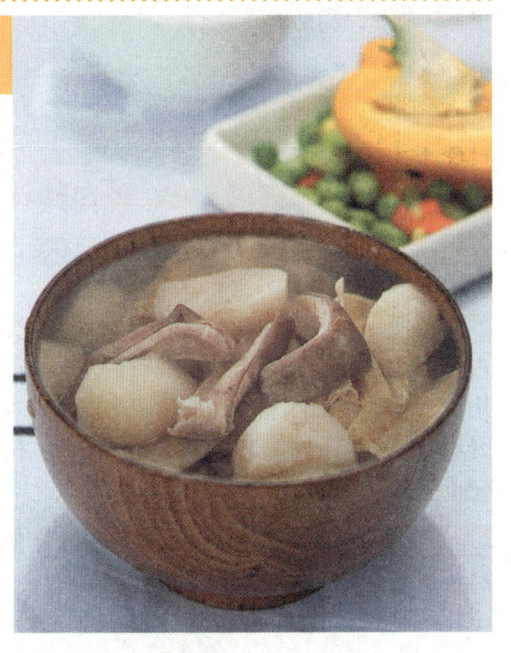

木瓜排骨汤

◎配方　木瓜300克，排骨600克，生姜5克，盐5克，味精3克。

◎制作　❶将木瓜削皮去核，洗净切件；排骨洗净，斩件；生姜切片。❷木瓜、排骨、姜片同放入锅里，加清水适量，用大火煮沸后，改用小火煲2个小时。❸待熟后，调味即可。

药膳功效　木瓜中含有丰富的木瓜酶，不仅对胸部发育有很大的帮助，而且可润滑肌肤。

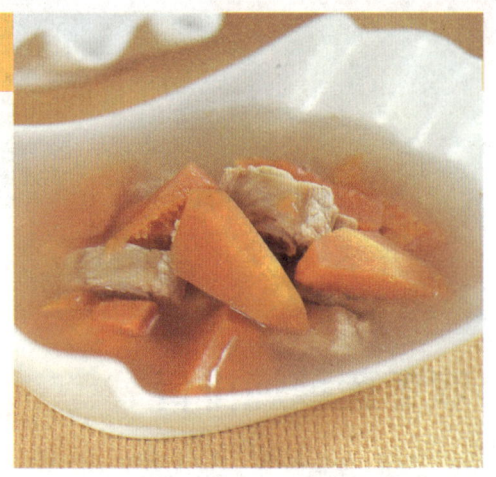

川贝鹌鹑汤

◎配方　鹌鹑肉200克，川贝母12克，枸杞子5克，盐6克，姜片3克，葱花2克。

◎制作　❶将鹌鹑肉洗净，斩块，汆水；川贝母洗净，敲碎备用。❷净锅上火，倒入水，下入姜片、鹌鹑肉、川贝母煲至熟，加盐调味即可。

药膳功效　川贝可润肺止咳、化痰平喘；鹌鹑有消肿利水、补中益气的作用。此汤具有滋养、化痰、润肺之功效。

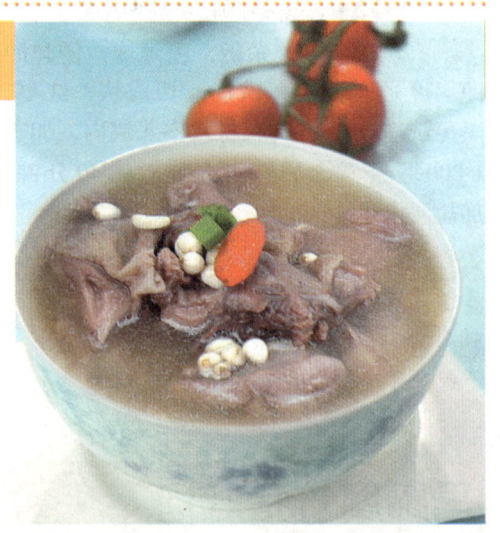

淮杞牛肉汤

◎配方　新鲜山药600克，枸杞子10克，牛腱肉500克，盐2小匙。

◎制作　❶牛肉切块、洗净，汆烫捞起，再冲净1次。❷山药削皮，洗净切块，备用。❸将牛肉盛入煮锅，加7碗水以大火煮开后，转小火慢炖1小时。❹加入山药、枸杞子续煮10分钟，加盐调味。

药膳功效　此汤有益气养血、滋补肝肾、强筋健骨、调节脾胃之功效。

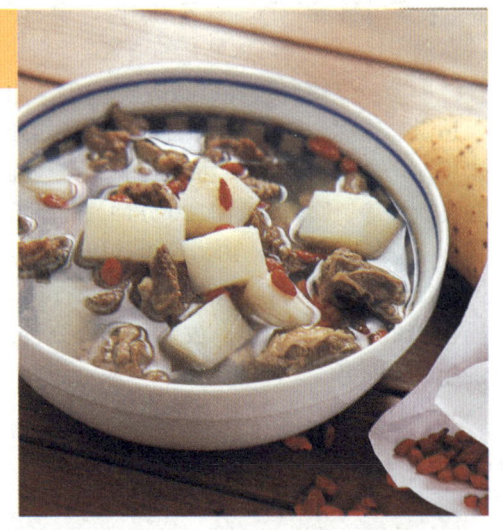

党参黑豆煲瘦肉

◎ 配方 党参15克，黑豆50克，猪瘦肉300克，姜、葱、料酒、盐、味精各适量。

◎ 制作 ❶ 将党参润透，切成段；黑豆洗净泡发；猪瘦肉切成片。❷ 瘦肉片用盐、淀粉腌5分钟，至入味。❸ 党参、黑豆、猪肉、料酒、姜、葱同放入炖锅加水烧沸，再用小火炖煮45分钟，加入盐、味精即成。

药膳功效 此汤有补血养颜之功效，是春季养生的佳品。

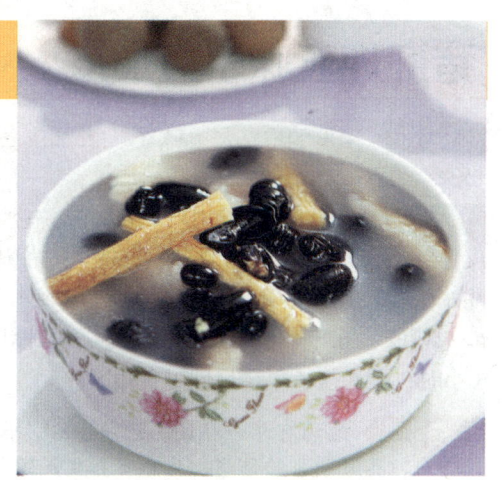

陈皮飘香鸡

◎ 配方 仔鸡500克，陈皮45克，干椒25克，姜15克。

◎ 制作 ❶ 仔鸡洗净剁成块，姜切片，干椒切段，陈皮用水洗净。❷ 锅中放油烧热，下入陈皮、姜片、干椒炒出香味。❸ 加入鸡块翻炒，注入适量清水，烧10分钟，调味即可。

药膳功效 陈皮可理气健脾、调中、燥湿、化痰，主治脾胃气滞之脘腹胀满或疼痛、消化不良。

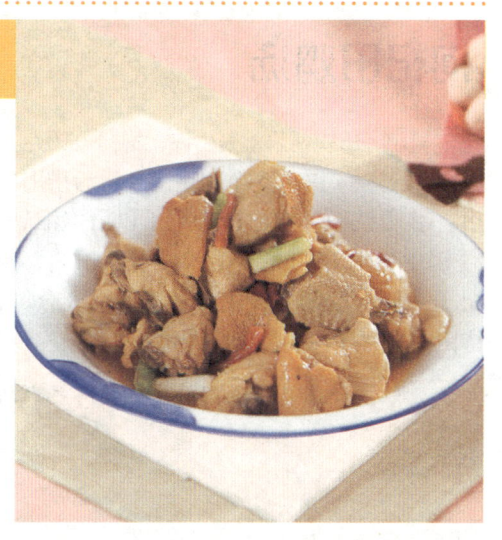

番茄蘑菇排骨汤

◎ 配方 猪排骨600克，鲜蘑菇120克，番茄120克，料酒12克，盐、味精各适量。

◎ 制作 ❶ 猪排骨洗净，剁成块，加适量料酒、盐，腌15分钟；蘑菇洗净，切片；番茄洗净，切片，待用。❷ 锅中加适量水，用大火加热，水沸后放入排骨，去浮沫，加料酒，汤煮开后，改用小火煮30分钟。❸ 加入蘑菇片再煮至排骨烂熟，加入番茄片和盐，煮开后加入味精即可。

药膳功效 此汤可开胃增食、强壮筋骨、健脾益气。

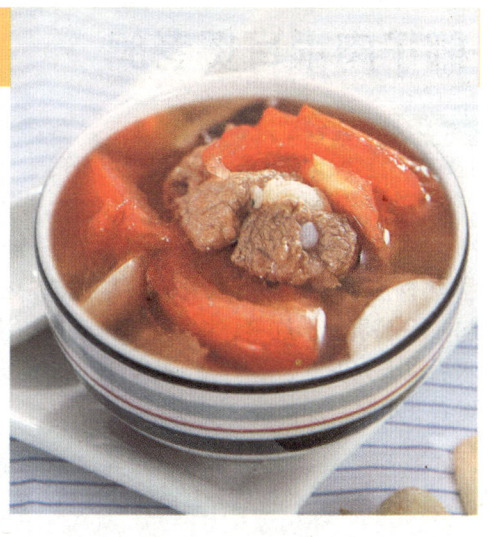

猪肝炖五味子五加皮

◎ **配方** 猪肝180克,五味子、五加皮各15克,红枣2枚,姜、盐、鸡精适量。

◎ **制作** ❶ 猪肝洗净切片;五味子、五加皮、红枣洗净;姜去皮,洗净切片。❷ 锅中注水烧沸,入猪肝汆去血沫。❸ 炖盅装水,放入猪肝、五味子、五加皮、红枣、姜片炖3小时,调入盐、鸡精后即可食用。

◎ **药膳功效** 此汤有养血祛风、舒筋通络、养血补血、养肝明目的作用,为春日养生汤饮。

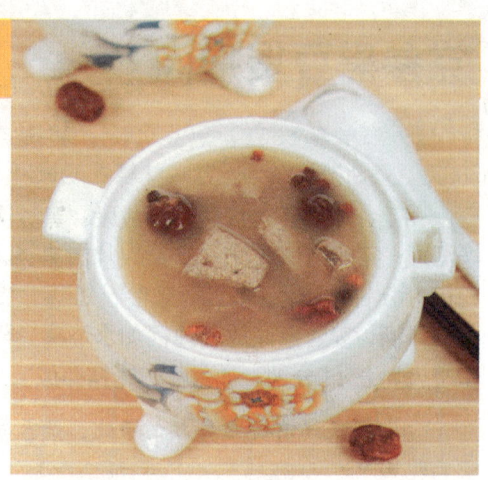

枸杞田鸡汤

◎ **配方** 田鸡两只,姜少许,枸杞子10克。

◎ **制作** ❶ 田鸡洗净剁块,汆烫后捞出备用。❷ 姜洗净,切丝;枸杞子以清水泡软。❸ 锅中加水1500毫升煮沸,放入田鸡、枸杞子、姜,煮滚后转中火续煮2~3分钟,待田鸡肉熟嫩,加盐调味即可。

◎ **药膳功效** 此汤具有滋阴补虚、健脾益血的功效。

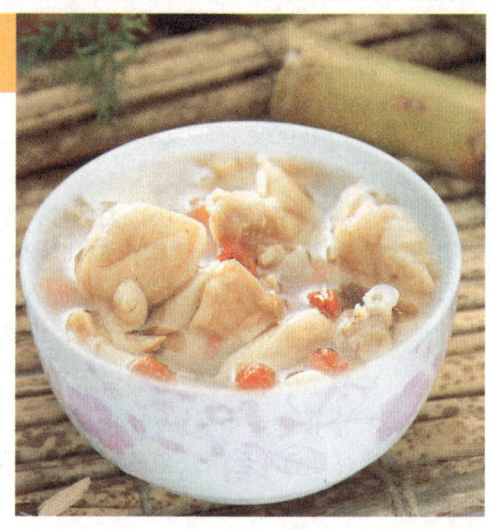

椰子肉银耳煲老鸽

◎ **配方** 乳鸽1只,银耳10克,椰子肉100克,红枣、枸杞子各适量,盐少许。

◎ **制作** ❶ 乳鸽收拾干净;银耳泡发洗净;红枣、枸杞子均洗净,浸水10分钟。❷ 热锅注水烧开,下入乳鸽滚尽血渍,捞起。❸ 将乳鸽、红枣、枸杞子放入炖盅,注水后以大火煲沸,放入椰子肉、银耳,小火煲煮2小时,加盐调味即可。

◎ **药膳功效** 乳鸽补而不燥,银耳可滋阴养胃、润肺生津。此汤能补益滋润,健脑益智。

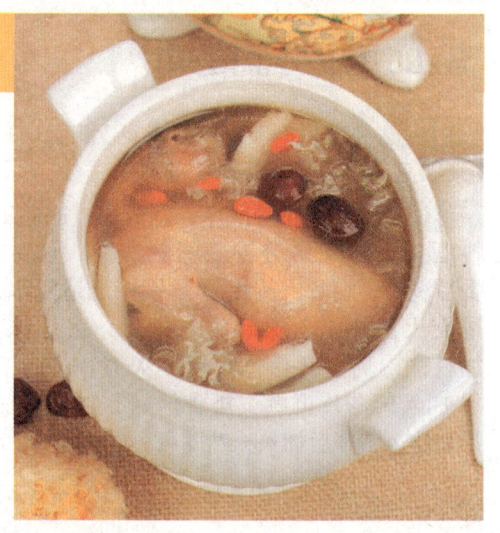

四季调养药膳——夏季

夏天天气炎热,人往往比较烦躁,要避免天气给自己带来的负面影响,就要把酷暑高温拒之门外。在这个炎炎夏日,来一碗疏风清热、解毒去火的可口药膳是再好不过了!

甘蔗胡萝卜猪骨汤

◎配方 甘蔗100克,胡萝卜50克,猪骨150克,盐、白糖各适量。

◎制作 ❶猪骨洗净,斩件;胡萝卜洗净,切小块;甘蔗去皮洗净,切成小段。❷净锅上水烧沸,下猪骨滚尽血水,取出洗净。❸将猪骨、胡萝卜、甘蔗下入炖盅,注入清水,大火烧沸后改为小火煲煮2小时,加盐、白糖调味即可。

药膳功效 甘蔗性质温和滋补,与胡萝卜猪骨同煮能起温润解燥的作用。

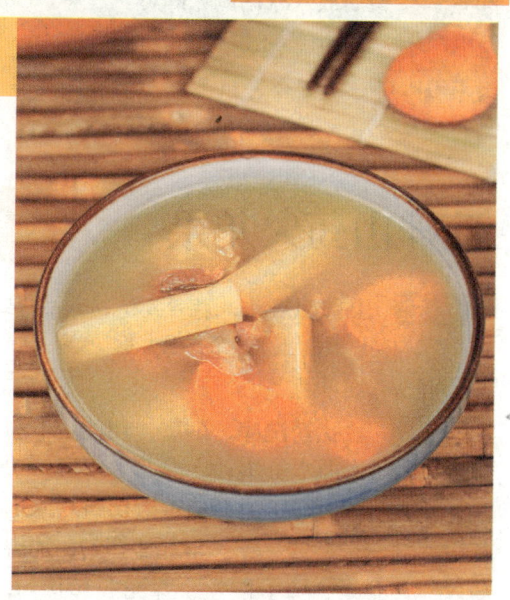

丝瓜猪肝汤

◎配方 丝瓜300克,猪肝100克,生姜3片,料酒、淀粉、盐各适量。

◎制作 ❶将丝瓜削去皮,洗净,切块;生姜洗净,切片。❷将猪肝切片,用清水浸泡5分钟,洗净,沥干水分,加适量料酒、淀粉拌匀,腌5分钟;❸起油锅,下姜片、丝瓜略爆,加适量清水,煮开后放入猪肝煮至熟,加盐调味即可。

药膳功效 丝瓜具有消除色斑、美白抗衰的功效;猪肝具有补肝、明目、养血的功效。

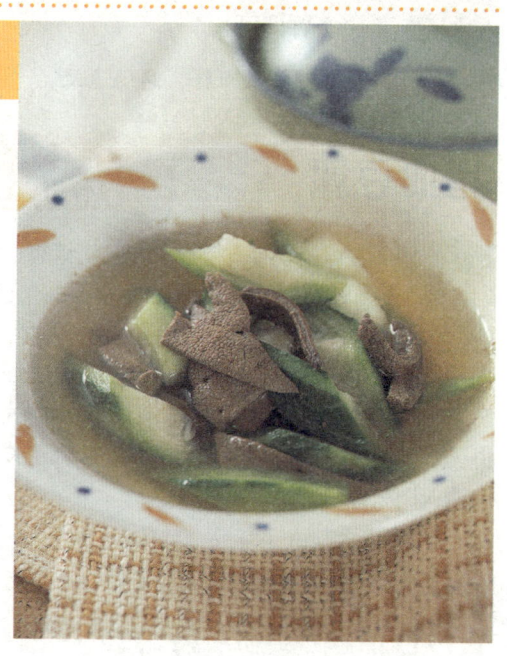

莲子山药甜汤

◎ 配方　银耳100克,莲子150克,百合150克,红枣5枚,山药1小段,冰糖适量。

◎ 制作　❶银耳泡开,红枣划几个刀口。❷银耳、莲子、百合、红枣同时入锅煮约20分钟,待莲子、银耳熟烂,将山药放入一起煮。❸最后放入冰糖调味即可。

◎ 药膳功效　莲子健脾养心,山药益肾摄精,红枣补气补血,百合、银耳滋阴固肺,适合思虑过度劳心失眠者。

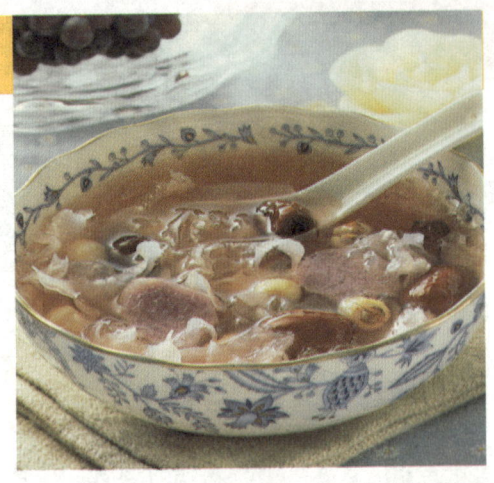

凉拌山药火龙果

◎ 配方　山药100克,蒜头4粒,火龙果100克,柿子椒2个,芝麻酱3大匙,糖、醋各1大匙,盐1小匙。

◎ 制作　❶山药洗净,削皮,切丝后下沸水汆烫,捞出沥水备用。❷火龙果去皮,切块;蒜头用压泥器压泥;柿子椒切斜片汆水备用。❸将芝麻酱、糖、半匙盐拌匀,加山药丝、火龙果、柿子椒丝、蒜泥一起拌匀,入冰箱腌渍10分钟即可。

◎ 药膳功效　此品可降低血糖,润肠通便。

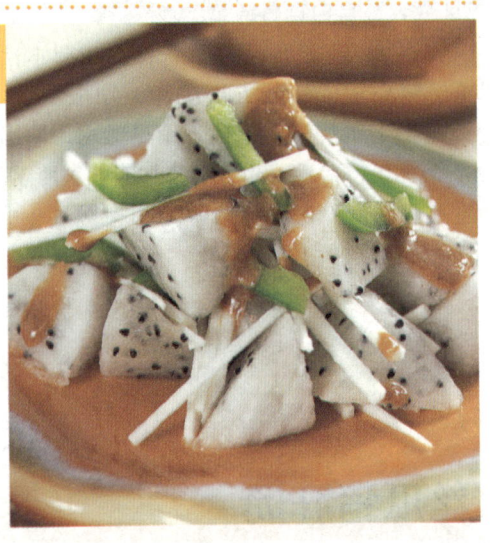

猪血豆腐

◎ 配方　豆腐150克,猪血150克,红椒1个,葱20克,生姜5克,盐6克,味精3克。

◎ 制作　❶豆腐、猪血切成小块,辣椒、生姜切片。❷锅中加水烧开,下入猪血、豆腐汆水后捞出;将葱、姜、辣椒片下入油锅中爆香。❸下入猪血、豆腐稍炒,加入清水焖熟,调味即可。

◎ 药膳功效　猪血味甘、苦,性温,富含铁,有解毒清肠、补血美容的功效,对贫血者有改善面色苍白的作用,是排毒养颜的理想食物。

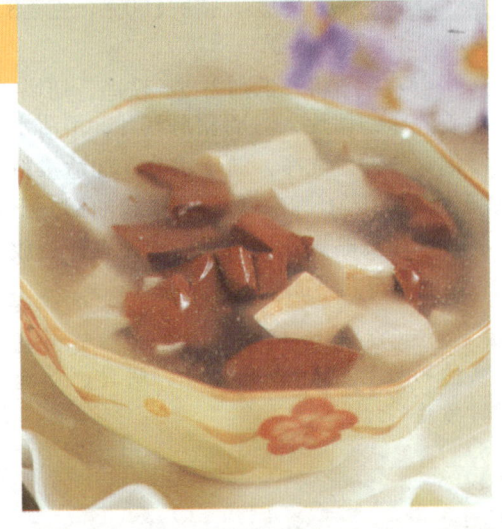

毛丹银耳

◎ **配方** 西瓜20克，红毛丹60克，银耳5克，冰糖5克。

◎ **制作** ❶银耳泡发，去除蒂头，切小块，放入沸水中氽烫，捞起沥干。❷西瓜去皮，切小块；红毛丹去皮，去子。❸将冰糖和适量水熬成汤汁，待凉。❹西瓜、红毛丹、银耳、冰糖水放入碗中，拌匀即可。

◎ **药膳功效** 长期食用此品可润肤养颜、清热解毒、增强人体免疫力。

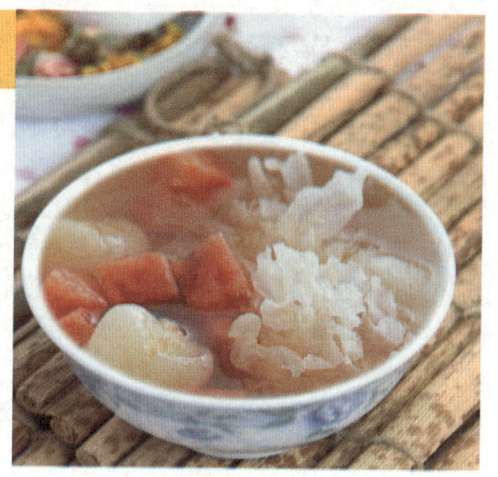

蜜饯胡萝卜

◎ **配方** 胡萝卜两根，蜂蜜适量。

◎ **制作** ❶胡萝卜洗净，切成小方块。❷将胡萝卜块放入沸水中烫熟后，捞出。❸再将胡萝卜放入砂煲中煲10分钟，加入蜂蜜即可。

◎ **药膳功效** 胡萝卜可健脾消食、补肝明目、清热解毒、透疹、降气止咳。此菜有生津止渴、滋阴润肤之功效，适合皮肤粗糙的人食用。

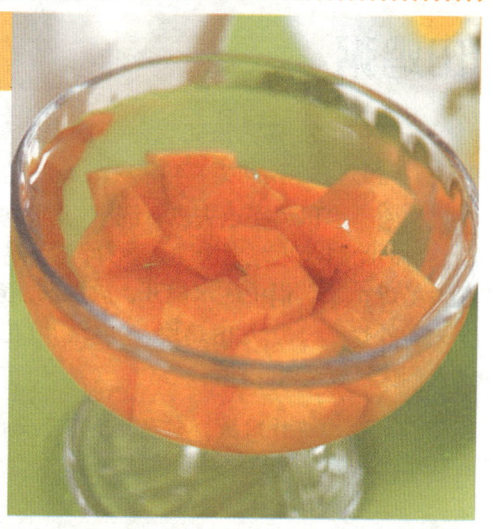

银耳冰糖茶

◎ **配方** 银耳30克，清茶6克，冰糖60克，枸杞子少许。

◎ **制作** ❶银耳用水泡20分钟。❷银耳与清茶、枸杞子一同放入锅中用小火煮。❸煮开后调入冰糖即可。

◎ **药膳功效** 银耳被人们誉为"菌中之冠"，既是名贵的营养滋补佳品，又是扶正强壮之补药。这道茶有疏风清热之功效，是传统的滋阴佳品，建议经常饮用。

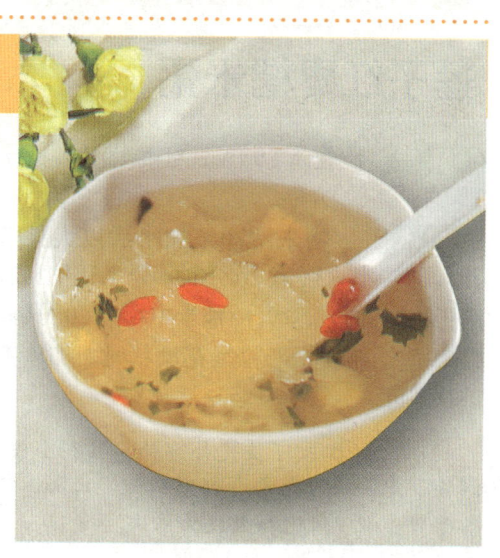

大枣薏米粥

◎配方　薏苡仁50克，糯米50克，红枣10枚，冰糖、水各适量。

◎制作　❶ 将薏苡仁用凉水洗净浸泡2～4小时，把薏苡仁下锅煮开去掉沫子，然后放入洗净的糯米煮开。❷ 把煮开的米转入电饭煲，放入红枣保温焖40分钟。❸ 放入冰糖煮开。

◎药膳功效　此品能补虚、补血、健脾暖胃、止汗，适用于脾胃虚寒所致的反胃、食欲减少、泄泻和气虚引起的气短无力。

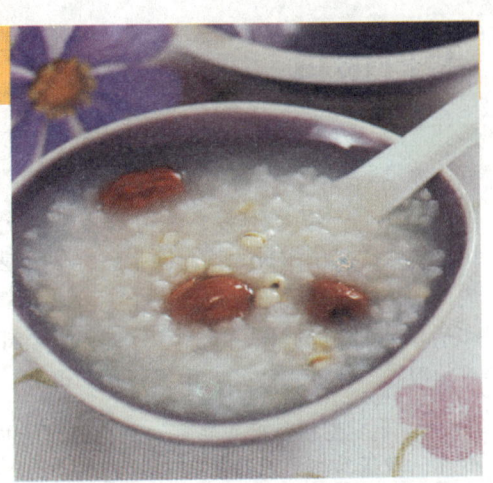

田鸡粥

◎配方　田鸡2只，米50克，葱15克，姜10克，盐5克，味精两克，料酒8毫升。

◎制作　❶ 田鸡宰杀去皮，洗净切块，用盐、料酒腌制入味，米洗净，葱择洗干净切花，姜切丝。❷ 锅中注水烧开，放入米，煮至米粒软烂。❸ 加入田鸡块、姜丝、葱花，调入调味料煮至入味即可。

◎药膳功效　田鸡补虚羸，利水。适用于女性皮肤干燥，头发焦枯等症。

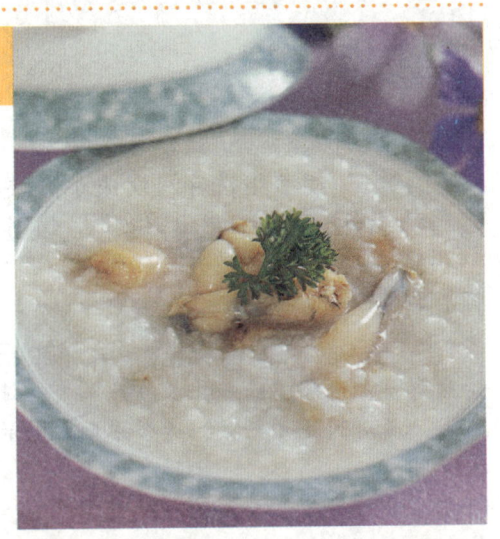

莲子红枣糯米粥

◎配方　圆糯米150克，红枣10枚，莲子150克，冰糖3大匙。

◎制作　❶ 糯米洗净，加水后以大火煮开，再转小火慢煮20分钟。❷ 红枣泡软，莲子冲净，加入煮开的糯米中续煮20分钟。❸ 待莲子熟软，米粒呈花糜状时，加冰糖调味即可。

◎药膳功效　糯米可益气补脾肺，且利小便，润肺。中医认为糯米有补中益气、止泻、健脾养胃、调理消化和吸收的作用。

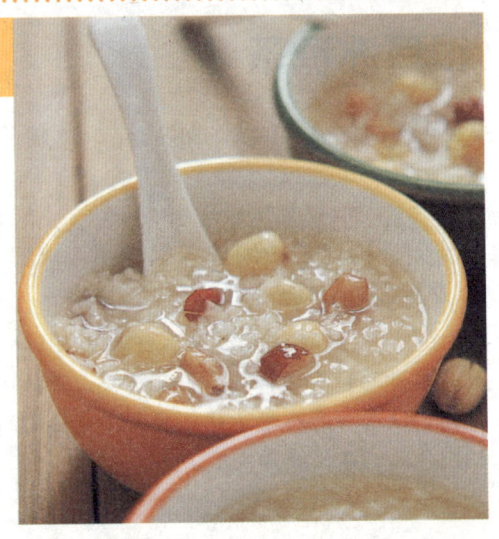

四季调养药膳——秋季

秋季气候干燥，空气中缺乏水分，这时候人们常常会觉得口鼻、皮肤干燥、渴饮不止等。因此，秋季养生应以"润燥"为主。以下推荐几款滋阴润燥的秋季药膳，让女人在秋季也能水嫩嫩。

菊花羊肝汤

◎配方　鲜羊肝200克，干菊花50克，鸡蛋1个，姜、葱各适量。

◎制作　❶将羊肝切成片，菊花洗净；鸡蛋去黄留清，同淀粉调成蛋清糊。❷羊肝片入沸水中稍氽一下，捞出沥干水分，用盐、料酒、蛋清糊浆好。❸锅中油烧热，注入水，加入羊肝片、盐、菊花稍煮，加味精煮沸后，淋入香油即可。

◎药膳功效　本品可清肝泻火、明目，对秋季眼睛干涩、红肿疼痛者有很好的食疗效果。

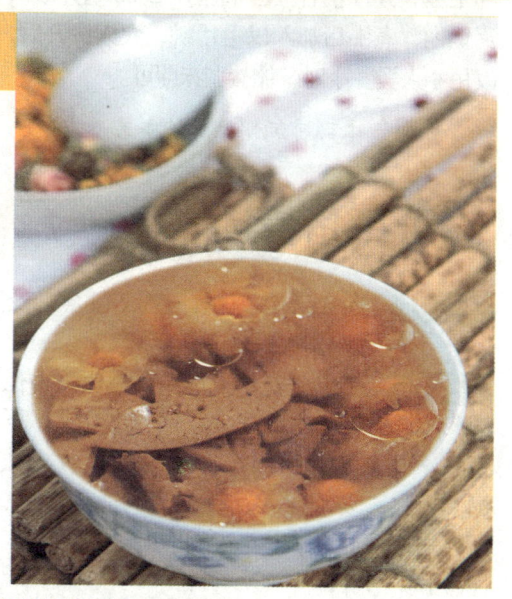

鲜莲红枣炖水鸭

◎配方　鲜莲子200克，水鸭1只，生姜1片，红枣6枚，盐少许。

◎制作　❶莲子、红枣、生姜分别用清水洗净，莲子去心；红枣去核；生姜刮皮，切片备用。❷水鸭宰洗干净，去内脏，放入沸水中煮数分钟，捞起沥干水分，斩大件。❸将全部材料放入锅内，注入适量清水，炖3小时，以少许盐调味即可。

◎药膳功效　本品清热泻火、益气补虚，对秋燥口舌生疮、皮肤干燥、咽干咽痛者有很好的效果。

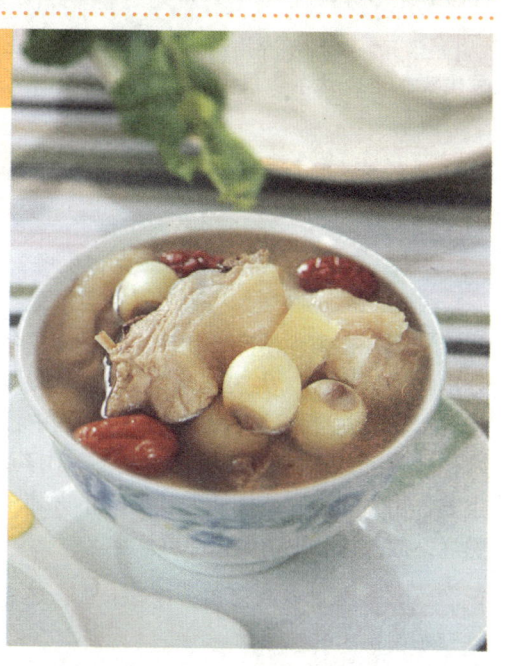

双雪木瓜猪肺汤

◎ **配方** 雪梨250克，雪耳30克，木瓜500克，猪肺750克，姜两片，盐5克。

◎ **制作** ❶ 雪梨切块，雪耳泡发，撕成小朵；木瓜去皮、核、洗净，切成块状。❷ 猪肺洗净，切成块状，余水，烧锅放姜片，将猪肺干爆5分钟左右。❸ 将清水2000毫升放入瓦煲内，煮沸后加入以上用料，大火煲开后，改用小火煲3小时，加盐调味即可。

药膳功效 本品可滋阴润肺、美容养颜。

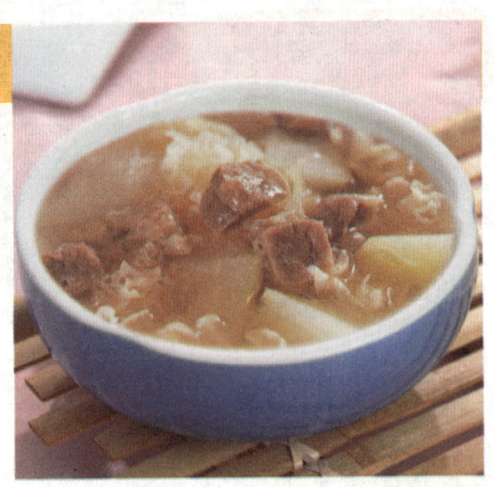

霸王花猪骨汤

◎ **配方** 猪骨150克，霸王花、红枣、杏仁各适量，盐3克，姜片4克。

◎ **制作** ❶ 霸王花泡发洗净；红枣、杏仁均洗净；猪骨洗净斩件。❷ 锅入水烧沸，下猪骨滚尽血水，捞出洗净。❸ 将猪骨、红枣、杏仁、姜片放入瓦煲，注入适量清水，大火烧开，下入霸王花，改小火煲1.5小时，加盐调味即可。

药膳功效 本品可清热滋阴、美容养颜、止咳化痰，适合秋季食用。

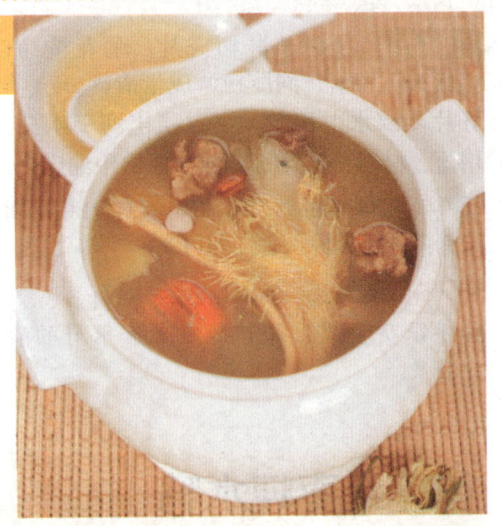

党参麦冬瘦肉汤

◎ **配方** 瘦肉300克，党参15克，麦冬10克，山药适量，盐4克，鸡精3克，生姜适量。

◎ **制作** ❶ 瘦肉洗净，切块；党参、麦冬分别洗净；山药、生姜洗净，去皮，切片。❷ 瘦肉余去血污，洗净后沥干。❸ 锅中注水，烧沸，放入瘦肉、党参、麦冬、山药、生姜，用大火炖，待山药变软后改小火炖至熟烂，加入盐和鸡精调味即可。

药膳功效 本品益气滋阴、健脾和胃，还能缓解秋燥，是滋补佳品。

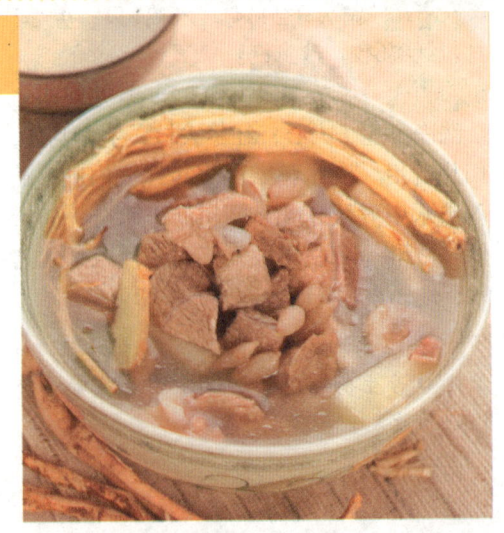

佛手瓜银耳煲猪腰

◎配方　佛手瓜100克，银耳40克，猪腰120克，盐、鸡精各适量，生姜4克。

◎制作　❶猪腰洗净去筋，切块；佛手瓜洗净，切块；银耳泡发洗净，撕小块；姜洗净、切片。❷锅中注水烧沸后放入猪腰，余熟捞出。❸将所有备好的材料放入瓦煲，小火煲煮两小时，调入盐、鸡精即可。

药膳功效　本品可补肾润肺、滋阴润燥、美容养颜，适合秋季食用。

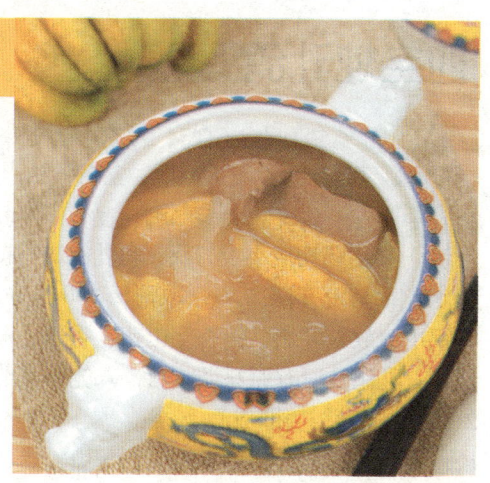

杏仁白菜猪肺汤

◎配方　小白菜50克，杏仁20克，猪肺750克，黑枣5枚，姜两片，盐5克。

◎制作　❶杏仁洗净，温水浸泡，去皮、尖；黑枣、白菜洗净。❷猪肺切成块状，余水，烧锅放姜，将猪肺爆炒5分钟左右。❸将清水2 000毫升放入瓦煲内，再放入备好的所有材料，大火煲开后改用小火煲3小时，加盐调味即可。

药膳功效　杏仁可敛肺止咳，猪肺补益肺气，常食本品可防秋燥。

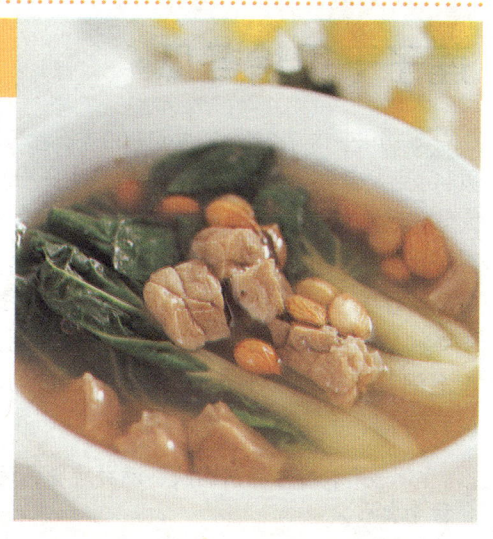

山药炖鸡

◎配方　山药250克，胡萝卜、鸡腿、盐各适量。

◎制作　❶山药削皮，冲净，切块；胡萝卜削皮，冲净，切块；肌肉剁块，放入沸水余烫，捞起，冲净。❷鸡肉、胡萝卜先下锅，加水至盖过材料，以大火煮开后转小火慢炖15分钟。❸下山药转大火煮沸，转小火续煮10分钟，加盐调味即可。

药膳功效　山药药食两用、性质平和，可补肺、脾、肾三脏，加上胡萝卜、鸡腿，补而不燥，适合秋季食用。

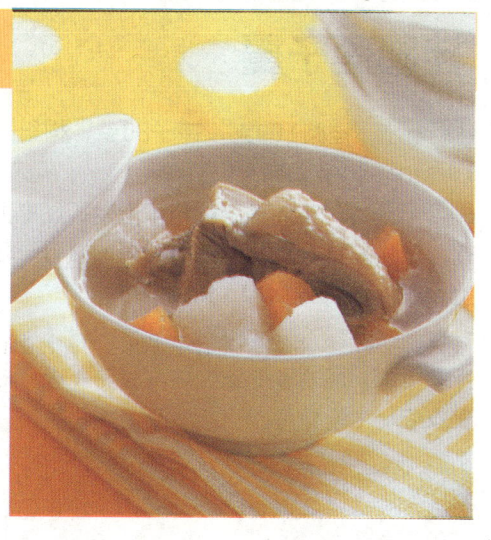

四宝炖乳鸽

◎ 配方　乳鸽1只，山药、银杏、香菇、枸杞子、清汤、葱、姜、料酒、盐各适量。

◎ 制作　❶ 将乳鸽去毛、脚、翼尖，剁成小块。❷ 山药切成小滚刀块，与乳鸽块一起飞水；香菇发开洗净。❸ 取清汤700毫升，置锅中，放入乳鸽、银杏、山药、香菇、枸杞子、乳鸽及所有原料调味料，入笼中蒸约2小时，去葱、姜即成。

◎ 药膳功效　本品可补益气血、敛肺止咳。

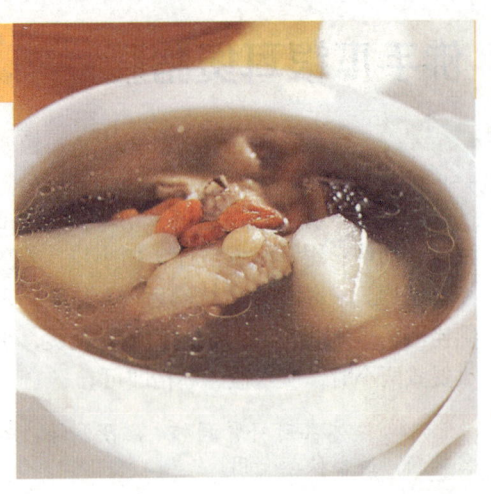

莲子干贝烩冬瓜

◎ 配方　干莲子20克，冬瓜500克，鲜干贝100克，盐两小匙，香油1小匙，太白粉1大匙，清水1大匙。

◎ 制作　❶ 干莲子泡水10分钟后蒸熟；冬瓜切片。❷ 锅内倒入清水，放入干贝和莲子煮沸后转中火，再放入冬瓜片拌炒片刻，盖上锅盖续煮5分钟，加入盐、香油炒匀，最后勾芡即可。

◎ 药膳功效　本品可滋阴润肤、滋补脾肾，适合秋季食用。

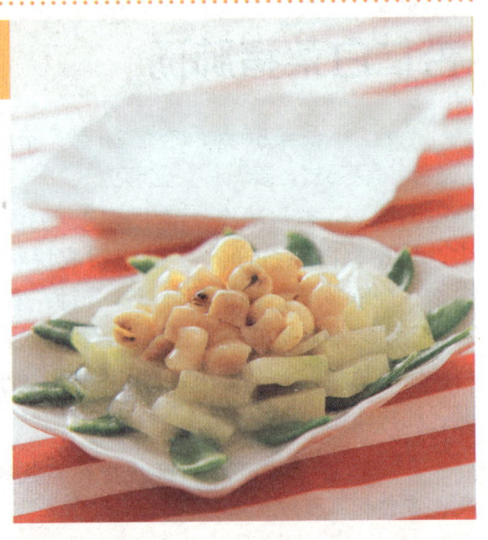

桂圆莲子羹

◎ 配方　桂圆100克，莲子80克，枸杞子10克，红枣5枚，白糖5克。

◎ 制作　❶ 将莲子、枸杞子泡发，红枣去核，桂圆去壳。❷ 再将所有备好的材料一起上火煲。❸ 煲好后加入白糖即可。

◎ 药膳功效　本品富含多种氨基酸，维生素P含量丰富，既能补气血，还有保护血管、防止血管硬化等作用。

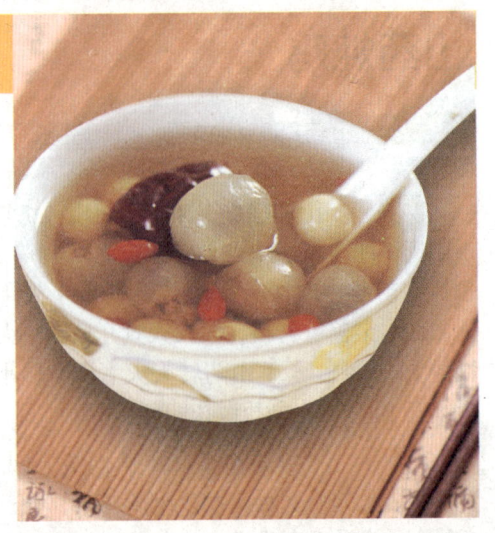

四季调养药膳——冬季

冬季是进补的最好季节。冬令时节，要想增强体质，养生保健，不妨烹调一些营养药膳，既可以解馋，又能滋补身体，还有一定的防病治病功效，一举三得，何乐而不为呢？

生姜肉桂炖猪肚

◎配方　猪肚150克，瘦猪肉50克，生姜15克，肉桂5克，薏苡仁25克，盐3克。

◎制作　❶猪肚里外反复洗净，飞水后切成长条；瘦猪肉洗净后切成块。❷生姜去皮，洗净，用刀将姜拍烂；肉桂浸透洗净，刮去粗皮；薏苡仁淘洗干净。❸将以上用料放入炖盅，加清水适量，隔水炖两小时，调入调味料即可。

◎药膳功效　本品可促进血液循环，强化胃功能，还能散寒湿，有效预防冻疮、肩周炎等冬季常发病。

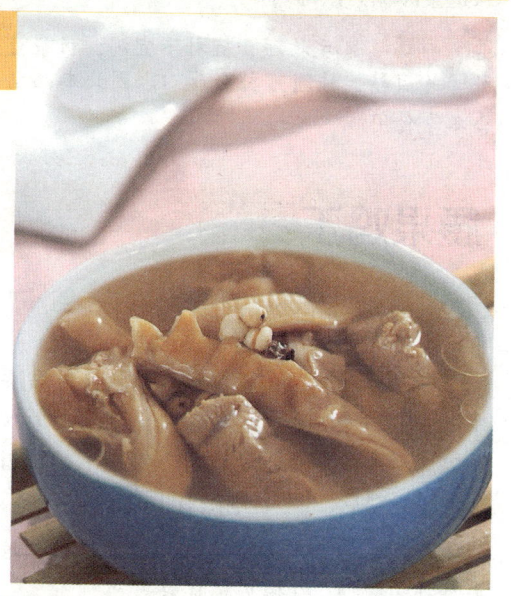

洋参炖乳鸽

◎配方　乳鸽1只，西洋参片40克，淮山50克，红枣8枚，生姜10克，盐3克。

◎制作　❶西洋参略洗；淮山洗净，加清水浸半小时，切片；红枣洗净；乳鸽去毛和内脏，切块。❷把全部用料放入炖盅内，加适量沸水，盖好，隔水小火炖3小时。❸加盐调味供用。

◎药膳功效　此汤有补气养阴、清火生津的作用，还可缓解冬季过食羊肉、狗肉造成的口干咽燥等阴虚燥热症状。

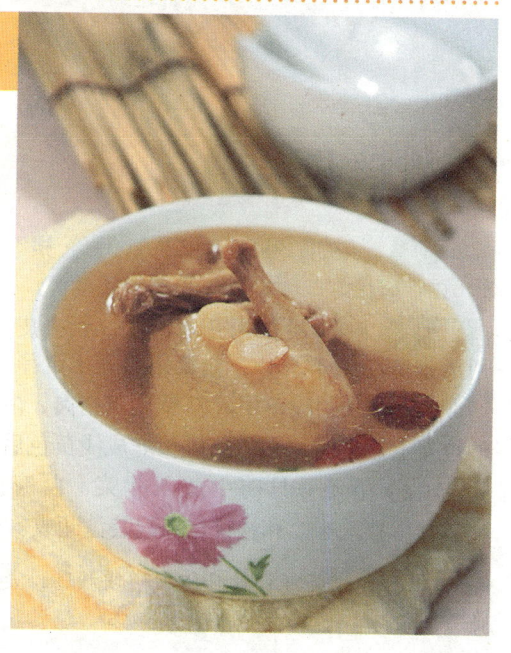

板栗蜜枣汤

◎配方 板栗100克，蜜枣4枚，桂圆肉15克，冰糖适量，水500毫升。

◎制作 ❶蜜枣洗净。❷将板栗加水略煮，去其粗皮。❸将板栗、蜜枣和桂圆肉放入锅中，加入水，以小火煮50分钟，再加入适量冰糖煮滚即可。

◎药膳功效 冬主收藏，宜补不宜泻，板栗可补肾气藏精，桂圆可补血养心。因此本品适合冬季食用。

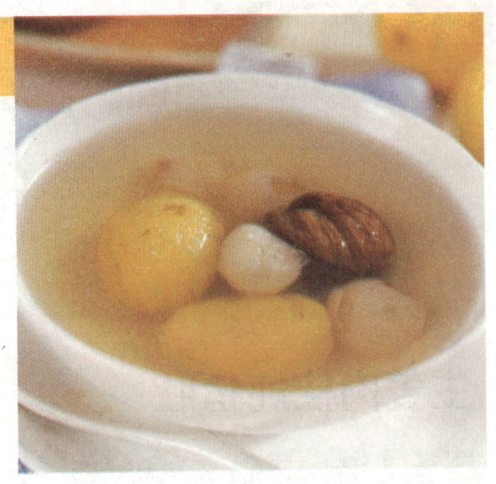

腰果鸡丁

◎配方 腰果200克，鸡肉150克，红椒1个，葱10克，盐5克，味精3克。

◎制作 ❶将鸡肉洗净切成丁状；红椒洗净切成丁；葱切圈。❷锅中加油烧热，下入腰果炸至香脆。❸原锅内加入红椒丁、葱圈和鸡丁炒熟后，调入调味料即可。

◎药膳功效 腰果可补肾益精、益智补脑；鸡肉可补气健脾；红椒可暖胃散寒。

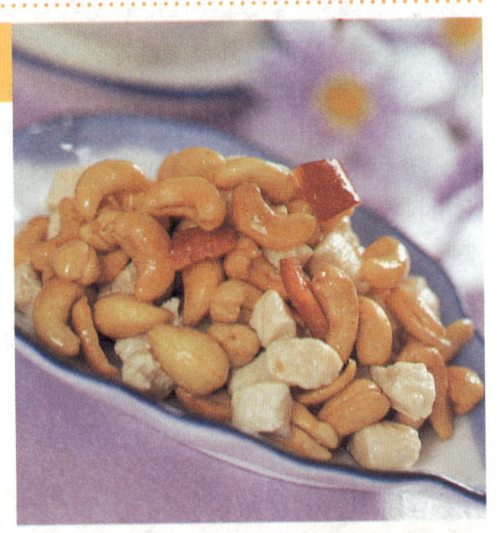

核桃拌韭菜

◎配方 核桃仁300克，韭菜150克，猪肉150克，白糖、白醋、盐、香油各适量。

◎制作 ❶核桃仁用开水泡胀，剥去皮，用清水洗净沥干水分；韭菜用温开水洗净，切成3厘米长的段备用。❷锅内入猪肉，待油烧至七成熟时，下入核桃仁炸成浅黄色后捞出。❸在另一只碗中放入韭菜、白糖、醋、盐，拌入味，和核桃仁一起装盘即成。

◎药膳功效 韭菜可补肾壮阳、通便润肠，是冬季常食的蔬菜；核桃可补肾益气。

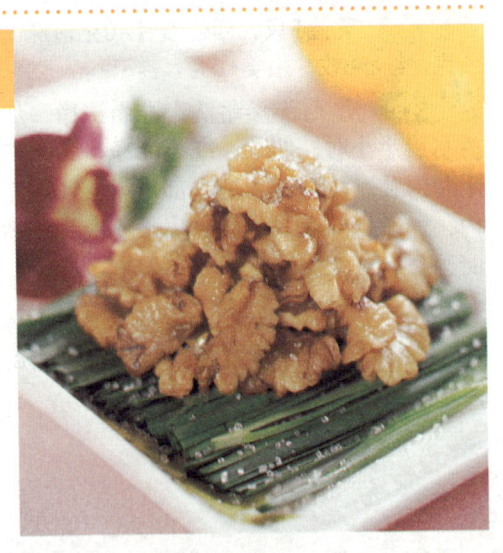

猪肺雪梨银耳汤

◎配方　熟猪肺200克，木瓜30克，雪梨15克，水发银耳10克，盐4克，白糖5克。

◎制作　❶将熟猪肺切方丁；木瓜、雪梨洗净，切方丁；水发银耳洗净，撕成小朵备用。❷锅里倒入水，下入熟猪肺、木瓜、雪梨、水发银耳煲至熟，调入白糖、盐搅匀。

药膳功效　猪肺可补肺润燥，木瓜、雪梨生津润肺；本品可缓解冬季暖气、空调导致的口干咽燥等症状。

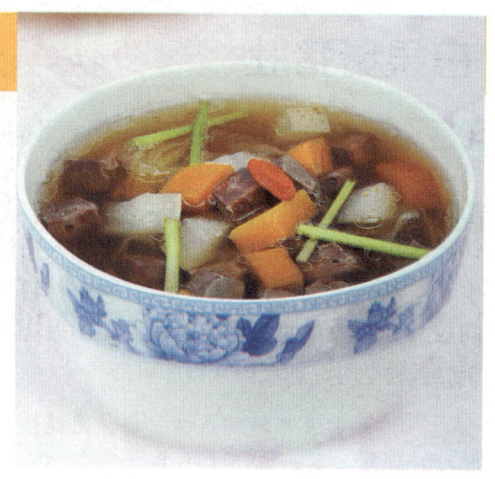

百合银杏鸽子煲

◎配方　鸽子1只，水发百合30克，银杏10颗，盐少许，葱段。

◎制作　❶将鸽子洗干净，斩块，余水；水发百合洗净；银杏洗净备用。❷净锅上火倒入水，下入鸽子、水发百合、银杏煲至熟，加盐、葱段调味即可。

药膳功效　百合可滋阴润肤，缓解冬季皮肤干燥症状；鸽子益气补虚、暖胃散寒；银杏可补肺气、治咳嗽，对冬季易发咳嗽等症有很好的补益效果。

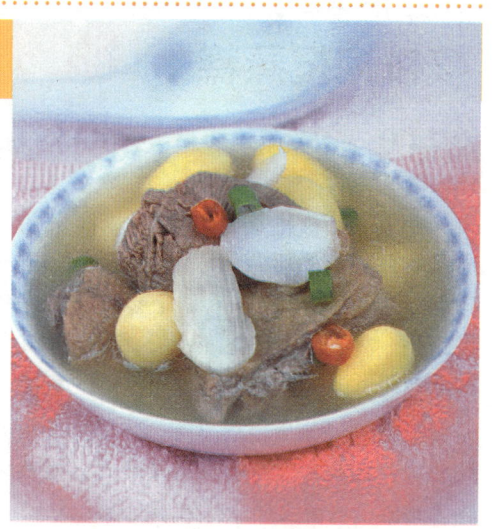

冬瓜薏米猪腰汤

◎配方　猪腰150克，冬瓜60克，薏苡仁50克，香菇20克，盐适量。

◎制作　❶猪腰洗净，切开，除去筋膜；薏苡仁浸泡，洗净；香菇洗净泡发，去蒂；冬瓜去皮、子，洗净切大块。❷锅中注水烧沸，放入猪腰余水，去除血沫，捞出切块。❸将适量清水放入瓦煲内，大火煲滚后加入所有备好的材料，改用小火煲2小时，加盐调味即可。

药膳功效　冬瓜是冬季时令蔬菜，可利尿；猪腰补肾，薏苡仁祛湿，适合肾虚尿少者食用。

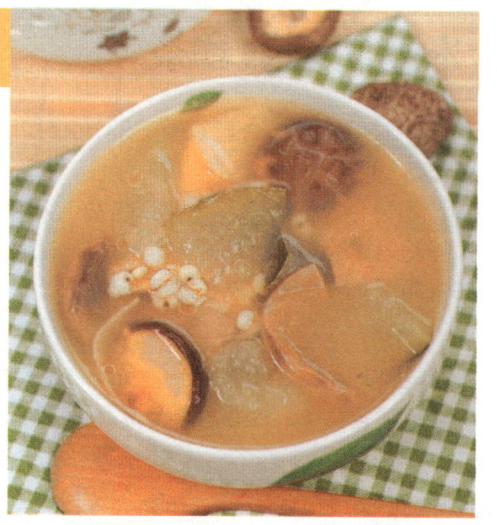

白果煲猪肚

◎ 配方　猪肚300克,白果30克,高汤600克,葱、姜、盐、料酒、淀粉各适量。

◎ 制作　❶猪肚洗干净切条,葱切段、姜切片。❷将猪肚和白果放入锅中,加入适量水煮至熟,捞出沥干水分。❸将所有材料一同放入瓦罐内,加入高汤及料酒,小火烧煮至肚条软烂时,加入调味料即可。

◎ 药膳功效　白果可敛肺止咳、补肾固精;猪肚可补脾胃。本品适用于冬季。

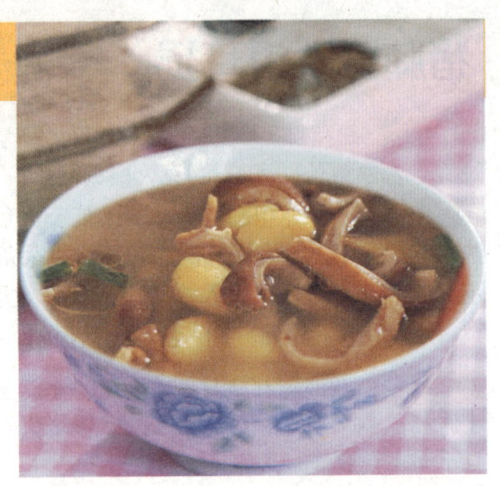

核桃枸杞蒸糕

◎ 配方　核桃50克,枸杞子5克,糯米粉3杯,糖10克。

◎ 制作　❶核桃切成小片。❷糯米粉加适量水拌匀,加糖调味。❸锅中加水煮开,将加了糖的糯米粉移入锅中蒸约10分钟,将核桃、枸杞子撒在糕面上,继续蒸10分钟至熟即可。

◎ 药膳功效　核桃可补肾益气,枸杞子可滋阴补肝肾,糯米可健脾胃,冬季食用,可改善脾胃功能,缓解皮肤干燥症状。

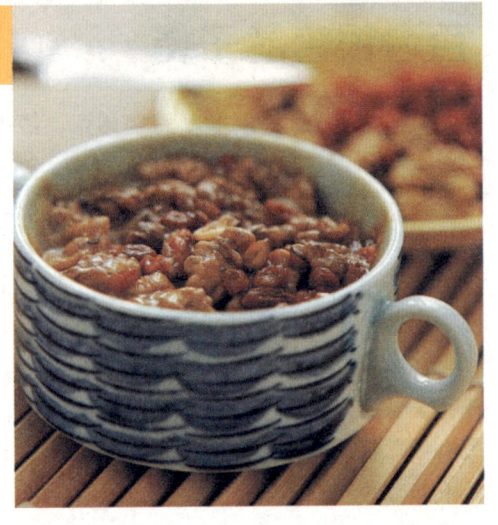

米醋润颜散寒茶

◎ 配方　蜂蜜5克,醋10克,姜汁2克,绿茶2克。

◎ 制作　❶将蜂蜜、姜汁、醋放入杯中,搅拌均匀,倒入5倍量的纯净水。❷绿茶用开水冲泡,随后两者混合即可饮用。

◎ 药膳功效　本品可温胃散寒、美容养颜、通便排毒,还可改善女性痛经、怕冷、小腹及四肢冰凉等症状,适合冬季食用。

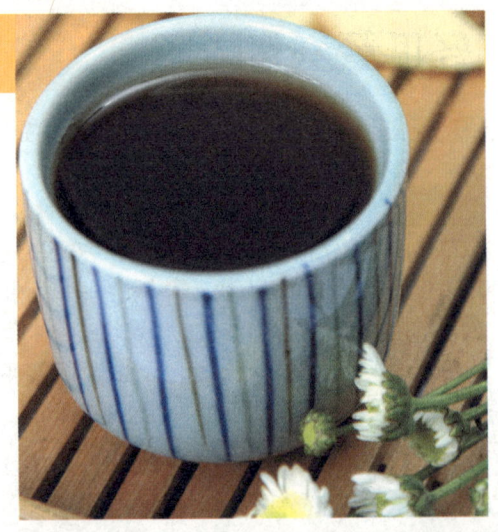

5. 调节女性亚健康的药膳良方

有人说二十几岁以前女人的美丽靠父母，三十岁以后女人的美丽靠自己。当下越来越多的聪明女性开始寻求一种低价高效、安全持久的年轻美丽之道，那就是靠科学的饮食保持自己的青春、再造自己的靓丽。

女性身体一旦处于亚健康状态，美丽也就成为无根之水。学会利用各种药膳来调养身体，从食物中吃出年轻美丽，吃出健康苗条。没有丑女人，只有懒女人。有准备地吃，有选择地吃，有心地吃，更似调养。只有通过调养，女人才能时时光润，岁岁美丽。

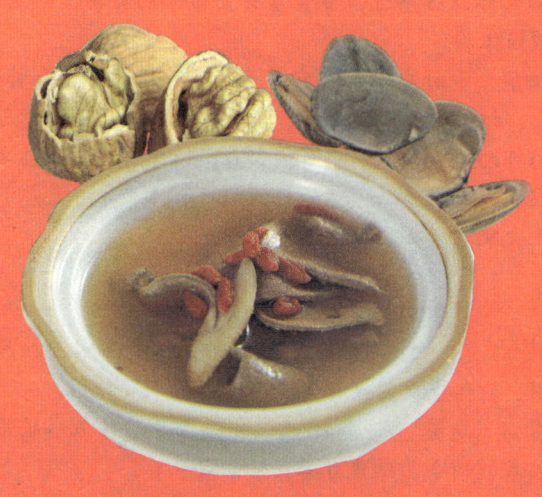

反复感冒

反复感冒相当于中医里的体虚感冒，是以反复发作，缠绵难愈为特点的临床常见疾病，主要见于体质弱、抵抗力差者。其临床表现为：低热，反复发作，自汗，面色无华，恶风怕冷，鼻塞流清涕，肢软体乏，食欲缺乏，或有咳嗽，舌质淡嫩，苔薄白等。中医中药对此有较好的疗效，可采用益气补虚、增强体质的治疗原则。此外，患者要加强体育锻炼，如晨跑、打太极拳、游泳等，来提高人体的免疫能力。在日常生活中要尽量避免饮食及生活不规律（如饥饱无度、熬夜、烟酒无度等）。

【特效本草】

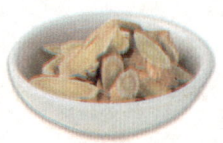

黄芪

◎本品益气补虚、固表御邪，脾肺气虚、卫气不固、表虚易感冒者，宜与白术、防风等同用，如玉屏风散（《丹溪心法》）。

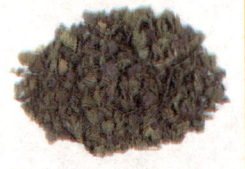

紫苏叶

◎本品外能解表散寒，内能行气宽中，且兼有化痰止咳之功，治疗风寒感冒，常配伍香附、陈皮等药，如香苏散（《和剂局方》）。

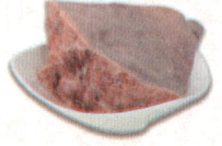

猪肺

◎猪肺补养肺气、滋阴止咳，气虚反复感冒、咳嗽难愈者，宜与杏仁、白果同用，可增强补肺止咳之效。

【饮食原则】

① 患者平常要增加营养以防感冒，多食富含蛋白质的食物，如鱼类、瘦肉类、蛋类、虾、豆类等，以增强体质。
② 反复感冒者多肺虚，平时应多食具有补养肺气作用的食物和补药，如猪肺、乳鸽、鸭肉、杏仁、白果、核桃、红枣、党参、玉竹、黄芪、山药、紫苏叶、红糖等。
③ 在感冒流行期间可酌饮葡萄酒和鸡尾酒，在菜肴中适当添加生姜、大蒜、紫苏叶等作料，以提高抗病能力，以达到预防的目的。
④ 此外，平时要少食寒凉生冷食物，以免耗伤正气。

【民间偏方】

① **玉屏风饮**：黄芪15克，白术10克，防风10克，共煎水，加入少量红糖服用。适合预防感冒时服用，对体虚反复感冒者也有很好的调理作用。
② **苏叶荆芥茶**：紫苏叶8克，荆芥10克，生姜3片，共煎水服用。可发散风寒、增强体质，对体质偏寒、怕冷易感冒者有良好的效果。

黄芪山药鱼汤

主料 黄芪15克，山药20克，鲫鱼1条。

辅料 姜、葱、盐适量。

制作

❶ 将鲫鱼去鳞、内脏，洗净，在鱼两侧各划一刀备用；姜洗净，切丝；葱洗净，切成葱花。

❷ 将黄芪、山药放入锅中，加适量水煮沸，然后转文火熬煮约15分钟后转中火，放入鲫鱼煮约10分钟。

❸ 鱼熟后，放入姜、葱，盐调味即可。

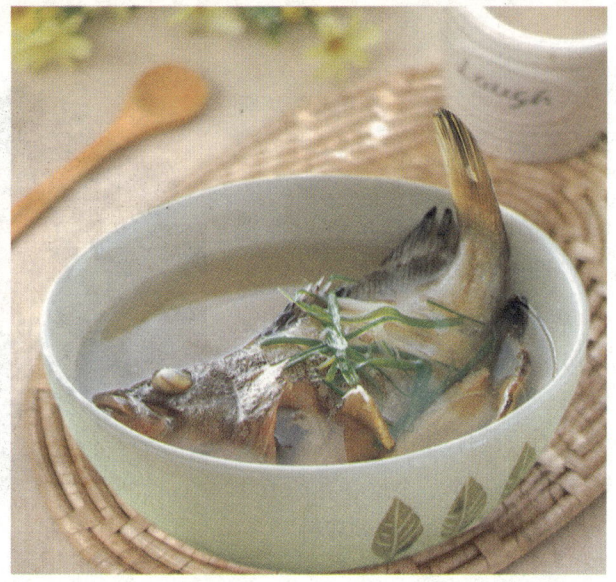

药膳功效 鲫鱼可益气健脾，黄芪可益气补虚，山药可补养肺气。三者搭配同食，可提高机体免疫力，增强患者体质，对体虚反复感冒者有一定的食疗效果。

杏仁白萝卜炖猪肺

主料 猪肺250克，南杏仁30克，白萝卜200克，花菇50克。

辅料 上汤、生姜、盐、味精各适量。

制作

❶ 猪肺洗净，切成大件；南杏、花菇浸透洗净；白萝卜洗净，带皮切成中块。

❷ 将以上用料连同1.5碗上汤、姜片放入炖盅，盖上盅盖，隔水炖煮，先用大火炖30分钟，再用中火炖50分钟，后用小火炖1小时即可。

❸ 炖好后加盐、味精调味即可。

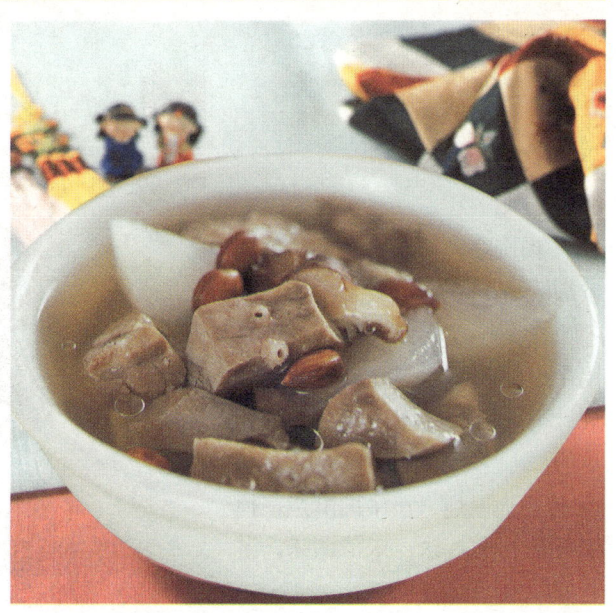

药膳功效 杏仁可止咳平喘，白萝卜可生津清热，猪肺治肺虚咳嗽。三者搭配，可敛肺定喘、止咳化痰、增强体质，适合体虚反复感冒者食用。

苏子叶卷蒜瓣

◎主料 苏子叶150克，蒜瓣200克。

◎辅料 盐2克，味精2克，酱油5毫升，糖3克，香油3毫升。

◎制作

❶ 苏子叶、蒜瓣用凉开水冲洗后，沥干水分。

❷ 将苏子叶、蒜瓣在糖盐水中泡30分钟，中途换3次水，取出沥干水分。将盐、味精、生抽、糖、香油搅拌均匀。

❸ 把蒜瓣一个一个地卷在苏子叶中，食用时蘸调匀的调味料。

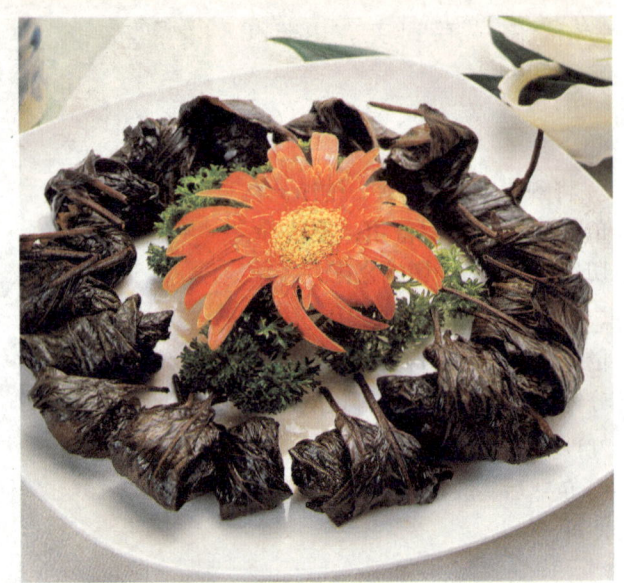

药膳功效 紫苏叶发散风寒、发汗固表，大蒜可解毒杀菌、抵抗病毒。两者同食，感受风寒引起感冒时食用可有效治疗感冒，平常食用可增强抵抗力，预防感冒。

参芪炖牛肉

◎主料 党参、黄芪各20克，牛肉250克。

◎辅料 盐3克，姜片、黄酒、香油、味精各适量。

◎制作

❶ 牛肉洗净，切块，党参、黄芪分别洗净，党参切段。

❷ 将党参、黄芪与牛肉同放于砂锅中，注入清水500毫升，大火烧开后，撇去浮沫，加入姜片和黄酒。

❸ 转小火慢炖，至牛肉酥烂，捡出黄芪，下入盐、味精调味，淋香油即可。

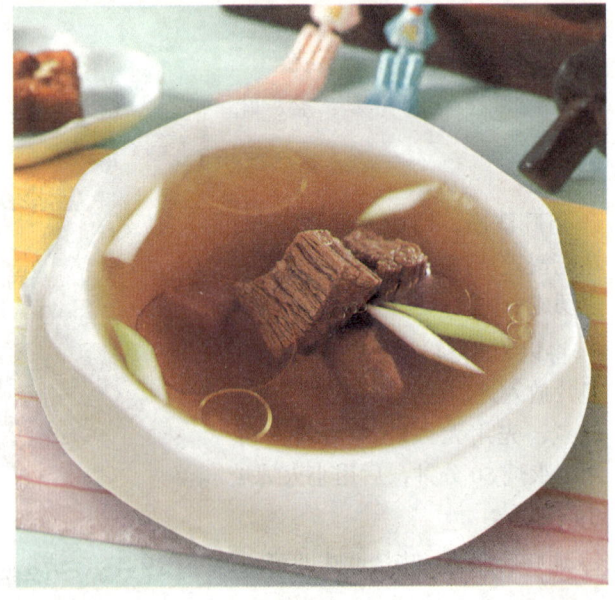

药膳功效 党参、黄芪均有补气固表及益脾健胃的功效，牛肉可强健体魄、增强抵抗力。三者合用，对体质虚弱易感冒者有一定的补益效果。

面色萎黄

所谓面色萎黄，是指面色发黄，缺少血色而没有光泽。中医认为，多因气虚和血虚造成。气虚又有脾气虚和肺气虚之分，面色萎黄的女性多是脾气虚，除了面色萎黄外，不少女性还伴有食欲不振、神疲乏力、大便不调等现象。另外，血虚引起的面色萎黄者多因平时作息紊乱、经期耗血过多引起。因此，调理此症状要以健脾益气、化湿和中、补血养血为主，平时患者还应经常运动健身，如做健美操、打球、游泳、跳舞或跑步等，可增强体力和抵抗力。在日常生活中要养成不熬夜、不偏食、不吃零食、戒烟限酒的好习惯，且不在产褥期或月经期同房。

【特效本草】

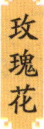 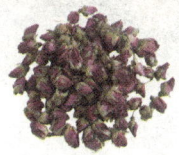

◎玫瑰花具有疏肝补血、活血调经、解郁安神的作用，适宜血虚面色萎黄、暗沉、月经不调、经前乳房胀痛者服用。

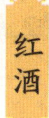 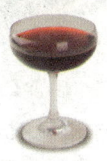

◎红酒具有补血活血、消斑美容、增强体质的作用，适宜气血不足、劳倦乏力、血虚萎黄、面生色斑、皮肤粗糙之人食用。

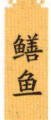 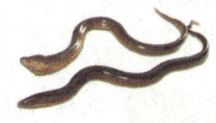

◎鳝鱼具有补养气血、活血通络、解热毒、壮筋骨、祛风湿等功效，适宜营养不良、体质虚弱、贫血、风湿痹痛者食用。

【饮食原则】

① 面色萎黄多由脾虚造成，平时应多食具有补气健脾作用的食物和中药材，如红酒、牛肉、鸡肉、兔肉、鸭肉、猪肚、青鱼、鳜鱼、鲫鱼、山药、小米、莲子、党参、白芍、黄芪、白术、冬虫夏草等。

② 因经期耗血过多而导致血虚萎黄者，应多食用补养气血的药与食物，如当归、熟地、首乌、枸杞子、阿胶、大枣、鸡血藤、动物肝脏、动物血、乌鸡、鲳鱼、甲鱼、生鱼、菠菜、红苋菜、芹菜等。

③ 患者应少吃性寒、味厚滋腻且不利于消化的食物，以免损伤脾气，如：凉拌菜、冷饮、苦瓜、冬瓜、海带、螃蟹等。

【民间偏方】

黄芪建中汤：取黄芪4.5克，炙甘草6克，大枣12颗，芍药18克，生姜9克，桂枝9克去皮，放入锅中，加水1.4升，煮至600毫升时放入30克麦芽糖，小火煮至麦芽糖消解。

红酒蘑菇烩幼鸽

◎**主料** 蘑菇100克，乳鸽1只，洋葱1个，黑提3粒。

◎**辅料** 干红酒100毫升，黄油50克，盐5克，鸡精粉10克，吉士粉5克，生粉25克。

◎**制作**

① 先将乳鸽洗净汆水约20分钟，洋葱切片，蘑菇、黑提焯水备用。

② 在锅中放入黄油，加入乳鸽煸炒，放水和调味料及其他原材料，焖约10分钟。

③ 勾芡，放入干红酒出锅装盘即可。

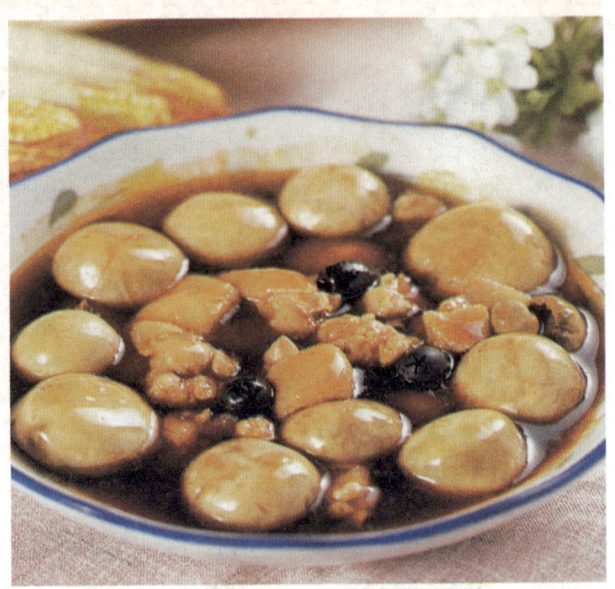

◎**药膳功效** 乳鸽治肺肾亏虚，红酒可活血化瘀、抗衰老，蘑菇能温胃益气。三者同食，可使气血通畅充盈，面色光润，适宜面色萎黄者食用。

枸杞子黄芪蒸鳝片

◎**主料** 鳝鱼350克，枸杞子、黄芪、麦冬各10克。

◎**辅料** 生姜10克，盐3克，味精2克，耗油4克，老抽1克，胡椒粉少量。

◎**制作**

① 鳝鱼洗净，去头，骨斩段；黄芪、麦冬洗净；枸杞子洗净泡发；生姜洗净切片。

② 将鳝鱼用盐、老抽、味精腌渍5分钟，去腥。

③ 将所有材料拌匀，入锅蒸熟即可。

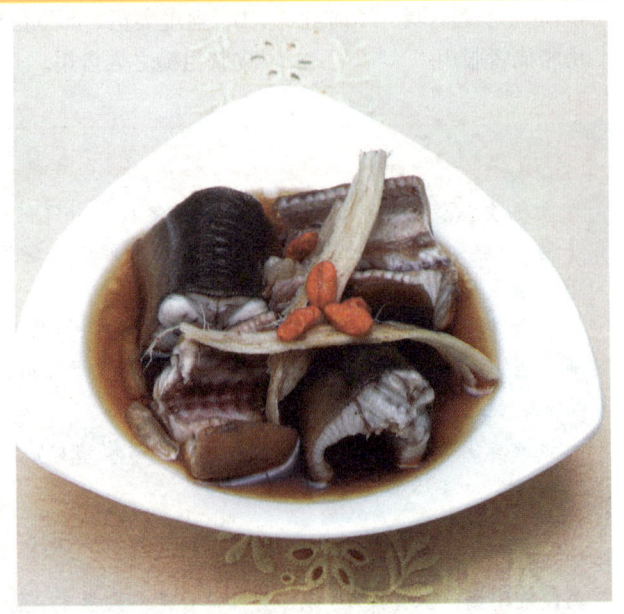

◎**药膳功效** 黄芪补中益气，枸杞子滋肾润肺，鳝鱼治血气不调，故本品能调理肾肺，养血固气，对因气血虚亏而致面色萎黄者有一定的作用。

黑豆猪皮汤

◎主料 猪皮200克,黑豆50克,红枣10枚(去核)。

◎辅料 盐、鸡精各适量。

◎制作

❶ 将猪皮刮干净,入开水汆汤,待冷却后切块。

❷ 黑豆、红枣分别洗净,泡发30分钟,放入砂锅,加适量水煲至豆烂,再加猪皮煲30分钟,煲至猪皮软化,加入调料拌匀即可。

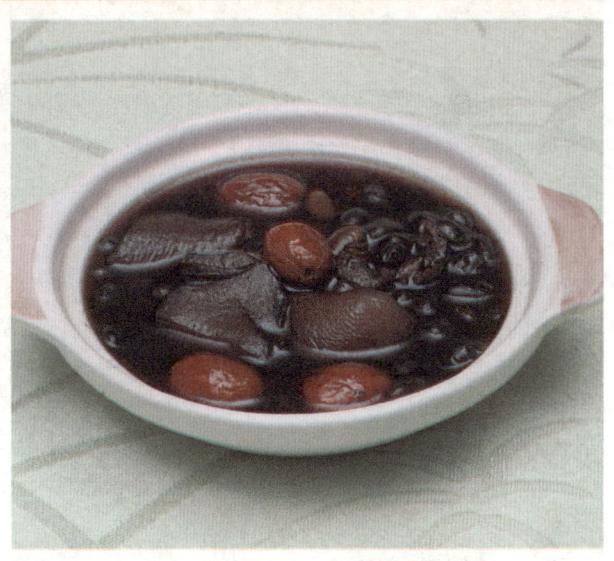

药膳功效 黑豆养血润肺,猪皮滋阴补虚、养血益气,而红枣又是调理气血不足的上等补品。三者都具有促进血液循环,畅通气血的功效,对面色萎黄者有一定的帮助。

玫瑰枸杞子养颜汤

◎主料 玫瑰花瓣20克,玫瑰露酒50毫升、醪糟1瓶,枸杞子、杏脯、葡萄干各10克。

◎辅料 白糖10克,醋少许,淀粉20克。

◎制作

❶ 将新鲜的玫瑰花瓣洗净,切丝备用。

❷ 锅中加水烧开,放入白糖、醋、醪糟、枸杞子、杏脯、葡萄干,再倒入玫瑰露酒,煮开后转小火继续煮。

❸ 用少许淀粉勾芡拌匀,撒上玫瑰花丝即成。

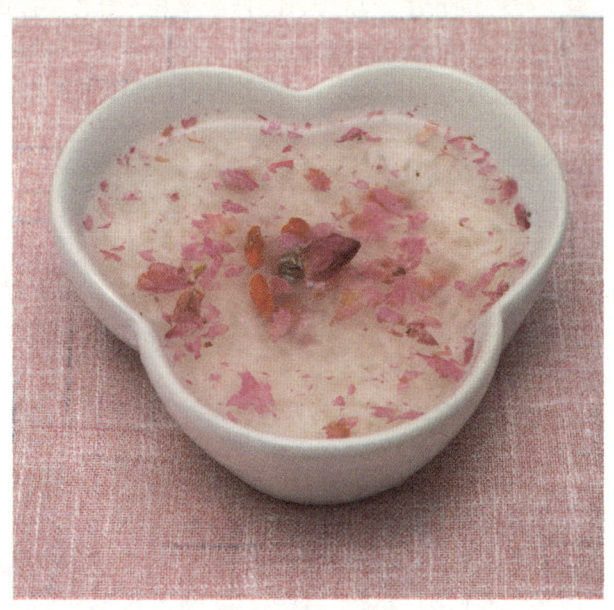

药膳功效 肺虚引发气虚,气虚可使面色萎黄。枸杞子具有滋肾润肺的功效,可理气;玫瑰利气,行血;葡萄干润肺养血;杏脯具有健脾的功效。面色萎黄者食用本品可有一定的效果。

倦怠疲劳

倦怠疲劳主要表现为不明原因地出现严重的全身倦疲感，伴有头痛、肌肉痛、精神抑郁、注意力不集中等症状。疲劳是一种主观上的疲乏无力感，也是一种自然现象，大多由于工作任务繁重、生活节奏紧张与压力过大所致。疲劳包括生理和心理两方面。生理疲劳主要表现为肌肉酸痛、全身疲乏等；而心理疲劳主要表现为心情烦躁、注意力不集中、思维迟钝等。保持良好、积极、愉快的状态，是增进健康、摆脱疲劳的重要方法。养成良好的生活习惯、学会饮食调节、加强体育锻炼、培养健康的业余爱好、增加家庭观念等，都是抵御疲劳的良方。

【特效本草】

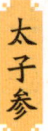 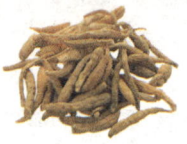 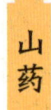 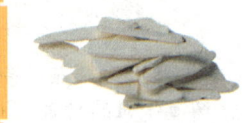 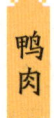 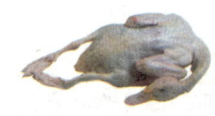

太子参

◎本品能补脾肺之气，兼能养阴生津，其性略偏寒凉，属补气药中的清补之品，对少食倦怠、精神疲乏、汗多者均有较好的疗效。

山药

◎本品能补肺、脾、肾三脏之气，是气阴双补佳品，其性质平和，对各种原因引起的体虚疲乏、倦怠无力均有很好的食疗效果。

鸭肉

◎本品养胃滋阴、补虚劳、利水消肿，对肺胃阴虚、干咳少痰、骨蒸潮热、消瘦乏力、脾胃虚弱均有疗效。

【饮食原则】

① 疲乏无力在中医中属于气虚的范畴，因此患者应多食补气类食材，如太子参、党参、山药、黄芪、灵芝、海参、冬虫夏草、瘦肉类、蛋类、鱼类等，这些食物均可提供各种补充体力及强化免疫力所需的营养。

② 对于心理疲劳者，可多选择香附、郁金、合欢皮、猕猴桃、橙子、黄花菜、西米等疏肝解郁的药材和食物。

③ 此外，气虚者要少吃寒凉生冷食物，这类食物会耗伤人体元气，加重疲乏无力症状。

【民间偏方】

① 大枣5枚，人参10克。大枣洗净，人参切片；人参放入砂锅中加清水浸泡半小时，加大枣，煮约1小时即可食用。可补血气，适用于气血亏虚，虚弱劳损者。

② 童子鸡1只，生姜、葱白、盐、黄酒适量。鸡去内脏，洗净切块，放入汽锅，同时放入葱、姜、黄酒、盐，不加水，制成"鸡露"，具有益气作用，体弱、产后、病后者可食用。

太子参莲子羹

◎ 主料　菠萝150克，莲子300克，太子参10克。

◎ 辅料　冰糖、水淀粉各适量。

◎ 制作

① 太子参泡软，洗净切片；菠萝切块。

② 莲子洗净放碗中，加水，加入冰糖、太子参，上蒸笼蒸至莲子熟烂后取出。

③ 锅内加清水，放入冰糖熬化，下入菠萝、莲子、太子参，连同汤汁一起下锅，烧开后用水淀粉勾芡，盛入碗内即可食用。

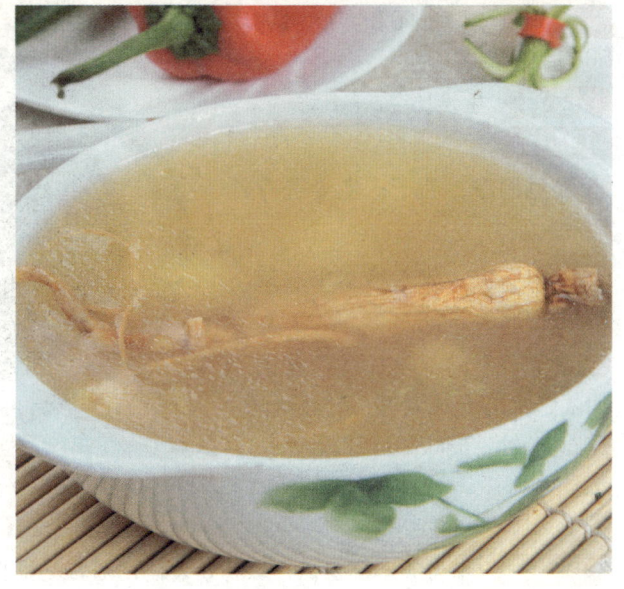

◎ 药膳功效　太子参健脾益气、可治精神疲乏；莲子具有清心安神的作用，可使人心情平静；菠萝健脾胃、固元气。三者同食，可滋阴益气、安神宁心。

节瓜山药莲子煲老鸭

◎ 主料　老鸭400克，节瓜150克，莲子、山药各适量。

◎ 辅料　盐5克，味精3克。

◎ 制作

① 所有材料都洗净，老鸭切件，汆水；节瓜去皮切片；莲子去心，山药去皮切块。

② 所有材料入锅，锅中添加适量清水，大火煮沸后改小火慢炖2.5小时，调入盐、味精即可。

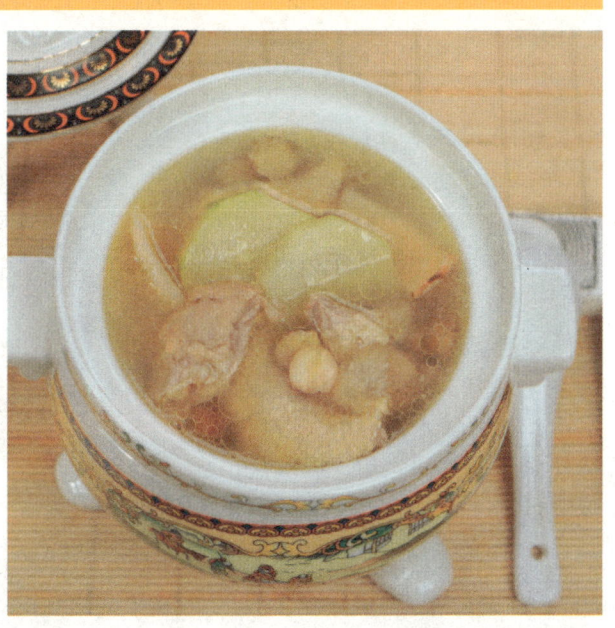

◎ 药膳功效　老鸭有养胃滋阴、大补虚劳之效，山药补肺、脾、肾三脏之气，节瓜、莲子健脾胃。以上诸药都有健脾胃的功效，使之配合身体正常运行，有助于消除疲劳。

黑豆牛肉汤

◎主料 黑豆200克,牛肉500克。

◎辅料 生姜15克,盐8克。

◎制作

① 黑豆淘净,沥干;生姜洗净,切片。

② 牛肉切块,放入沸水中汆烫,捞起冲净。

③ 黑豆、牛肉、姜片盛入煮锅,加7碗水以大火煮开,转小火慢炖50分钟,调味即可。

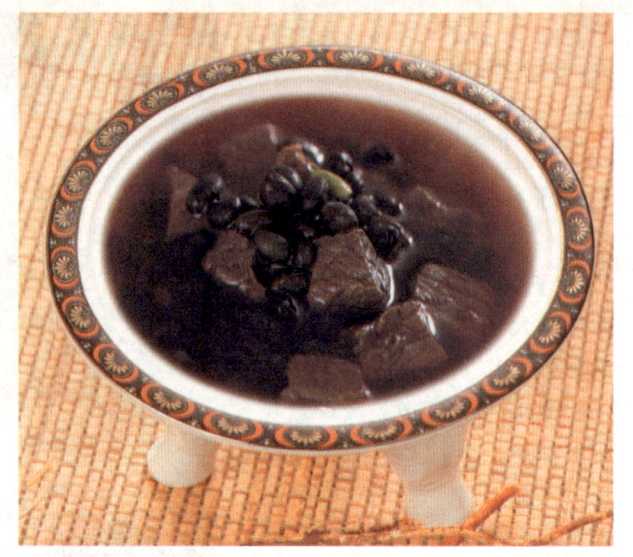

药膳功效 牛肉营养价值高,滋补效果佳,尤其是维生素B_{12}的重要食源,维生素B_{12}对健全神经组织、维护神经系统健康有较好疗效,并有助于促进精力集中及提高记忆力,维持体内氧的平衡,使脑部功能运作顺畅。

桂圆干老鸭汤

◎主料 老鸭500克,桂圆干20克。

◎辅料 生姜少许,盐6克,味精2克。

◎制作

① 老鸭去毛和内脏洗净,切件,入锅汆烫;桂圆去壳,生姜洗净切片。

② 将老鸭肉、桂圆干、生姜放入锅中,加适量水,用小火慢炖;待桂圆干变圆润之后,调入盐、味精即可。

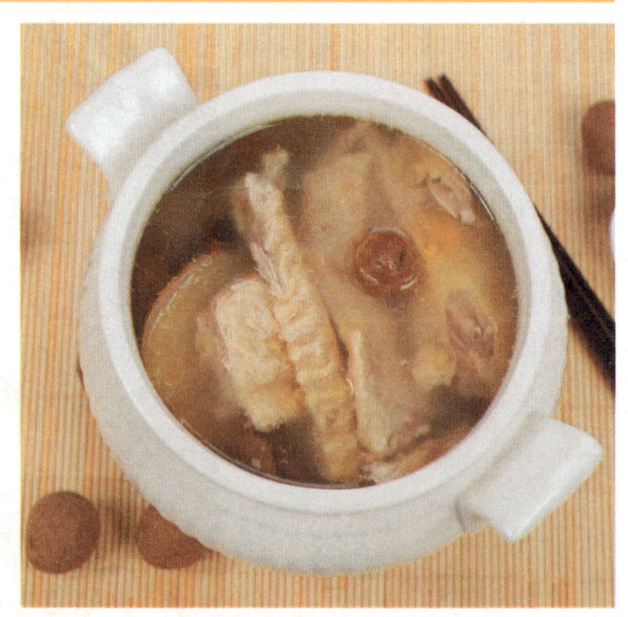

药膳功效 鸭肉有养胃滋阴、大补虚劳的作用;桂圆干乃传统的补血补益药,可补益心脾,养血宁神;本品对患者缓解压力,消除疲劳有很好的帮助。

睡眠障碍

睡眠障碍指睡眠量不正常和睡眠中出现异常行为，包括睡眠失调和异态睡眠。其主要临床症状为：入睡时间超过半个小时，夜间觉醒次数超过2次或凌晨早醒，多噩梦，总睡眠时间少于6小时，次晨感到头晕、精神不振、嗜睡乏力和烦躁等。睡眠障碍也是一种情绪障碍，常由长期的思想矛盾或精神负重，劳逸无法结合，病后体弱等原因引起。因此，患者需重新调整工作和生活，调节情绪，保持乐观平静的心态，改善睡眠环境，多参加体育锻炼。当然，选择合适的枕头也是非常关键的。

【特效本草】

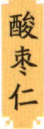 酸枣仁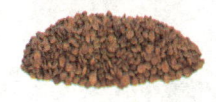

◎本品能养心阴、益肝血而有安神之效，为养心安神之要药，主治心肝阴血亏虚，心失所养，神不守舍之心悸、失眠、多梦、眩晕等症。

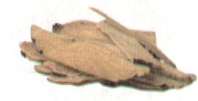 灵芝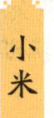

◎本品味甘性平，入心经，能补心血、益心气、安心神，可用于治气血不足及心神失养所致的心神不宁、失眠多梦、健忘、体倦神疲等症。

小米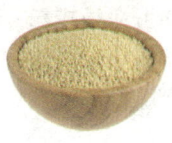

◎小米所含营养成分高达18种之多，含有17种氨基酸，其中人体必需氨基酸8种，可起到催眠、保健、美容的作用。

【饮食原则】

① 服用安眠药（或者抗抑郁药、抗焦虑药）的患者应在医生的指导下逐渐减少药物剂量，以免因停药而导致失眠。
② 睡眠障碍患者应多食用一些具有安神和改善肌肉疲劳的食物和药，如糖水、安神汤、苹果、香蕉、西红柿、茄子、百合、燕麦片、奇异果外皮等。
③ 睡前忌饮酒、浓茶或咖啡，可喝一杯牛奶。

【民间偏方】

① 酸枣仁20~30克，花生叶30克，向日葵20克，加水500毫升，睡前煎服1次，连服7天为1个疗程。
② 黑芝麻50克，核桃仁50克，桑叶50克，蜂蜜若干，捣碎黑芝麻、核桃仁、桑叶，加蜂蜜调和，用手团成丸子，每天吃1~2个，长期坚持食用。

双仁菠菜猪肝汤

◎**主料** 猪肝200克，菠菜两棵，酸枣仁10克，柏子仁10克。

◎**辅料** 盐两小匙，棉布袋1只。

◎**制作**

❶ 将酸枣仁、柏子仁装在棉布袋中，并扎紧。

❷ 猪肝洗净切片；菠菜去头，洗净切段。

❸ 将布袋入锅加4碗水熬高汤，熬至约剩3碗水。

❹ 猪肝氽烫捞起，和菠菜一起加入高汤中，待水一滚沸即熄火，加盐调味即成。

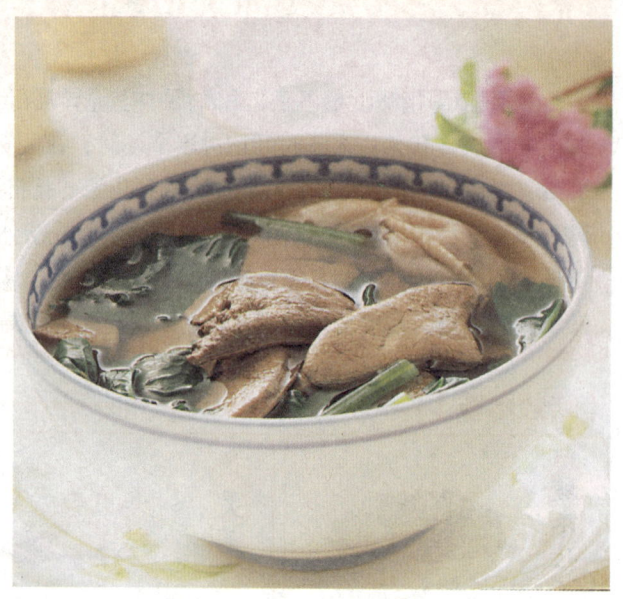

药膳功效 菠菜中含铁，是一种缓和的补血滋阴之品；柏子仁养心安神，可治虚烦不眠；猪肝富含铁和维生素K，也是最理想的补血佳品之一。

灵芝红枣瘦肉汤

◎**主料** 猪瘦肉300克，灵芝4克，红枣适量。

◎**辅料** 盐6克。

◎**制作**

❶ 将猪瘦肉洗净、切片；灵芝、红枣洗净备用。

❷ 净锅上火倒入水，下入猪瘦肉烧开，打去浮沫，下入灵芝、红枣煲至熟，调入盐即可。

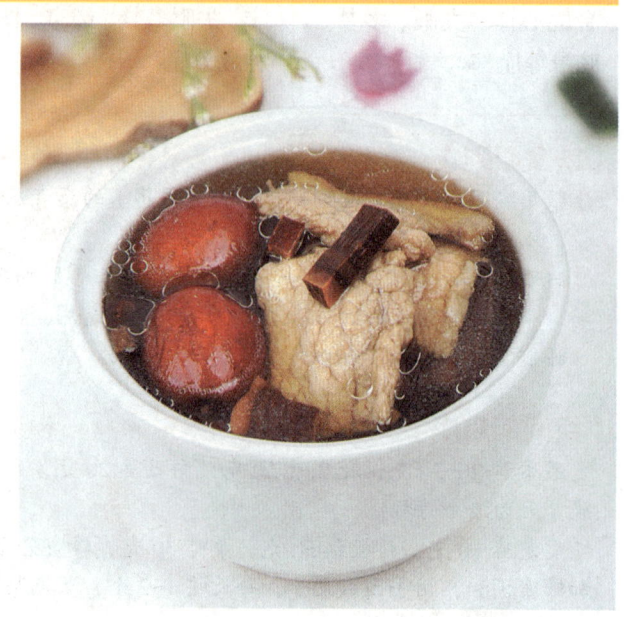

药膳功效 灵芝可补心血、安心神，红枣补气养血，猪肉健脾补虚。三者同用，可调理心脾功能，改善因气血不足所致失眠者的睡眠质量。

桂圆煲猪心

◎**主料** 猪心1个，桂圆35克，红枣15克，党参10克。

◎**辅料** 姜片15克，盐、鸡精、香油各适量。

◎**制作**

❶ 猪心洗净，去肥油，切片；红枣洗净去核，党参洗净切段备用。

❷ 加水煮沸，入猪心焯去血水，捞出沥干。

❸ 砂锅上火，加水2 000毫升，将猪心、红枣、桂圆、党参放入锅中，武火煮沸后改文火煲约两小时，以调味料调味即可。

药膳功效 桂圆具有补益心脾、养血宁神的作用，红枣补气养血，党参补中益气、健脾润肺，猪心安神定惊。搭配食用可调理心性，使人睡眠安宁。

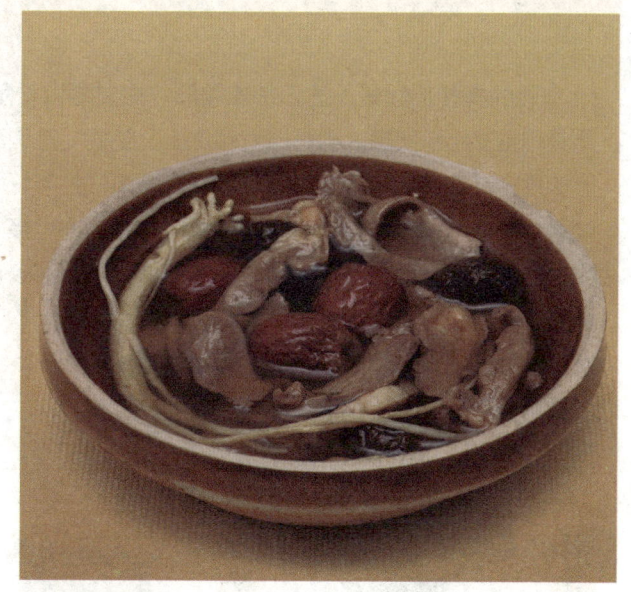

六神安神鸡汤

◎**主料** 鸡腿1只，酸枣仁（拍裂）、何首乌、茯神、百合各15克，红枣10枚。

◎**辅料** 盐少许。

◎**制作**

❶ 鸡腿洗净剁块，用开水烫过备用。

❷ 将所有药材放入纱布袋，加水浸泡约20分钟。

❸ 将所有材料放入锅中，武火煮滚后改文火炖约40分钟，加入少许食盐即可。

药膳功效 鸡肉温中补脾，益气养血，能有效改善鸡肉疲劳；茯神、何首乌、百合、红枣皆有安神宁心的功效。配伍同食能很好地消除疲劳，安稳心绪，提高睡眠质量。

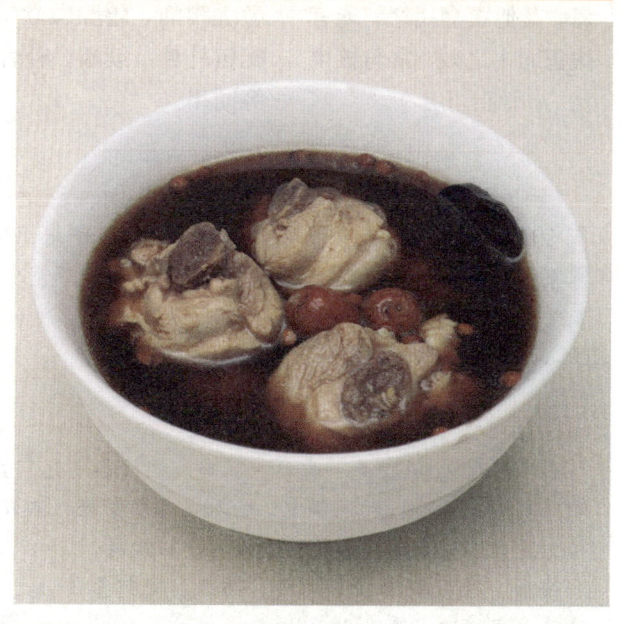

腰酸腰痛

腰酸指腰部酸楚不适，常兼腰痛，主要是由脊髓和脊椎神经疾患、脊柱骨关节及其周围软组织疾患、内脏器官疾患、肾脏病变等因素所引起。而孕妇的腰酸腰痛多因接近预产期时，连接骨盆的耻骨联合渐渐松弛与妊娠使身体重心改变造成。患者可以通过刮痧疏通经络，消除疲劳和肌肉紧张，亦可接受物理治疗，利用电气或温热等物理能量镇痛。而在日常生活中，应该做到避寒保暖；坚持腹肌、背肌的复健运动；提重物时不要弯腰；保持正确的姿势，做到"站如松，坐如钟，卧如弓"。锻炼时，必须注意压腿弯腰幅度不要过大。

【特效本草】

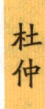 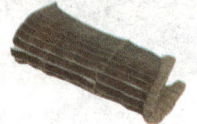 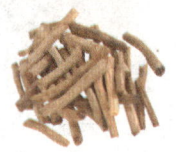 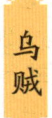 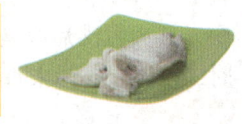

杜仲　　　　牛膝　　　　乌贼

◎杜仲具有补肝肾、强筋骨的功效，可治疗各种腰痛，尤其擅长治疗肾虚腰痛。其他腰痛用之，均有扶正固本之效。常与核桃仁、补骨脂同用。

◎牛膝既能补肝肾、强筋骨又能活血通经、祛除风湿，故可用于肝肾亏虚之腰痛、腰膝酸软，可配伍杜仲、续断、补骨脂等同用。

◎乌贼又叫墨鱼，具有补益精气、温经通络的作用，常食可提高机体的免疫力，还能强腰壮骨，预防骨质疏松，对腰肌劳损者有很好的食疗效果。

【饮食原则】

① 多吃蛋白质、维生素含量高和脂肪、胆固醇含量低的食物，如豆类、谷类、蔬菜、水果，肉类以去皮肌肉、火鸡肉和鱼肉较好，尽量少吃牛肉、猪肉、内脏、虾、奶油与蛋。

② 戒烟限酒，防止肥胖。

【民间偏方】

① 白芍、生姜各12克，党参、乳香、桂枝各9克，黄芪15克，炙甘草6克，大枣12枚。药材全洗净，放入锅中，加入4碗水共煎，熬成1碗，每日3次，饮服3天，此偏方适合因月子病导致腰酸腰痛的产妇饮服。

② 白术、桂花各90克，人参、防风、当归各30克，加水2碗煮至1碗，去渣即可饮服，每日3次，连服3~5天。

杜仲栗子鸽汤

◎ **主料** 乳鸽400克，栗子150克，杜仲50克。
◎ **辅料** 盐2小匙。
◎ **制作**

① 乳鸽切块，栗子入开水中煮5分钟，捞起后剥去外膜。
② 下入乳鸽块，入沸水中余烫，捞起冲净后沥干。
③ 将鸡肉、栗子和杜仲放入锅中，加6碗水后用大火煮开，再转小火慢煮30分钟，加盐调味即成。

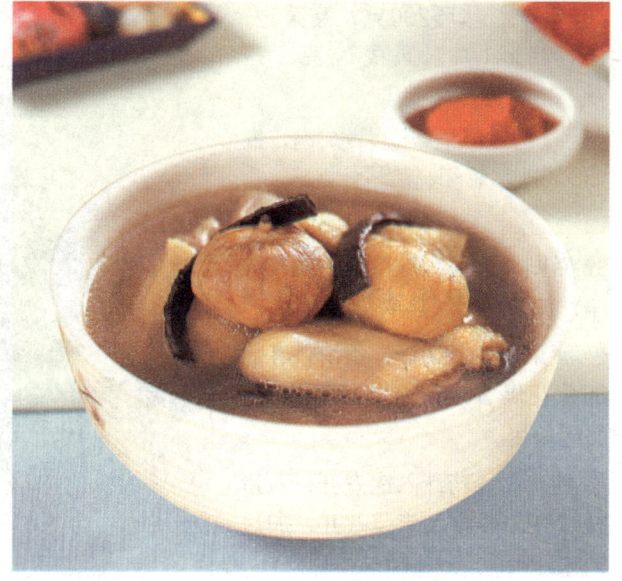

药膳功效 杜仲具有补肝肾、强筋骨、安胎气等功效；鸽肉具有补肾安胎、益气养血之功效；板栗可补益肾气。三者配伍同用，对肝肾亏虚引起的先兆流产有很好的效果。

六味地黄鸡汤

◎ **主料** 鸡腿1只，红枣8颗，熟地25克，山药、山茱萸、丹皮、茯苓、泽泻各10克。
◎ **制作**

① 将鸡腿洗净剁块，放入沸水中余烫，捞出备用。
② 药材全部洗净备用。
③ 将鸡腿和全部药材放入炖锅，加6碗水以武火煮开，再改文火慢炖30分钟即可。

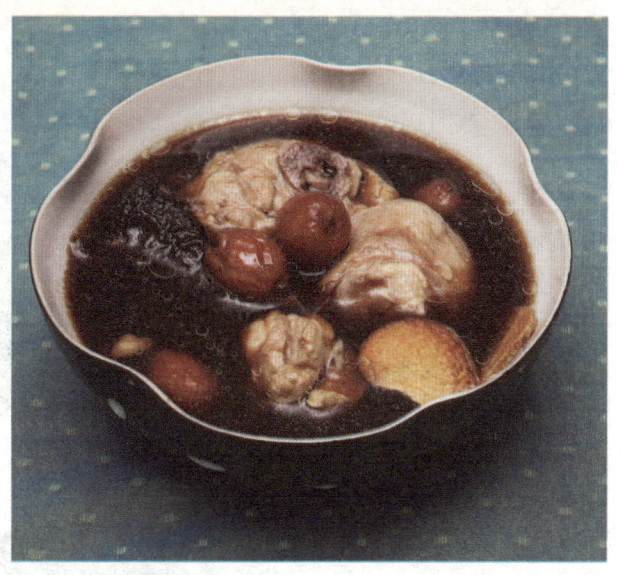

药膳功效 鸡肉温中补脾，强筋骨，能使人增强体质和肌肉对抗力；山药能使人强壮抗衰；山茱萸、熟地补肝肾，可治腰膝酸痛；丹皮活血去瘀，可缓解肌肉疲劳；茯苓、泽泻皆利湿泄热。搭配同食有助于活络筋骨，增强体质。

黄芪猪腰汤

◎**主料** 猪腰200克，菠菜1/3把，当归1片，黄芪15克，丹参、生地黄各7.5克。

◎**辅料** 米酒半碗，水3碗，麻油1汤匙，葱花、盐适量。

◎**制作**

① 当归、黄芪、丹参、生地黄洗净，加3碗水，熬取药汁备用。

② 菠菜洗净，切好，备用；麻油加葱花爆香后，入猪腰炒半熟，盛起备用。

③ 将米酒、药汁入锅煮开，入猪腰煮开，再放入菠菜煮开，加盐调味即可。

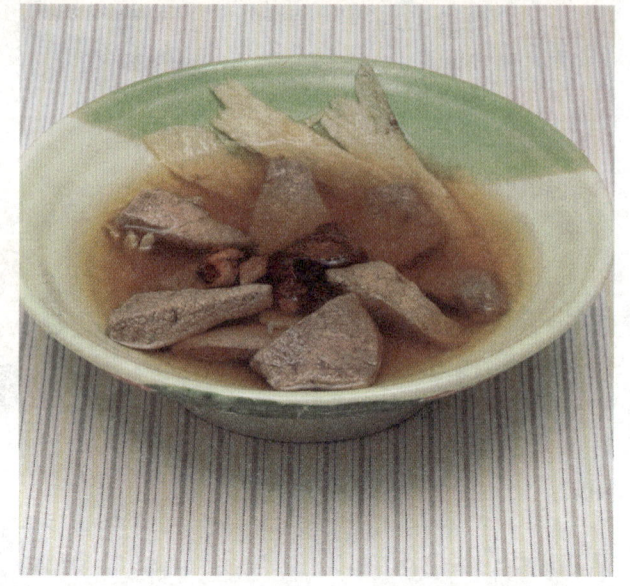

◎**药膳功效** 黄芪、丹参、生地黄都能活血养血，增强骨质；菠菜含铁，可提高抵抗力和免疫力；猪腰补肾，强筋骨。诸药搭配食用，可益气补血、补肾强腰、强身健体。

三仙烩猪腰

◎**主料** 猪腰500克，当归、党参、山药各10克。

◎**辅料** 酱油、醋、葱丝、姜丝、蒜末、香油各适量。

◎**制作**

① 猪腰洗净切开，去筋膜和臊线，洗净入锅；加当归、党参和山药，加水没过。

② 将猪腰炖至熟透再捞出，待冷却后切成薄片，放入盘中。

③ 在猪腰上浇酱油、醋、葱丝、姜丝、蒜末和香油即可。

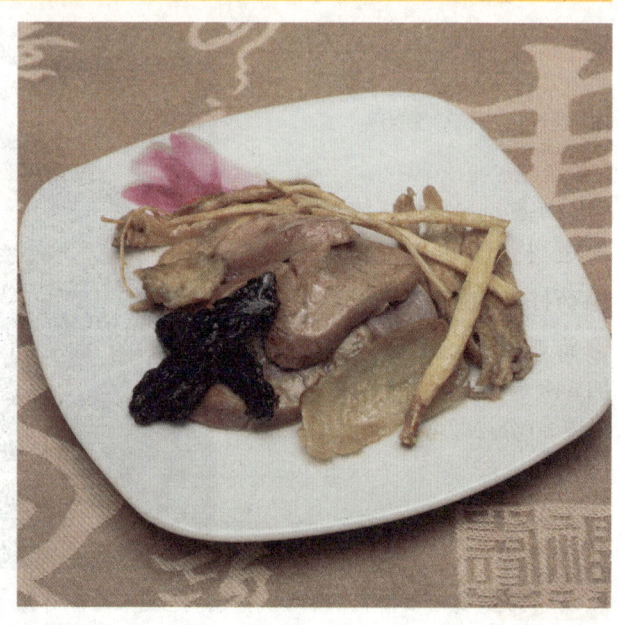

◎**药膳功效** 当归是补血调经的良药，党参补中益气，山药能使人强壮抗衰，猪腰补肾。四者同食，可使气血通畅，酸痛减轻，亦可增强体质和腰部对抗力。

畏寒肢冷

"阳虚则外寒"(《素问·调经论篇》)常指气虚或命门火衰,因气与命门均属阳而得名。肺主气,气虚多属肺气虚或中气不足,因而卫表不固,故外寒;症见手足不温、怕冷、易出汗、大便稀、小便清长、口唇色淡、食欲不振、舌质淡、苔白而润、脉虚弱等。而畏寒怕冷、四肢不温是阳虚最主要的症状。阳气犹如太阳,若阳光不足,则室内会处于"寒冷"状态,因此治疗宜温补阳气。阳虚之体,适应寒暑变化的能力较差,严冬应避寒就温,采取相应的保健措施;还可遵照"春夏养阳"的原则,在春夏季节可借自然界阳气之助培补阳气,亦可坚持做空气浴或日光浴等。晚上睡觉前,多用热水泡脚,可改善四肢冰冷症状。

【特效本草】

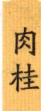 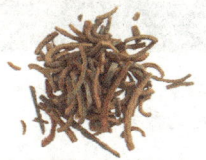 肉桂

◎本品辛散温通,补火助阳,能行气血、运经脉、散寒止痛,对阳虚怕冷、四肢冰冷、腰膝冷痛等症者均有很好的保健作用。

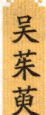 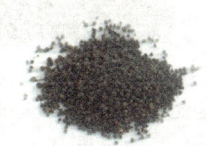 吴茱萸

◎本品辛温,能温肾暖肝、散寒止痛,对阳虚怕冷、心腹胃脘冷痛等均有疗效。其所含的吴茱萸内酯、吴茱萸碱等成分有升高体温、祛散风寒的作用。

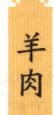 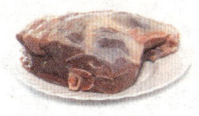 羊肉

◎羊肉既能暖中散寒,还可补肾气、助肾阳、养气血,对腹部冷痛、体虚怕冷、腰膝酸软、气血两亏、病后或产后身体虚亏等均有治疗和补益效果。

【饮食原则】

① 阳虚畏寒肢冷者宜适当多吃一些散寒温阳的食物,如羊肉、狗肉、猪肚、鸡肉、带鱼、洋葱、韭菜、辣椒、胡椒、八角、桂皮、花椒、茴香、生姜、榴梿、荔枝等。
② 在饮食习惯上,少食寒凉生冷之品,即使在盛夏也不要过食寒凉之品。

【民间偏方】

① 将干姜、肉桂、附子、川芎各等分,放入锅中,大火煮开,转中火煎煮30分钟,将药汁与渣同倒入盆中,待水能近皮肤后再泡脚,每日睡前浸泡15~20分钟,连续泡一星期,可改善手脚冰凉、怕冷症状。
② 羊肉500克,生姜50克,桂皮、花椒各5克,大蒜适量。将以上材料一起放入锅中,加水适量慢炖3小时,加盐调味即可食用(冬季食用),可温阳散寒,改善阳虚怕冷症状。

生姜肉桂炖猪肚

◎ **主料** 猪肚150克,瘦猪肉50克,肉桂5克,薏苡仁25克。

◎ **辅料** 生姜15克,盐3克。

◎ **制作**

1. 猪肚里外反复洗净,飞水后切成长条;瘦猪肉洗净后切成块。
2. 生姜去皮,洗净,用刀将姜拍烂;肉桂浸透洗净,刮去粗皮;薏苡仁淘洗干净。
3. 将以上用料放入炖盅,加清水适量,隔水炖2小时,调入调味料即可。

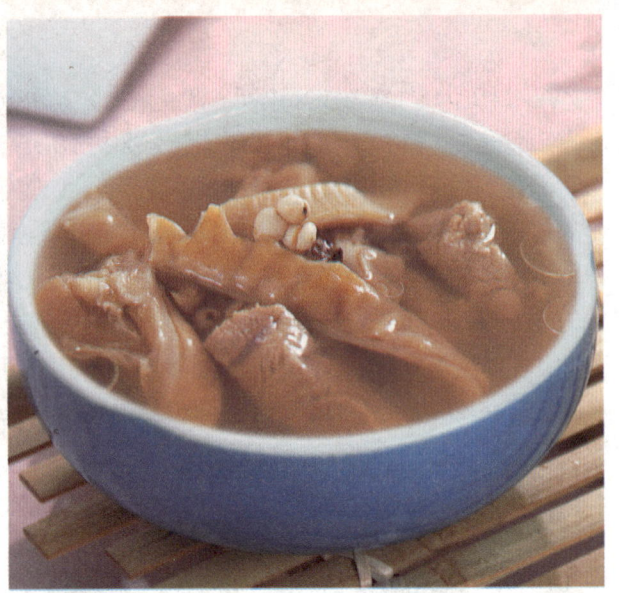

◎ **药膳功效** 猪肚补虚损,健脾胃;瘦猪肉补虚强身;肉桂养血,薏苡仁健脾补肺。本品可促进血液循环,强化胃功能,还能散寒湿,畏寒肢冷者食之有一定的效果。

吴茱萸栗子羊肉汤

◎ **主料** 枸杞子20克,羊肉150克,栗子30克,吴茱萸、桂枝各10克。

◎ **辅料** 盐5克。

◎ **制作**

1. 将羊肉洗净,切块。栗子去壳,洗净切块;枸杞子洗净,备用。
2. 吴茱萸、桂枝洗净,煎取药汁备用。
3. 锅内加适量水,放入羊肉块、栗子块、枸杞子,大火烧沸,改用文火煮20分钟,再倒入药汁,续煮10分钟,调入盐即成。

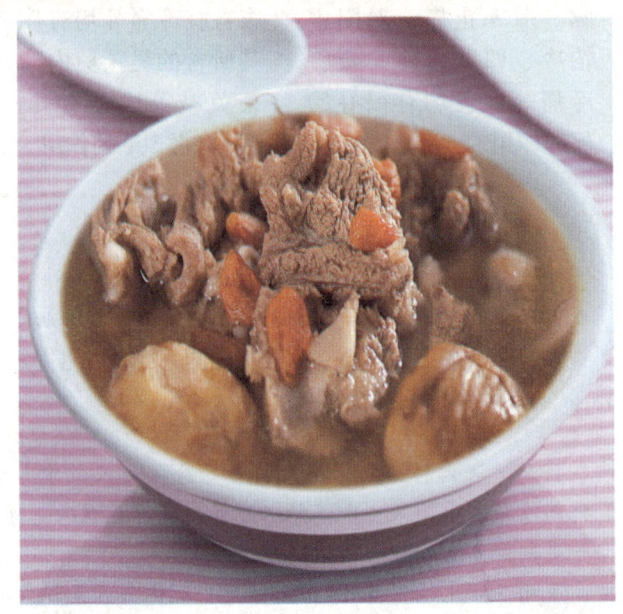

◎ **药膳功效** 羊肉、吴茱萸、桂枝均有暖宫散寒及温经活血的作用,板栗、枸杞子有滋阴补肾的效果。配伍同用,对畏寒怕冷患者有很好的食疗效果。

三味羊肉汤

◎主料 羊肉250克，熟附子30克，杜仲25克，熟地15克。

◎辅料 盐、葱、姜各适量。

◎制作

① 将羊肉洗净切块，备用。

② 将熟附子、杜仲和熟地放入棉布包扎好。

③ 将所有材料放入锅中，加适量水以没过材料。

④ 用武火煮沸，改文火慢炖至熟烂，起锅前捞去药材包，加调料即成。

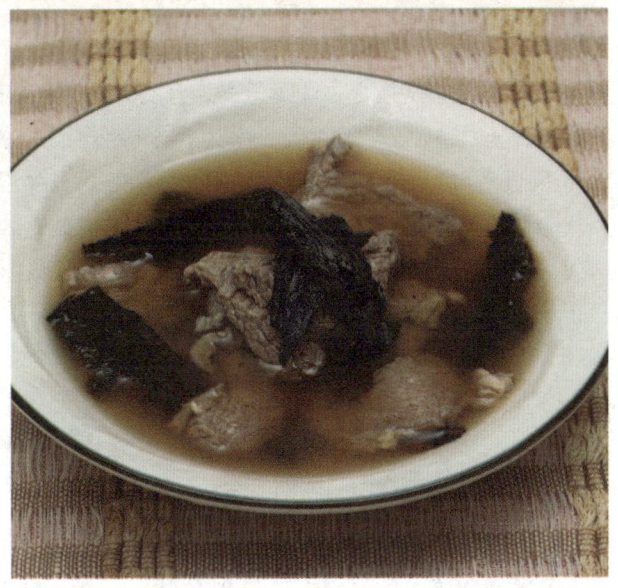

◎药膳功效 羊肉性热，暖中补虚，补中益气；熟附子温经逐寒，杜仲、熟地皆可理气养血，补肝肾。四味都能温补阳气，驱除身体的寒气，保持温暖。

肉桂煲虾丸

◎主料 虾丸150克，瘦猪肉5克，肉桂5克，薏苡仁25克。

◎辅料 生姜15克，熟油、盐、味精适量。

◎制作

① 虾丸对切，瘦猪肉洗净切块，生姜洗净拍烂；肉桂洗净，薏苡仁淘净。

② 将以上材料放入炖煲，待锅内水开后，先用中火炖1小时，再改小火炖1小时，加少许熟油、盐和味精即可。

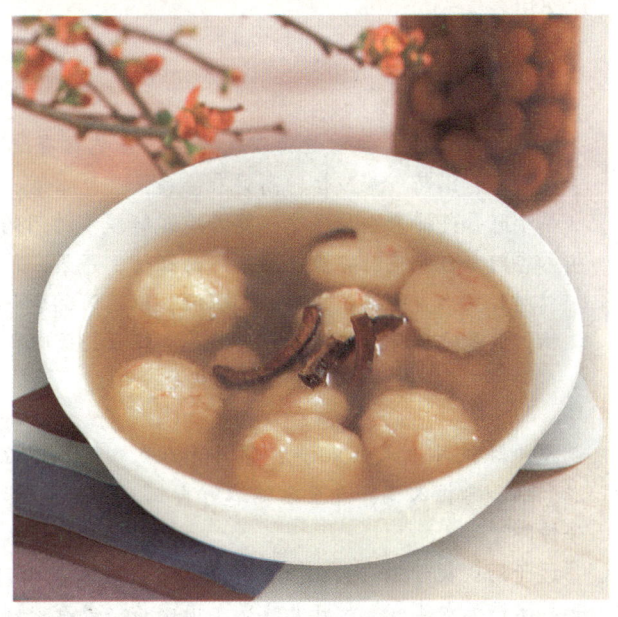

◎药膳功效 虾丸和瘦猪肉都有补虚强身，增强人体免疫力的作用，肉桂养血，薏苡仁健脾补肺。患者服食此品可活络气血，添温祛寒，增强体质。

烦躁易怒

烦躁易怒是指心中烦闷急躁，容易动怒，甚或表现出行为举止躁动不安。气温变化、压力过大、烟酒过度、饮食不当等都会使人烦躁易怒。而从中医来说，胸中热而不安曰"烦"，手足扰动不宁曰"躁"，烦与躁常并称，这些都是脾虚肝盛、肝郁气滞和肝火上炎所带来的。每个人的情绪都有波动的时候，但是不能任由烦躁控制着人，可选择运动释放、转移注意力、倾诉和心理暗示来调整与缓和情绪。

【特效本草】

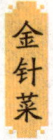 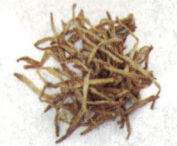

金针菜

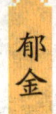 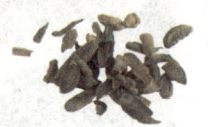

郁金

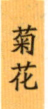 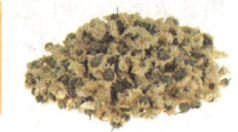

菊花

◎金针菜又称为"忘忧草"，具有平肝泻火、疏肝解郁、利尿消肿等功效，对肝火上炎引起的烦躁易怒有较好的食疗作用。

◎郁金味辛、苦，性凉，归心、肝、胆经；芳香透达，可升可降，具有行气活血、疏肝解郁、清心安神、清热凉血的功效。

◎菊花味甘、苦，性微寒，归肺、肝经，有平肝明目、清热泻火的功效，适合肝火上炎型烦躁易怒的女性使用。

【饮食原则】

① 脾虚肝盛者饮食要以健脾理气为主，多吃具有健脾益气作用的食物，如栗子、莲子、大枣、山药、薏苡仁、高粱米、扁豆、包心菜、南瓜、胡萝卜、柑橘等。

② 属于肝郁气滞者则应多吃一些具有疏肝理气作用的药材和食物，如郁金、白芍、柴胡、香附、合欢花、香橼、佛手、西红柿、芹菜、萝卜、蓬蒿、橙子等。

③ 针对肝火上炎的症状，应戒烟限酒，以清淡的食物为主，忌食辛辣刺激、厚味油腻之物，适量吃清肝泄热之物，如菊花、绿豆、莲心、苦瓜、青梅等。

【民间偏方】

① 冰糖炖银耳：冰糖80克，银耳100克，银耳泡温水约60分钟，择掉硬的部分再泡，水和冰糖入锅，煮至冰糖溶解再倒入碗里，银耳入碗浸泡，后放入蒸锅蒸约60分钟即可。

② 莲子汤：栀子15克，莲子30克（不去莲心）、冰糖适量。栀子用纱布包扎，与莲子、冰糖加水共煎，对肝火旺盛、烦躁易怒者有较好的效果。

金针百合鸡丝

◎ 主料 鸡胸脯肉20克,金针菇200克,新鲜百合1瓣。

◎ 辅料 盐1匙,黑胡椒粉少许。

◎ 制作

❶ 将鸡胸脯肉洗净去血水,切丝备用;百合剥瓣,处理干净;金针菇去蒂,洗净备用。

❷ 热锅入油,陆续放入鸡丝、金针菇、百合、盐、黑胡椒、清水一起翻炒。

❸ 炒至百合呈半透明状即可。

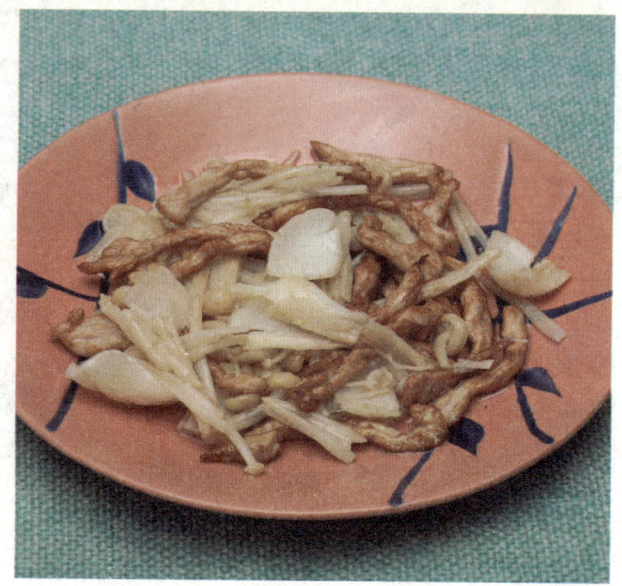

药膳功效 鸡肉具有温中健脾、养血补肝的功效,金针菇补肝,百合清火润肺,三者搭配食用可调理肝脾,降火清热,缓解烦躁不安的情绪。

蜂蜜桂花糕

◎ 主料 砂糖100克,奶200克,桂花蜂蜜两茶匙,琼脂4茶匙。

◎ 辅料 蜜糖适量。

◎ 制作

❶ 将琼脂放入水中,用慢火煮烂,再加入砂糖,煮至砂糖完全溶解,再倒入牛奶拌匀。

❷ 琼脂未完全冷却前加入桂花蜂蜜拌匀,冷却,加入少数蜜糖即可。

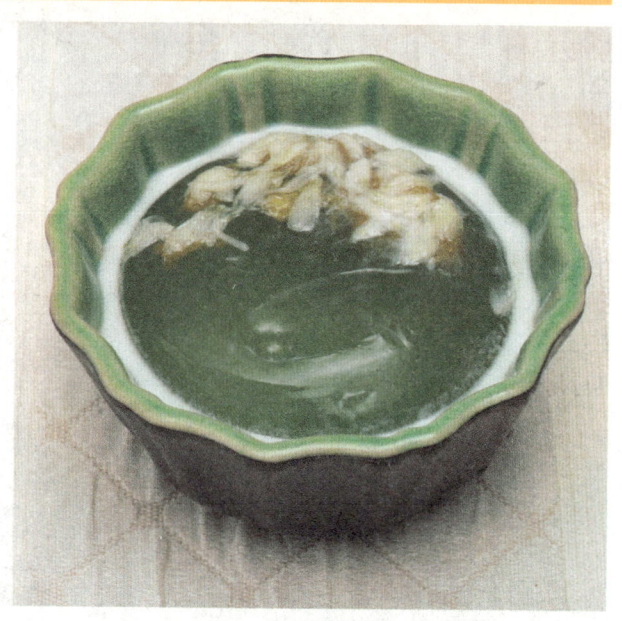

药膳功效 牛奶、桂花蜂蜜和琼脂都具有清热、泻火和安神的作用,可使饮食者去烦去躁,情绪稳定。

五色蒸南瓜

◎**主料** 白果、百合、银耳各100克，西蓝花250克，南瓜200克，枸杞子50克。

◎**辅料** 盐、清汤、淀粉各适量。

◎**制作**

❶ 将所有材料洗净，西蓝花切块；百合、银耳切片，与白果一起泡发。

❷ 锅上火，倒入清汤，烧开后放入全部材料，调入食盐，装盘上笼蒸约3分钟，以淀粉勾芡即可。

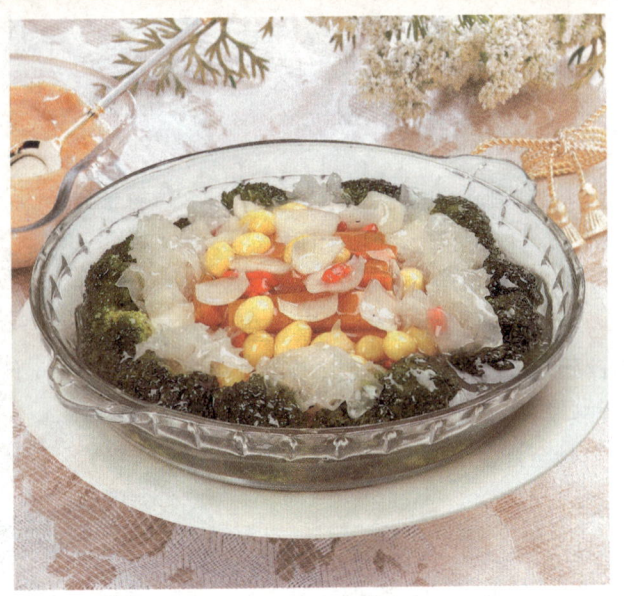

◎**药膳功效** 白果敛肺气，可防肝火上炎；百合、银耳、枸杞子、南瓜、西蓝花都有清热泻火之功效，适宜情绪不稳定者食用。

郁金菊花枸杞子茶

◎**主料** 枸杞子10克，杭菊花5克，绿茶包1袋。

◎**辅料** 沸水适量。

◎**制作**

❶ 将枸杞子、杭菊花与绿茶一起放入保温杯。

❷ 冲入沸水500毫升，加盖闷15分钟，滤渣即可饮用。

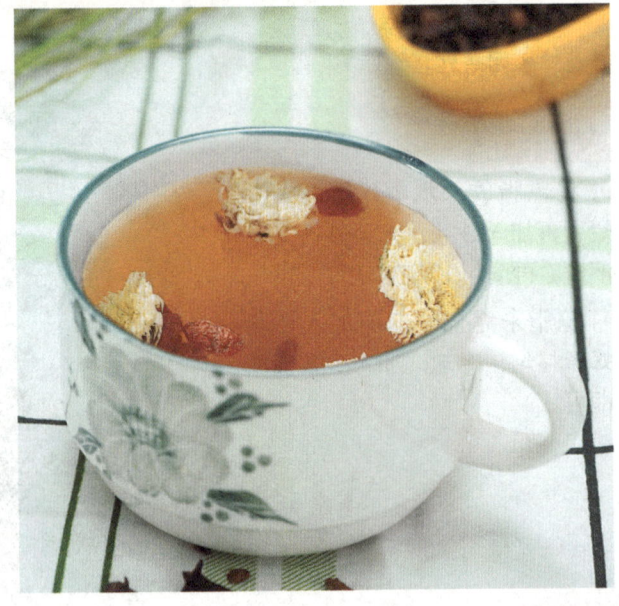

◎**药膳功效** 枸杞子润肺泻火，杭菊花调气解毒、疏散风热，绿茶提神清心，常饮此茶可起到降火清热、安心除烦的作用。

经前期紧张综合征

经前期紧张综合征，是指在月经前7～14天（即在月经周期的黄体期），反复出现一系列精神、行为及体质等方面的症状，月经来潮后症状迅即消失的一种亚健康状态。经前期出现疲劳乏力、急躁、抑郁、焦虑、忧伤、过度敏感、猜疑、情绪不稳等精神方面的症状，有的还伴有乳房胀痛、四肢肿胀、腹胀不适、头痛等。经前期紧张综合征患者在月经来潮前一个星期要放松心态，洗澡时在温水中加入1杯海盐及2杯碳酸氢钠，泡澡20分钟，会使你放松全身的肌肉，缓解经前期各种不适症状。

【特效本草】

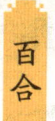
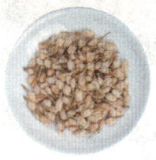
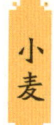
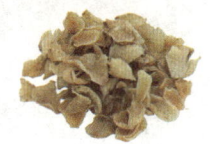
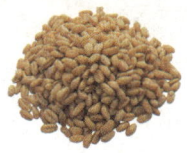

茉莉花

百合

小麦

◎茉莉花具有行气止痛、解郁散结的作用，其所含的挥发油性物质，有镇静安神的效果，常饮茉莉花茶，可缓解经前乳房胀痛、烦躁、焦虑的症状。

◎百合入心经，性微寒，能清心除烦、宁心安神，对神思恍惚、失眠多梦、心情抑郁、喜悲伤欲哭等病症均有疗效。

◎小麦有养心安神的功效，常与大枣、甘草配伍，可治疗妇女心阴亏虚引起的精神恍惚、悲伤欲哭、言行失常等精神异常症状。

【饮食原则】

① 月经前7～14天，体内激素水平升高，多食富含粗纤维的食物，可帮助体内清除过量的雌激素，有稳定情绪的作用。如小麦、大麦、荞麦、绿叶蔬菜、豆类等食品。
② 宜选用疏肝理气、安神解郁的药材和食材，如百合、白芍、当归、茉莉花、合欢花、玫瑰花、柴胡、香附、郁金、酸枣仁、猕猴桃、金针菜、甲鱼、山楂等。
③ 少吃动物脂肪、乳品等易增高雌激素水平的食物；少喝咖啡，少喝酒。

【民间偏方】

① 当归20克，柴胡、白芍各15克，酸枣仁10克，黄芩3克，甘草6克。将以上药材煎水服用，可治疗肝郁气滞型经前期紧张综合征，症见胸胁及乳房胀痛、小腹胀满、烦躁易怒等。
② 当归20克，远志10克，酸枣仁10克，龙眼肉10克，大枣5克，甘草3克。将以上的药材煎水服用，可治疗心脾两虚型经前期紧张综合征，表现为经前心悸失眠、神疲乏力、多思善虑、面色萎黄、食欲差、舌淡红等。

南瓜百合甜品

- **主料** 南瓜、百合各250克。
- **辅料** 白糖10克,蜂蜜15克。
- **制作**

❶ 南瓜洗净,先切成两半,然后用刀在瓜面切锯齿形状的刀纹。

❷ 百合洗净,逐片削去黄尖,用白糖拌匀,放入南瓜中,盛盘,放进锅中蒸煮,煮开后,大火转为小火,约8分钟即可。

❸ 取出,淋上备好的蜜汁即可。

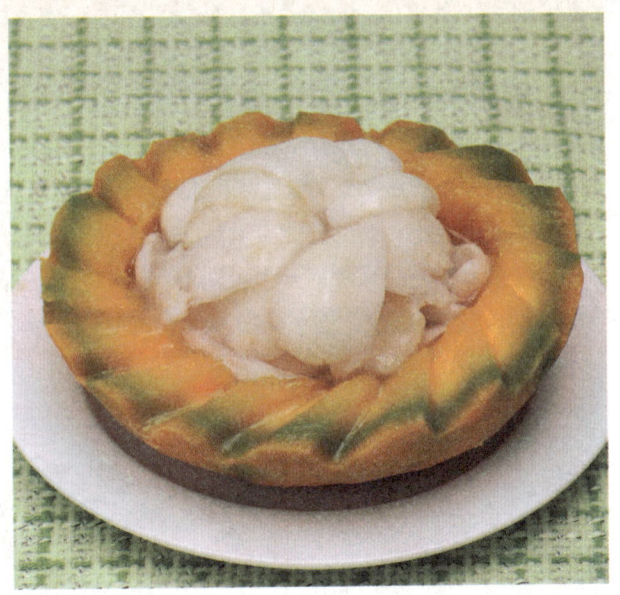

药膳功效 南瓜补中益气、益心敛肺,可使肝脏调和,气顺血畅;百合能清心除烦;经前期紧张综合征患者食用可缓解紧张、焦虑和烦躁的情绪。

麦枣甘草排骨汤

- **主料** 小麦100克,红枣10颗,甘草15克,白萝卜250克,排骨250克。
- **辅料** 盐10克。
- **制作**

❶ 小麦淘净,以清水浸泡1小时,沥干;红枣、甘草洗净。

❷ 排骨洗净斩件,余水,捞起洗净;白萝卜削皮,洗净,切块。

❸ 将所有材料放入锅中,加8碗水,以大火煮沸后转小火炖约40分钟,加盐调味即可。

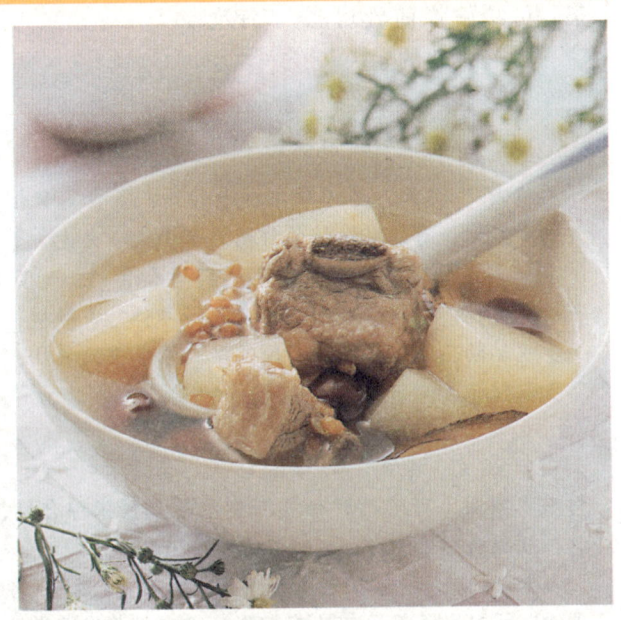

药膳功效 小麦有养心安神的功效,红枣、甘草都补脾益气,三味配伍可治疗妇女经前期紧张综合征引起的精神恍惚、焦虑抑郁、言行失常等精神异常症状。

山楂绿茶饮

◎ 主料　山楂片15克，绿茶2克。

◎ 制作

❶ 山楂片洗净。

❷ 将山楂片、绿茶放入杯中，加入沸水，加盖闷10分钟即可饮用。

❸ 可反复冲泡至茶淡。

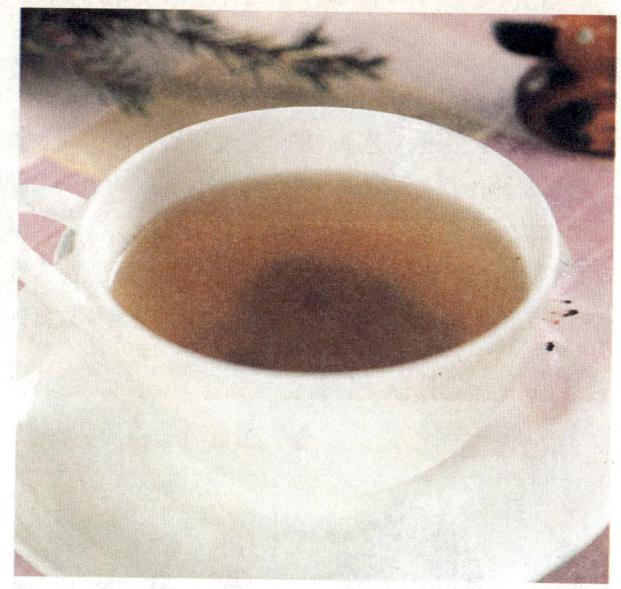

药膳功效　山楂可健胃消食，活血化瘀；绿茶可清心除烦、提神清心、降火明目。此品具有疏肝理气、安神解郁的功效，可缓解经前期紧张综合征。

枸杞子茉莉花粥

◎ 主料　枸杞子、茉莉花各适量，青菜10克，大米80克。

◎ 辅料　盐2克。

◎ 制作

❶ 大米洗净，浸泡30分钟后捞出沥水；枸杞子、茉莉花洗净。

❷ 锅置火上，倒入清水，放入大米，用大火烧开。

❸ 加入枸杞子同煮片刻，转小火煮至粥稠，撒上茉莉花，加盐拌匀即可。

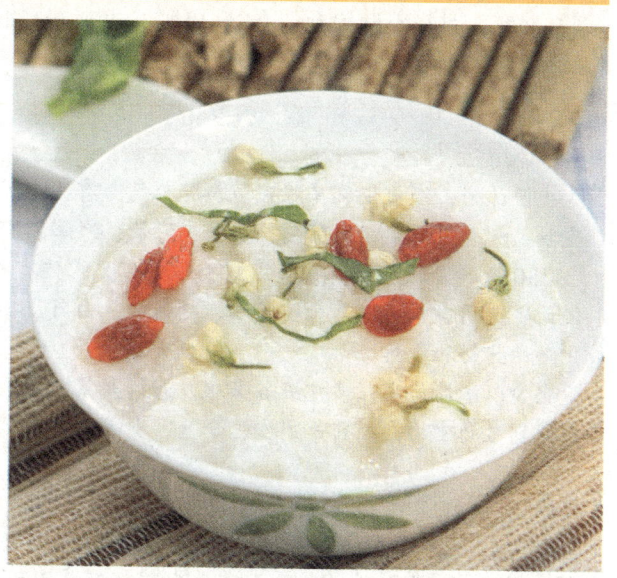

药膳功效　枸杞子滋肾补肝，茉莉花理气止痛，青菜清热除烦，大米补中益气、润肺止烦，混煮成粥可使人心神安宁，亦可缓解经前乳房胀痛、焦虑等症状，对经前期紧张综合征患者有一定的作用。

经前期乳房胀痛

女人在经期前出现的乳房胀痛现象就是经前期乳房胀痛,主要表现为乳房胀满、压痛、发硬,重者乳房受轻度震动或撞击则会胀痛难忍。一般来说,这是由经前期体内雌激素水平增高、乳腺增生、乳房间组织水肿所引起的,月经来潮后可消失。经前期乳房胀痛在中医上多见于肝气郁结、气滞血瘀两种证型。乳房胀痛与肝郁气滞有很大关系,患者常会在经前出现经前期紧张综合征,譬如烦躁易怒、抑郁、头痛、口干、两肋胀满等。女性经前期要注意保暖和饮食的营养搭配,平时多做健胸操,按摩胸部,也是预防经前期乳房胀痛的不错选择。

【特效本草】

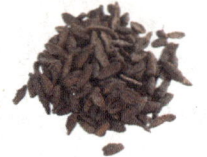

香附

◎香附被誉为"妇人之仙药",具有理气解郁、调经止痛的功效,对胁肋胀痛、乳房胀育、月经不调等女性疾病均有很好的疗效。

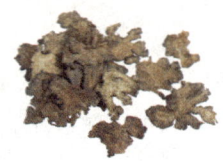

川芎

◎川芎有"血中气药"的美誉,既能行气又能活血,对气滞血瘀引起的经前乳房胀痛或刺痛有很好的效果。

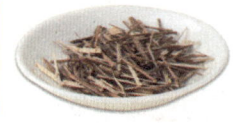

柴胡

◎柴胡疏肝解郁、行气止痛,对肝气郁结引起的乳房胀痛、烦躁易怒等经前期症状均有疗效。

【饮食原则】

① 中医认为,经前期乳房胀痛多与肝郁气滞有关,因此患者可选择疏肝理气的药材和食物,如香附、柴胡、陈皮、佛手、海带、海藻、荔枝、猕猴桃、木耳等。

② 气滞血瘀者乳房常有胀痛或刺痛现象,且常伴有痛经、月经色暗、有血块等症状,因此可选用当归、川芎、益母草、延胡索、白芍、鸡血藤、红酒、葡萄、鳝鱼等活血化瘀的药材和食材。

③ 膳食以清淡为主,多吃五谷杂粮、新鲜蔬菜、水果和豆类食品,少吃富含高脂肪和辛辣刺激的食物,经前一周少吃食盐,少喝咖啡。

【民间偏方】

① 郁金12克,川芎、柴胡、红花各6克,枳壳10克,炒香附、佛手、川楝子、丹参各10克,三七粉2克(冲服),水煎饮服,经前7天服用,每日1剂,连服3个经期。

② 红枣30克,酸枣仁20克,山楂15克,加水3碗共煎,煮至1碗即可,每日1剂,早晚2次服用,可理气活血止痛。

香附豆腐泥鳅汤

◎ **主料**　泥鳅300克，豆腐200克，香附10克，红枣15克。

◎ **辅料**　盐少许，味精3克，高汤适量。

◎ **制作**

❶ 将泥鳅处理干净，备用；豆腐切小块；红枣洗净；香附洗净，煎汁备用。

❷ 锅上火倒入高汤，加入泥鳅、豆腐、红枣煲至熟，倒入香附药汁，煮开后，调入盐、味精即可。

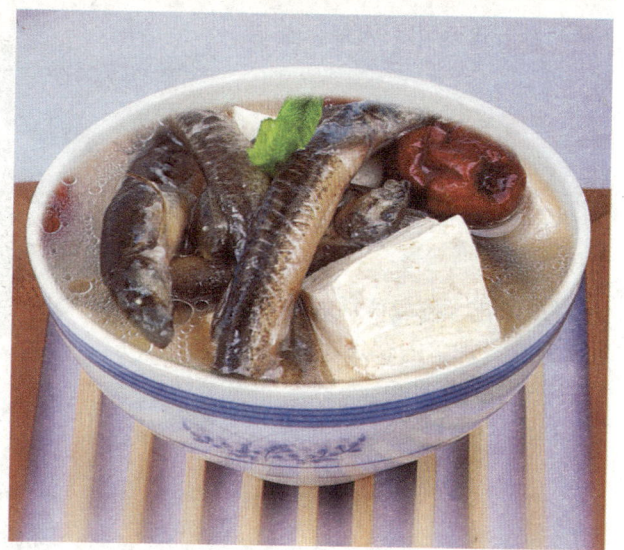

药膳功效　香附气香行散，可疏肝解郁、活血化瘀、理气止痛；对肝郁气滞、胸胁胀痛或刺痛等症均有疗效。泥鳅可清热解毒、活血通络，对乳腺增生所出现的乳房灼热疼痛有一定食疗效果。

当归川芎鱼头汤

◎ **主料**　当归15克，川芎10克，鳙鱼头1个。

◎ **辅料**　生姜5片，盐适量。

◎ **制作**

❶ 将鱼头洗净，去鳃，起油锅，下鱼头煎至微黄，取出备用；川芎、当归、生姜洗净。

❷ 把鱼头、川芎、当归、生姜一起放入炖锅内，加适量开水，炖锅加盖，文火隔水炖2小时。

❸ 以盐调味即可。

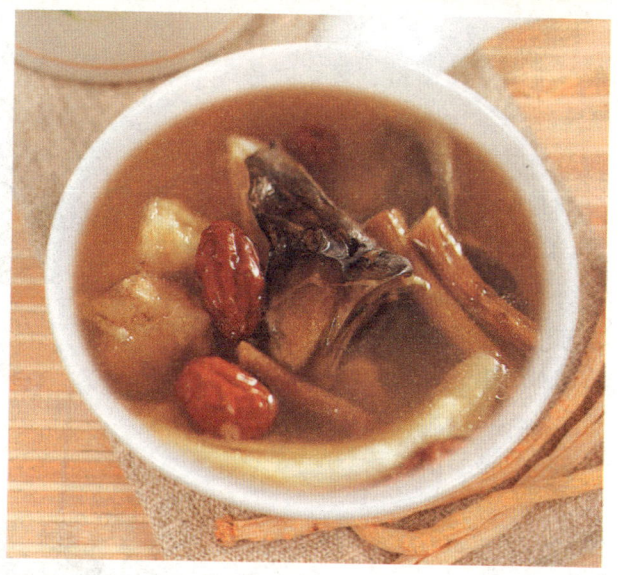

药膳功效　川芎性温，有行气活血、化瘀散结的作用；当归既补血又活血，还能调经止痛。两者配伍同用，既能散结消肿，还能改善子宫出血现象，调理月经周期；对子宫肌瘤患者也有较好的疗效。

玫瑰花益母草茶

◎主料 玫瑰花7~8朵，益母草10克。

◎辅料 红糖适量。

◎制作

❶ 将玫瑰花、益母草洗净，去除杂质。

❷ 将玫瑰花、益母草放入杯中，冲入沸水，加盖闷5分钟，加入红糖，搅拌均匀即可。

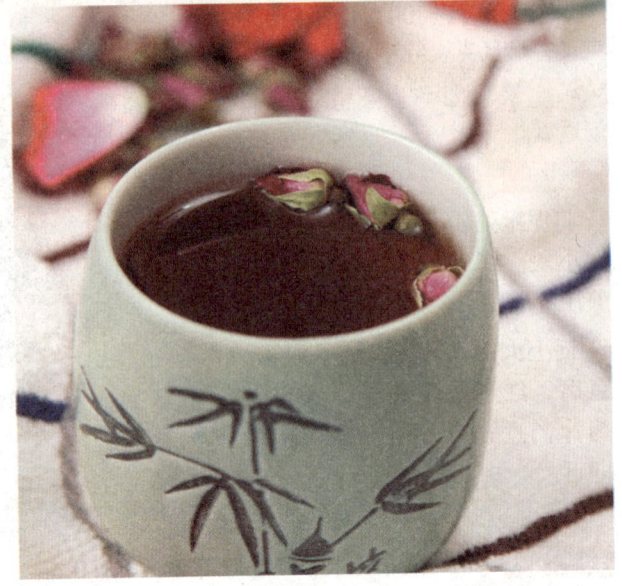

药膳功效 益母草活血祛瘀，调经消水；玫瑰行气解郁，和血止痛，经前期乳房胀痛者饮服此茶可活血化瘀，畅通气血，使乳房胀痛减轻。

柴胡疏肝止痛茶

◎主料 玫瑰花、陈皮、甘草、决明子、山楂、薄荷叶各适量。

◎制作

❶ 将玫瑰花、陈皮、甘草、决明子、山楂、薄荷叶分别洗净。

❷ 净锅上火，加水600毫升，放入陈皮、甘草、决明子大火煮沸后加入山楂、薄荷叶、玫瑰花即可关火。

❸ 滤去药渣，饮茶。

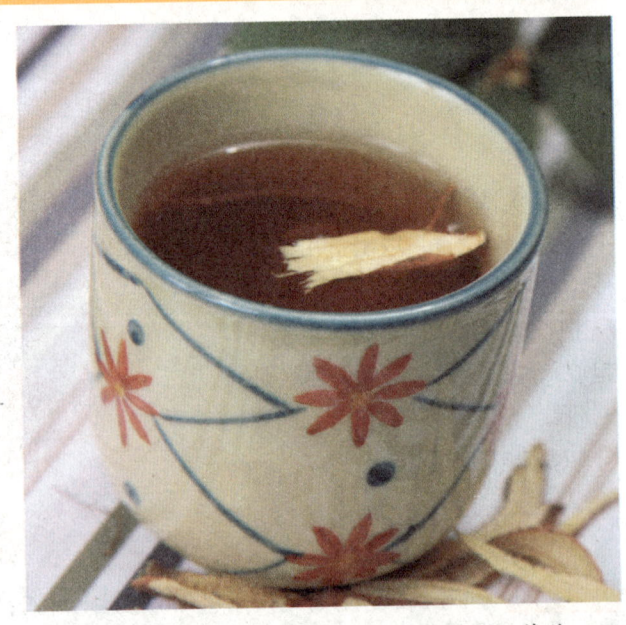

药膳功效 玫瑰、陈皮、甘草、山楂和薄荷都有行气解郁的功效，而决明子和薄荷还可助肝气，使气行通畅，祛肿消痛，故此茶适宜经前乳房胀痛者饮服。

性冷淡

性冷淡是指性欲缺乏，通俗地讲即对性生活无兴趣。主要症状有：性爱抚无反应或快感反应不足；性交时阴道干涩，紧缩，疼痛；无性爱快感或快感不足，迟钝，缺乏性高潮；性器官发育不良或性器官萎缩、老化，细胞缺水，活性不足等。中医认为，性冷淡与肾气亏虚、肝气郁结有很大的关系，治疗应以补肝肾为主，从根本上激活、调理女性内分泌系统功能，以达到正复邪退、增强机体免疫力的功能。

【特效本草】

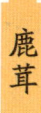 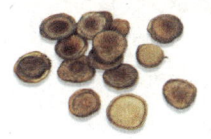

鹿茸

◎本品甘温补阳，甘咸滋肾，禀纯阳之性，具生发之气，故能补肾亏、益精血，适合肾阳虚衰引起的性欲减退、腰膝冷痛、手足冰凉的女性。

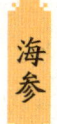 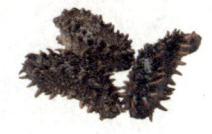

海参

◎本品味甘咸，具有滋阴补肾、养血益精、抗衰老、抗癌等作用，对虚劳羸弱、气血不足、肾虚性欲冷淡、小便频数、癌症等均有疗效。

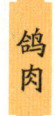 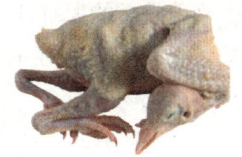

鸽肉

◎中医认为，鸽肉有补肝壮肾、益气补血等功效，因为白鸽的性激素分泌特别旺盛，性欲极强，雌雄交配很频密，常作为强壮性功能的佳品。

【饮食原则】

① 患者应常食具有改善肾功能、增强性欲的药材和食材，如淫羊藿、巴戟天、鹿茸、锁阳、海马、海参、牛鞭、蚕蛹、鹌鹑、鸽肉等。

② 此外，服用具有疏肝解郁、调畅情志、安心神的药材和食物，也可有效改善此症状，如郁金、香附、合欢皮、茉莉花、佛手、酸枣仁、小米、莲子、芡实、猕猴桃等。

③ 研究结果表明，蛋白质和锌等重要元素的缺乏，可引起性功能减退。相反，充足、齐全的营养，特别是多吃些含优质蛋白（如奶类、蛋类、豆类、瘦肉类）、多种维生素和锌（如核桃、花生、南瓜子等坚果类）的食物，可维持性功能的正常。

【民间偏方】

取海参适量，粳米100克。将海参浸透，剖洗干净，切片后煮烂，同粳米煮为稀粥食用。可补肾亏，益精髓，有效改善各种原因引起的性欲减退症状。

淮山鹿茸山楂粥

◎ **主料** 淮山30克，鹿茸适量，山楂片少许，大米100克。

◎ **辅料** 盐2克，味精少许。

◎ **制作**

① 淮山去皮洗净，切块；大米洗净；山楂片洗净，切丝。

② 鹿茸入锅，倒入一碗水熬至半碗，去渣装碗待用，原锅注水，放入大米，用大火煮至米粒绽开，放入淮山、山楂同煮。

③ 倒入熬好的鹿茸汁，改用小火煮至粥成闻见香味时，放入盐、味精调味即成。

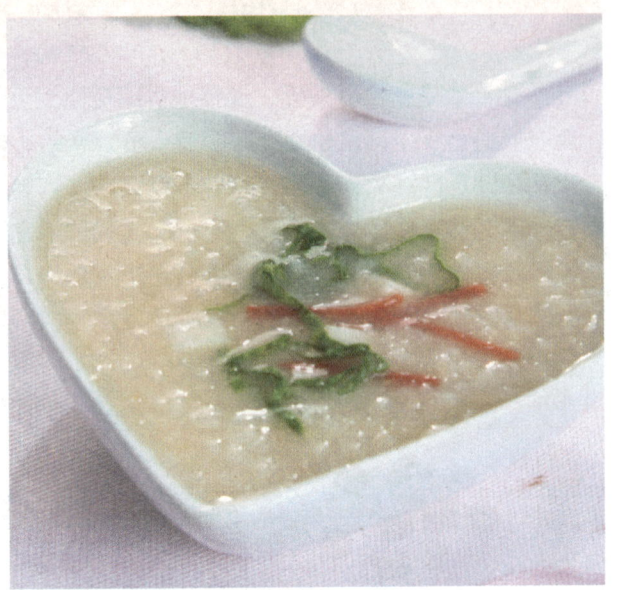

◎ **药膳功效** 鹿茸、淮山都具有补肾益精的功效，大米补中通血，三者配伍熬成此粥可有补精髓、强筋健骨的功效，可治疗女性因肾虚引起的性冷淡。

巴戟天海参煲

◎ **主料** 巴戟天15克，海参300克，白果10克，肉馅150克，胡萝卜80克，白菜1棵。

◎ **辅料** 盐5克，酱油3克，醋6克，芡粉5克，白胡椒粉少量，糖适量。

◎ **制作**

① 将海参洗净，去腔肠，汆烫后切块；胡萝卜切片；肉馅加盐等调料拌匀捏成小肉丸。

② 锅内加一碗水，将巴戟天、胡萝卜、肉丸加入煮开，再调味。

③ 加入海参、白果、白菜，烧沸勾芡即可起锅。

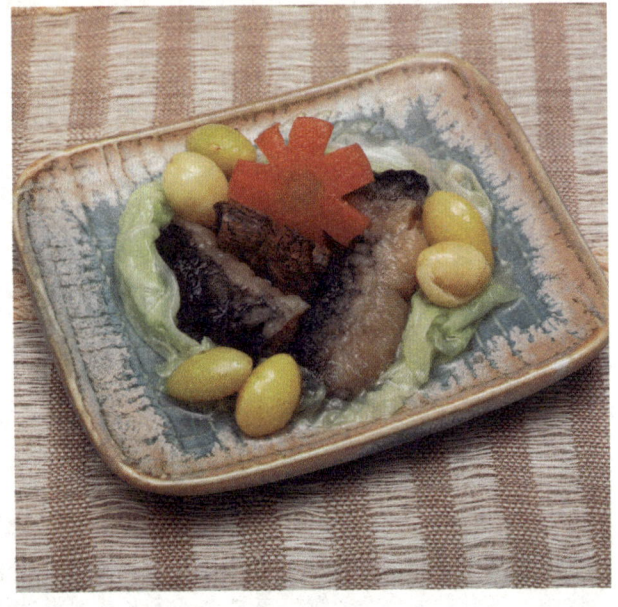

◎ **药膳功效** 巴戟天、海参、白果、胡萝卜都具有补肾益精的功效，而巴戟天与猪肉还可润肺，强筋骨，故性冷淡患者食用此品会有一定的效果。

鲜人参煲乳鸽

◎ **主料** 乳鸽1只，鲜人参30克，红枣10枚。

◎ **辅料** 生姜5克，盐3克，味精2克。

◎ **制作**

❶ 乳鸽去毛和内脏，洗净，汆水；人参洗净；红枣洗净去核；生姜洗净去皮，切片。

❷ 将乳鸽、人参、红枣、姜片同装入煲，加水适量，用大火炖2小时，用调料调味即可。

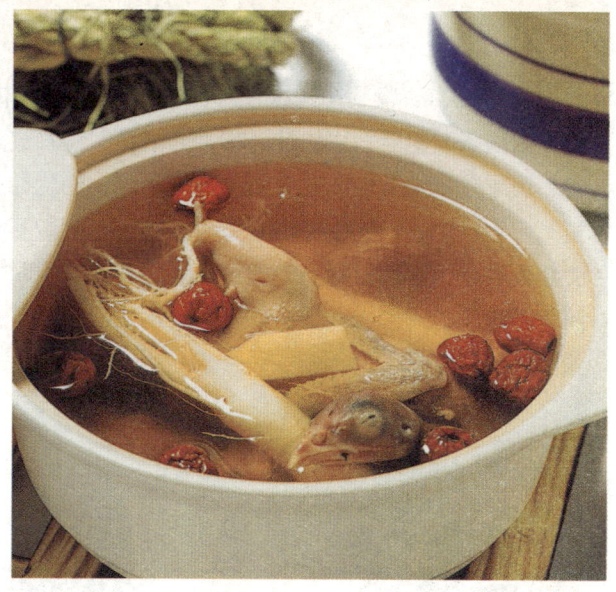

药膳功效 乳鸽补肾益精；人参具有"补五脏"的功效，被认为能"治男妇一切虚症"，乃药材上品；红枣补脾益气，诸药配伍，可调理女性生理功能。

黄精海参炖乳鸽

◎ **主料** 乳鸽1只，枸杞子少许，黄精、海参各适量。

◎ **辅料** 盐适量。

◎ **制作**

❶ 乳鸽去毛和内脏，洗净汆水；黄精、海参洗净泡发。

❷ 将所有材料放入瓦煲，加水，大火煮沸，改小火煲2.5小时，用调料调味即可。

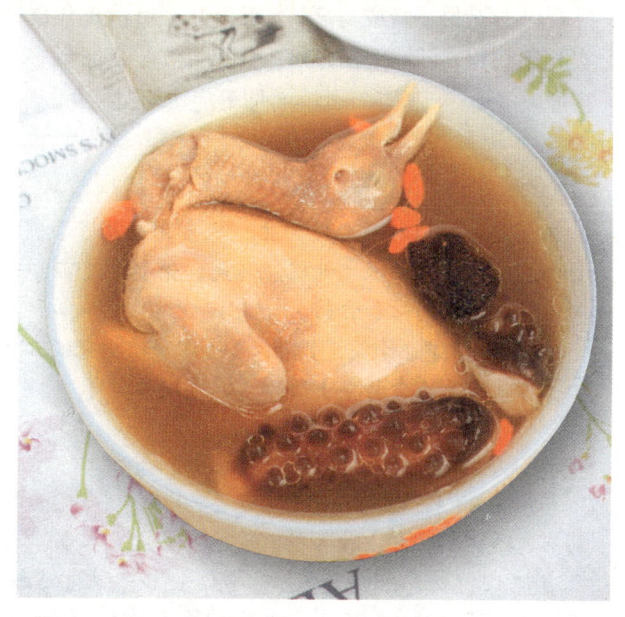

药膳功效 乳鸽、枸杞子、黄精和海参都具有补肾益精的功效，食者可治肾虚、益精髓，适宜因肾虚而致性欲减退者。

夜尿频多

一般而言，夜间排尿次数为0~2次，超过这个范围则可能属于夜尿频多。尿频的原因很多，包括病后体虚、精神因素等，饮水过多也是尿频的原因之一。中医认为，夜尿频多主要由体质虚弱、肾气不固、膀胱约束无能、其化不宣所致。此外，过于疲劳，脾肺二脏俱虚，上虚不能制下，脾虚不能制肾水，膀胱气化无力，而发生小便频数。因此尿频多为虚证，需要调养，平时做膀胱括约肌收缩运动，可锻炼膀胱括约肌，改善症状。另外，睡前不宜喝水和富含水分的食物，否则也会出现夜尿频多的情况。

【特效本草】

金樱子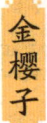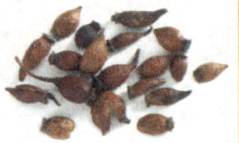

◎金樱子具有固精涩肠、缩尿止泻的功效，可治小便频数，肺虚喘咳。本品熬膏服，如金樱子膏或与芡实相须而用，可辅助治疗夜尿频多症。

益智仁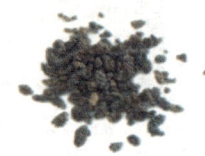

◎本品暖肾、缩尿，补益之中兼有收涩之性，以益智仁、乌药等分为末，山药糊丸，可治下焦虚寒，小便频数、夜尿频多、遗尿等症，如缩泉丸。

猪膀胱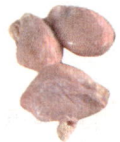

◎味甘咸、性平，入膀胱经，具有缩小便、健脾胃的功效，主治尿频、遗尿、疝气坠痛、消渴无度等病症。

【饮食原则】

① 尿频患者应以补益肾气为主，宜食用金樱子、覆盆子、桑螵蛸、海螵蛸、菟丝子、益智仁、黄芪、白术、升麻、乌药、党参、芡实、五味子、陈皮、猪肚、羊肉、牛肉等补肾缩尿的药材和食材。

② 对于阳气虚衰、小便清长者，多吃富含植物有机活性碱的食品，少吃肉类，多吃蔬菜。

③ 少食寒凉生冷食物，少饮咖啡、碳酸饮料等。

【民间偏方】

① 牛肉1000克、党参30克，老姜30克，附片10克，调料适量。牛肉洗净切块，诸药布包，加水共煮；放入花椒、葱、桂皮、木香、草果、料酒，炖至肉烂熟。

② 当归12克，广木香3克，生枣仁15克，大枣6枚，桂圆肉30克，黄芪、远志各6克，云茯苓、白术各9克，水煎，每日1次，早晚2次饭前饮服。

金樱糯米粥

◎ 主料　糯米80克,金樱子适量。
◎ 辅料　白糖3克。
◎ 制作

❶ 糯米洗净泡发;金樱子洗净,放入锅中,加适量清水煎煮,取浓汁备用。

❷ 糯米入锅,加水适量,用大火煮至米粒开花。

❸ 倒入金樱子浓汁,转小火煮至粥稠,调入白糖即可食用。

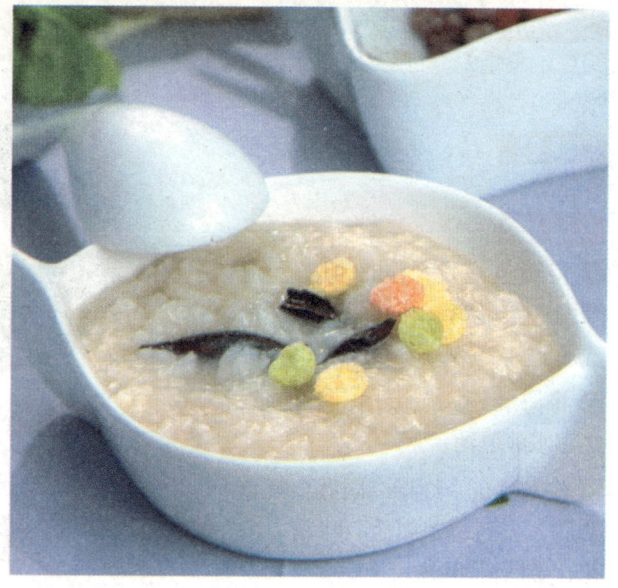

药膳功效　金樱子归肾、膀胱经,可收敛固涩、缩尿止泻;糯米可健脾温胃。二者配伍食用,对因肾虚脾虚而致夜尿频多者有一定的食疗作用。

桂圆益智仁糯米粥

◎ 主料　桂圆肉20克,益智仁15克,糯米100克。
◎ 辅料　白糖、姜丝各5克。
◎ 制作

❶ 糯米淘洗干净,放入清水中浸泡;桂圆肉、益智仁洗净备用。

❷ 锅置火上,放入糯米,加适量清水煮至粥八成熟。

❸ 放入桂圆肉、益智仁、姜丝,煮至米烂后放入白糖调匀即可。

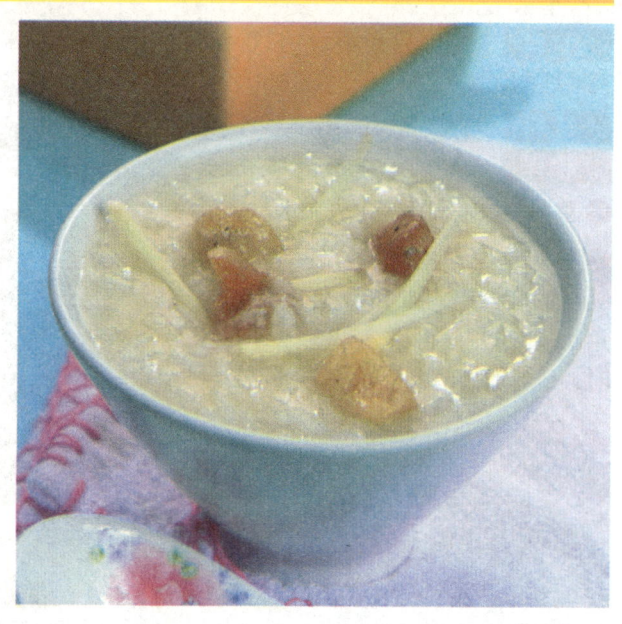

药膳功效　桂圆补脾止泻,益智仁暖肾缩尿,糯米为温补强壮食品,故此粥适宜因体虚或脾、肾虚而致夜尿频多者。

海螵蛸鱿鱼汤

◎**主料** 鱿鱼100克，补骨脂30克，桑螵蛸、红枣各10克，海螵蛸50克。

◎**辅料** 盐、味精、葱花、姜各适量。

◎**制作**

❶ 将鱿鱼泡发，洗净切丝；海螵蛸、桑螵蛸、补骨脂、红枣都洗净。

❷ 将海螵蛸、桑螵蛸、补骨脂、红枣水煎取汁。

❸ 放入鱿鱼、红枣，同煮至鱿鱼熟后，去药包，加盐、味精、葱花、姜调料即可。

◎**药膳功效** 鱿鱼与红枣可养胃补虚，补骨脂、桑螵蛸、海螵蛸皆可温肾止泻，搭配食用可使夜尿频多患者的肾运行正常，减少排尿次数。

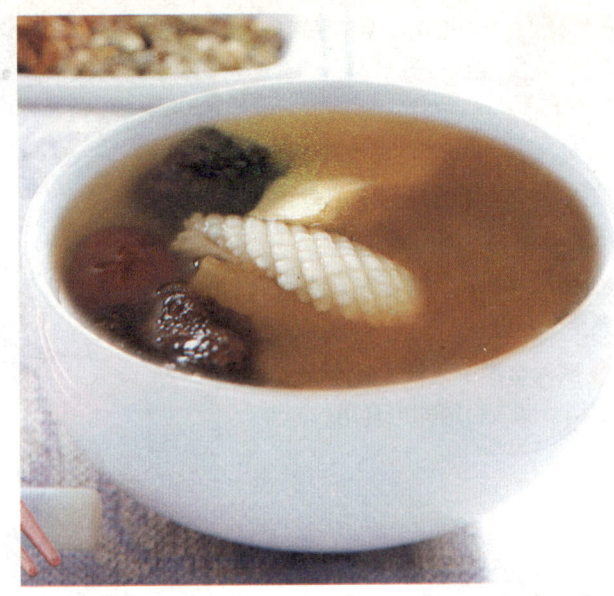

桑螵蛸红枣鸡汤

◎**主料** 鸡腿1只，桑螵蛸10克，红枣8颗。

◎**辅料** 鸡脚5克，盐2匙。

◎**制作**

❶ 鸡腿剁块，洗净，汆去血水。

❷ 将鸡肉、桑螵蛸、红枣、鸡腿一同装入锅，加1000毫升水，用大火煮开，再改小火炖2小时，最后加盐调味即可。

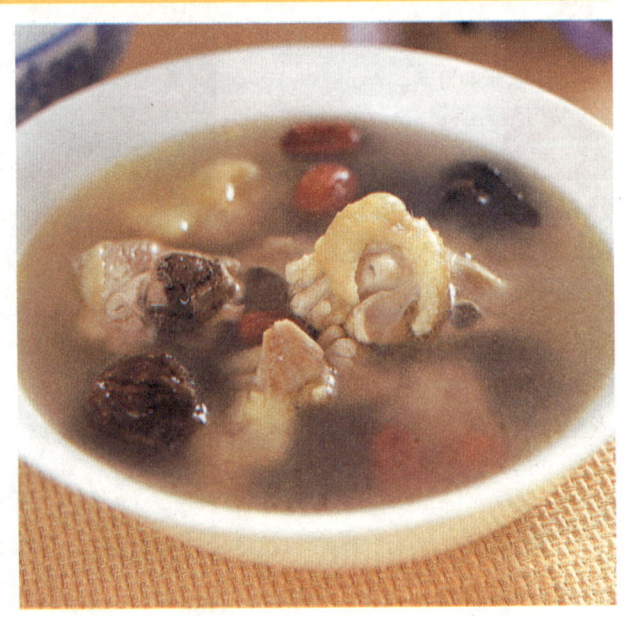

◎**药膳功效** 桑螵蛸可补肾益血，鸡腿和红枣都具有强身健体的功效，食之可增强体质和提高免疫力，对夜尿频多者有一定的食疗作用。

食欲不振

食欲不振是指饮食的欲望减退，主要由以下原因引起：①过度的体力劳动或脑力劳动：会引起胃壁供血不足，胃分泌紊乱，使胃消化功能减弱。②饥饱不均使胃经常处于饥饿状态，久之会造成胃黏膜损伤，引起食欲不振。③情绪紧张、过度疲劳也会导致胃内分泌酸干扰功能失调，引起食欲不振。④暴饮暴食使胃过度扩张，食物停留时间过长，轻则造成黏膜损伤，重则造成胃穿孔。⑤经常吃生冷食物，尤其是睡前吃生冷食物易导致胃寒，出现恶心、呕吐、食欲不振等症。为了健康，女性必须定时、定量、定质饮食，不能废寝忘食，也不要饥饱无度。

【特效本草】

鸡内金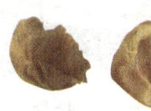

◎本品消食化积作用较强，并可健运脾胃，故广泛用于米面薯芋乳肉等各种积食症，若与白术、山药等同用，可治脾虚食欲不振。

山药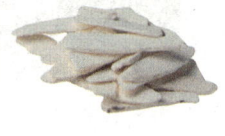

◎本品为补气常用药，多用于脾气虚弱、气阴两虚、消瘦乏力、食少便溏等症。因其含有较多营养成分，又容易消化，可做成食品长期服用。

猪肚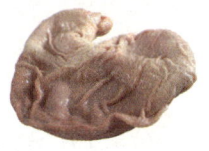

◎猪肚具有补虚损、健脾胃的功效，对脾虚腹泻、虚劳瘦弱、食欲不振、尿频或遗尿等症均有食疗效果。

【饮食原则】

①食欲不振主要与脾胃虚弱有着密切关系，体虚患者平日可食用党参、白术、山药、猪肚、牛肚、土鸡、乌鸡等来补中气，健脾胃。
②促进胃肠食物消化，减轻腹胀也是缓解厌食的一个重要治疗方法，常用的药材和食材有山楂、麦芽、神曲、鸡内金、苹果、南瓜等。
③多吃蛋白质含量高、易消化的食物，如鸡蛋、瘦肉、动物肝脏、鱼类等，可改善因长期厌食导致的营养不良状况。

【民间偏方】

①**胃阴亏虚型厌食小偏方**：将30克青梅和100克黄酒放入瓷碗中，置蒸锅中炖20分钟，去渣后饮用，有滋阴、开胃、止痛的作用。
②**胃热脾虚型厌食小偏方**：取绿豆、粳米洗净放入锅中，加适量水，小火慢慢熬煮成粥，每天早晚作为正餐食用，可健脾胃、祛内热。

燕麦核桃仁粥

◎主料 燕麦50克，核桃仁、玉米粒、鲜奶各适量。

◎辅料 白糖3克。

◎制作

① 燕麦泡发洗净，核桃仁去杂质。

② 锅置火上，加入少量水，倒入鲜奶，放入燕麦煮开。

③ 加入核桃仁、玉米粒同煮至浓稠状，调入白糖拌匀即可。

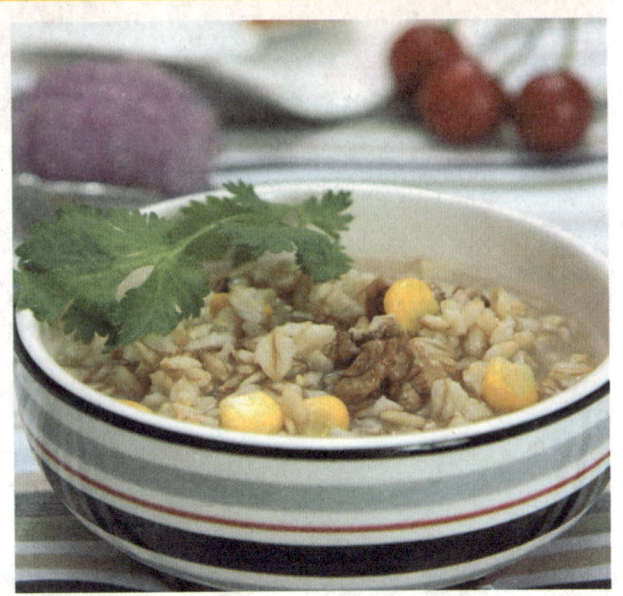

药膳功效 燕麦具有益肝和胃之功效，玉米亦可健脾益胃，核桃仁滋补肝肾，三者皆可调理肝脏功能，恢复胃的消化功能，故适宜食欲不振者食用。

山楂山药鲫鱼汤

◎主料 鲫鱼1条、山楂、山药各30克。

◎辅料 盐、姜片、味精各适量。

◎制作

① 鲫鱼去鳞、腮和内脏，洗净切块；山楂、山药洗净。

② 起油锅，放姜爆香，再下鱼块稍煎，取出备用。

③ 将全部材料装入锅中，加水适量，以大火煮沸，再改小火煮1~2小时，调入盐、味精即可。

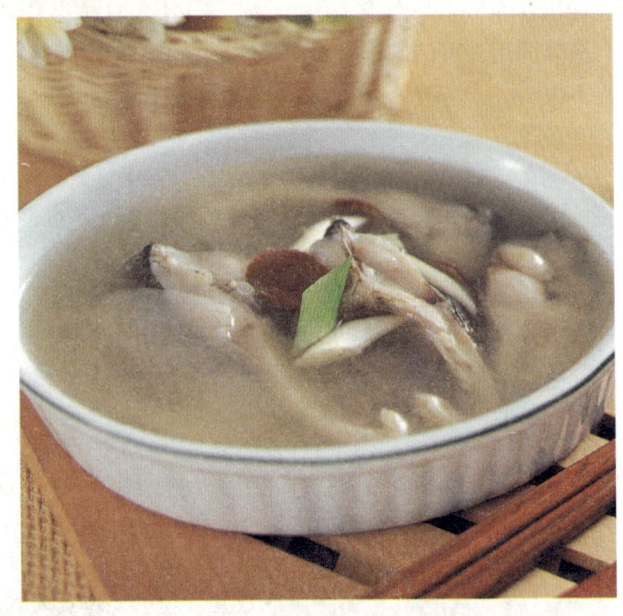

药膳功效 鲫鱼药用价值极高，可补虚弱、温胃等；山药滋阴养脾；山楂具有消食化积之效，是消食健胃的好帮手。饮服此汤可促使食欲不振者恢复好的胃口。

胡椒猪肚汤

主料 猪肚1个，蜜枣5颗。
辅料 胡椒15克，盐适量。
制作

① 猪肚加盐、生粉搓洗，用清水漂洗干净。

② 将洗净的猪肚入沸水中汆烫，刮去白膜后捞出，将胡椒放入猪肚中，以线缝合。

③ 将猪肚放入砂煲中，加入蜜枣，再加入适量清水，大火煮沸后改小火煲2小时，猪肚拆去线，加盐调味，取汤和猪肚食用。

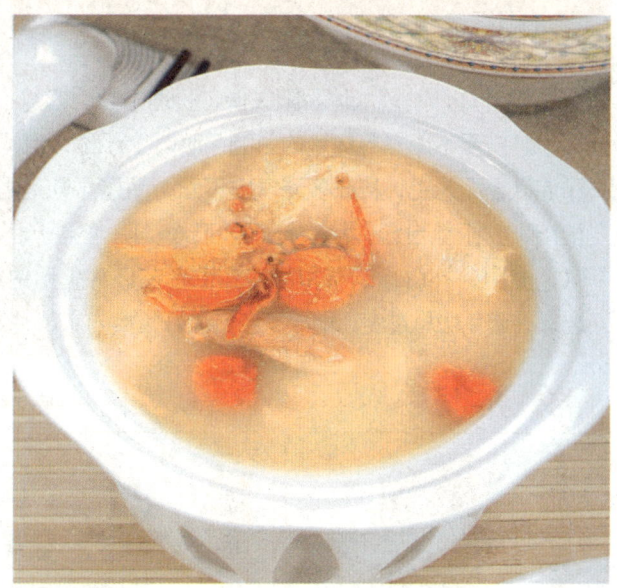

药膳功效 胡椒可暖胃健脾，猪肚能健脾益气、升提内脏。两者合用，对因胃部受损而食欲不振者有补益作用。

山楂麦芽猪腱汤

主料 猪腱、山楂、麦芽各适量。
辅料 盐2克，鸡精3克。
制作

① 山楂洗净，切开去核；麦芽洗净；猪腱洗净，斩块。

② 锅上水烧开，将猪腱汆去血水，取出洗净。

③ 瓦煲内注水用大火烧开，下入猪腱、麦芽、山楂，改小火煲2.5小时，加盐、鸡精调味即可。

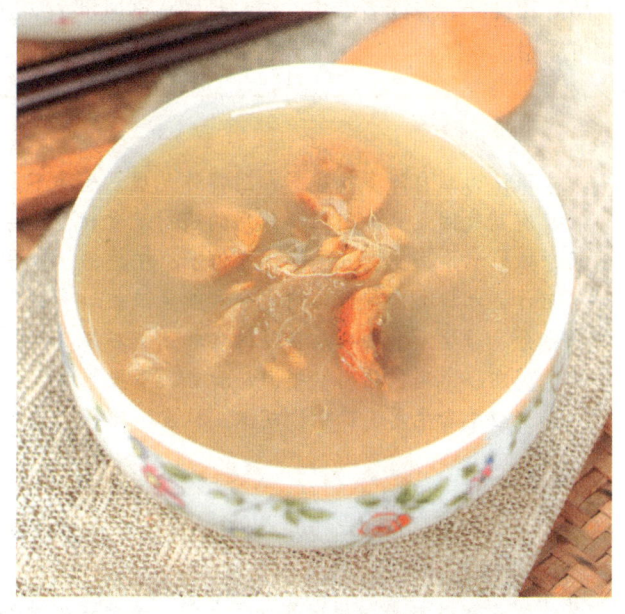

药膳功效 山楂、麦芽均可健脾益胃，消食化积，可改善脾虚腹胀、饮食积滞等症状。

自汗盗汗

自汗盗汗是因人体阴阳失调，腠理不固，营卫不和而导致汗液外泄失常的病症。其中，白天不因外界环境的影响而时时出汗称为自汗，寐中汗出醒来汗止叫作盗汗。汗症以虚汗为主，自汗多属气虚不固，而盗汗则是阴虚内热。《临证指南医案·汗》指出，"阳虚自汗，治宜补气以卫外；阴虚盗汗，治当补阴以营内"，即治疗须益气、养阴、补血，以调和营卫。患者在日常生活中也应加强体育锻炼，做到劳逸结合，并避免忧思过度；出汗多者，最好常换内衣，并保持衣物、卧具的干燥清洁。

【特效本草】

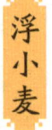
浮小麦
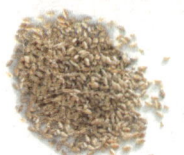
◎本品甘凉入心，能益心气、敛心液；轻浮走表，能实腠理、固皮毛，为养心敛液，固表止汗之佳品。凡自汗、盗汗者，均可应用。

黄芪
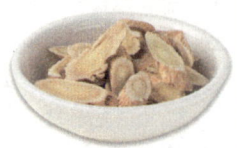
◎本品能补脾肺之气，益卫固表，治疗表虚自汗，常与牡蛎、麻黄根等止汗之品同用，如牡蛎散。若表虚自汗而易感风邪者，宜与白术、防风等同用。

五味子
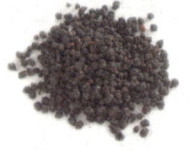
◎本品性温，五味俱全，酸咸为多，故专收敛肺气而滋肾水，益气生津，补虚明目，强阴涩精，退热敛汗，治自汗、盗汗者，可与麻黄根、牡蛎同用。

【饮食原则】

①中医认为，自汗多气虚，常因脾肺气虚，表虚不固所致，盗汗多阴虚，所以应多摄入具有益气固表、敛阴止汗作用的药材及食材，如浮小麦、太子参、黄芪、白术、防风、煅牡蛎、山药、五味子、五倍子、糯稻根、猪肚、芡实、牛肉、燕麦等。

②自汗盗汗日久会导致体内水分和能量流失过多，加重阴虚和气虚症状。因此要多吃含水分、维生素和蛋白质丰富的食物，如糯米、小米、大麦、小麦、葡萄、大枣、甘蔗、鸡肉、兔肉、猪肉、牛肉、青鱼、甲鱼等。

③患者应忌食生姜、辣椒、胡椒、桂皮、薄荷、桑叶等辛辣刺激、发汗食物。

【民间偏方】

①气血自汗者可用玉屏风散：生黄芪、煅龙骨、煅牡蛎、浮小麦各30克，炒白术、防风各15克，甘草6克，水煎服。

②阴虚盗汗者可用当归六黄汤：当归、生地、熟地各15克，黄柏、知母各10克，生黄芪、鲜芦根各30克，水煎服。

浮小麦五味子黑豆茶

◎ **主料** 黑豆、浮小麦各30克，莲子、黑枣各7颗。

◎ **辅料** 冰糖少许。

◎ **制作**

① 将黑豆、浮小麦、莲子、黑枣均洗净，放入锅中，加水1000毫升，大火煮开，转小火煲至熟烂。

② 调入冰糖搅拌溶化即可，代茶饮用。

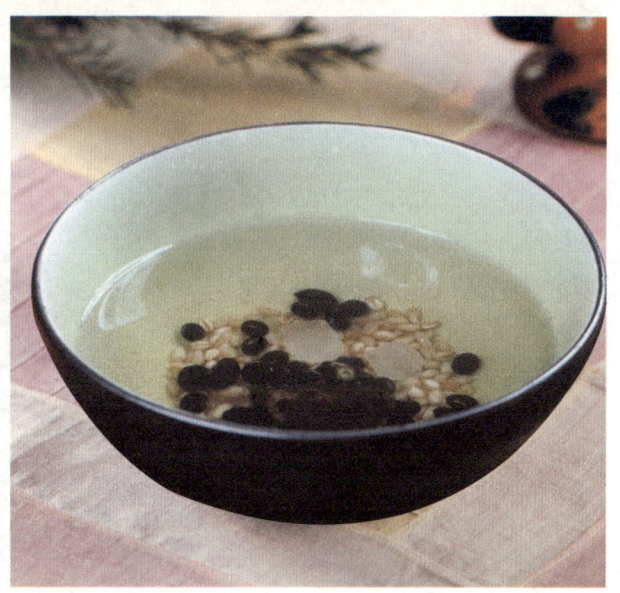

药膳功效 浮小麦、五味子均是敛阴固汗的常用药，莲子、黑豆滋阴补肾，黑枣益气补血。本品对更年期潮热盗汗、自汗有很好的改善作用。

带鱼黄芪汤

◎ **主料** 带鱼500克，黄芪30克，炒枳壳10克。

◎ **辅料** 料酒、盐、葱段、姜片各适量。

◎ **制作**

① 将黄芪、枳壳洗净，装入纱布袋中，扎紧口，制成药包。

② 将带鱼去头，斩成段，洗净。

③ 锅上火放入花生油，将鱼段下入锅内稍煎，锅中再放入清水适量，放入药包、料酒、盐、葱段、姜片，煮至鱼肉熟，捡去药包、葱、姜即成。

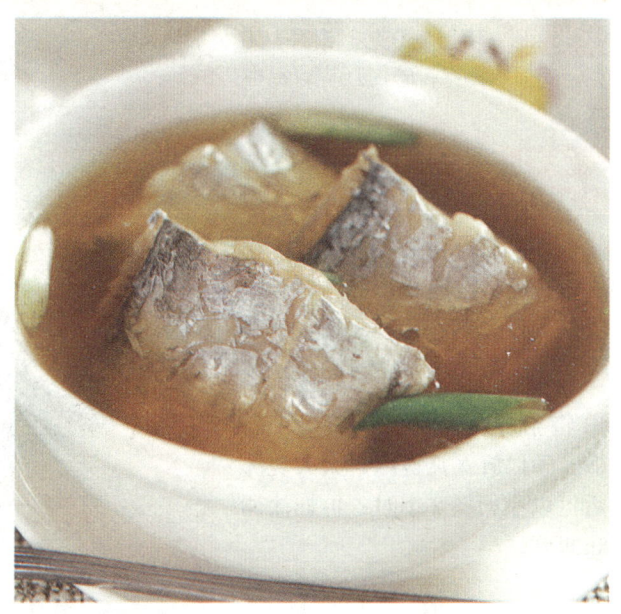

药膳功效 带鱼补虚益血，黄芪可益气补虚，枳壳能行气散结。三者合用，可通过行气散结、益气养血和补虚来减少自汗盗汗的发生。

五味子爆羊腰

◎**主料** 羊腰500克，杜仲15克，五味子6克。

◎**辅料** 葱花、蒜末、盐、淀粉各适量。

◎**制作**

❶ 杜仲、五味子洗净煎汁。

❷ 羊腰洗净，切小块，同芡汁用步骤1中的药汁裹匀。

❸ 烧热油锅，放入腰花爆炒，熟嫩后，再放入葱花、蒜末、盐即可。

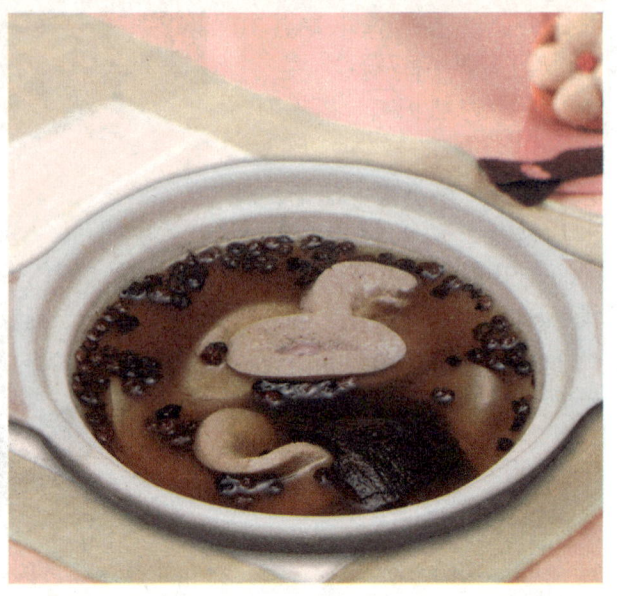

药膳功效 羊腰可治肾虚，杜仲补肝肾、强筋骨，五味子滋肾收汗，三者配伍同食，可促使肾功能恢复，亦可达到增强体质的效果，适宜自汗盗汗者。

砂仁黄芪猪肚汤

◎**主料** 猪肚250克，银耳100克，花旗参25克，砂仁10克，乌梅适量。

◎**辅料** 盐适量。

◎**制作**

❶ 银耳以冷水泡发，去蒂，撕小块；花旗参洗净备用；乌梅洗净去核；砂仁洗净。

❷ 猪肚刷洗干净，氽水，切片。

❸ 将猪肚、银耳、花旗参、乌梅、砂仁放入瓦煲内，大火烧沸后再以小火煲2小时，再加盐调味即可。

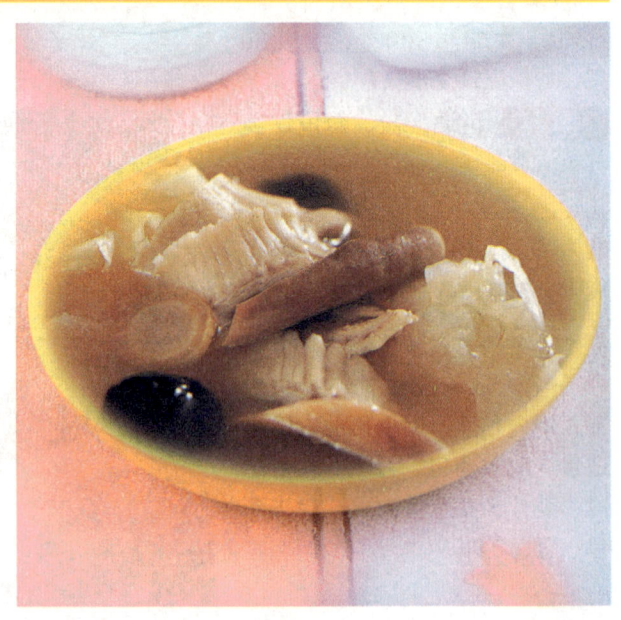

药膳功效 黄芪、猪肚均有补气健脾的功效，银耳可滋阴益胃，砂仁可行气调中、和胃醒脾，诸药配伍可调和营卫，用于脾胃气虚所致的自汗盗汗等症。

便秘

便秘不是一种具体的疾病，而是多种疾病的一个症状。便秘在程度上有轻有重，在时间上可以是暂时的，也可以是长久的。中医认为，便秘主要由燥热内结、气机郁滞、津液不足和脾肾虚寒所引起。便秘是指排便不顺利的状态，包括粪便干燥排出不畅和粪便不干亦难排出两种情况。一般每周排便少于3次（所进食物的残渣在48小时内未能排出）即可称为便秘。患者应养成每日定时排便的习惯，加强锻炼，忌长时间久坐不活动。避免长期服用泻药和灌肠，否则易导致肠胃对药物的依赖，使肠道蠕动功能减慢，形成习惯性便秘。

【特效本草】

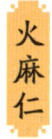 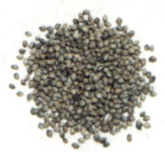

火麻仁

◎本品甘平，质润多脂，能润肠通便，且又兼有滋养补虚作用，适用于各种肠燥便秘症。临床亦常与郁李仁、瓜蒌仁、苏子、杏仁等润肠通便药同用。

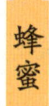 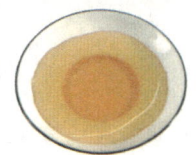

蜂蜜

◎本品有润肠通便之效，治疗肠燥便秘者，可单用冲服，或与生地黄、当归、火麻仁等滋阴、生津、养血、润肠通便之品配伍。

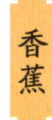 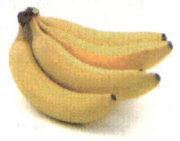

香蕉

◎香蕉富含粗纤维，可促进胃肠蠕动，具有清热、通便、解酒、降血压、抗癌的功效，对于便秘、痔疮患者大有益处。

【饮食原则】

①应选择具有润肠通便作用的食物，常吃含粗纤维丰富的各种蔬菜水果，如番薯、芝麻、南瓜、芋头、香蕉、桑葚、杨梅、甘蔗、松子、柏子仁、核桃、蜂蜜、韭菜、苋菜、马铃薯、慈姑、空心菜、茼蒿、青菜、甜菜、海带、萝卜、牛奶、海参、猪大肠、猪肥肉、梨、无花果、苹果、榧子、肉苁蓉等。

②多吃富含B族维生素的食物，如土豆、菠菜等。

【民间偏方】

①酒精、鲜姜适量。鲜姜去皮切碎，榨成姜汁；每晚睡前先用酒精将肚脐擦干净，再用姜汁均匀涂抹于肚脐处，能改善便秘情况。

②香油5毫升、蜂蜜30毫升、白开水100毫升。将香油、蜂蜜倒入碗内，搅拌均匀，加入温开水即可。早上起床饮用，可益气润肠，用于气阴两虚型便秘，症见排便费力、便质不硬，常见于病后体虚者或老年人患者。

猪肠核桃汤

◎主料 猪大肠200克，核桃仁60克，熟地30克，大枣10枚。

◎辅料 姜丝、葱末、料酒各适量，盐5克。

◎制作

❶ 将猪大肠洗净，入沸水中氽2分钟，捞出切块；核桃仁捣碎。

❷ 大枣洗净，备用；熟地用干净纱布包好。

❸ 锅内加水适量，放入猪大肠、核桃仁、药袋、大枣、姜丝、葱末、料酒，大火烧沸，改用小火煮40~50分钟，拣出药袋，调入盐即成。

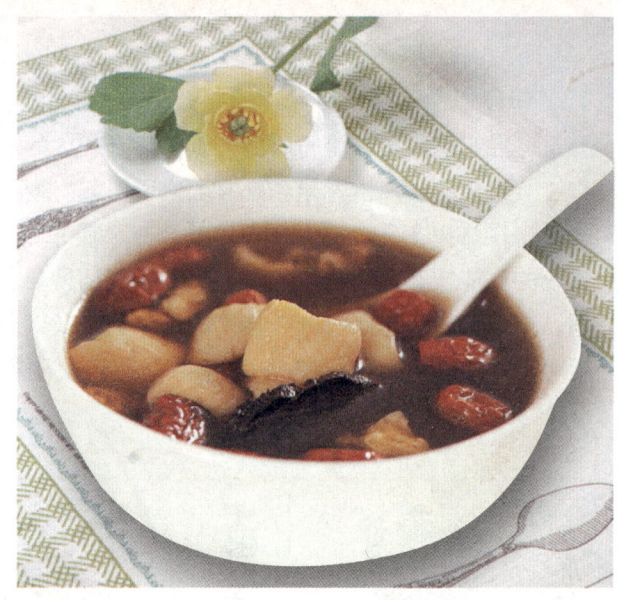

药膳功效 猪大肠、核桃仁皆有润肠补虚之功效，熟地、大枣可滋肾补血，四者配伍可调理脾肾和润燥通便，适宜脾肾亏虚型便秘患者食用。

火麻仁粥

◎主料 大米100克，火麻仁适量。

◎辅料 盐2克。

◎制作

❶ 大米泡发洗净；火麻仁去杂质，洗净，沥水备用。

❷ 锅置火上，加水适量，放入大米，用大火煮开，捞除浮在表面的泡沫。

❸ 加入火麻仁，改中小火煮至粥稠，加盐拌匀即可。

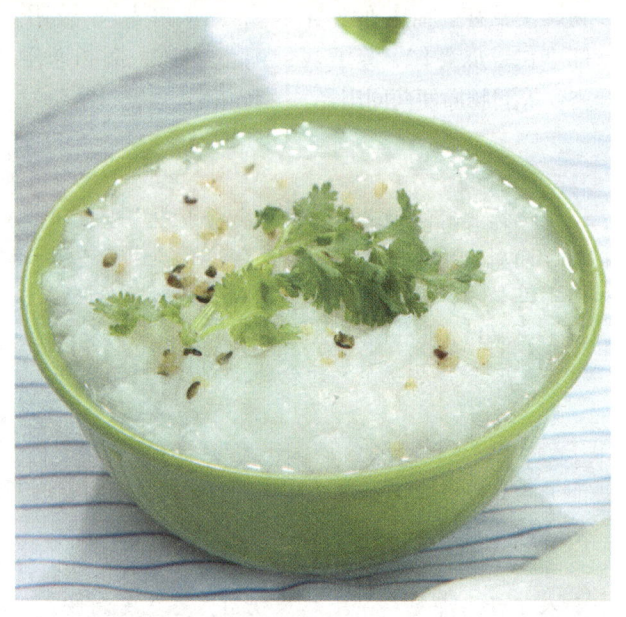

药膳功效 火麻仁质润多脂，能润肠通便，又兼滋养补虚之效；大米可补中益气、健脾养胃。因此，食用火麻仁粥既可改善便秘状况，又能增强体质。

香蕉蜂蜜牛奶

◎主料 牛奶200毫升，香蕉半根，橙子半个。

◎辅料 蜂蜜10毫升。

◎制作

❶ 香蕉、橙子去皮，与蜂蜜一起放入榨汁机内搅拌。

❷ 待搅至黏稠状时，加入热牛奶，再搅拌10秒钟。

❸ 待温度适宜后即可食用。

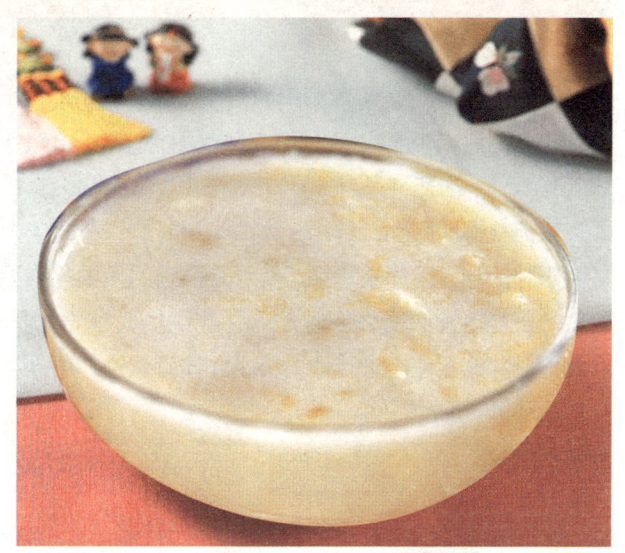

◎药膳功效 香蕉富含粗纤维，可促进胃肠蠕动，排毒通便；牛奶富含蛋白质，经常食用能改善机体微循环，促进新陈代谢；蜂蜜可润燥排毒，经常便秘的女性食用此品可有食疗效果。

薏苡仁煮土豆

◎主料 薏苡仁50克，土豆200克，荷叶20克。

◎辅料 料酒10毫升，姜5克，葱10克，盐3克，味精2克，芝麻油15毫升。

◎制作

❶ 薏苡仁洗净去杂质；土豆去皮，洗净，切3厘米见方的块；姜拍松，葱切段。

❷ 将薏苡仁、土豆、姜、葱、料酒同放入炖锅内，加水，置大火上烧沸。

❸ 转文火炖煮35分钟，加入盐、味精、芝麻油即成。

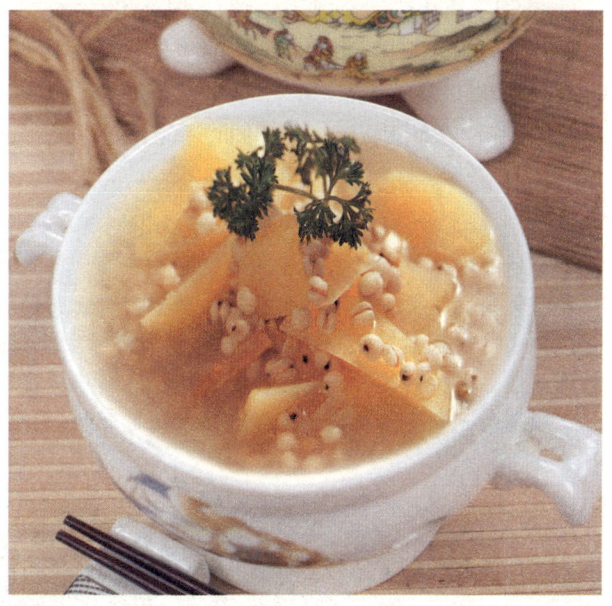

◎药膳功效 薏苡仁、荷叶都具有健脾利湿，补益肠胃的功效，能促进体内血液和水分的新陈代谢；土豆可缓急止痛，通利大便。便秘患者食用本品会有一定的改善作用。

肥胖

肥胖是指一定程度的明显超重与体内脂肪层过厚，甘油三酯积聚过多而导致的一种状态。如无明显病因可寻者称单纯性肥胖；单纯性肥胖又分为体质性肥胖和过食性肥胖两种。体质性肥胖是由于遗传和机体脂肪细胞数目增多而造成的。过食性肥胖，也称为获得性肥胖，是由于人成年后有意识或无意识地过度饮食，脂肪大量堆积而导致肥胖。胖人因体重增加，身体各器官的负重都增加，可引起腰痛、关节痛、消化不良、气喘等症；身体肥胖的人往往怕热、多汗、皮肤皱折处易发生皮炎、擦伤。因此，肥胖的女性应进行体力劳动和体育锻炼，可先从小运动量活动开始，而后逐步增加运动量与活动时间。

【特效本草】

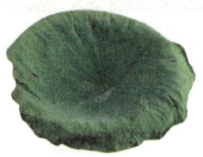

荷叶

◎荷叶色青绿，气芬芳，有清热利湿的作用。近代研究证实，荷叶有良好的降血脂、降胆固醇和减肥的作用，对肥胖以及"三高"患者有很好的保健作用。

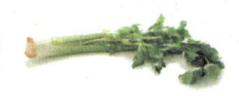

芹菜

◎芹菜富含水分和纤维，含有一种能使脂肪加速分解、消失的化学物质，是减肥的最佳食品，其还富含多种营养成分，在减肥的同时还能补充营养。

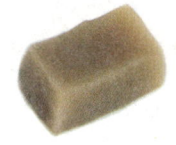

魔芋

◎魔芋中含量最大的葡萄甘露聚糖具有强大的膨胀力，有超过任何一种植物胶的黏稠度，可填充胃肠，消除饥饿，所含热量微乎其微，故可控制体重。

【饮食原则】

①可通过增强饱腹感来减少食欲，控制饮食，具有增强饱腹感的中药材和食材有：魔芋、大麦、韭菜、芹菜、土豆、白萝卜、黄豆芽等。
②可通过促进脂肪代谢来抑制肥胖，可用的中药材和食材有：菠萝、荷叶、莲子心、车前子、山楂、茶叶、金银花、海藻、决明子、茯苓、泽泻、香蕉等。
③少摄入大量含脂肪的油炸食物、奶油类食物，如巧克力、奶油蛋糕、薯条等。

【民间偏方】

①**体虚型肥胖小偏方**：枸杞子30克，水煎代茶饮，早晚各饮1次。平肝养目，润肺，对因肥胖引起的腰痛、乏力等症有很好的疗效，同时也有一定的瘦身作用。
②**痰湿型肥胖小偏方**：鲜荷叶30克，切碎，水煎代茶饮，连服60天为1个疗程。清热，祛痰湿，能辅助减肥。

葛根荷叶田鸡汤

◎ **主料** 田鸡250克,鲜葛根120克,荷叶15克。
◎ **辅料** 盐、味精各5克。
◎ **制作**

❶ 将田鸡洗净,切小块,葛根去皮,洗净,切块;荷叶洗净切成丝。

❷ 把全部用料一齐放入煲内,加清水适量,武火煮沸,文火煮1小时。

❸ 最后用调味料调味即可。

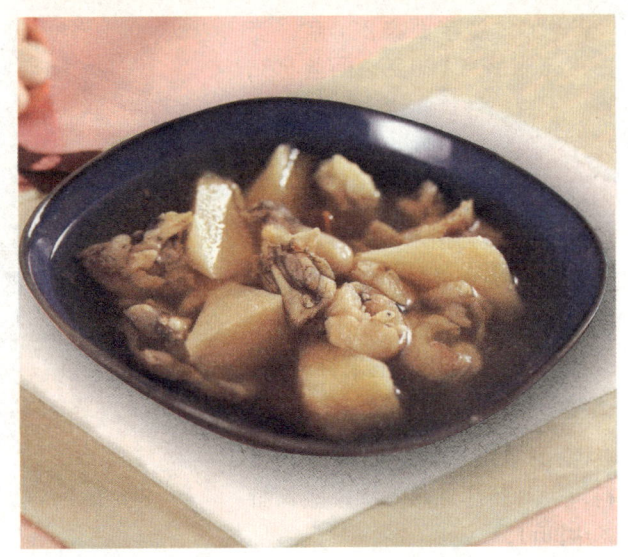

◎ **药膳功效** 葛根富含葛根素、微量元素等生物活性物质,对改善循环、降脂减肥有很好的作用;荷叶中的生物碱也有降血脂功效;田鸡富含蛋白质,而脂肪含量少,三者搭配食用对肥胖者有一定的食疗效果。

芹菜蔬果汁

◎ **主料** 西洋芹菜梗1支,番茄1个,葡萄柚1瓣。
◎ **辅料** 蜂蜜少许。
◎ **制作**

❶ 芹菜洗净切段;番茄洗净切块;葡萄柚洗净,挤汁。

❷ 将所有材料一起放入榨汁机中搅拌均匀。

❸ 加蜂蜜调味即可。

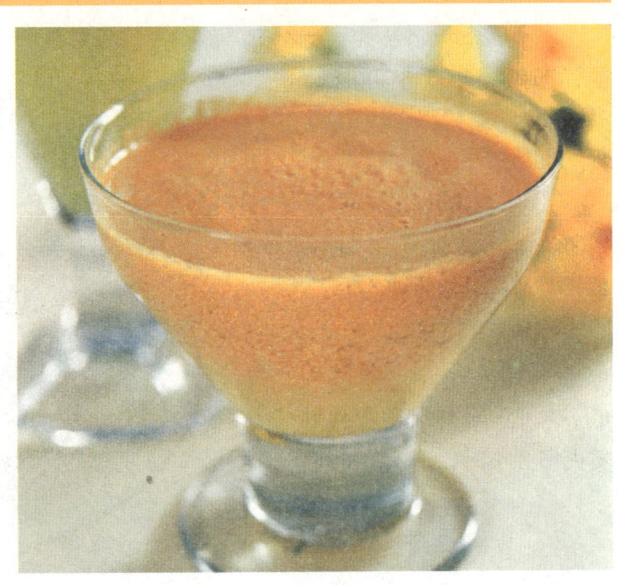

◎ **药膳功效** 芹菜中含有一种能使脂肪加速分解、消失的化学物质,且还富含多种营养成分,使人在减肥的同时还可补充人体所需的营养;番茄的热量和糖分很低,多吃也不会发胖,葡萄柚味苦,可减肥。

鲜笋魔芋面

◎主料 魔芋面条200克，茭白、玉米笋各100克，西蓝花30克，大黄、甘草各5克。

◎辅料 盐2小匙，酱油1匙。

◎制作

❶ 全部药材与清水800毫升置入锅中，以小火煮沸，3分钟后关火，滤取药汁。

❷ 茭白洗净切片；玉米笋洗净，切对半；西蓝花洗净。

❸ 魔芋面条入锅，加上以上材料，倒入药汁加热煮沸，盛入面碗中即可。

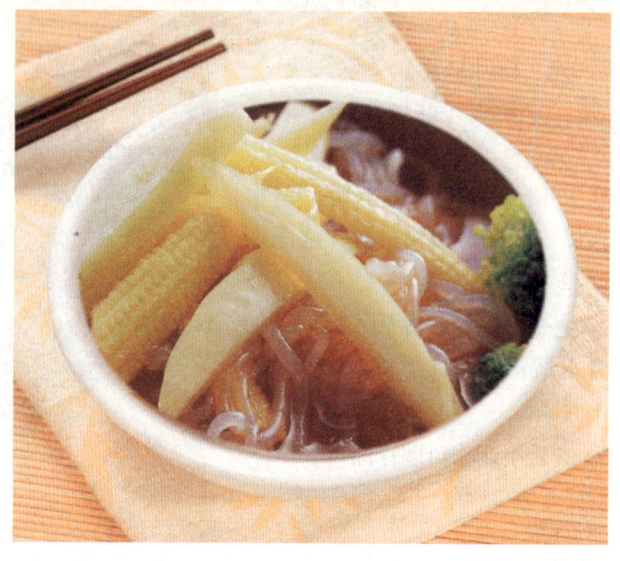

药膳功效 魔芋富含的葡萄甘露聚糖具有强大的膨胀力，既可填充胃肠，消除饥饿感，又因其热量低，可控制体重；茭白热量低，水分高，食后有饱足感却不会发胖。故诸材料搭配食用可使肥胖症患者在满足口福的同时又能减肥。

茯苓瓜皮汤

◎主料 茯苓30克，薏苡仁20克，西瓜、冬瓜各500克，蜜枣5枚。

◎辅料 盐适量。

◎制作

❶ 将西瓜、冬瓜洗净，切块；茯苓、薏苡仁、蜜枣洗净。

❷ 往瓦煲内加2 000毫升清水，煮沸后加入茯苓、薏苡仁、西瓜、冬瓜、蜜枣，武火煲开后改文火煲3小时，调入盐即可。

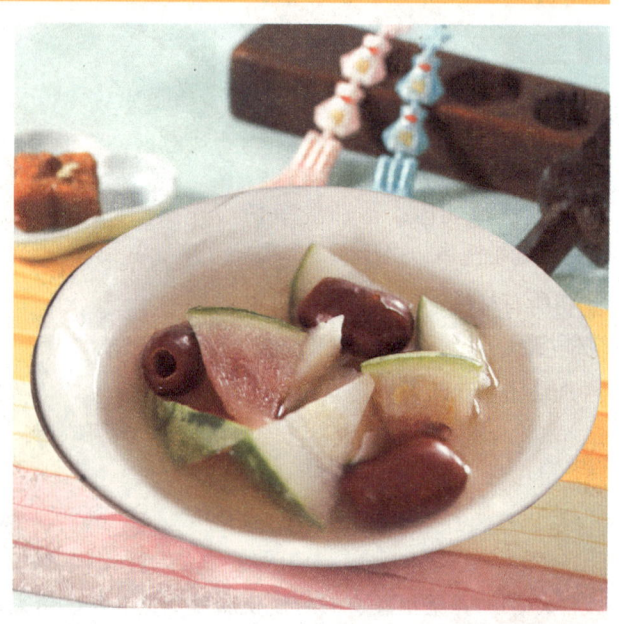

药膳功效 茯苓、薏苡仁健脾利湿，西瓜、冬瓜可清热消烦，且热量低。肥胖者饮服此汤可有效减肥。

手脚抽筋

神经或神经肌应激阈值下降，使肌肉的神经行动频率突增而导致肌肉强直收缩，为手脚抽筋。引发手脚抽筋的因素很多，长时间运动带来的肌肉疲劳或运动前没热身、肌腱或肌肉轻度撕裂伤、静脉曲张、严重腹泻、呕吐、出汗过多、疲劳过度等，环境温度骤变和情绪过度紧张也容易造成手脚抽筋。中医认为，手脚抽筋与肝肾亏虚有很大关系，肝主筋，肾主骨，肝肾阴虚，筋骨失养，容易引起手脚抽筋。西医学认为，手脚抽筋与缺钙有密切关系。在运动时要做好热身准备活动，运动时间不宜过长，强度不宜过大，多喝水。而在生活中则要注意保暖。

【特效本草】

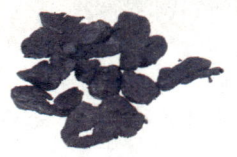

黄精

◎黄精有滋肾养血、益气补虚的作用，对肾阴亏虚引起的腰膝酸软、手足痿软有一定的食疗作用。

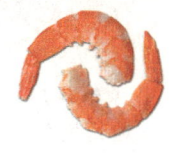

虾仁

◎虾仁具有补肾的功效，且其含有丰富的优质蛋白和钙、镁、锌等微量元素，对缺钙引起的手脚抽筋者有较好的疗效。

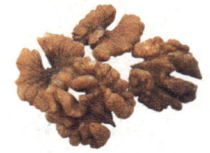

核桃

◎核桃有补气、固肾等作用，且其含有丰富的维生素D，维生素D可在体内转化成钙质，常食可强健筋骨，改善手脚抽筋症状。

【饮食原则】

❶年轻女性，尤其是身体发育时期的女性，如常出现手脚抽筋，大多是因为对钙的需求量增大，而平时摄入钙质过少引起的，故饮食可多摄入骨头汤、奶制品、豆制品、瘦肉、虾仁、核桃等富含钙质和维生素D的食物，亦可适当吃钙片。

❷中老年女性经常性手足抽筋多因肝肾亏虚所致，因此应常食具有滋补肝肾作用的药材和食物，如黄精、首乌、熟地黄、芝麻、猪蹄、猪腰等。

❸此外，中风前兆也偶有手足抽筋的征象，这类人群应选择平肝熄风止痉的药材和食物，如天麻、钩藤、地龙、鳝鱼、泥鳅、苦瓜、菊花等。

【民间偏方】

❶木瓜40克（药店买），猪蹄1只，木瓜入高压锅炖10分钟，加入猪蹄同炖，炖熟即可食用。

❷猪胆1只，低度米酒1小杯，米酒烧开，加入猪胆的三分之一胆汁拌匀，趁热饮服，每天1次，3天即可。切记，没抽筋者饮之则抽筋。

黄精蒸土鸡

◎ **主料** 母鸡1000克,黄精、党参、山药各30克。

◎ **辅料** 生姜、川椒、盐、味精各适量。

◎ **制作**

❶ 将所有材料洗净,生姜切片,川椒切丝。

❷ 鸡肉剁块,氽汤3分钟后放入汽锅,加入所有材料,盖好汽锅,上火蒸3小时即成。

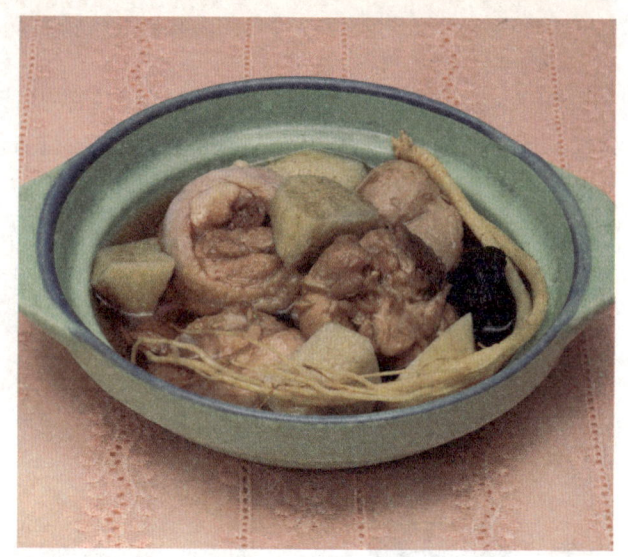

药膳功效 黄精有滋肾养血、益气补虚的作用;党参可治脾肺虚弱、气血不足,促进气血循环;山药养神强筋骨;母鸡可补虚,增强体质。食用此品可养肾补虚,强筋骨,对手脚抽筋者有很好的帮助。

地黄对虾汤

◎ **主料** 对虾3只,生地黄30克。
◎ **辅料** 精盐适量。
◎ **制作**

❶ 将对虾洗净,去肠泥、沥水,生地黄洗净备用。

❷ 对虾氽烫去腥;起锅加水,放入对虾、生地黄,炖30分钟,加入调料即成。

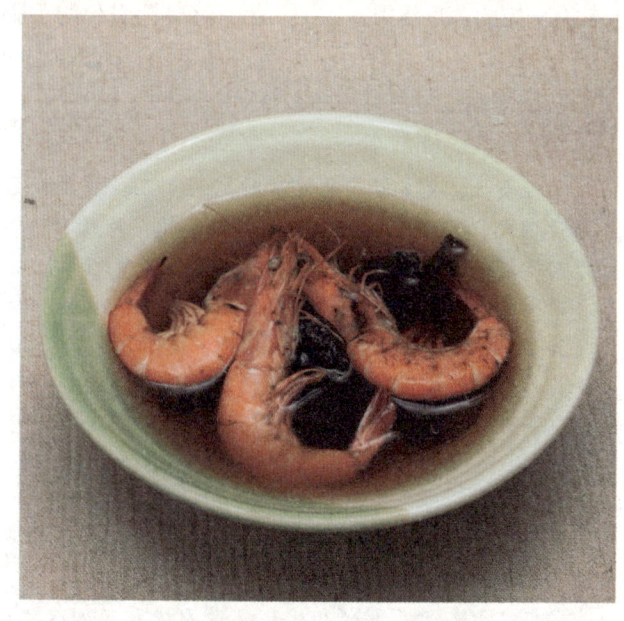

药膳功效 对虾富含钙,可增强骨质;生地黄有滋阴补血之效,可治阴虚,可使血行顺畅,食之可有效预防手脚抽筋。

核桃药膳汤

◎ 主 料　排骨200克，核桃100克，何首乌40克，当归、熟地各15克，桑寄生25克。

◎ 辅 料　盐适量。

◎ 制 作

❶ 排骨洗净砍成大块。

❷ 其他所有食材洗净，排骨汆烫后捞起备用。

❸ 再将备好的材料加3000毫升水以小火煲3小时，起锅前加盐调味即可。

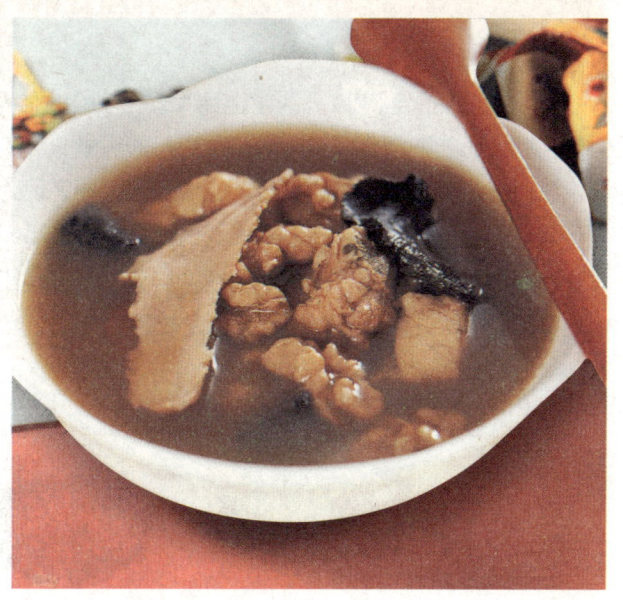

药膳功效　排骨滋阴补血，核桃仁、何首乌温补肺肾，当归、熟地补血，桑寄生补肝肾、强筋骨，同食可滋补肝肾，促使血液循环，对手脚抽筋者有很好的食疗效果。

天麻苦瓜酿肉

◎ 主 料　天麻4克，川芎4克，茯苓4克，绿苦瓜300克，猪绞肉150克。

◎ 辅 料　甜椒末1大匙，盐1小匙，白胡椒粉1/4小匙，米酒1/4小匙，香油1/4小匙，太白粉1小匙。

◎ 制 作

❶ 苦瓜切成高度约2厘米的圆柱状，用汤匙挖出中间的子和白膜后铺于盘中备用。

❷ 绞肉加入调味料搅拌，填入苦瓜内。

❸ 将川芎、茯苓、天麻煎汁淋于苦瓜上，放入蒸笼中蒸熟即可。

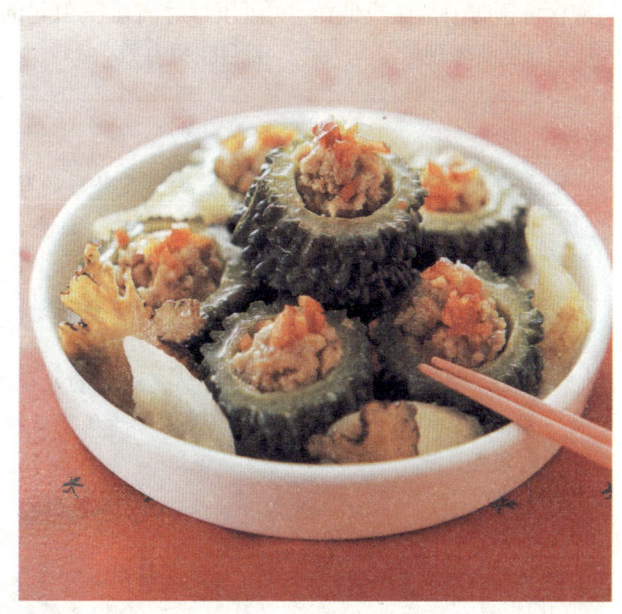

药膳功效　天麻、茯苓皆可补虚、养肾，川芎活血养肝，苦瓜滋养肝肾，猪肉补虚强身，搭配食用可使气血通畅，身体强健，对手脚抽筋者有一定的帮助。

头晕目眩

头晕目眩又叫晕眩,医学上称为暂时性脑供血不足,是指由于血液没能及时输送到大脑,血红细胞含氧浓度降低所引起的头晕、耳鸣、眼花、乏力等症状。晕眩患者发作时常感到天地旋转般的晕,临床症状主要表现为:头涨头昏、眼花、头重脚轻。更年期女性的头晕目眩多由贫血、低血压造成,属中医上的血虚、气虚。部分中老年女性患者是由高血压、高血脂引起。早餐不吃容易使人血糖降低,从而出现晕眩,因此必须得定时进食。劳逸结合、睡眠充足和调整饮食结构是防止眩晕的好方法。

【特效本草】

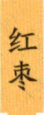
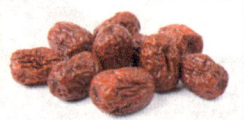
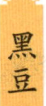
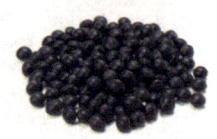
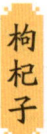
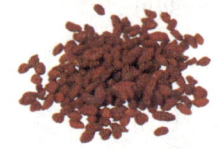

◎红枣有补中益气、养血安神的功效,红枣中的高维生素含量,对人体大脑毛细血管有健全的作用,常食可预防因贫血或低血压引起的头晕现象。

◎黑豆具有滋补肝肾、益气补虚的作用,对肝肾亏虚引起的头晕、耳鸣、目眩有食疗作用。黑豆还能降血压,对高血压引起的头晕目眩也有效。

◎《本草纲目》记载:"枸杞子,补肾生精,养肝……明目安神,令人长寿。"常食枸杞子可以补肝肾、明目、抗衰,预防脑组织衰老。

【饮食原则】

①低血压引起的头晕目眩患者可选用益气补虚的药材,如黄芪、党参、山药、大枣等,应多吃富含营养的食物,如蛋类、瘦肉、鱼类、土鸡、鸭肉、牛肉等,多吃青菜和水果,以增强营养,补充人体所需的营养物质。

②贫血引起的头晕目眩患者应多食补血的食物,如熟地、大枣、龙眼肉、枸杞子、菠菜、动物肝脏、动物血、乌鸡、甲鱼等。

③由血压、血脂过高引起的头晕目眩患者饮食应以新鲜清淡为主,多选用荷叶、菊花、枸杞子、芹菜、洋葱、木耳、苦瓜等降压降脂的食物。忌食辛辣肥甘的食物,如辣椒、酒类、肥肉、油炸物等。

【民间偏方】

①核桃肉、黑芝麻、桑葚各200克,共捣烂,加蜂蜜拌匀食用。

②山楂30克,百合30克,雪梨60克,白糖适量,加水共煮,对晕眩患者有一定的效果。

核桃鱼头汤

◎ **主料** 鱼头1个,核桃仁30克,桂圆肉25克,豆腐250克。

◎ **辅料** 米酒15毫升,姜10克,葱15克,胡椒粉3克,鸡油3毫升,味精3克。

◎ **制作**

❶ 鱼头去鳞,除去内脏,洗净;桂圆肉、核桃仁洗净;豆腐切成块。

❷ 将所有主料放入锅中,用武火煮沸后改文火炖30分钟,加入调料即可。

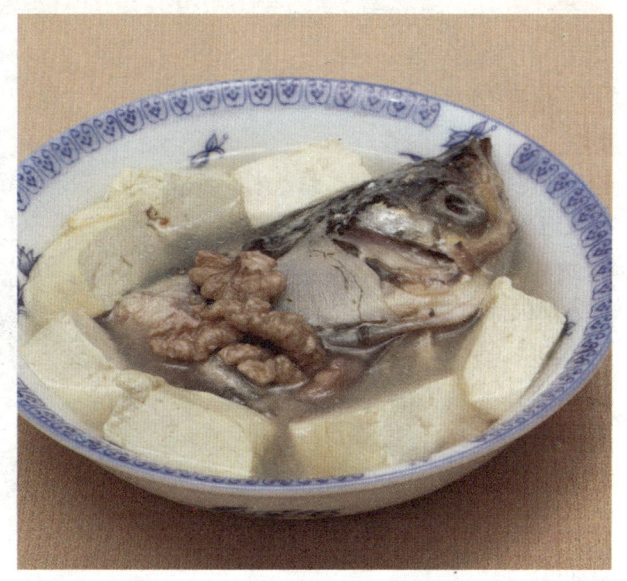

药膳功效 核桃仁、桂圆肉皆有益气养血之功效,豆腐和鱼头蛋白质高、脂肪低,可降血脂降血压,故此汤对由贫血、血压高而致的头晕目眩者有很好的食疗作用。

黑豆苁蓉汤

◎ **主料** 淡菜200克,黑豆250克,肉苁蓉10克。

◎ **辅料** 生姜少许,盐适量。

◎ **制作**

❶ 铁锅不加油,倒入黑豆炒至裂开,用清水洗去浮渣,晾干。

❷ 肉苁蓉、淡菜、生姜洗净,肉苁蓉和生姜切片备用。

❸ 煲锅内放适量水,放入姜片开大火煮沸。

❹ 放入黑豆、肉苁蓉、淡菜,用中火煲3小时,起锅前加盐调味即可。

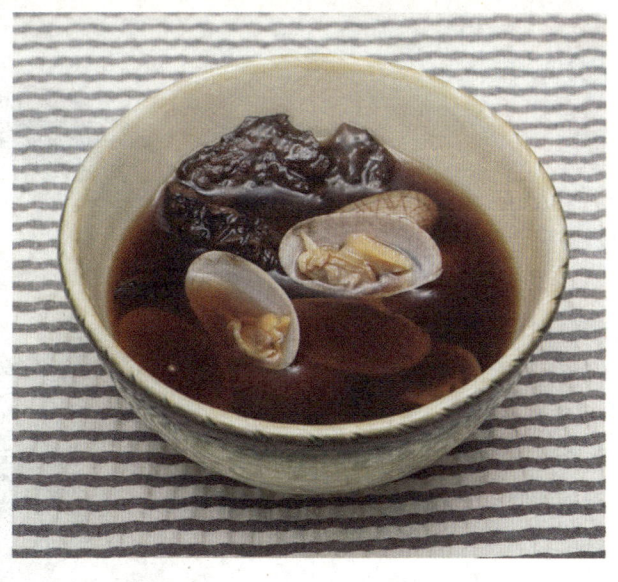

药膳功效 黑豆益气补虚,降血脂;淡菜、肉苁蓉皆补肝肾,益精血,可治气血不足。三者同食,可治因气虚、血虚而出现的头晕目眩。

红枣当归鸡腿

- **主料** 鸡腿100克，猕猴桃80克，红枣5克，当归2克。
- **辅料** 食用油、酱油各适量
- **制作**

① 红枣、当归放入碗中，倒入米酒浸泡3小时。

② 鸡腿用酱油拌匀，放置5分钟入油锅炸至两面呈金黄色，取出，切块。

③ 鸡腿块入锅，倒入碗中的米酒、红枣、当归，转中火煮15分钟，捞出转盘。

④ 猕猴桃洗净，剥皮，切片，装盘即可。

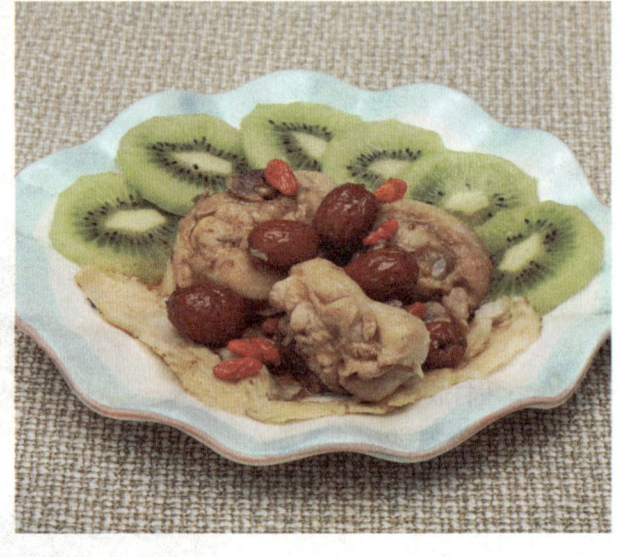

- **药膳功效** 鸡肉温中健脾、滋补养身，猕猴桃调理中气，红枣、当归益气补血。食用此品可促进人体血液循环，气行顺畅，从而使脑部供血正常，减少头晕目眩症状的发生。

枸杞子菊花粥

- **主料** 枸杞子20克，粳米100克，菊花5克。
- **辅料** 白糖适量
- **制作**

① 枸杞子、粳米洗净，泡发，留着备用。

② 砂锅加水，放入枸杞子、粳米，先用武火煮开，后改文火慢慢熬。

③ 待粳米开花、枸杞子煮烂，放入菊花，加盖闷5分钟，再加白糖拌匀即成。

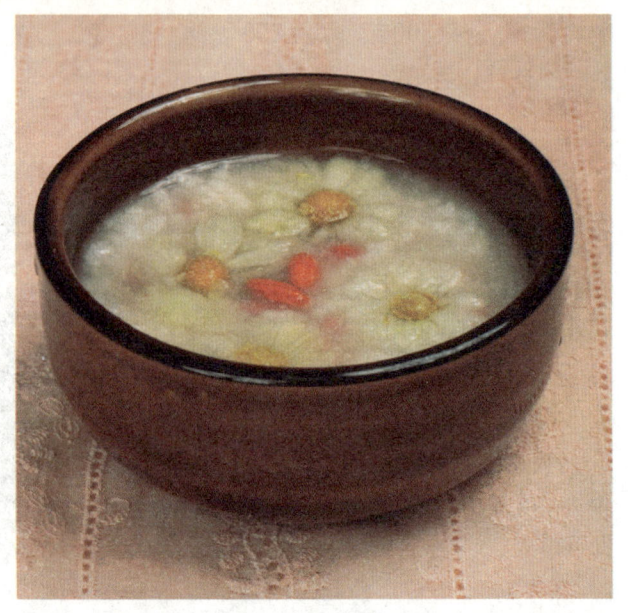

- **药膳功效** 枸杞子益气养血，粳米补中益气、滋阴健脾，菊花具有疏风清热之功效，可治头痛、晕眩。三味配伍，对由气虚、血虚而致头晕目眩者有一定的帮助。

女性常见疾病的药膳调养 6

妇科疾病是女性一生中好发的疾病，其治疗和调养方法也最受女性关注。除了妇女经、带、胎、产常见疾病外，还有一系列的杂症，引起了广大女性的关注和重视。妇科疾病的病因是多种多样的，如七情、六欲、饮食、劳逸、房室、外伤等。只有全面、正确地把好妇科疾病的治疗关，才能真正活出女人的风采。

本章介绍了14种常见的妇科疾病，包括阴道炎、尿道炎、盆腔炎、宫颈炎、不孕症、卵巢早衰、乳腺增生、乳腺癌、子宫脱垂、子宫肌瘤、子宫功能性出血、子宫内膜异位症、子宫内膜癌以及更年期综合征等疾病的症状和辨证方法。提供了一系列的药膳供女性朋友们对症选择，摆脱妇科疾病将不再是难事！

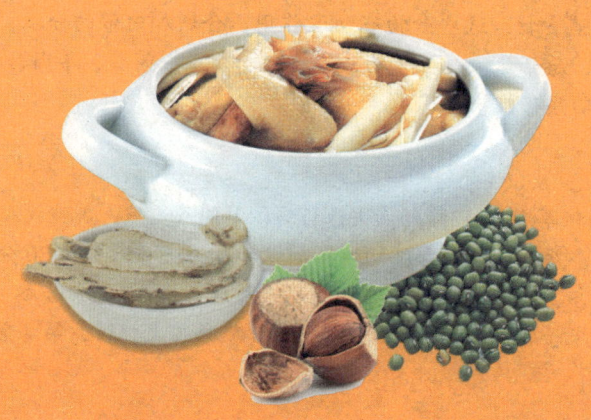

阴道炎

阴道炎是阴道黏膜及黏膜下结缔组织的炎症。由于解剖学及生物化学特点，正常健康妇女的阴道对病原体的侵入有自然防御功能，当防御功能受到破坏时，病原体则易于侵入而致阴道炎。引起阴道炎的病原体很多，包括细菌、病毒、原虫、念珠菌、衣原体等，临床上将阴道炎分为细菌性阴道炎、滴虫性阴道炎、真菌性阴道炎、老年性阴道炎四种。中医认为，脏腑受损、肝肾失常和湿热虫毒是导致阴道炎的主因，临床以肝经郁热和肝肾阴虚多见。

【证型分析】

①肝经郁热型：阴部瘙痒难忍，带下量多，色黄如脓，味腥臭，烦躁易怒，胸胁胀痛，口腻口苦，食欲不振，尿黄，舌红胖、苔黄腻，脉弦数。

②肝肾阴虚型：阴部瘙痒难忍，干涩灼热，阴部肤色浅白粗糙，晕眩，五心烦热，烘热汗出，腰腿酸软，口干不思饮，舌红、苔少，脉细数无力。

【饮食原则】

①肝经郁热型患者应选择清热解毒的药材和食物，如金银花、黄连、黄柏、苦参、椿皮、马齿苋、苋菜、鱼腥草、赤小豆、薏苡仁、油菜、绿豆、丝瓜、苦瓜、田螺、泥鳅等。

②肝肾阴虚型患者应选择滋阴补肾的药材和食材，如女贞子、桑葚、生地、玄参、枸杞子、黄花菜、金针菇、香菇、木耳等。

③注意饮食的营养，多吃富含维生素、无机盐、纤维的食物，可以增强身体免疫能力，减少感染机会。此类食物包括绿叶蔬菜、水果等。多食富含B族维生素的食物，如粗粮、奶类、豆类等。

④治疗期间保持饮食清淡，多饮水，多食蔬菜，可以进食具有一定抗菌作用的食物，如马齿苋、鱼腥草、苋菜等。

⑤忌食甜食与油腻食物，这些食物有助湿作用，会增加白带的分泌，影响治疗效果。忌食海鲜等发物，忌辛辣、热性食物，如辣椒、胡椒、茴香、羊肉、狗肉等，以免助长湿热，加重外阴瘙痒症状。

【民间偏方】

①猪肝60克，马鞭草30克，猪肝切块，与马鞭草同入盖碗，盖碗放入锅内蒸30分钟。

②车前草、猪肚、盐各适量，猪肚切块，加水和盐，一齐入锅炖30分钟即可食用。

③甘草6克，银杏、黄柏、乌贼骨（去壳研末冲服）各10克，苦参12克，芡实、地肤子、前仁、蛇床子各15克，每日1剂，前3煎分3次口服，第4煎去渣留汁坐盆，每日1次。

鱼腥草银花瘦肉汤

◎ **配方** 鱼腥草30克,金银花15克,白茅根25克,连翘12克,猪瘦肉100克,盐6克,味精少许。

◎ **制作**

① 鱼腥草、金银花、白茅根、连翘用清水洗净。

② 所有材料放锅内加水煎汁,用文火煮30分钟,去渣留汁。

③ 瘦肉洗净切片,放入药汤里,用文火煮熟,调味即成。

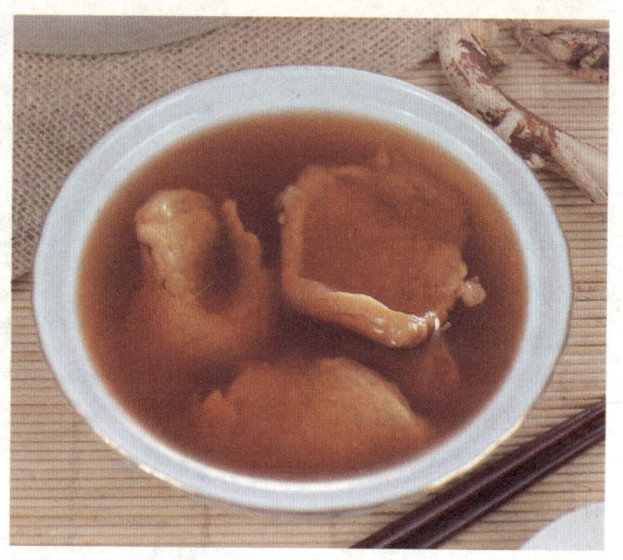

药膳功效 鱼腥草可清热解毒、消肿排脓,还有镇痛、止血、抑制浆液分泌的作用,对阴道炎患者、带下黄臭者有较好的治疗作用;金银花、连翘均可清热解毒、消炎杀菌;白茅根凉血利尿。以上几味搭配,对急性乳腺炎有疗效。

黄花菜马齿苋汤

◎ **配方** 黄花菜、马齿苋各50克,苍术10克。

◎ **制作**

① 将黄花菜洗净,放入沸水中焯一下,再用凉水浸泡2小时以上;将马齿苋用清水洗干净备用;苍术用清水洗净,备用。

② 锅洗净,置于火上,将黄花菜、马齿苋、苍术一同放入锅中。

③ 注入适量清水,以中火煮成汤即可。

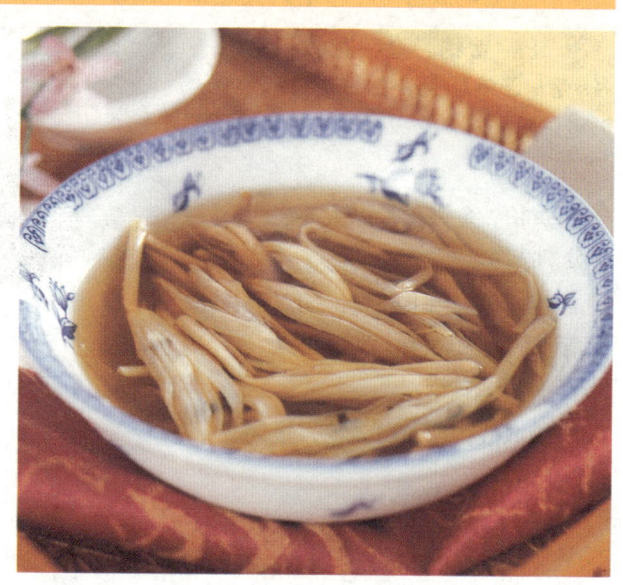

药膳功效 黄花菜清热解毒,苍术燥湿止痒、排毒敛疮,马齿苋清热解毒利湿。三者配伍煎水服用,具有清热解毒、杀菌消炎、利水消肿、止痛的功效,适合阴道炎、肠炎、皮肤湿疹等湿热性病症的患者食用。

土茯苓绿豆老鸭汤

◎ 配方 　土茯苓50克，绿豆200克，陈皮3克，老鸭500克，盐少许。

◎ 制作

① 先将老鸭洗净，斩件，备用。

② 土茯苓、绿豆和陈皮用清水浸透，洗干净，备用。

③ 瓦煲内加入适量清水，先用大火烧开，然后放入土茯苓、绿豆、陈皮和老鸭，待水再开，改用小火继续煲3小时左右，以少许盐调味即可。

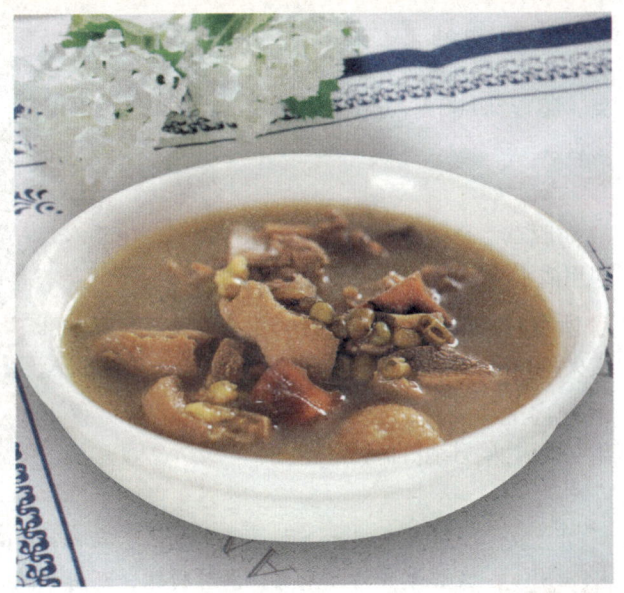

◎ 药膳功效 　绿豆可清热解毒，土茯苓可解毒除湿，老鸭可清热毒、利小便。三者合用，对阴道炎患者有较好的疗效。

苦参黄柏饮

◎ 配方 　黄柏、金银花、苍术各6克，苦参10克，生甘草5克，砂糖适量。

◎ 制作

① 将黄柏、金银花等以上5味药材分别洗净。

② 砂锅内放入以上药材，加入适量清水，大火烧沸，改用小火煎煮25分钟，关火。

③ 去渣取液，加入白砂糖，搅匀即成。

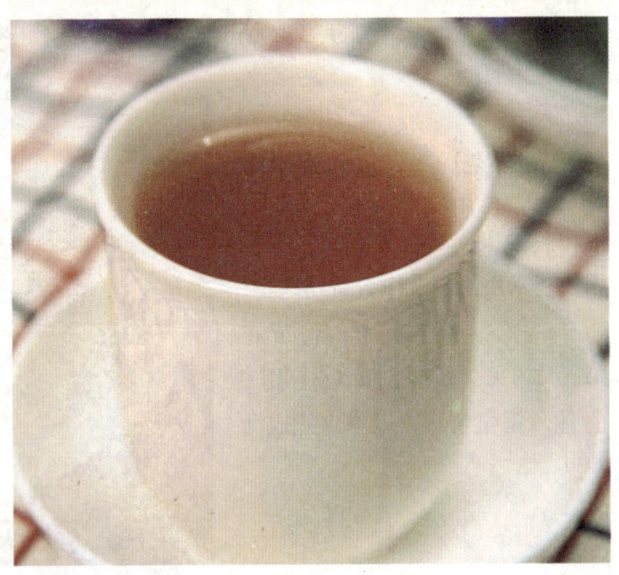

◎ 药膳功效 　黄柏、苦参、苍术清热燥湿，抑菌杀虫，消肿止痒，对湿热下注引起的外阴瘙痒、阴道炎以及湿疹等皮肤病均有很好的疗效；金银花泻火解毒。本汤品可抗阴道滴虫，适合滴虫性阴道炎患者饮用。

尿道炎

尿道炎是一种常见病,主要由大肠杆菌、葡萄球菌和链球菌引起。女性的尿道较短,3~4厘米,尿道外口与阴道口、肛门相邻近,容易被阴道分泌物及粪便污染。尤其是当女性在患上细菌性阴道炎时,更容易并发细菌性尿道炎。当女性的尿道口或尿道内发生梗阻,如尿道狭窄、尿路结石、肿瘤等,会致使尿液排出不畅,细菌在尿道滋生,引发尿道炎。中医认为,尿道炎多由脾肾失调、湿热余邪、膀胱受损或下阴不洁所致,临床主要分为脾肾两虚和膀胱湿热,治疗以健脾补肾、清热利湿为主。

【证型分析】

①膀胱湿热型:尿短、黄,灼热刺痛,小腹拒急胀痛,尿道口红肿,有污秽物,口干但不欲饮水,食欲不振,舌红、苔黄腻,脉濡数。
②脾肾两虚型:小便赤涩,淋漓不止,排尿无力,病情或轻或重,时作时止,劳累则发,腰腿酸软,神倦体乏,舌淡、苔白,脉沉细弱。

【饮食原则】

①膀胱湿热型患者宜选择具有清热利尿作用的药材和食材,如车前子、泽泻、金钱草、玉米须、白茅根、马齿苋、绿豆、赤小豆、冬瓜、马蹄、牛蛙、豆芽、苦瓜、板蓝根、西瓜、薏苡仁、苋菜等。
②脾肾两虚型患者应多食具有补肾健脾、利尿通淋作用的药材和食材,如茯苓、白术、薏苡仁、猪腰、鲫鱼、黄豆、黑豆、马蹄、蚌肉等。
③尿道炎患者应多饮水,每天入量最好在2 000毫升以上,每2~3小时排尿一次,这是最实用且最有效的方法,通过大量尿液的冲洗作用,可以清除部分细菌。
④尿道炎患者饮食忌助长湿热之品,包括酒类、甜品和高脂肪食物;忌辛辣刺激之物,如辣椒、姜、葱和蒜等,以免使尿路刺激症状加重、排尿困难。

【民间偏方】

①枸杞子50克,红茶、茯苓各100克,枸杞子与茯苓共研末,每次取10克加红茶6克,开水冲泡10分钟即可饮服,每日2次。
②鱼腥草、通草各30克,玉米须、车前草各50克,水煎服,当茶饮用,不限次数,可治疗湿热下注引起的尿道炎。
③西瓜、马蹄、甘蔗各300克,榨汁饮用,可利尿通淋,有效缓解尿频、尿急、尿痛症状。

车前子荷叶茶

◎ 配方　荷叶干品、车前子、枸杞子各5克。

◎ 制作

1. 将干荷叶、车前子、枸杞子分别用清水洗净，备用。
2. 锅洗净，置于火上，将干荷叶、车前子、枸杞子一起放入锅中，加入适量清水，以大火煮沸后熄火，加盖闷泡10～15分钟。
3. 滤出茶渣后即可饮用。

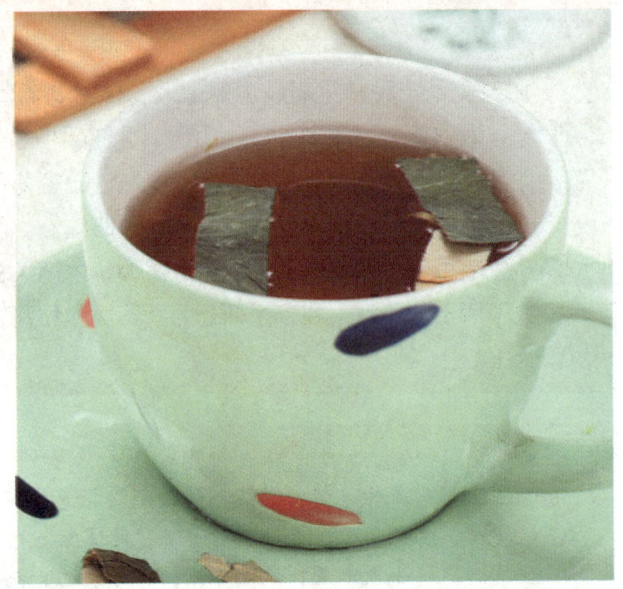

◎ 药膳功效　车前子、荷叶均具有清热解毒、利尿通淋的功效，适合湿热型尿路感染的患者服用，可缓解尿频、尿急、尿痛等相关症状。

苦瓜黄豆牛蛙汤

◎ 配方　苦瓜400克，黄豆50克，牛蛙500克，红枣5颗，盐5克。

◎ 制作

1. 苦瓜去瓤，切成小段，洗净；牛蛙处理干净；红枣泡发。
2. 蛋入碗中打散，并加入盐和水、淀粉调匀；火腿切丁。
3. 将1600克清水放入瓦煲内，煮沸后加入所有原材料，武火煮沸后，改用文火煲100分钟，加盐调味即可。

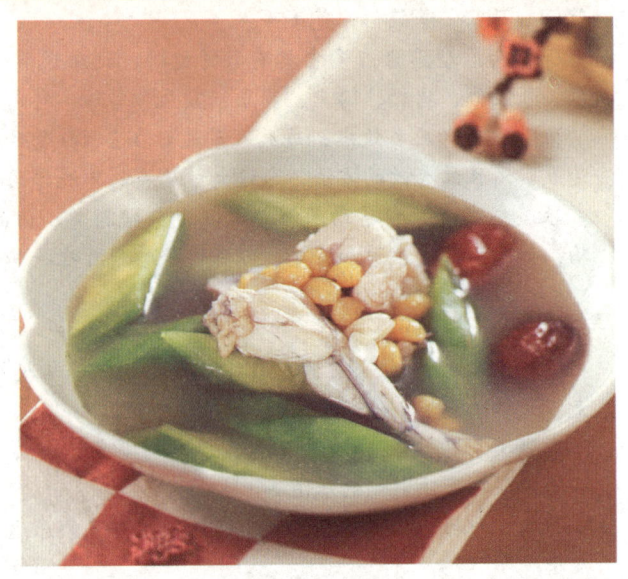

◎ 药膳功效　苦瓜性寒，味苦，能除邪热、解劳乏，还能快速排出毒素，避免体内毒性的堆积；黄豆健脾利尿；牛蛙清热解毒、利尿通淋。三者搭配煮汤食用，对湿热引起的尿道炎有一定的食疗效果。

绿豆茯苓薏苡仁粥

◎ **配方** 绿豆200克,薏苡仁200克,土茯苓15克,冰糖100克。

◎ **制作**

❶ 绿豆、薏苡仁淘净,盛入锅中加6碗水。

❷ 土茯苓碎成小片,放入锅中,以大火煮开,转小火继续煮30分钟。

❸ 加冰糖煮溶即可。

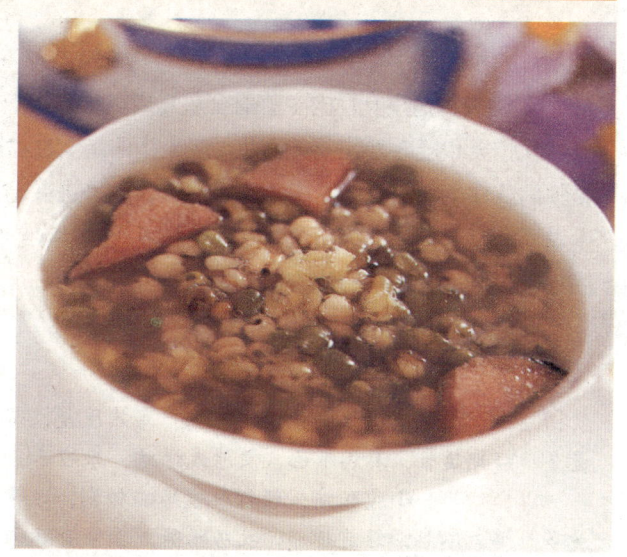

药膳功效 薏苡仁、土茯苓是常用的清热利尿,解毒排脓药;绿豆清热解毒。以上三者配伍,有泻火解毒、利尿通淋的功效,对急性尿道炎引起的排尿不畅、尿色黄赤、排尿涩痛、尿急、尿频等症有一定的食疗作用。

板蓝根西瓜汁

◎ **配方** 板蓝根20克,白茅根20克,红肉西瓜300克,甘草5克,果糖2小匙。

◎ **制作**

❶ 将板蓝根、白茅根、甘草洗净,沥水,备用。

❷ 全部药材与清水150毫升置入锅中,以文火加热至沸腾,约1分钟后关火,滤取药降温备用。

❸ 西瓜去皮,切小块,放入果汁机内,加入凉凉的药和果糖,搅拌均匀,倒入碗中,即可饮用。

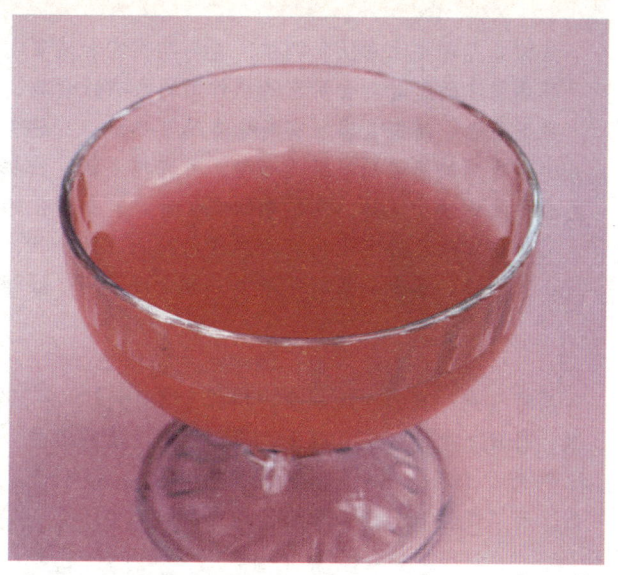

药膳功效 板蓝根味苦性寒,具有清热解毒、凉血消肿的功效;白茅根具有凉血解毒、利尿通淋的功效,对少尿、尿痛、血尿等均有疗效;西瓜是清热利尿佳果;甘草清热解毒。以上四味搭配,对膀胱湿热引起的尿道炎有食疗效果。

盆腔炎

盆腔炎，是指女性内生殖器官及其周围结缔组织、盆腔腹膜发生的炎症，可分为急性盆腔炎和慢性盆腔炎。急性盆腔炎指的是女性盆腔生殖器官及其周围结缔组织和腹膜的急性炎症，此病发病急，病情重，病势进展迅速；慢性盆腔炎指的是女性盆腔生殖器官及其周围结缔组织、盆腔腹膜发生慢性炎症性病变，此病起病缓慢，病情顽固难愈。中医认为，多因邪毒入侵，气血两伤所致。

【证型分析】

①湿热瘀结型：下腹疼痛拒按，胀满，寒热反复，带下量多、色黄、质稠、气臭，经量多，经期延长，淋漓不已，便溏或燥结，尿短赤，舌红有瘀点，苔黄厚，脉弦滑。

②气滞血瘀型：小腹胀痛，经行腰腹疼痛加剧，经量多、有块，血块排出痛减，带下量多，婚久不孕，经前抑郁，乳房胀痛，舌紫有瘀斑，苔薄，脉弦涩。

③寒湿凝滞型：小腹冷痛，或坠胀疼痛，神倦，腰骶冷痛，经行腹痛加重，喜热恶寒，经行延后，经量少、色黯，带下淋漓，尿频，婚久不孕，舌黯、苔白腻，脉沉迟。

④气虚血瘀型：下腹疼痛有结块，痛连腰骶，经行加剧，经量多有块，带下量多，神倦体乏，消化不良，食欲不振，舌黯有瘀点、苔白，脉弦涩无力。

【饮食原则】

①盆腔炎患者要注意饮食调护，发热期间宜食清淡、易消化的食物。

②高热伤津的患者可食用有清热作用的寒凉性食物，但不可冰镇。

③带下黄赤、质稠量多、有臭味者属湿热证，应忌食辛辣刺激性、煎烤食物。

④小腹冷痛的患者属寒凝气滞型，可食用姜汤、红糖水、桂圆等温热性食物，盆腔炎患者要注意饮食调护，发热期间宜食清淡、易消化的食物。

⑤高热伤津的患者可食用有清热作用的寒凉性食物，但不可冰镇。

⑥小腹冷痛的患者属寒凝气滞型，可食用姜汤、红糖水、桂圆等温热性食物。

【民间偏方】

①川芎5克，当归、延胡索、川楝子各10克，紫花地丁、蚤休、虎杖各15克，水煎服，每日1剂，可疏肝理气，活血化瘀，清利湿热。

②制大黄（后下）6克，生蒲黄包12克，皂角刺、生黄芪各20克，水煎服，每日1剂，可益气生肌，活血化瘀，托毒排脓。

生地木棉花瘦肉汤

◎配方　瘦肉300克，生地、木棉花各10克，青皮6克，盐6克。

◎制作

① 瘦肉洗净，切件，氽水；生地洗净，切片；木棉花、青皮均都洗净。

② 锅置火上，加水烧沸，放入瘦肉、生地慢炖1小时。

③ 放入木棉花、青皮再炖半个小时，调入盐即可食用。

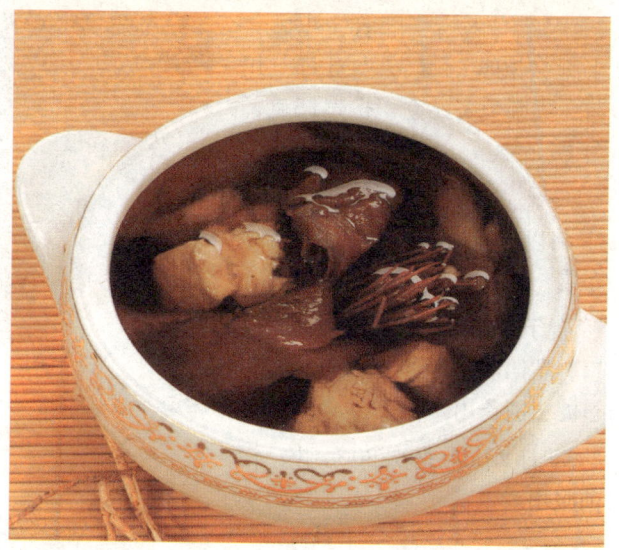

药膳功效　生地清热凉血、滋阴生津、杀菌消炎，可辅助治疗急性盆腔炎；青皮行气除胀、散结止痛，对气滞血瘀型盆腔炎、腹部胀痛、触及有硬块者有很好的疗效。木棉花清热、利湿、解毒，对湿热下注引起的急性盆腔炎有很好的疗效。

莲子茅根炖乌鸡

◎配方　萹蓄、土茯苓、白茅根各15克，红花8克，莲子50克，乌鸡肉200克，盐适量。

◎制作

① 将莲子、萹蓄、土茯苓、白茅根、红花洗净备用。

② 乌鸡肉洗净，切小块，入沸水中氽烫，去血水。

③ 把全部用料一起放入炖盅内，加适量开水，炖盅加盖，文火隔水炖3小时，加盐调味即可。

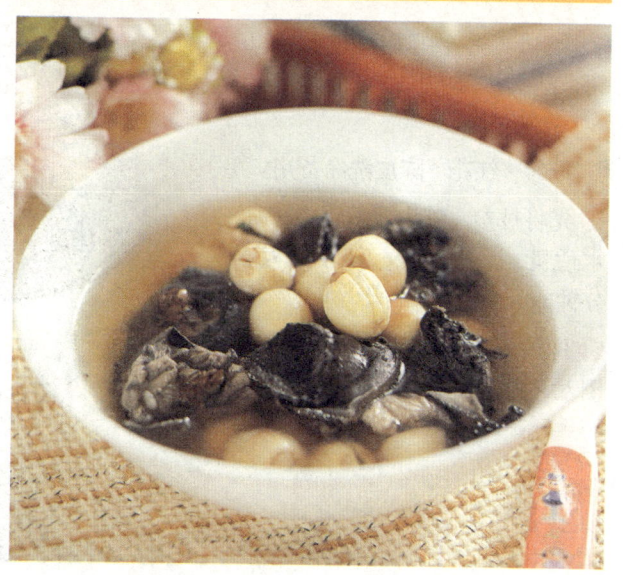

药膳功效　萹蓄、土茯苓、白茅根均可清热利湿、消炎杀菌；莲子可健脾补肾、固涩止带，可辅助治疗湿热型盆腔炎，能有效改善带下异常、小腹隐隐作痛等症状；乌鸡可益气养血、滋补肝肾，是常用于妇科疾病的食疗佳品。

薏苡仁黄芩酒

◎ **配方** 薏苡仁50克,牛膝、生地各30克,黄芩、当归、川芎、吴茱萸各20克,枳壳15克,白酒2.5升。

◎ **制作**

① 将以上药材共捣粗末,装入纱布袋,扎紧。

② 置于净器中,入白酒浸泡,封口,置阴凉干燥处,7日后开取,过滤去渣备用。

③ 每日2次,每次30毫升,饭前服用。

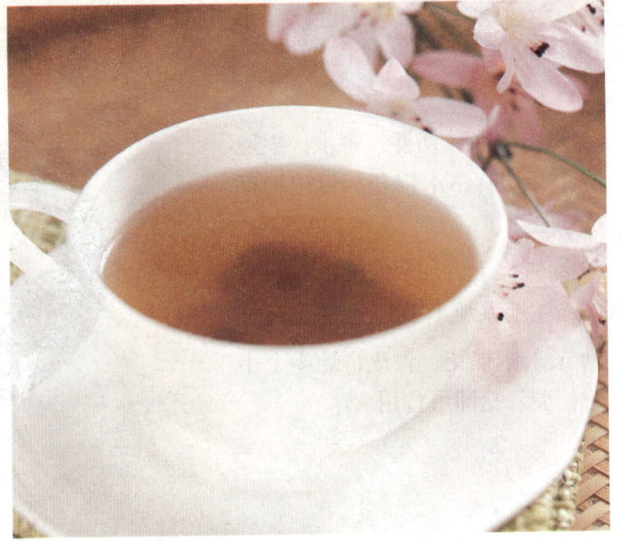

◎ **药膳功效** 薏苡仁、黄芩、生地、牛膝均有泻火解毒的功效,可改善白带异常、色黄臭秽的症状;当归、川芎、白酒可活血化瘀、行气散结;吴茱萸可温胃散寒,能行气止痛,枳壳可行气散结、除胀,可辅助治疗盆腔炎。

丹参红花陈皮饮

◎ **配方** 丹参10克,红花5克,陈皮5克。

◎ **制作**

① 丹参、红花、陈皮洗净备用。

② 先将丹参、陈皮放入锅中,加水适量,大火煮开,转小火煮5分钟即可关火。

③ 再放入红花,加盖闷5分钟,倒入杯内,代茶饮用。

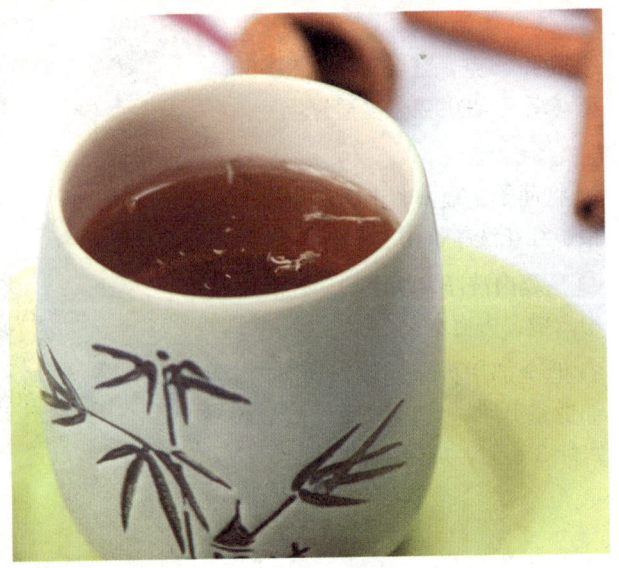

◎ **药膳功效** 丹参具有活血祛瘀、安神宁心、排脓止痛的功效;红花可活血通经、去瘀止痛;陈皮可行气散结。三者配伍同用,可治疗气滞血瘀型慢性盆腔炎。

宫颈炎

宫颈炎是育龄期女性的妇科常见病、多发病之一，分为急性与慢性两种。急性宫颈炎主要症状为白带增多，呈脓性，伴腰痛，下腹不适。多是因为分娩、流产或手术损伤宫颈后，使病原体侵入宫颈黏膜而发生的感染。宫颈炎在临床上以慢性宫颈炎较常见，主要症状表现为白带增多，呈乳白色，黏液状或白带中夹有血丝，或性交易出血，伴外阴瘙痒、腰骶部疼痛等。中医认为，宫颈炎多由脾肾两虚和湿热侵身所致，故临床分为脾虚型、肾虚型和湿热下注型。

【证型分析】

①**脾虚型：** 带下白或淡黄、质稠、无臭、淋漓不止，神倦体乏，面色萎黄或苍白，肢冷，纳少便溏，双足水肿，舌淡、苔白或腻，脉缓弱。

②**肾虚型：** 带下量多、质稀无臭，腰酸如折，小腹冷痛，便溏尿多，舌淡、苔白，脉沉；或阴部灼热，晕眩，面部烘热，五心烦热，舌红、苔少，脉细数。

③**湿热下注型：** 带下量多、色黄、质黏有臭，胸闷，口腻，纳差，小腹作痛，阴痒，小便黄少，舌红、苔黄腻，脉滑数。

【饮食原则】

①饮食应注意营养，多食富含维生素、纤维素的食物，可增强身体免疫力，减少感染机会。保持饮食清淡，多饮水，多食蔬菜。

②多进食一些具有消炎抗菌作用的食物，如大蒜、马齿苋、油菜、芥菜、苦瓜等。

③忌甜食与油腻食物，这些食物会增加白带的分泌，影响治疗效果。

④忌辛辣刺激性食物，忌海鲜等发物以及羊肉、狗肉等燥热性食物，这些食物都会加重宫颈红肿、糜烂等炎症反应，影响病情恢复。

【民间偏方】

①艾叶15克，鸡蛋2个，艾叶煎汤，去渣留汁，放鸡蛋同煮熟即可，可辅助治疗寒湿型宫颈炎。

②桂肉6克，黄芪、熟地、杜仲、菟丝子、制附子、补骨脂、鹿角胶各10克，水煎服。

③盐砂仁3克，知母、苍术、黄柏各9克，土茯苓、白鸡冠花、椿根皮各15克，柳根、鲜小花龙葵各30克，水煎服，每日1剂，分2次饮服，3日为1个疗程，服3~4疗程即愈。

红豆炒芦荟

◎配方　芦荟250克，红豆100克，青椒50克，香油20克，盐5克，醋10克。

◎制作

① 芦荟洗净去皮，取肉切薄片；红豆洗净，青椒洗净切丁。

② 红豆入锅中煮熟后，捞起控干水分。

③ 油锅烧热，加青椒爆香，放入芦荟肉、红豆同炒至熟，放盐、醋，淋上香油装盘即可。

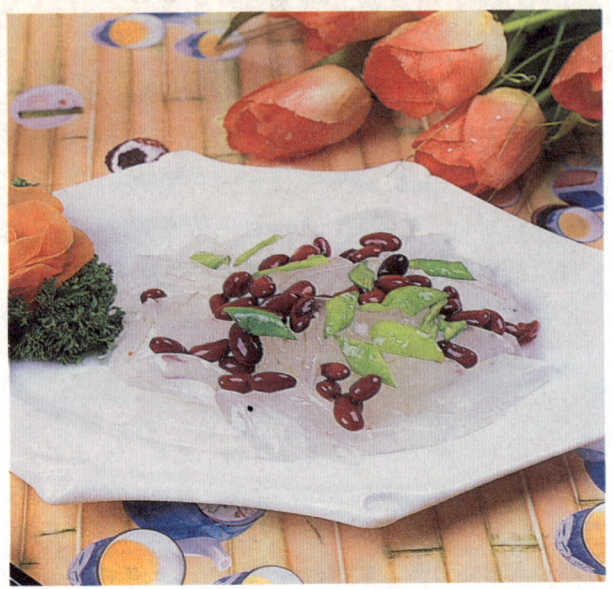

药膳功效　芦荟性寒，味苦涩，有清热、止血、杀菌、敛疮、生肌的功效；红豆具有清热解毒、利湿的作用。两者配伍同用，对宫颈炎有一定食疗作用。

凉拌鱼腥草

◎配方　鱼腥草350克，红椒20克，盐6克，味精3克，香油10毫升，醋10毫升。

◎制作

① 将鱼腥草洗净切成段，红椒洗净切丝。

② 锅中加水烧开，下入鱼腥草焯透后，捞出装入碗内。

③ 将鱼腥草内加入红椒丝和所有调味料一起拌匀即可。

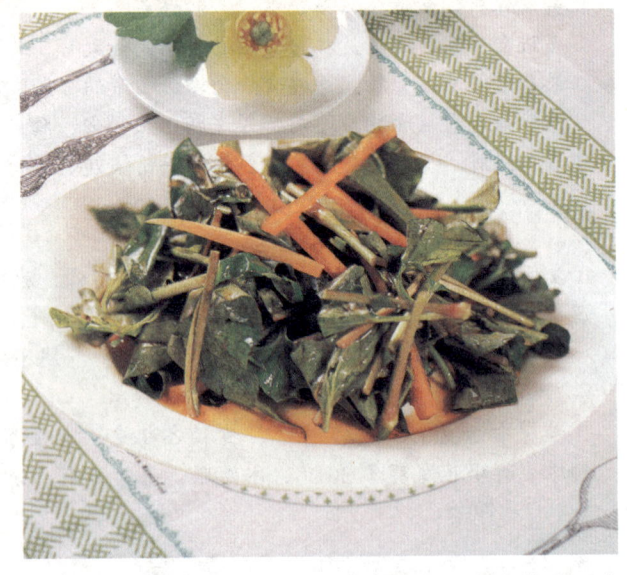

药膳功效　鱼腥草可清热解毒、消肿排脓，还有镇痛、止血、抑制浆液分泌的作用，对宫颈炎出现带下分泌增多（浆液性或浆液血性排液）症状以及并发感染出现脓血性分泌物，并伴有恶臭等症，均有一定的改善作用。

茅根马蹄猪展汤

◎配方　茅根15克，马蹄10个，猪展300克，姜3克，盐2克。

◎制作

❶ 茅根洗净，切成小段；马蹄洗净去皮；猪展洗净，切块；姜洗净去皮，切片。

❷ 将洗净的食材一同放入砂煲内，注入适量清水，大火煲沸后改小火煲2小时。

❸ 加盐调味即可。

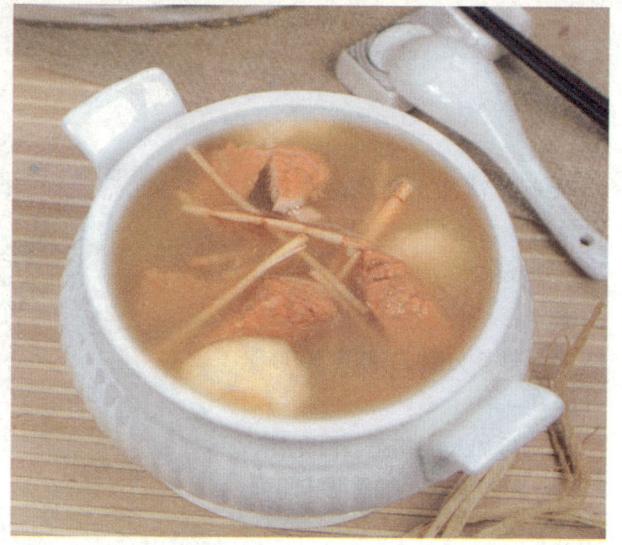

药膳功效　茅根具有清热解毒、凉血止血、利尿通淋的功效，对阴道炎、宫颈炎、痢疾以及各种出血症等均有疗效；马蹄能清热利尿、滋阴补肾，对宫颈炎、阴道炎、尿路感染等均有很好的食疗效果。

黄柏油菜排骨汤

◎配方　黄柏10克，排骨500克，油菜200克，盐、鸡精、味精各适量。

◎制作

❶ 油菜、黄柏洗净，备用。

❷ 排骨洗净切成小段，用盐腌8小时至入味。

❸ 锅上火，注清水适量，放入排骨、油菜、黄柏一起煲3小时，调入鸡精、味精拌匀即可。

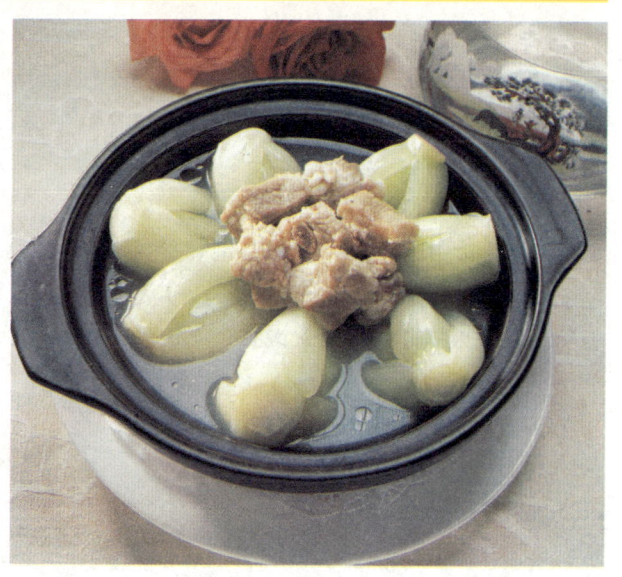

药膳功效　黄柏具有清热燥湿、泻火解毒的功效，油菜可活血化瘀、消肿解毒，两者合用有较好的消炎杀菌作用，对湿热下注型阴道炎、宫颈炎有很好的疗效，能有效缓解白带增多或白带中夹有血丝、外阴瘙痒等症状。

大芥菜红薯汤

◎配方　白花蛇舌草10克，大芥菜450克，红薯500克，花生油5毫升，盐3克。

◎制作

① 大芥菜洗净，切段；白花蛇舌草洗净，备用；红薯去皮，洗净，切成块状。

② 烧锅，加入花生油、姜片、红薯爆炒5分钟，加入1000毫升沸水。

③ 煮沸后加入大芥菜、白花蛇舌草，煲滚20分钟，加盐调味即可。

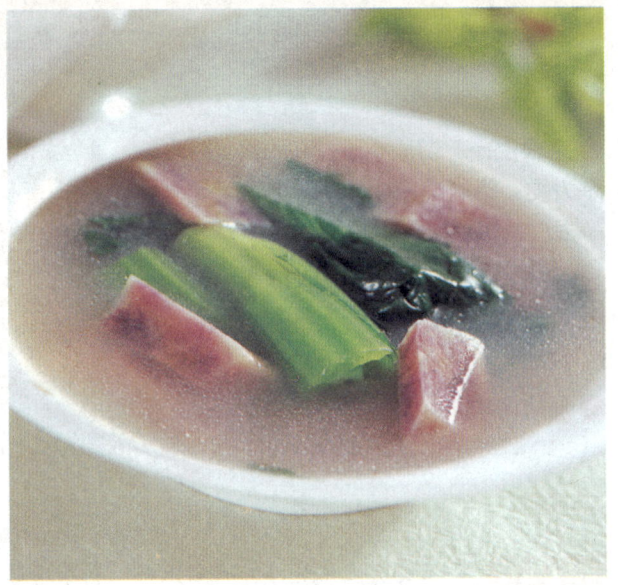

◎药膳功效　白花蛇舌草、大芥菜均有清热、利湿、解毒、杀菌之功，能抗感染，抑制细菌生长，对阴道炎、外阴瘙痒、宫颈糜烂以及带下黄稠臭秽等症有食疗作用。

苦瓜败酱草瘦肉汤

◎配方　瘦肉400克，苦瓜200克，败酱草100克，盐、鸡精各5克。

◎制作

① 将半枝莲、白花蛇舌草洗净，放入锅内，备用。

② 砂锅洗净，倒入清水，至没过材料，以武火煮开，转文火慢煮30分钟。

③ 直到药味熬出，加入适量冰糖，大约10分钟，即可溶化。

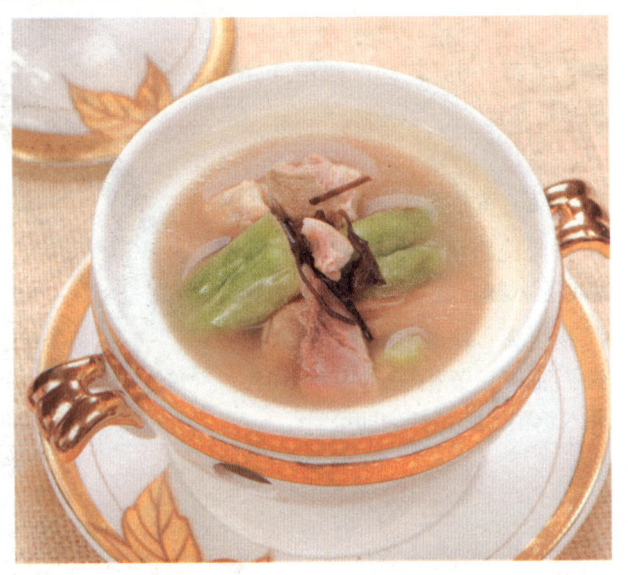

◎药膳功效　败酱草具有清热解毒、利湿止痒、消炎止带的功效；苦瓜可清热泻火，二者合用，可有效治疗湿热下注引起的宫颈炎、阴道炎、阑尾炎、痢疾、尿路感染、盆腔炎、附件炎、痈肿疔疮等各种炎症。

荠菜猪腰汤

◎ 配方 　猪腰200克，荠菜300克，生地10克，盐5克，味精3克，料酒适量。

◎ 制作

❶ 猪腰片开，剔去腰臊，再切成片，用盐、料酒稍腌。

❷ 荠菜洗净，再切成段；生地洗净备用。

❸ 锅中下入高汤煮沸，再下入生地，小火煎煮10分钟，再放入荠菜、腰片，煮熟后加盐、味精调味即可。

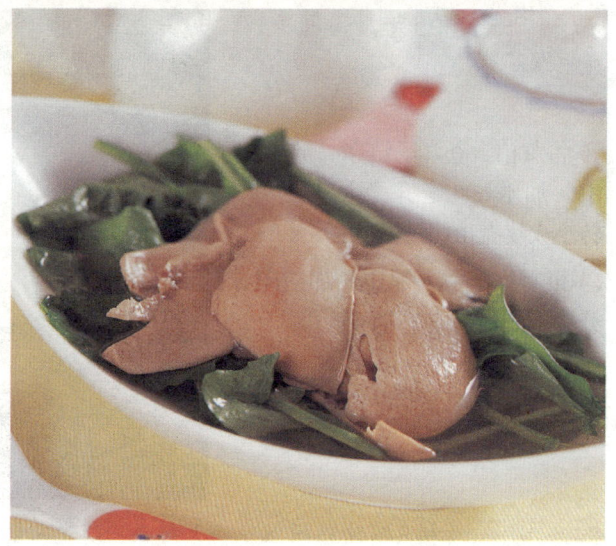

◎ 药膳功效 　荠菜清热解毒、凉血止血、消炎杀菌，生地清热凉血，猪腰补肾强腰，三者同用，对血热或热毒引起的阴道炎、尿道炎、宫颈炎、带下异常以及阴道不规则出血均有较好的食疗作用。

蒜蓉马齿苋

◎ 配方 　马齿苋200克，大蒜10克，盐5克，味精3克，香油适量。

◎ 制作

❶ 马齿苋洗净；蒜洗净去皮，剁成蓉。

❷ 将洗干净的马齿苋下入沸水中稍汆，捞出沥干水分，备用。

❸ 锅中加油烧至九成热时，下入蒜蓉爆香，再下入马齿苋快速翻炒，出锅时，加盐、味精炒匀，再淋上适量香油即可出锅。

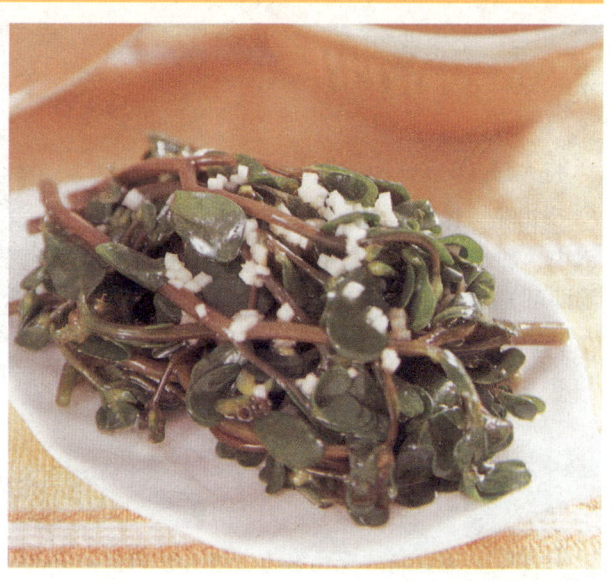

◎ 药膳功效 　马齿苋的药用价值，远远高于食用价值，特别是对生殖泌尿系统炎症，如阴道炎、宫颈炎、尿道炎以及肠道传染病，如肠炎、痢疾等，几乎药到病除，有较好的疗效。

黄柏苍耳消炎茶

◎ **配方** 黄柏9克,苍耳子10克,绿茶3克。

◎ **制作**

❶ 将黄柏、苍耳子洗净,放入锅中,加水600毫升,大火煮开,转小火续煮10分钟即可关火。

❷ 再将绿茶放入锅中,加盖闷5分钟,滤去药渣,即可饮用。

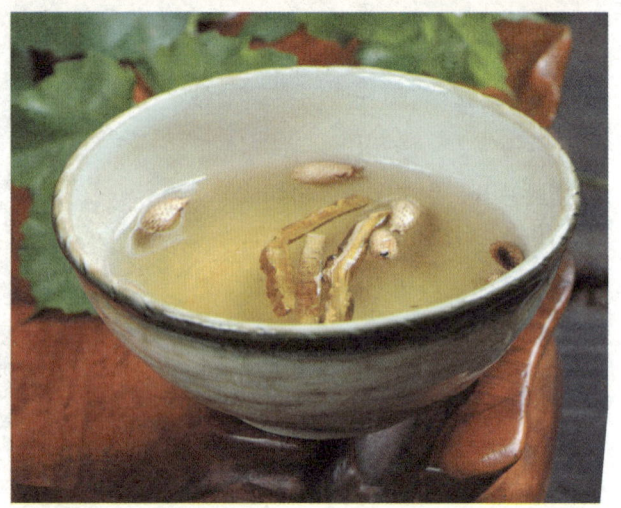

药膳功效 黄柏具有清热燥湿、泻火解毒、消炎杀菌的作用;苍耳子可祛风解毒、敛疮止痒;绿茶可清热降火。三者合饮对预防及治疗生殖泌尿系统炎症如阴道炎、宫颈炎、尿道炎、盆腔炎等均有很好的效果。苍耳子有小毒,水煎服时不可过量。可用本品煎水清洗阴道,内服外洗效果更佳。

大蒜银花茶

◎ **配方** 金银花30克,甘草3克,大蒜20克,白糖适量。

◎ **制作**

❶ 将大蒜去皮,洗净捣烂。

❷ 金银花、甘草洗净,一起放入锅中,加水600毫升,用大火煮沸即可关火。

❸ 最后调入白糖即可服用。

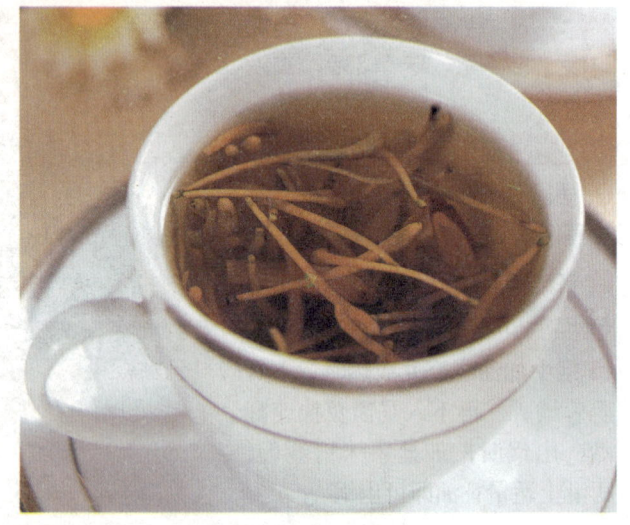

药膳功效 金银花可清热解毒、消炎杀菌,对一切热毒性病症均有疗效;甘草有一定的清热解毒功效;大蒜有较强的消炎杀菌作用,三者合用,可辅助治疗宫颈炎、阴道炎以及急性细菌性痢疾、急性肠炎、腮腺炎、流感等感染性疾病。但要注意,患有慢性胃炎溃疡病患者应慎食大蒜。

不孕症

生育年龄的女性，婚后同居两年以上，有正常的性生活又未采取避孕措施而不孕者，称为原发性不孕。曾经生育或流产后又未采取避孕措施两年未再受孕，为继发性不孕。对于不孕年限的规定，我国为两年，1995年世界卫生组织将不孕期缩短为一年，目的是早诊断、早治疗。也有学者认为，婚后有过妊娠，如流产、早产、死产，但未能获得活婴者，也属于不孕。中医称原发性不孕症为"全不产"，称继发性不孕为"断绪"。多因肾虚、肝气郁结、痰湿内阻、瘀滞胞宫等原因引起不孕。

【证型分析】

①肾阳虚型：婚久不孕，月经迟来，或月经后推，甚至闭经，色淡，性欲淡漠，小腹冷，带下量多而稀，子宫发育不良，头晕耳鸣，腰腿酸软，夜尿多，眼圈黯，面部黯斑，唇黯，舌黯、苔白，脉沉细、尺弱。

②肾阴虚型：婚久不孕，月经提前，经量少或经闭，色鲜红，或行经时间延长甚至崩漏，体瘦，头晕心悸，腰腿酸软，五心烦热，寐少梦多，肌肤失润，阴中干涩，舌红略干、苔少，脉细或细数。

③肝气郁结型：婚久不孕，月经时前时后，经量时多时少，经来腹痛，经前烦躁，乳房胀痛，情志抑郁，善叹息，舌黯红或有瘀斑，脉弦细。

④瘀滞胞宫型：婚久不孕，经期正常或推后，经来腹痛，甚至呈进行性加剧，经量时多时少，色紫有血块，快下痛减；或经行不畅，淋漓难净，经间出血；或肛门坠胀，性交痛，舌紫有瘀点，苔白，脉弦或弦细涩。

【饮食原则】

①肾阳虚型患者应选择冬虫夏草、菟丝子、肉桂、茴香、杜仲、鹿茸、桑寄生、海参、雀肉、乳鸽、鹌鹑肉、韭菜、核桃、板栗、榴梿等补肾助阳的药材和食物。

②肾阴虚型患者应选择龟板、女贞子、熟地、鳝鱼、鲍鱼、海参、银耳、黄精、桑葚、葡萄、樱桃、木耳等滋阴补肾的药材和食物。

【民间偏方】

①丹参、当归、泽兰、赤芍、香附子、红花各10克，水煎服。本方具有活血化瘀、行气通滞的功效，对继发性经闭和排卵不畅有一定的治疗效果。

②白芍、当归、山萸肉、紫河车各9克，覆盆子、菟丝子各12克，熟地黄、炙龟板（先煎）各15克，鹿角霜（先煎）20克，水煎服，每日1剂。

虫草海马炖鲜鲍

◎配方　冬虫夏草2克，新鲜大鲍鱼1只，海马4只，光鸡500克，猪瘦肉200克，金华火腿30克，生姜2片，花雕酒、味精、食盐、鸡粉各2克，鸡汁2克。

◎制作

① 将海马洗净，用瓦煲焗去异味，光鸡洗净斩成块，瘦肉切成大粒，金华火腿切成粒，将切好的材料飞水去掉杂质。

② 把所有的原材料放入炖盅，放入锅中隔水炖4小时后，放入调味料调味即成。

◎药膳功效　冬虫夏草具有补虚损、益精气、补肺肾之功效，主治肺肾两虚、精气不足、自汗盗汗、腰膝酸软等虚弱症状；海马具有滋阴补肾的功效；鲍鱼滋补肝肾。三者搭配炖汤食用，对肾阳亏虚引起的不孕症有一定的食疗效果。

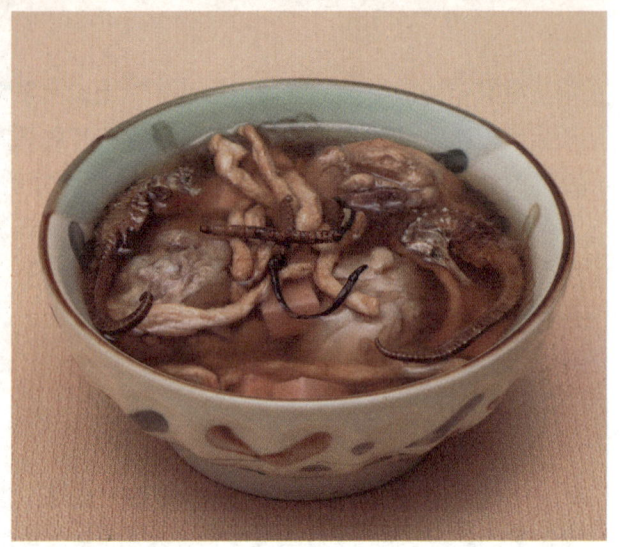

菟丝子烩鳝鱼

◎配方　干地黄12克，菟丝子12克，净鳝鱼250克，肉250克，净笋10克，黄瓜10克，水发木耳3克，酱油、盐、淀粉、姜末、蒜末、香油、白糖各适量，蛋清1个，高汤少许。

◎制作

① 菟丝子、干地黄煎两次，取汁过滤。鳝鱼切片，加水、淀粉、蛋清、盐煨好。

② 将鳝鱼片放入碗内，放温油中划开，待鱼片泛起即捞出。再放入所有材料调味即可。

◎药膳功效　菟丝子具有滋补肝肾、固精缩尿等功效，可用于腰膝酸软、目昏耳鸣、肾虚等症；鳝鱼补肝肾、活血通络、养血调经；干地黄滋阴补肝肾。三者配伍同用，对肝肾亏虚引起的不孕症有较好的食疗效果。

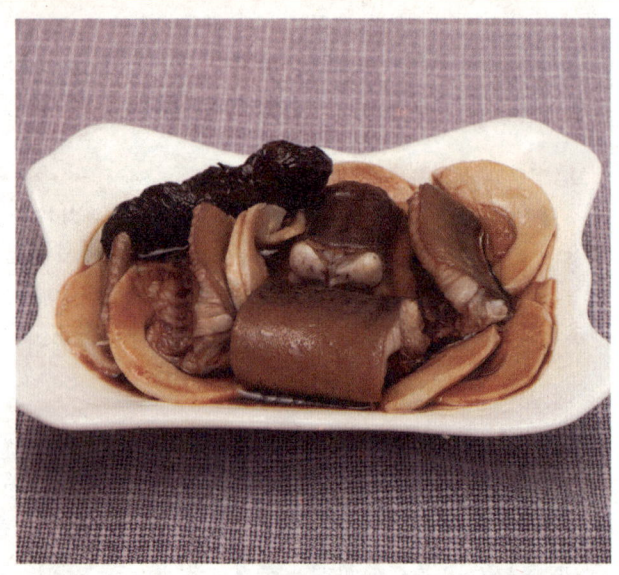

肉桂茴香炖鹌鹑

◎配方　鹌鹑3只，肉桂、胡椒各10克，小茴香20克，杏仁15克，盐少许。

◎制作

① 鹌鹑去毛、内脏、脚爪，洗净；将肉桂、小茴香、胡椒、杏仁均洗净备用。

② 鹌鹑放入煲中，加适量水，煮开，再加入肉桂、杏仁以小火炖2小时。

③ 最后加入小茴香、胡椒，焖煮10分钟，加盐调味即可。

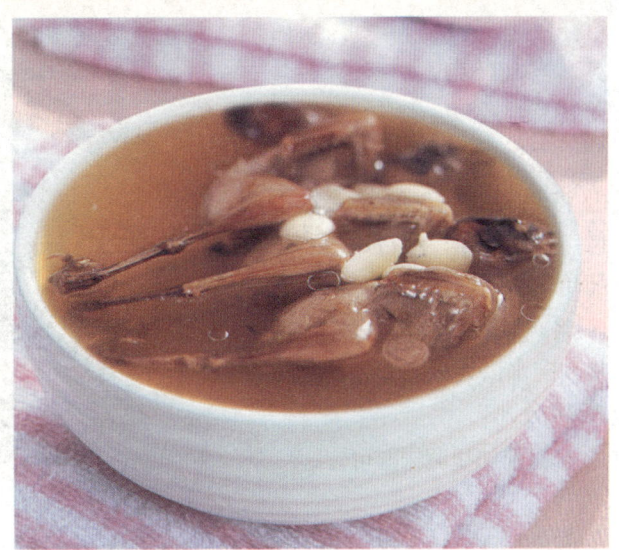

药膳功效　鹌鹑肉补肾壮阳、益气养血；肉桂、茴香均可暖宫散寒，与鹌鹑配伍同食，对男女不育不孕均有一定的食疗效果，可促进女性排卵，改善小腹冷痛、四肢冰凉、腰膝酸痛、性欲冷淡等症状。

龟板杜仲猪尾汤

◎配方　龟板25克，炒杜仲30克，猪尾600克，盐2小匙。

◎制作

① 猪尾剁段洗净，汆烫捞起，再冲净1次。

② 龟板、炒杜仲冲净备用。

③ 将猪尾、杜仲、龟板盛入炖锅，加六碗水以大火煮开，转小火炖40分钟，加盐调味。

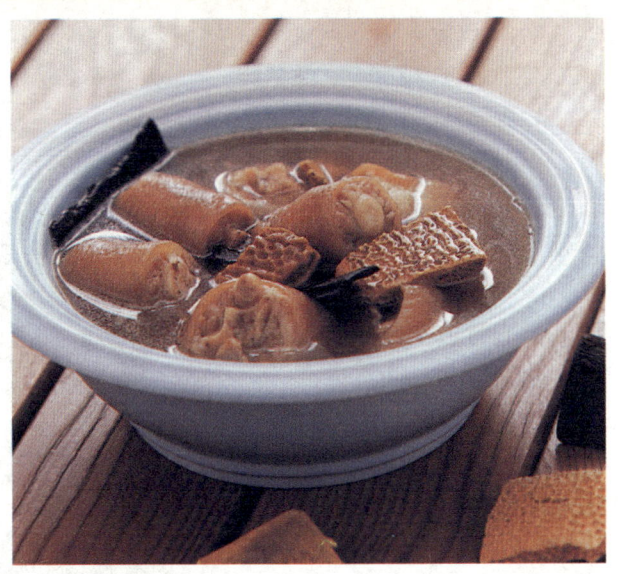

药膳功效　龟板滋阴补肾、固经止血、养血补心，杜仲具有补肝肾、强筋骨、安胎气等疗效，猪尾可强腰壮骨。三者合用，对肝肾阴虚或肝肾不足所致的不孕症有很好的食疗效果。症见用于阴虚潮热、月经不调、失眠、腰膝酸软、不孕等。

四物鸡汤

◎配方　鸡腿150克，熟地25克，当归15克，川芎5克，炒白芍10克，盐3克。

◎制作

❶ 将鸡腿剁块，放入沸水中氽烫，捞出冲净；药材以清水快速冲净。

❷ 将鸡腿和所有药材放入炖锅，加6碗水以大火煮开，转小火续炖40分钟。

❸ 起锅前加盐调味即可。

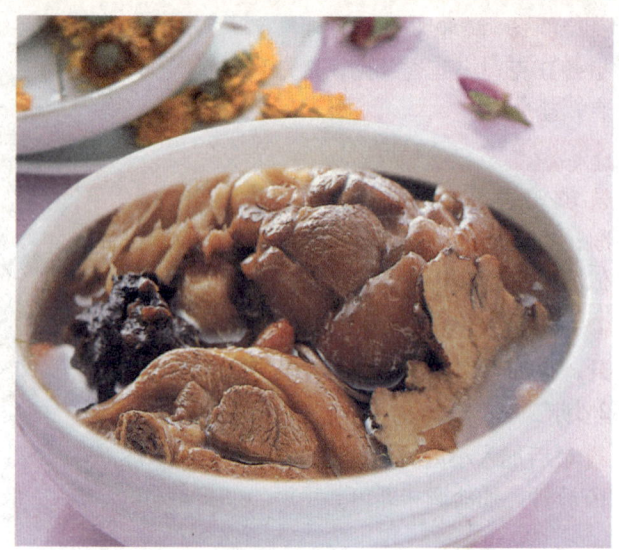

药膳功效　熟地、当归、川芎、炒白芍四者合成为四物汤，可滋养身体的阴血，使血液循环畅通，对阴血亏虚、血液瘀滞不行导致的不孕患者有很好的疗效，还可有效改善患者腰膝酸软、潮热盗汗、面色微黄或苍白、神疲乏力、月经不调等症状。

鲍汁鲜竹焖海参

◎配方　鲜腐竹200克，水发海参200克，西蓝花100克，冬菇50克，炸蒜子6只，葱、盐、味精、糖、鸡精、蚝油、老抽各适量。

◎制作

❶ 锅中放入水，下入姜片、葱、海参煨入味待用。

❷ 将鲜腐竹煎至两面金黄色待用，西蓝花氽熟待用。

❸ 起锅爆香姜葱，下入鲜腐竹、海参、冬菇略焖，再下入所有调味料焖至入味后装盘，西蓝花围边即可。

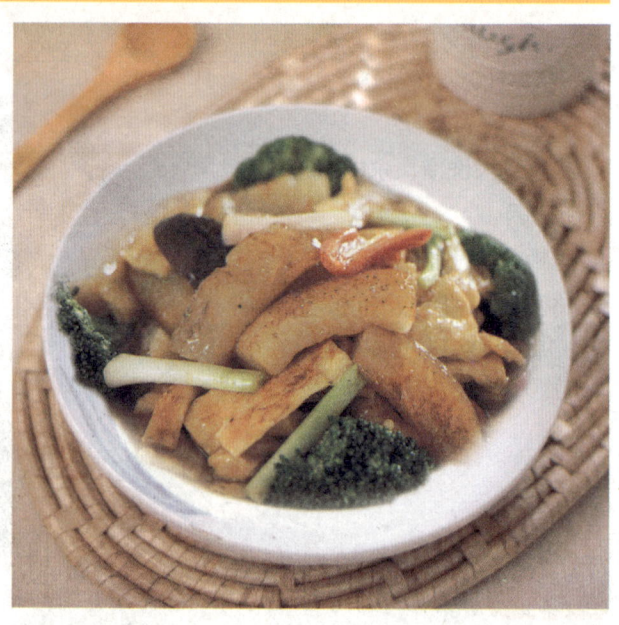

药膳功效　海参可补肾益精、养血润燥、调经、养胎，对于虚劳瘦弱、气血不足或肾气亏虚、月经不调等因素所造成的不孕均有很好的食疗作用。

栗子羊肉汤

配方 枸杞子20克，羊肉150克，栗子30克，吴茱萸、桂枝各10克，盐5克。

制作

❶ 将羊肉洗净，切块。栗子去壳，洗净切块；枸杞子洗净，备用。

❷ 吴茱萸、桂枝洗净，煎取药汁备用。

❸ 锅内加适量水，放入羊肉块、栗子块、枸杞子，大火烧沸，改用小火煮20分钟，再倒入药汁，续煮10分钟，调入盐即成。

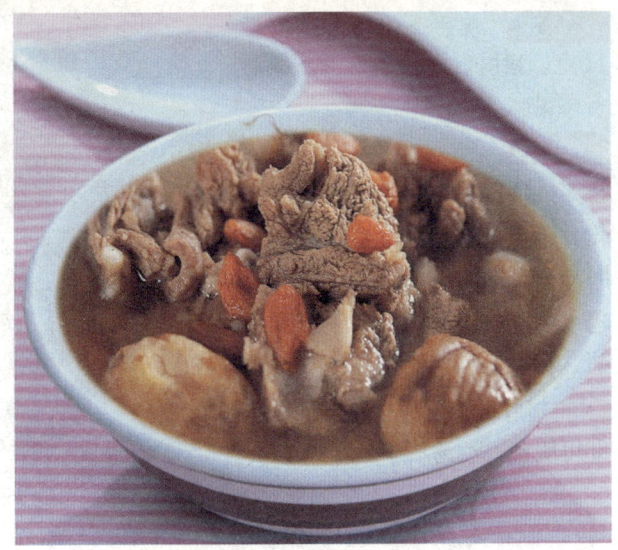

药膳功效 羊肉、吴茱萸、桂枝均有暖宫散寒、温经活血的作用，板栗、枸杞子有滋阴补肾的效果，配伍同用，对肝肾不足、小腹冰凉、畏寒怕冷、阳虚宫寒不孕的患者有很好的食疗效果。

虫草红枣炖甲鱼

配方 甲鱼1只，冬虫夏草10枚，红枣10枚，料酒、精盐、味精、葱、姜片、蒜瓣、鸡清汤各适量。

制作

❶ 将甲鱼宰杀洗净，切成块，冬虫夏草洗净，红枣用开水浸泡。

❷ 将块状的甲鱼放入锅内煮沸，捞出，备用。

❸ 甲鱼放入砂锅中，上放虫草、红枣，加料酒、盐、味精、葱、姜、蒜、鸡汤，炖2小时，取出，拣去葱、姜即成。

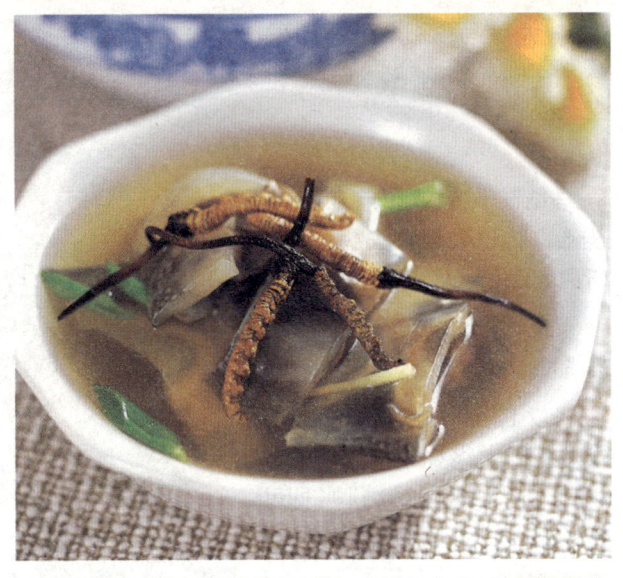

药膳功效 甲鱼可滋阴、益气养血、调补阴阳，冬虫夏草可益气补虚、抗衰老，红枣能补气养血，三者合用，对气血不足、性欲冷淡、乏力、面色微黄、月经不调等症的不孕患者有一定疗效。

顺气猪肝汤

◎ 配方　佛手、山楂、陈皮各10克，猪肝、食盐、麻油、料酒各适量。

◎ 制作

❶ 将猪肝洗净切片，佛手、山楂、陈皮洗净，加沸水浸泡1小时后去渣取汁。

❷ 碗中放入猪肝片，加药汁和食盐、料酒，隔水蒸熟。

❸ 将猪肝取出，放少许麻油调味即可服食，饮汤。

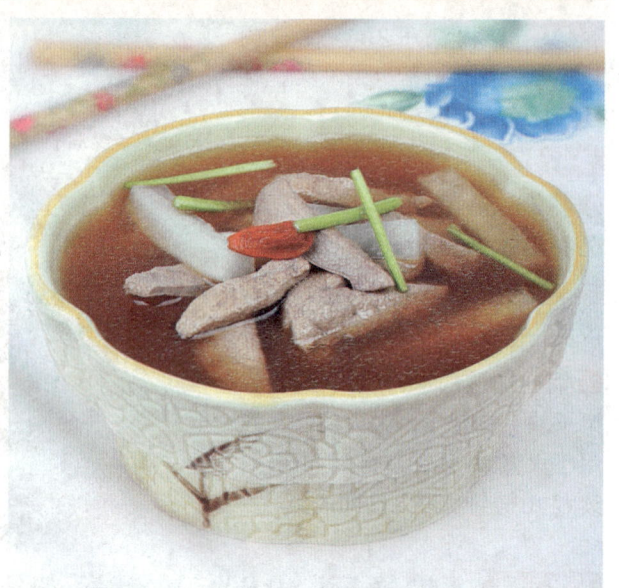

◎ 药膳功效　此汤具有行气解郁、通经散瘀、解毒消肿的功效，对气滞血瘀型不孕的患者有较好的食疗作用。

灵芝茯苓炖乌龟

◎ 配方　乌龟1只，灵芝6克，茯苓25克，山药8克，生姜10克，盐5克，味精3克。

◎ 制作

❶ 乌龟置于冷水锅内，慢火加热至沸，将龟破开，去头和内脏，斩成大件。

❷ 灵芝切块，同茯苓、山药、生姜洗净。

❸ 将以上用料放入瓦煲内，加适量水，以大火烧开，转小火煲2小时，最后用盐和味精调味即可。

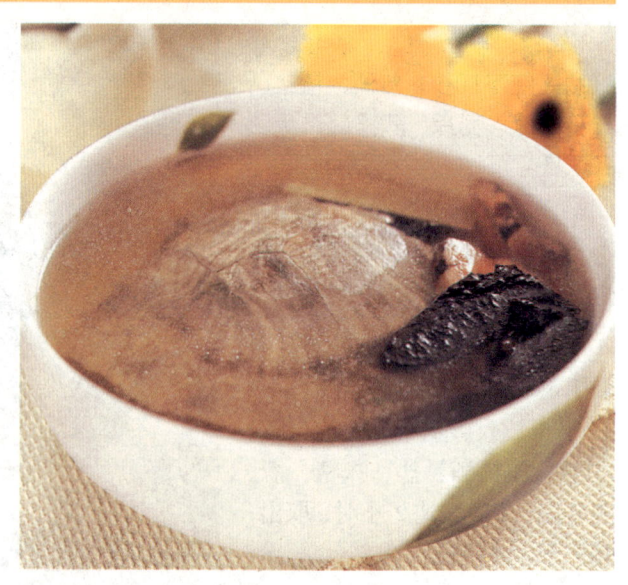

◎ 药膳功效　乌龟具有滋阴补血、补肾调经、促排卵等功效；灵芝、茯苓、山药可养心安神、益气补虚，以上四味配伍同用，对肝肾阴虚、气血亏虚等所致的不孕症有很好的食疗效果。

卵巢早衰

卵巢早衰是指卵巢功能衰竭现象。特点是原发或继发闭经伴随血促性腺激素水平升高和雌激素水平降低，并伴有不同程度的一系列低雌激素症状，如：潮热多汗、面部潮红、性欲低下等。中医认为，肾虚是卵巢早衰的最主要因素，补肾是治疗此病的基本原则，且重在调补肾阴和肾阳。

【证型分析】

①阴虚火旺型：经少渐至经闭，烘热汗出，五心烦热，头晕耳鸣，腰腿酸软，足后跟疼，便干尿赤，阴部干涩，子宫偏小，血清雌二醇（E_2）水平低下，卵泡雌激素（FSH）水平升高，舌红有裂纹、苔少，脉细数或带弦。

②肾虚肝郁型：断经，腰腿酸软，头晕耳鸣，胸闷，叹息，多愁易怒，寐少梦多，胁腹胀痛，性功能减退，子宫、卵巢偏小，带下量少，E_2 偏低，FSH 升高，舌黯、苔白或黄，脉细弦或沉弦。

③肾阳虚型：绝经较早，或超龄没月经初潮，精神萎靡，头晕耳鸣，畏寒肢冷，腰背冷痛，性欲淡漠，尿频，夜尿，白带少，子宫、卵巢缩小，E_2 低下，FSH 升高，面色晦暗，舌淡、苔白，脉沉细或沉迟。

④阴阳具虚型：肾阳虚、肾阴虚症或并见，时畏寒肢冷、水肿便溏，时烘热汗出、头晕耳鸣，舌淡、苔薄，脉细弱或细弦。

【饮食原则】

①宜选用对卵巢功能的生理性周期调节有益的食品，如鲍鱼、海参、鹌鹑、鸽子、乌鸡、墨鱼、章鱼等。

②多摄取 β–胡萝卜素。食用胡萝卜、橙类的水果以及红薯、哈密瓜、南瓜、西红柿等"有色"蔬果，可显著减少卵巢疾病的发病率。

③多摄取高钙食物，如虾皮、海米、牛奶、海带、豆制品等。有研究指出，如果女性每日摄取高钙食物，会比摄取钙质不足的人得卵巢疾病的概率低很多。

④多摄取活性乳酸菌，同时多摄取谷类。谷类的特殊纤维可以提供乳酸菌活跃的能力，可增加自身的免疫力，有助于平衡体内荷尔蒙及治愈囊胞。

⑤卵巢早衰患者可多服养身调经、滋补肝肾之品，如桂圆、桑葚、黑芝麻、乌鸡等。

⑥治疗期间应忌烟、酒；忌食刺激性食物，以及肥腻、油煎、霉变、腌制的食物；忌食羊肉、狗肉、韭菜、胡椒等温热性食物。

【民间偏方】

①橘皮6克，刀豆壳10克，二药洗净入锅，加水煎30分钟，去渣留汁即可饮服，分上、下午2次饮服。

②莲心1克，白菊花、苦丁茶各3克，枸杞子10克，枸杞子、白菊花洗净，晒干，与莲心、苦丁茶同放入杯，沸水冲泡，加盖闷10分钟即可饮服。

锁阳羊肉汤

◎ **配方** 锁阳15克,生姜3片,羊肉250克,香菇5朵。

◎ **制作**

❶ 将羊肉洗净切块,放入沸水中余烫一下,捞出,备用。香菇洗净,切丝;锁阳、生姜洗净备用。

❷ 将所有的材料放入锅中,加适量水。大火煮沸后,再用小火慢慢炖煮至软烂,大约50分钟。

❸ 起锅前,加适当的调味料即可。

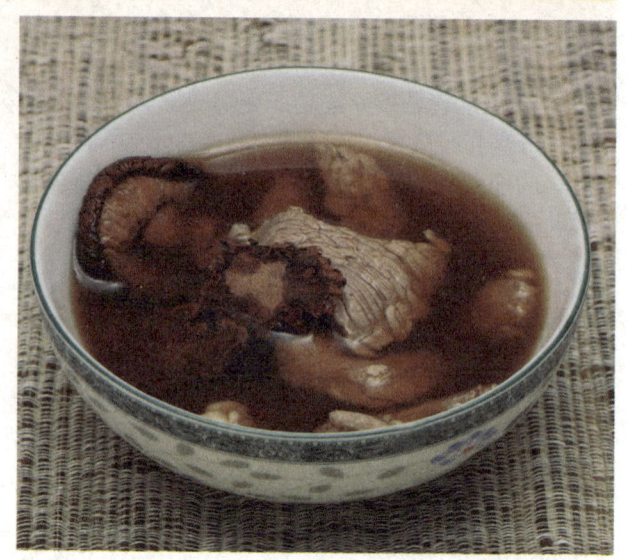

◎ **药膳功效** 锁阳具有滋阴补肾、增强性欲的功效,羊肉可温补肾阴、温经散寒,生姜散寒温胃,香菇益气滋阴、抗老防衰。以上几味配伍炖汤食用,对肾阳亏虚型卵巢早衰患者有较好的食疗作用。

松茸鸽蛋海参汤

◎ **配方** 海参20克,松茸20克,鸽蛋、水发虫草花、清鸡汤各适量。

◎ **制作**

❶ 海参泡发,洗净备用;松茸洗净后用热水将其泡透,汤汁留用;将鸽蛋、水发虫草花、海参分别入沸水快速飞水,捞出备用。

❷ 净锅下清鸡汤、松茸,汤开后倒入盛有调味料的炖盅内,盖上盖子,放入蒸笼旺火蒸10分钟至味足。

❸ 取出即可上桌。

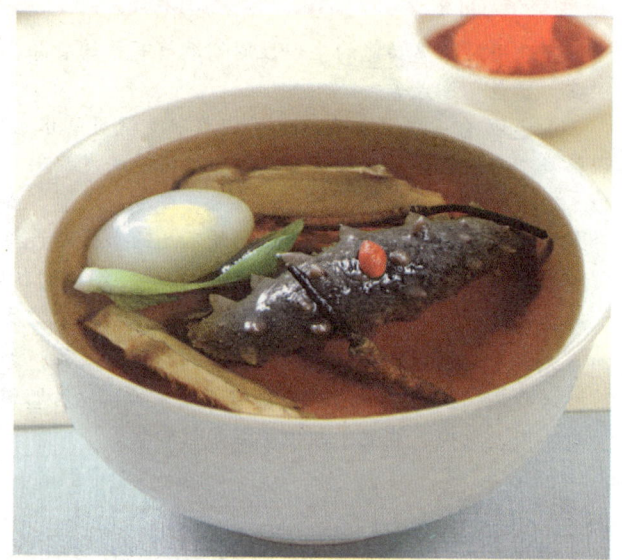

◎ **药膳功效** 海参具有补肾益精、养血润燥、养巢抗衰的功效,可改善卵巢早衰引起的女性精血亏虚、性欲低下、月经不调等症状;虫草花、松茸、鸽蛋均具有补肾益气、延年抗衰的功效。以上几味配伍,对肾阳亏虚引起的卵巢早衰有疗效。

鹿茸黄芪煲鸡汤

◎ 配方　鸡肉500克，瘦肉300克，鹿茸20克，黄芪20克，生姜10克，盐5克，味精3克。

◎ 制作

1. 将鹿茸片放置清水中洗净；黄芪洗净；生姜去皮，切片；瘦肉切成厚块。
2. 将鸡肉洗净，斩成块，放入沸水中氽去血水后，捞出。
3. 锅内注入适量水，下入所有原材料大火煲沸后，再改小火煲3小时，调入调味料即可。

药膳功效　鹿茸能补肾壮阳、益精生血、调理卵巢；黄芪可健脾益气、补虚；两者合用，对肾阳不足、脾胃虚弱、精血亏虚所致的卵巢早衰、宫冷不孕、尿频遗尿、腰膝酸软等症均有较好的效果。

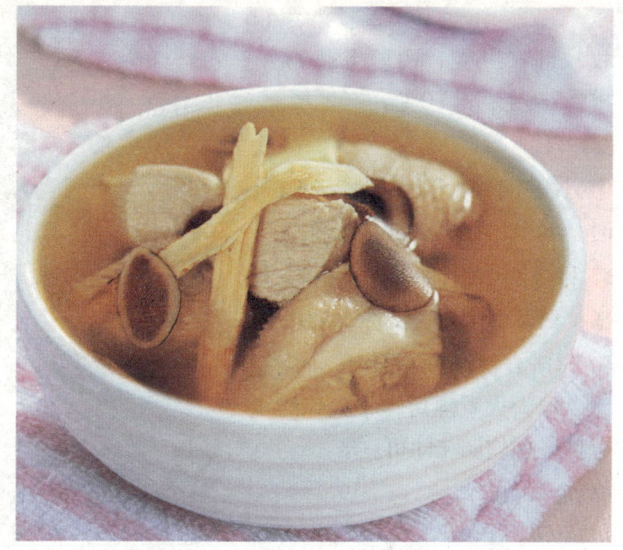

双色蛤蜊

◎ 配方　白萝卜球200克，胡萝卜球200克，文蛤250克，芹菜末50克，肉苁蓉10克，当归20克，淀粉5克。

◎ 制作

1. 胡萝卜球、白萝卜球煮熟；淀粉加水拌匀备用。文蛤洗净，放入蒸笼，中火蒸10分钟，取肉、汤汁备用。
2. 肉苁蓉、当归加水，放入锅中煮35分钟，滤取药汁；将胡萝卜球、白萝卜球、蛤肉汁加1/4碗水，用小火焖煮3分钟，加入淀粉水勾芡；放入蛤蜊肉及芹菜末、药汁，拌匀即可食用。

药膳功效　当归可补血、活血、调经，与肉苁蓉合用，对卵巢早衰有很好的疗效。

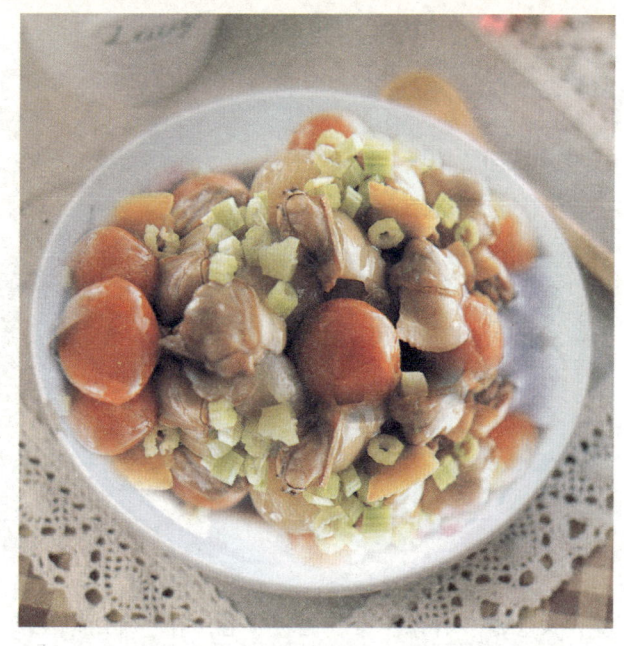

麦枣甘草排骨汤

◎ **配方** 小麦100克,红枣10枚,甘草15克,白萝卜250克,排骨250克,盐10克。

◎ **制作**

❶ 小麦淘净,以清水浸泡1小时,沥干;红枣、甘草洗净。

❷ 排骨洗净斩件,氽水,捞起洗净;白萝卜削皮,洗净,切块。

❸ 将所有材料放入锅中,加8碗水,以大火煮沸后转小火炖约40分钟,加盐调味即可。

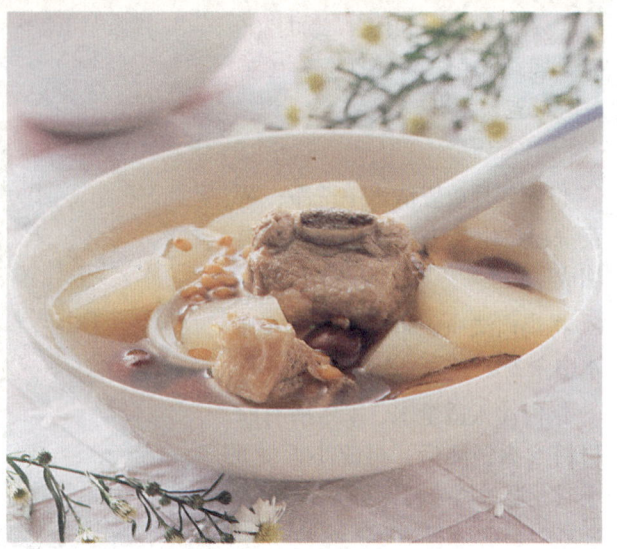

◎ **药膳功效** 小麦、红枣、甘草共组成甘麦大枣汤,是治疗妇人脏燥的良方,对肝气郁结导致卵巢功能异常、雌激素水平下降造成的卵巢早衰、闭经、不孕者有一定的辅助治疗作用。

当归红枣牛肉汤

◎ **配方** 牛肉500克,当归50克,红枣10枚,盐、味精各适量。

◎ **制作**

❶ 牛肉洗净,切块。

❷ 当归、红枣洗净。

❸ 全部用料放入煲内,用适量水,猛火煲至水开,改用慢火煲2~3小时,调味即可。

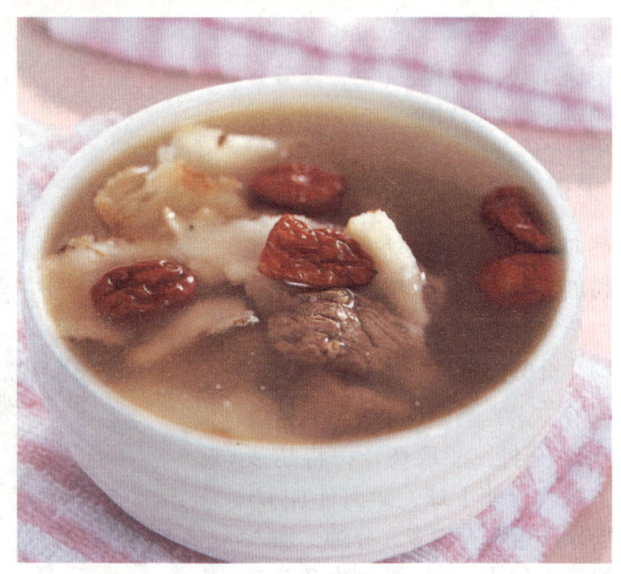

◎ **药膳功效** 红枣营养丰富,既含蛋白质、粗纤维、糖类、有机酸、黏液质和钙、磷、铁等,又含有多种维生素,能抗衰老,有"天然维生素丸"之美称;当归可补血、调经;牛肉可益气补虚;三者同用,对卵巢早衰有较好的辅助治疗作用。

虫草海马炖大鲜鲍

◎ **配方** 新鲜大鲍鱼1只,海马4只,冬虫夏草2克,光鸡肉500克,猪瘦肉200克,金华火腿30克,生姜2片,花雕酒、食盐、鸡粉、味精、浓缩鸡汁各适量。

◎ **制作**

① 先将鲍鱼去壳和肠,洗净,海马用瓦煲氽去异味。

② 光鸡斩件,瘦肉切成大粒,金华火腿切成粒,将切好的材料飞水去掉杂质。

③ 把所有的原材料装入炖盅放入锅中隔水炖4小时后,放入所有调味料即可。

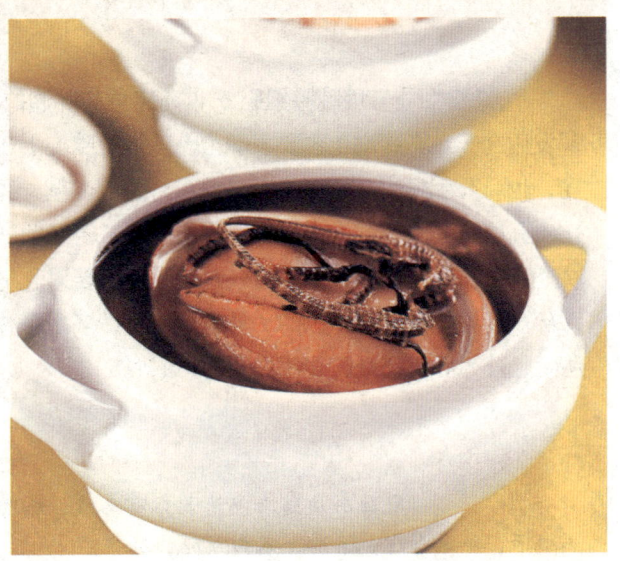

◎ **药膳功效** 此品对肾气虚弱、卵巢早衰、精气不足、病后虚弱等症均有较好的疗效。

山药黄精炖鸡

◎ **配方** 黄精30克,山药100克,鸡肉1000克,盐4克。

◎ **制作**

① 将鸡肉洗净,切块,入沸水中去血水;黄精、山药洗净备用。

② 把鸡肉、黄精、山药一起放入炖盅,加水适量。

③ 隔水炖熟,下入盐调味即可。

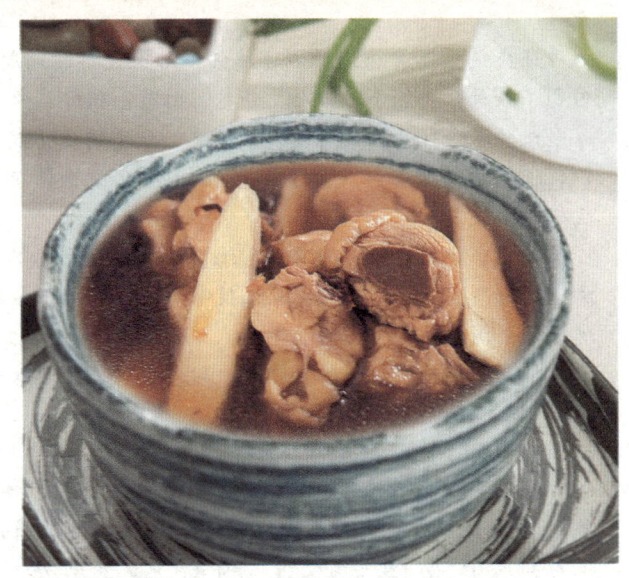

◎ **药膳功效** 黄精具有滋阴益肾、健脾润肺的功效;山药可健脾补肾;鸡肉可益气补虚,三者同食,对肝肾阴虚所致的卵巢早衰有很好的疗效,能有效调理肾与卵巢的功能,改善低雌激素症状,包括潮热、盗汗、性欲低下等。

乳腺增生

乳腺增生是一种乳腺组织既非炎症也非肿瘤的异常增生性疾病，乃女性常见的多发病之一。乳腺增生主要表现为乳腺管及腺泡上皮增生，单侧或双侧乳房胀痛或触痛，也可有刺痛或牵拉痛。疼痛常在月经前加剧，经后疼痛减轻，常伴情绪波动而变化。乳房出现肿块，大小不等，形态不一，月经前期肿块增大，质地较硬，月经后肿块缩小，质韧而不硬，活动度较好。乳痛主要以乳房肿块处为甚，常涉及胸胁部或肩背部。乳腺增生类属中医的"乳癖"范畴，多由精神情志刺激、急躁恼怒或日久抑郁所致，分为肝郁痰凝和冲任失调两个证型。

【证型分析】

①肝郁痰凝型：乳腺肿块随喜怒消长，有疼痛，胸胁满闷，烦躁易怒，失眠多梦，烦热口干，纳呆食少，舌胖、苔白或腻，脉弦。

②冲任失调型：乳腺有肿块，经前胀硬，经后便软，月经失调、量少、色淡，神倦体乏，腰腿酸软，舌红、苔白而少，脉细。

【饮食原则】

①肝郁痰凝型患者应选择疏肝理气、化痰消咳的药材和食材，如青皮、橘皮、柴胡、川楝子、佛手、郁金、荔枝核、橘核、茯苓、莱菔子、半夏、萝卜、海带、海藻、甲鱼等。

②冲任失调型患者应选择调理冲任、活血化瘀的药材和食材，如元胡、川芎、香附、当归、益母草、佛手、田七、丹参、白芍、猪肝、兔肉、甲鱼、牡蛎等。

③多进食富含纤维素的食物，如谷类、豆类的皮，以及各种蔬菜等。由于膳食纤维可以促使脂肪吸收减少，脂肪合成受到抑制，就会使激素水平下降，从而有利于乳腺增生疾病的恢复。

④宜多食含碘的食物，如海藻、海带、干贝、海参等。碘可以刺激垂体前叶黄体生成素，促进卵巢滤泡黄体化，从而使雌激素水平降低，恢复卵巢正常的机能。纠正内分泌失调，消除乳腺增生的隐患。

⑤宜低脂、低糖饮食，少食肥肉、甜食等。忌食辛辣刺激性食物。

【民间偏方】

①丹参、青皮、三棱各9克，白芍、柴胡、香附、郁金各12克，黄芪、白花蛇舌草各15克，夏枯草、生牡蛎（先煎）各30克，水煎服，每日1剂，日服2次。

②瘦猪肉65克，鳖甲65克，海带65克，鳖甲切块，海带浸泡切块，加水共煮熟，加盐、麻油调味，每日1例，分2次温服。

青皮炒兔肉

◎ 配方　青皮12克，生姜9克，兔肉150克，料酒、盐、花椒、姜末、酱油、味精各适量。

◎ 制作

❶ 青皮用温水泡后切小块。

❷ 兔肉洗净，切丁，用食盐、姜末、葱段、料酒、酱油等稍微腌渍。

❸ 锅中放油，将兔肉翻炒至肉色发白，然后放入青皮、花椒、生姜、葱段等继续翻炒；待兔肉丁熟时，加酱油、味精等，炒至收干水分，淋上麻油即成。

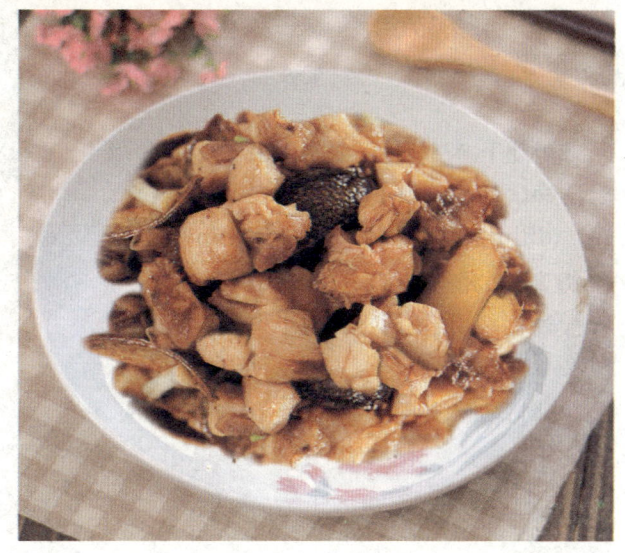

◎ 药膳功效　青皮可理气散结、行气止痛，对乳房有结节、胸胁刺痛、经前乳房胀痛明显的乳腺增生患者有很好的治疗效果；兔肉可疏肝解郁、清热解毒、益气补虚，对乳腺增生、乳房疼痛有烧灼感的患者效果较佳。

佛手元胡猪肝汤

◎ 配方　佛手10克，延胡索10克，制香附8克，猪肝100克，盐、姜丝、葱花各适量。

◎ 制作

❶ 将佛手、延胡索、制香附洗净，备用。

❷ 放佛手、延胡索、制香入锅内，加适量水煮沸，再用文火煮15分钟左右。

❸ 加入已洗净切好的猪肝片，放适量盐、姜丝、葱花，熟后即可食用。

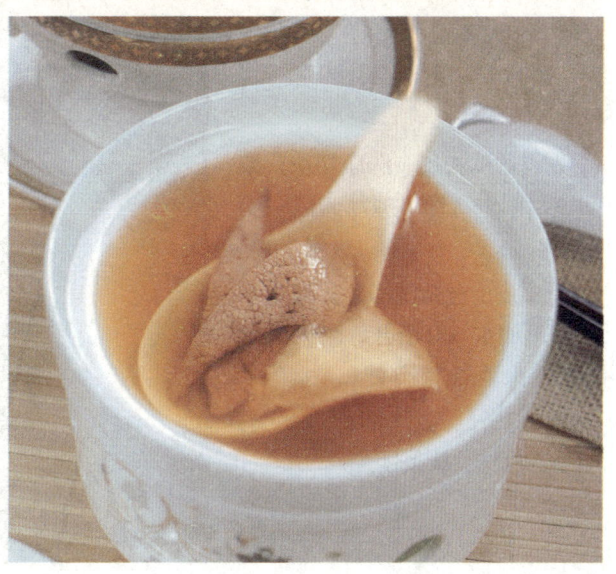

◎ 药膳功效　延胡索、佛手、香附均有行气止痛、活血化瘀、宽胸散结的功效；猪肝可养肝补血。四者合用，可辅助治疗肝气郁结、气滞血瘀型乳腺增生。此汤还能补血调经，对月经不调的患者也有益处。

田七薤白鸡肉汤

◎ 配方　鸡肉350克，枸杞子20克，田七、薤白各少许，盐5克。

◎ 制作

❶ 鸡处理干净，斩件，汆水；田七洗净，切片；薤白洗净，切碎；枸杞子洗净，浸泡。

❷ 将鸡肉、田七、薤白、枸杞子放入锅中，加适量清水，用小火慢煲。

❸ 2小时后加入盐即可食用。

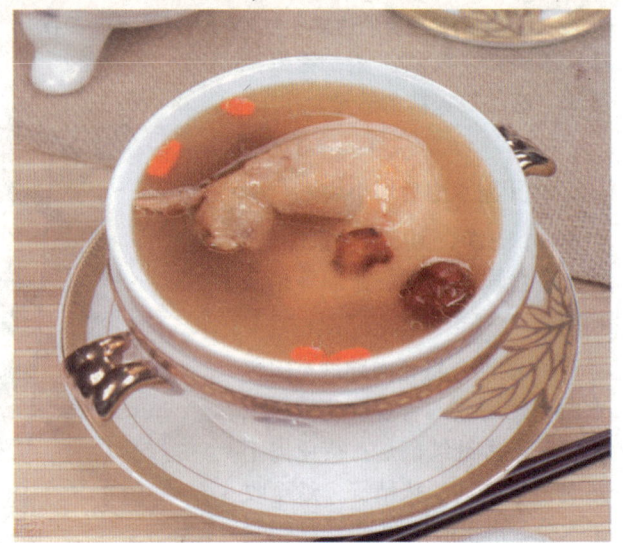

◎ 药膳功效　薤白具有通阳散结、行气止痛的功效，对胸胁刺痛、心痛彻背、小腹冷痛、乳房胀痛等症均有疗效，是治疗胸痹心痛的常用药；田七可活血化瘀、散结止痛。两者合用，对气滞血瘀型乳腺增生有很好的疗效。

柴胡橘皮饮

◎ 配方　柴胡10克，延胡索5克，鲜橘皮15克，丝瓜10克。

◎ 制作

❶ 先将丝瓜去皮，洗净切块；柴胡、延胡索洗净，煎汁去渣留着备用。

❷ 将橘皮、丝瓜洗净，一起放入锅中，加水600毫升，旺火煮开后转小火续煮15分钟。

❸ 倒入药汁，煮沸后即可关火，加少许白糖，代茶饮。

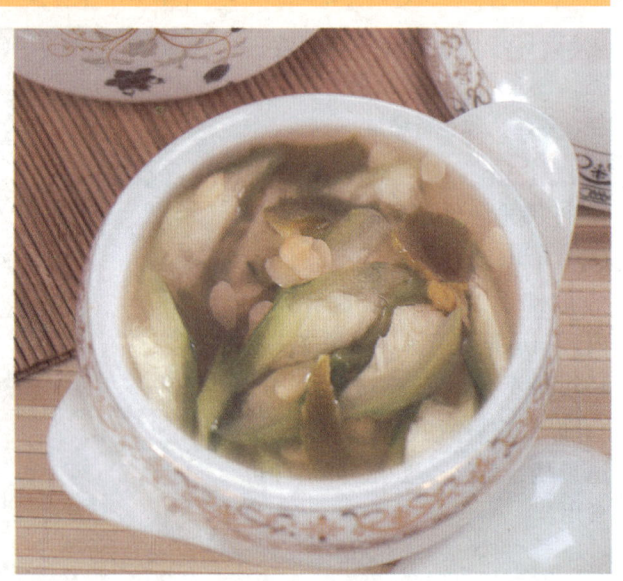

◎ 药膳功效　延胡索可理气通络，化瘀止痛；柴胡可疏肝理气，调畅情绪；丝瓜清热利湿，通络散结；橘皮理气止痛。四者合用，对肝郁气滞的乳腺增生者有一定的食疗效果。

乳腺癌

乳腺癌是女性最常见的恶性肿瘤之一，发病率高，但病程进展较缓慢。乳腺癌症状：①无痛性肿块，乳腺癌的肿块常发生在乳房的外上方近腋窝处，肿块大小不一，形状不规则，质地较硬，边缘不清，固定不移。②少数患者，尤其是40岁以上的患者，会出现乳头血性或水样的溢液，且伴有乳房肿块。③乳房局部皮肤出现褶皱。早期皮肤会出现凹陷，呈现"酒窝征"，中晚期皮肤会出现溃烂、红肿、水肿及"橘皮样病变"。中医将此病分为冲任失调、肝郁痰凝和气虚血瘀三个证型。

【证型分析】

① **冲任失调型**：经期紊乱，经前乳房胀痛，婚久未孕或多次流产，舌淡、苔薄，脉弦低。

② **肝郁痰凝型**：情志抑郁，或急躁，胸闷胁胀，经前乳房作胀，小腹作痛，乳房有肿块且皮色不变，苔薄，脉弦。

③ **气虚血瘀型**：肿块扩大，溃后变硬，渗流血水，不痛或剧痛，面色苍白，精神萎靡，食少，心悸失眠，舌紫有瘀斑，苔黄，脉弱无力。

【饮食原则】

① 饮食宜多样化，避免食用油腻食物，增加一些开胃食品，如山楂糕、泡菜等，以增进食欲。

宜多吃具有抗癌作用的食物，如菌类、海藻类、绿叶蔬菜、浆果类水果等，均有一定的抗癌作用。

② 宜选择植物油，由于花生油、玉米油、菜籽油和豆油都含有大量的不饱和脂肪酸，可保护绝经期女性免受乳腺癌侵袭，所以平时应有意识地摄入一些植物油。

③ 少食肉类。摄入过多的肉类，或导致胆固醇过高而刺激人体分泌更多的雌激素，从而形成乳房肿块。

④ 少食盐。盐和其他含钠元素高的食物，会让女性体内保持更多的体液，增加乳房的不适。

⑤ 忌食辛辣刺激性食物，如辣椒、芥末、桂皮等；忌食油炸、霉变、腌制食品；忌烟、酒、咖啡。

【民间偏方】

① 生牡蛎30克，玄参、夏枯草各30克，昆布15克，海藻、姜半夏各12克，陈皮、青皮各9克，莪术、三棱各6克，水煎服，或研末，开水冲服。

② 五味子、山楂各15克，麦芽50克，水煎服，每日1剂，日服2次。可治肝气郁滞、痰凝聚结、肾阴不足。

佛手老鸭汤

◎配方 老鸭250克,佛手100克,生地、丹皮各10克,枸杞子10克,盐5克,鸡精3克。

◎制作

❶ 老鸭处理干净,切件,氽水;佛手瓜洗净,切片;枸杞子洗净,浸泡;生地、丹皮煎汁去渣备用。

❷ 锅中放入老鸭肉、佛手、枸杞子,加入适量清水,小火慢炖。

❸ 至香味四溢时,倒入药汁,调入盐和鸡精,稍炖,出锅即可。

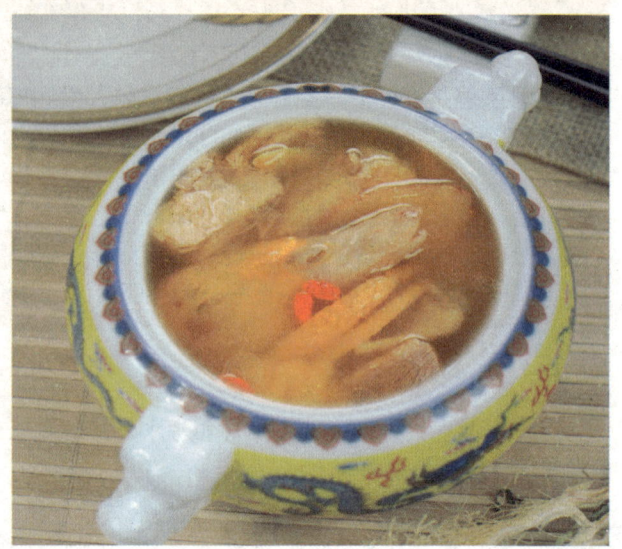

药膳功效 佛手芳香行散,具有疏肝理气、活血化瘀、和中止痛的功效,老鸭可益气补虚、清热凉血;生地、丹皮清热凉血、敛疮生肌;枸杞子能滋补肝肾、防癌抗癌。三者合用,对辅助治疗乳腺癌有一定的作用。

排骨苦瓜煲陈皮

◎配方 苦瓜200克,排骨300克,蒲公英10克,陈皮8克,葱、姜各2克,盐6克,胡椒粉5克。

◎制作

❶ 将苦瓜洗净,去子切块;排骨洗净,斩块氽水,陈皮洗净备用;蒲公英洗净,煎汁去渣备用。

❷ 煲锅上火倒入水,调入葱、姜,下入排骨、苦瓜煲至八成熟。

❸ 加入陈皮,倒入药汁,调入胡椒粉和盐即可。

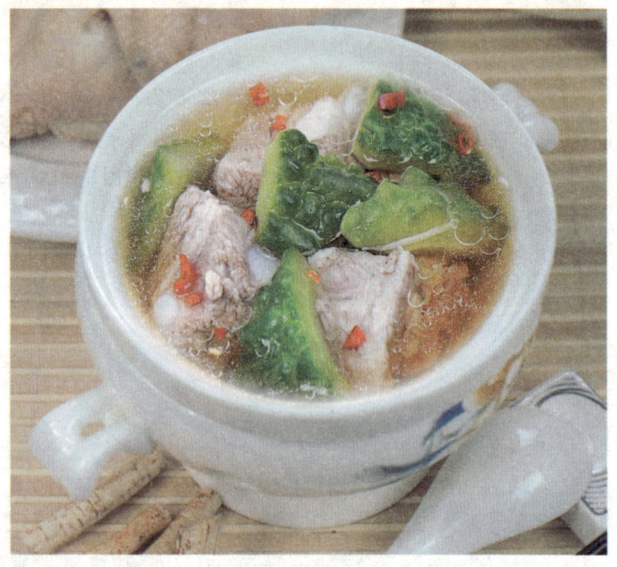

药膳功效 蒲公英清热解毒、利尿散结,可治急性乳腺炎、炎性乳腺癌;苦瓜清热泻火,对一切热性病症均有疗效;陈皮可理气散结、止痛。三者同用,可缓解炎性乳腺癌出现的局部皮肤红、肿、热、痛的症状。

生地绿豆猪大肠汤

◎ 配方　猪大肠100克，绿豆50克，生地、陈皮、生姜各3克，盐适量。

◎ 制作

❶ 猪大肠切段后洗净；绿豆洗净，入水浸泡10分钟；生地、陈皮、生姜均洗净。

❷ 锅入水烧开，入猪大肠煮透，捞出。

❸ 将猪大肠、生地、绿豆、陈皮、生姜放入炖盅，注入清水，以大火烧开，改用小火煲2小时，加盐调味即可。

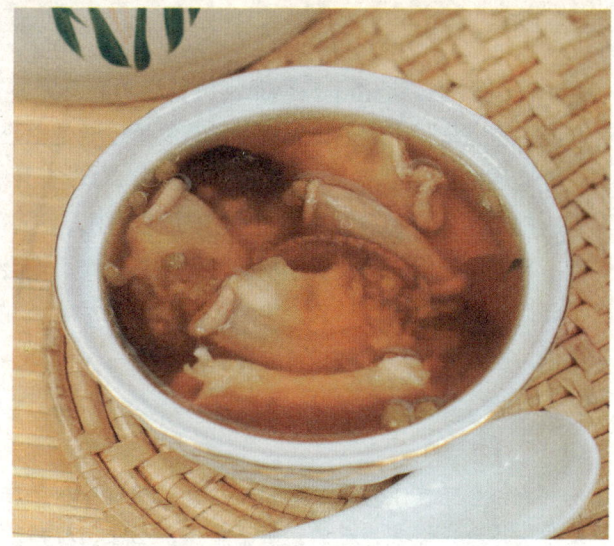

◎ 药膳功效　生地黄具有清热凉血、养阴生津的功效，对炎性乳腺癌有一定疗效；陈皮可行气消胀、除郁结；绿豆可清热解毒；猪大肠可清热解毒、止血排脓。四者同用，以清热解毒、消炎敛疮为主，对炎性乳腺癌有一定的食疗效果。

蒲公英茶

◎ 配方　蒲公英15克，王不留行10克，金银花8克，甘草6克。

◎ 制作

❶ 将蒲公英、王不留行、金银花、甘草分别洗净。

❷ 先将王不留行、甘草放入锅中，加水700毫升，大火煮开。

❸ 加入蒲公英、金银花，转小火煮5分钟即可关火，滤去药渣，留汁饮用。

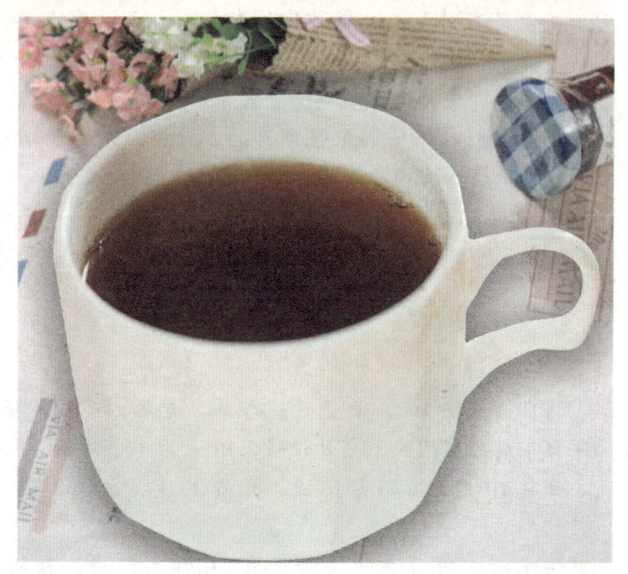

◎ 药膳功效　蒲公英、金银花均可清热解毒、消痈排脓，是治疗急性化脓性炎症的常用药物；王不留行可行气散结，通络下乳。三者同用，可清热解毒、凉血排脓、疏肝通乳，对炎性乳腺癌患者有很好的辅助治疗作用，且内服外敷皆宜。

子宫脱垂

子宫脱垂，是指子宫从正常位置沿阴道下降，子宫颈外口达坐骨棘水平以下，甚或子宫完全脱出阴道口外者。子宫脱垂主要是由分娩损伤造成的，如分娩时软产道过度伸展撕裂，没有及时修补，或是子宫口没有开全时过早用力，及难产处理不当等，都可造成支撑子宫的盆底组织松弛或撕裂。此外，产后过早劳动或患有慢性咳嗽、习惯性便秘，以及长期从事蹲、站等工作，均会造成腹腔内压力增加，使子宫下移而造成脱垂。中医认为，中气不足或肾气亏虚、冲任不固，不能升拖子宫而致子宫下垂，据此分为气虚型和肾虚型。

【证型分析】

①气虚型：子宫下移或脱出阴道口外，阴道壁松弛胀出，过劳加重，小腹下坠，面色无华，体乏，懒言，尿频，带下量多，色淡、质稀，舌淡、苔薄，脉缓弱。

②肾虚型：子宫下脱，久而不愈，头晕耳鸣，腰腿酸软、冷痛，小腹下坠，尿频，夜尿，带下稀，舌淡，脉沉弱。

【饮食原则】

①多食高蛋白食物，如瘦肉类、鸡、蛋类、鱼类、豆制品等。蛋白质是机体组织修复不可缺少的营养素，能加强肌肉的弹性。

②多食具有补气、补肾作用的食物，补气的有人参、党参、黄芪、白术、山药、大枣、黄豆、莲子、土鸡、老鸭、牛肉、猪肚等；补肾的食物有：熟地、何首乌、山茱萸、杜仲、牛大力、乌鸡、黑豆等。

③忌食会引起下坠的寒性水产品。蚌肉、田螺、田鸡等水产品性寒，食用后会伤脾胃，或造成子宫虚冷下滑。

④忌食燥热性食物，如羊肉、狗肉、红参等；忌辛辣刺激性食物，如辣椒、葱、蒜、韭菜、花椒、酒等，这些食物会使得脱出的子宫充血、红肿，引起局部炎症或糜烂。

【民间偏方】

①当归、炙升麻各10克，益母草、党参、炒枳壳各15克，炙黄芪30克，水煎服，每日1剂，煎两次，分开饮服，10天为1个疗程，服1~3疗程。

②升麻10克，川枳实15克，党参20克，大枣5枚，水煎服，日服1次，7天为1个疗程。

③陈米酒、鲜荔枝（去壳）各1000克，将荔枝浸入酒内一周后饮服，每日早晚各1次。

鲜人参炖鸡

◎ **配方** 家鸡1只,鲜人参2条,猪瘦肉200克,火腿30克,花雕酒3毫升,清水1000毫升,生姜2片,食盐2克,鸡精2克,味精3克,浓缩鸡汁2毫升。

◎ **制作**

❶ 先将家鸡脱毛去内脏后,在背部开刀;猪瘦肉切成大肉粒;火腿切成粒。

❷ 把上述材料飞水去血污,再把所有的原材料装进炖盅炖4小时。

❸ 将炖好的汤加入调味料即可。

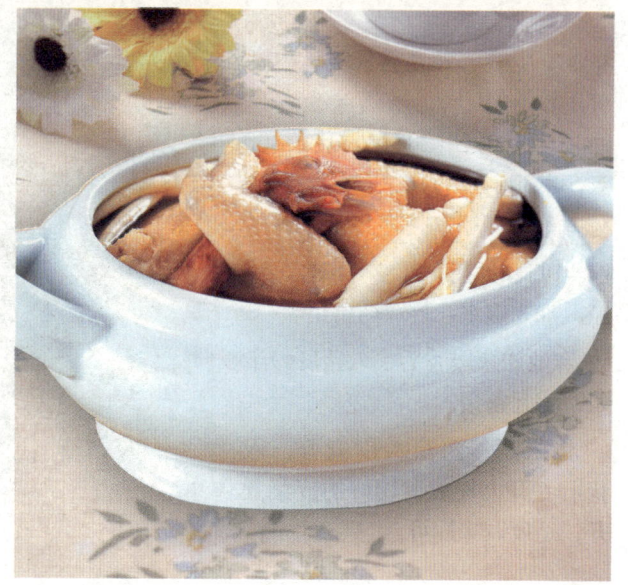

药膳功效 人参大补元气,家鸡具有益气补虚的功效,因此本品对体质虚弱导致子宫脱垂的患者有很好的补益作用。

党参淮山猪肚汤

◎ **配方** 猪肚250克,党参、淮山各20克,黄芪5克,枸杞子适量,姜片10克,盐6克。

◎ **制作**

❶ 猪肚洗净,党参、淮山、黄芪、枸杞子洗净,锅中注入水烧开,放入猪肚汆烫。

❷ 所有材料和姜片放入砂煲内,加清水没过材料,用大火煲沸,改小火煲3个小时,调入盐即可。

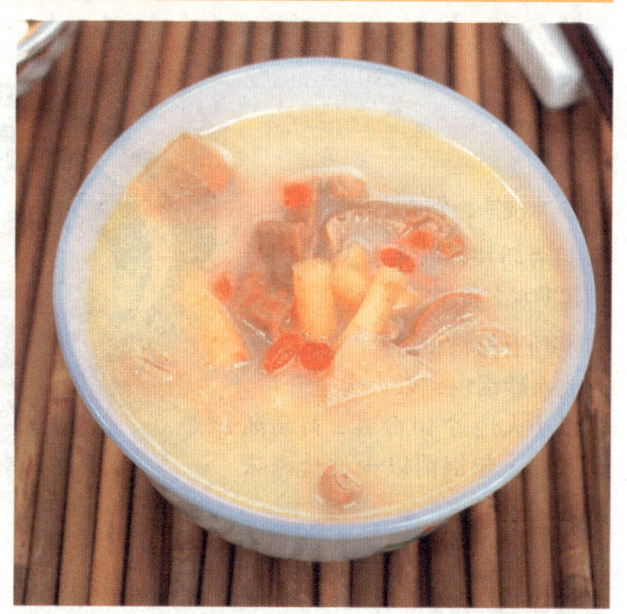

药膳功效 党参、淮山、黄芪均是补气健脾的佳品,猪肚能健脾益气、升提内脏。本品对气虚所见的内脏下垂(如胃下垂、子宫脱垂、脱肛、肾下垂等)患者大有补益作用。

黄芪猪肝汤

◎配方　当归1条（约25克），党参、黄芪各20克，熟地黄8克，姜5片，米酒半碗，麻油1汤匙，猪肝200克，菠菜300克，水3碗。

◎制作
① 当归、黄芪、丹参、熟地黄洗净，加3碗水，熬取药备用。
② 麻油加葱爆香后，入猪肝炒半熟，盛起备用。
③ 将米酒、药汁入锅煮开，入猪肝煮开，再放入切好的菠菜煮开，适度调味即可。

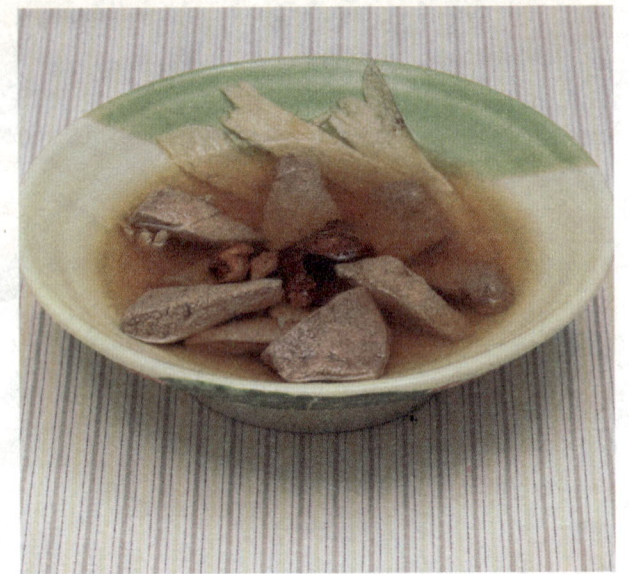

药膳功效　党参、黄芪可补气健脾、升阳举陷，当归益气补血，熟地滋补肝肾，猪肝补血养肝。以上几味同用，对气血亏虚引起的子宫脱垂有较好的食疗作用。

补中玉米排骨汤

◎配方　党参、黄芪各15克，玉米适量，小排骨300克，盐2小匙。

◎制作
① 玉米洗净，剁成小块。
② 排骨斩块，以沸水汆烫祛腥，捞起沥水，备用。
③ 将所有材料和党参、黄芪，一起放入砂锅内，以大火煮开后，再以小火炖煮40分钟，待汤渐渐入味，起锅前以少许盐调味即可。

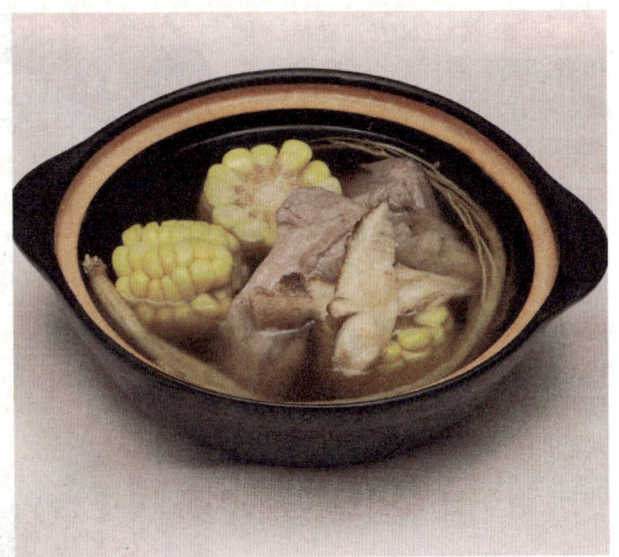

药膳功效　党参、黄芪都有补中益气的功效，黄芪还能升阳举陷；与玉米、排骨一起煮，不仅可以让汤更香甜，还能增强脾胃之气，对改善内脏下垂，如子宫脱垂、胃下垂等症有较好的食疗效果。

枣鸡汤

◎配方 当归10克，小北芪15克，红枣8枚，鸡肉150克，盐2小匙，核桃10克。

◎制作

① 鸡肉洗净剁块，当归、小北芪、红枣均洗净。

② 再将鸡肉放入沸水中汆烫，捞起冲净。

③ 鸡肉、当归、黄芪、红枣、核桃一起盛入锅中，加7碗水以大火煮开，转小火续炖30分钟，起锅前加盐调味即可。

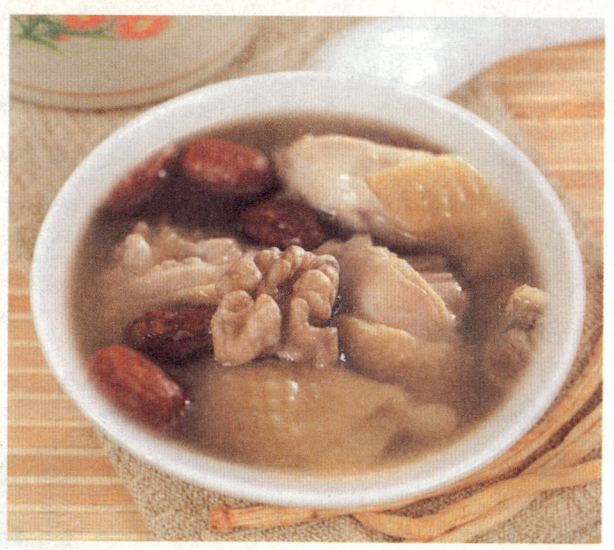

药膳功效 当归具有养血补虚的功效；小北芪可健脾补气；红枣可补气养血；鸡肉能益气补虚，四味同用，对气血亏虚导致子宫脱垂者大有补益，还能改善患者神疲乏力，面色萎黄等症。

莲子枸杞炖猪肚

◎配方 猪肚600克，莲子20克，枸杞子10克，生姜10克，盐5克，味精3克，胡椒1克。

◎制作

① 猪肚洗净煮熟后取出，切片；莲子、枸杞子泡发。

② 锅上火，加油烧热，下入猪肚爆香后装入炖盅内。

③ 再下入莲子、枸杞子、生姜，加入适量清水炖80分钟，加入调味料即可。

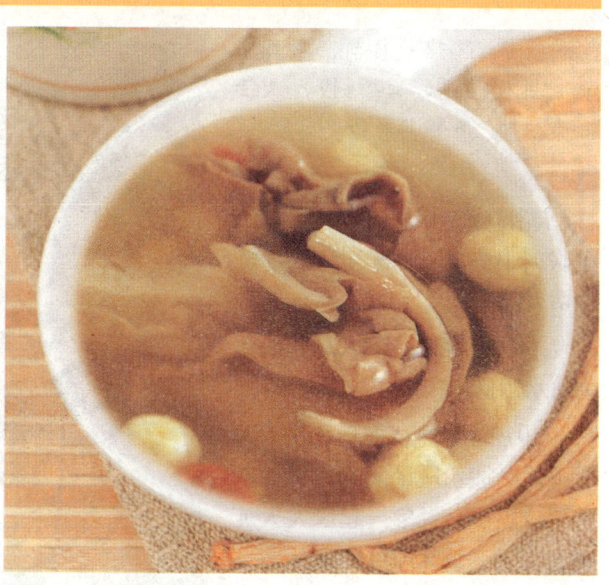

药膳功效 猪肚具有益气补虚、健脾补胃的功效，对子宫脱垂、胃下垂、脱肛等内脏下垂的病症有很好的补益改善作用；莲子能补肾健脾；枸杞子能滋阴补肾；三者同用，能健脾补肾、升提内脏，对脾肾两虚型子宫脱垂者有很好的疗效。

党参老母鸡汤

◎配方 党参20克,枸杞子、红枣各少许,老母鸡1只,盐3克,姜少许。

◎制作

❶ 将老母鸡收拾干净,切块;枸杞子、红枣、党参洗净;姜洗净,切丝。

❷ 锅内注水,放入老母鸡、党参、枸杞子、红枣、姜丝一起炖煮。

❸ 煮至熟时,加入盐调味,起锅装碗即可。

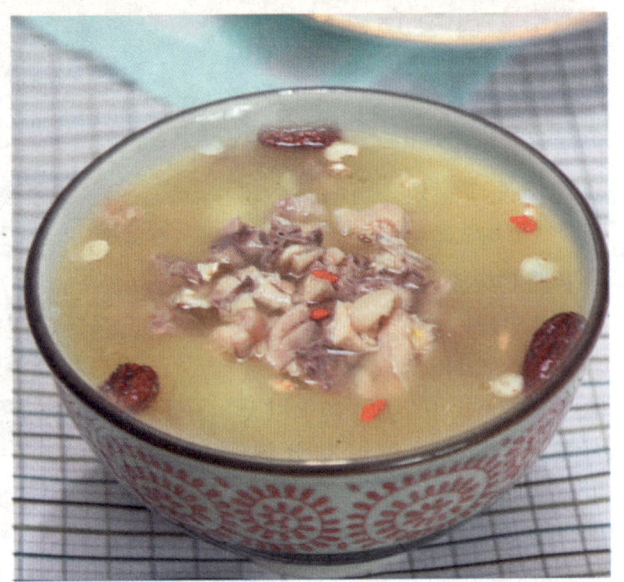

药膳功效 此汤具有补气养血、升举内脏的功效,适合因气血亏虚所致的子宫脱垂等慢性消耗性疾病的患者食用。

人参雪梨乌鸡汤

◎配方 乌鸡300克,雪梨1个,白术15克,黑枣5枚,人参10克,盐、味精各适量。

◎制作

❶ 雪梨洗净,切块去核,乌鸡洗净砍成小块,黑枣洗净,人参洗净切大段。

❷ 锅中加水烧沸,下入乌鸡块汆去血水后捞出。

❸ 锅中加油烧热,把乌鸡块下入爆香后,加入适量清水,再加入雪梨、黑枣、人参一起以大火炖30分钟后,调味即可。

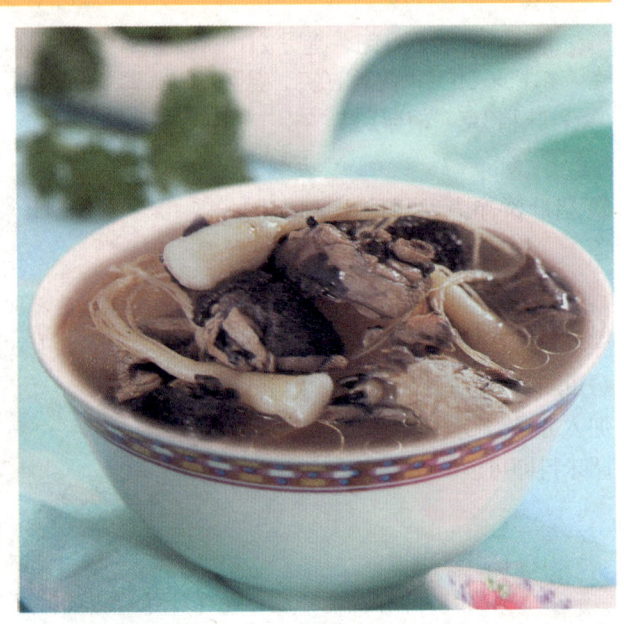

药膳功效 人参可大补元气;白术可健脾补虚;乌鸡能补气养血、补肾调经;黑枣能养血益气;以上四味搭配同食,对子宫脱垂有很好的疗效。

黄芪山药鱼汤

◎ **配方** 黄芪15克，山药20克，鲫鱼1条，姜、葱、盐适量。

◎ **制作**

❶ 将鲫鱼去鳞、内脏，洗净，在鱼两侧各划一刀备用；姜洗净，切丝；葱洗净，切成葱花。

❷ 将黄芪、山药放入锅中，加适量水煮沸，然后转小火熬煮约15分钟后转中火，放入鲫鱼煮约10分钟。

❸ 鱼熟后，放入姜、葱，盐调味即可。

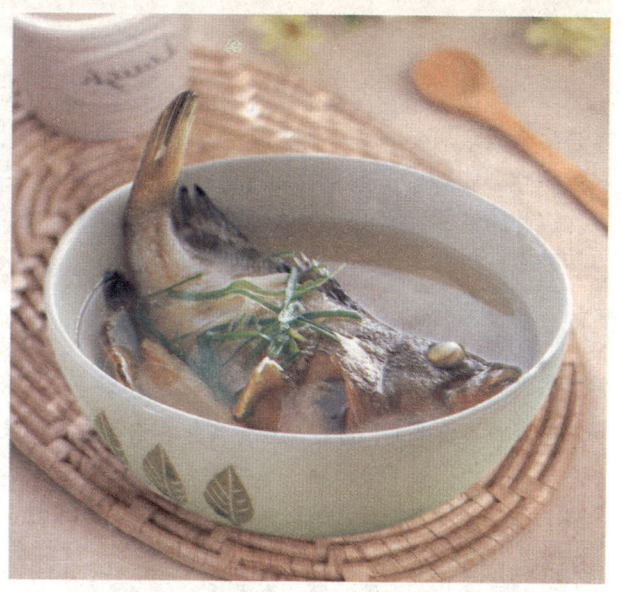

药膳功效 鲫鱼可以益气健脾；黄芪可补气健脾、升阳举陷；山药可补肺、脾、肾三脏；三者搭配同食，可提高机体免疫力，增强患者体质，对子宫脱垂有一定的食疗效果。

胡椒猪肚汤

◎ **配方** 猪肚1个，蜜枣5枚，胡椒15克，盐适量。

◎ **制作**

❶ 猪肚加盐、淀粉搓洗，用清水漂洗干净。

❷ 将洗净的猪肚入沸水中汆烫，刮去白膜后捞出，将胡椒放入猪肚中，以线缝合。

❸ 将猪肚放入砂煲中，加入蜜枣，再加入适量清水，大火煮沸后改小火煲2小时，猪肚拆去线，加盐调味，取汤和猪肚食用。

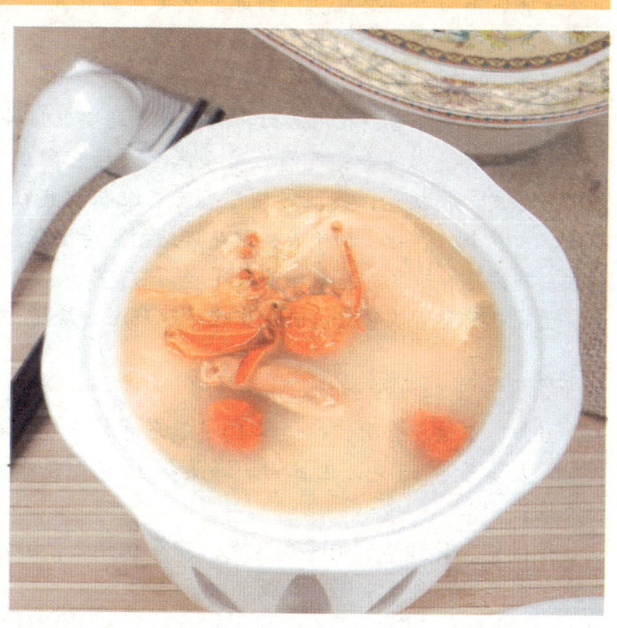

药膳功效 胡椒可暖胃健脾；猪肚能健脾益气、升提内脏，两者合用，对虚寒性内脏下垂的患者大有补益作用。

子宫肌瘤

子宫肌瘤是女性生殖系统中最常见的良性肿瘤，由平滑肌和结缔组织所构成，为单个或多个大小不一的球形、实性、质硬的肿块，小者直径仅有数毫米，大者可充满整个腹腔。多数子宫肌瘤无明显症状，只有在盆腔检查时才被发现。中医认为，此病多因机体正气不足，风寒湿热邪内侵，或情志因素、房事所伤而导致肝脏功能失常所致。

【证型分析】

①肾虚血瘀型：下腹结块、触痛，经量多少不一，经行腹痛较剧，色紫有块，婚久不孕，或曾多次流产，腰腿酸软，头晕耳鸣，舌黯，脉弦细。

②气滞血瘀型：下腹结块，触痛或无痛，小腹胀满，经期不定，经量多有块、淋漓不止、色黯，情志抑郁，胸闷，面色晦暗，肌如鱼鳞，舌紫有瘀斑，脉沉弦涩。

③痰湿瘀结型：下腹结块不硬，固定难移，经量多、淋漓不止，带下量多，胸脘痞闷，腰腹疼痛，舌紫而胖、有瘀点，苔白、厚、腻，脉弦滑或沉涩。

④湿热瘀结型：下腹肿块，热痛起伏，触痛，痛连腰骶，经量多，经期延长，带下量多，色黄或赤白相兼，心烦口渴，大便秘结，尿赤，舌黯有瘀斑、苔黄，脉弦滑数。

【饮食原则】

①子宫肌瘤多有血瘀症状，因此宜选择活血化瘀、散结消肿的药材和食材，如桂枝、田七、桃仁、红花、川芎、乳香、没药、莪术、三棱、穿山甲、甲鱼、山楂、海带、大蒜等。

②肾虚血瘀型患者，在用活血药的同时，还要配伍补肾药同用，如熟地、山茱萸、补骨脂、乌鸡、木耳等；气滞血瘀型患者，还应配伍行气药同用，如木香、枳实、青皮、陈皮、橘核等；痰湿瘀结型患者应配伍化痰祛湿的药同用，如白术、苍术、陈皮、白萝卜、香菇、柚子等；湿热瘀结型患者配伍清热利湿药，如黄柏、苦参、赤小豆、马齿苋、绿豆、苋菜、油菜等。

③子宫肌瘤患者饮食要清淡，少吃辛辣刺激、烧烤、肥腻等食物。

【民间偏方】

①当归、三棱、香附、桃仁各10克，莪术、王不留行各12克，夏枯草、川续断、贯众、天葵子各15克，生牡蛎、海藻各20克，昆布30克，每日1剂，水煎，分3次饮服。

②核桃仁、炙甘草、炮姜各3克，炒芥穗9克，川芎115克，当归24克，益母草30克，水煎服，每日1剂，日服2次。

田七木耳乌鸡汤

◎配方　乌鸡150克，田七5克，黑木耳10克，盐2克。

◎制作

❶ 乌鸡处理干净，斩件；田七浸泡，洗净，切成薄片；黑木耳泡发，洗净，撕成小朵。

❷ 锅中注入适量清水烧沸，放入乌鸡汆去血水后捞出洗净。

❸ 用瓦煲装适量清水，煮沸后加入乌鸡、田七、黑木耳，大火煲沸后改用小火煲2小时，加盐调味即可食用。

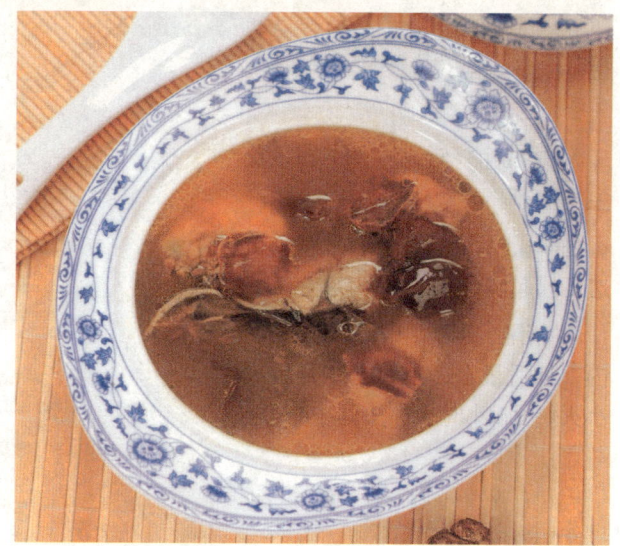

药膳功效　田七可化瘀定痛、活血止血，乌鸡可调补气血、滋阴补肾，黑木耳可补肾阴、凉血止血。三者搭配炖汤食用，对肾虚血瘀型子宫肌瘤的患者有较好的食疗效果，还可改善患者贫血症状。此汤还非常适合月经期的女性食用。

桂枝土茯苓鳝鱼汤

◎配方　鳝鱼、蘑菇各100克，土茯苓30克，桂枝10克，赤芍10克，盐5克，米酒10克。

◎制作

❶ 将鳝鱼洗净，切小段；蘑菇洗净，撕成小朵；当归、土茯苓、赤芍洗净备用。

❷ 将当归、土茯苓、赤芍先放入锅中，以大火煮沸后转小火续煮20分钟。

❸ 再下入鳝鱼煮5分钟，最后下入蘑菇炖煮3分钟，加盐、米酒调味即可。

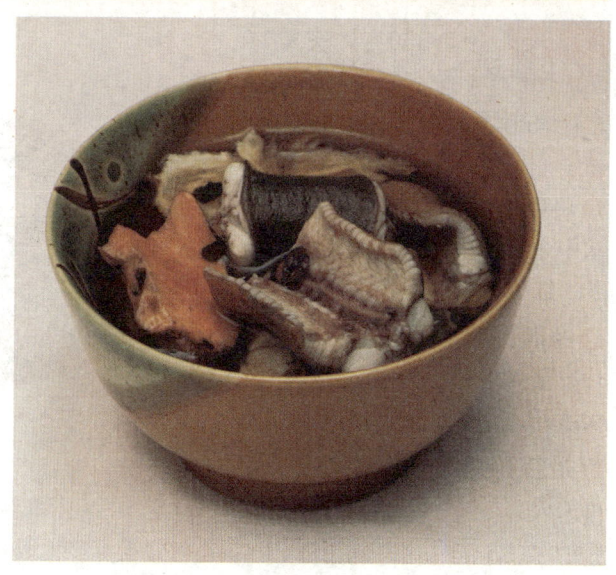

药膳功效　土茯苓除湿解毒、消肿敛疮，赤芍清热凉血、散瘀止痛，桂枝活血化瘀，蘑菇可益气补虚、防癌抗癌，鳝鱼通络散结。以上几味搭配，可辅助治疗湿热瘀结型子宫肌瘤。

花生丁香猪尾汤

◎ **配方** 猪尾90克，丁香、花生各少许，盐3克。

◎ **制作**

① 猪尾洗净，斩成段；丁香、花生均洗净。

② 净锅上水烧开，放入猪尾氽至透，捞起洗净。

③ 将猪尾、丁香、花生放入瓦煲内，加适量水，用大火烧开后改小火煲2.5小时，加盐调味即可。

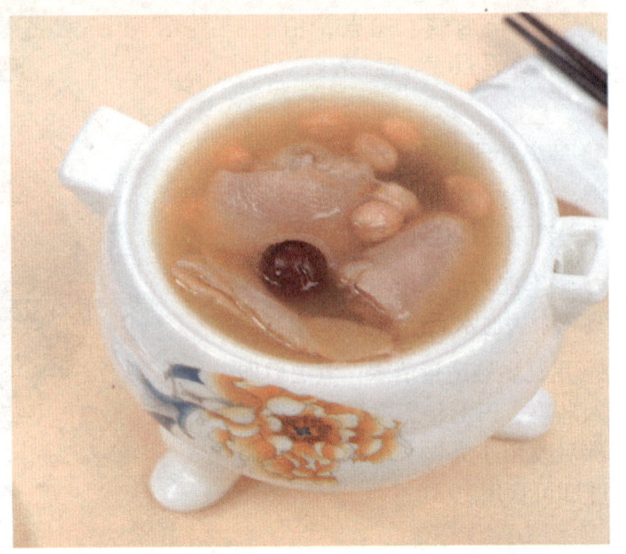

药膳功效 丁香可温中暖肾、行气散结；花生具有清理体内垃圾和毒素的作用；本品对寒凝血瘀所致的子宫肌瘤有很好的疗效。

甲鱼芡实汤

◎ **配方** 甲鱼300克，芡实10克，枸杞子15克，红枣6枚，盐4克，姜片2克。

◎ **制作**

① 将甲鱼处理干净，斩块，入沸水中氽烫，去血水；芡实、枸杞子、红枣均洗净备用。

② 净锅上火倒入水，调入盐、姜片，下入甲鱼、芡实、红枣，大火煮开，转小火煲煮2小时。

③ 最后下入枸杞子续煮5分钟即可关火。

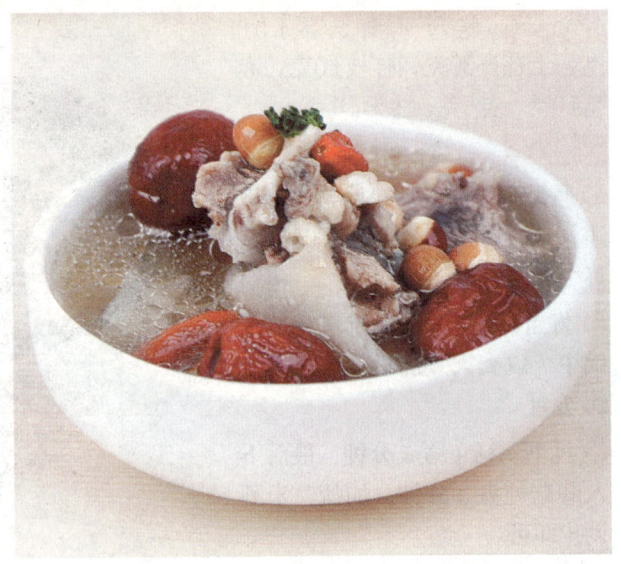

药膳功效 甲鱼能益气补虚、滋阴益肾、净血散结，对各种肿瘤、癌症均有很好的食疗作用；芡实能补肾固精、止带下、抗肿瘤；与红枣、枸杞子同用，对子宫肌瘤有较好的疗效。

兔肉薏米煲

◎配方 兔腿肉200克,薏苡仁100克,穿山甲15克,红枣6枚,盐少许,鸡精2克,葱、姜各6克。

◎制作

❶ 将兔腿洗净剁块;薏苡仁洗净;红枣洗净备用。

❷ 炒锅上火倒入水,下入兔腿肉氽水冲净备用。

❸ 净锅上火倒入油,将葱、姜爆香,倒入水,调入盐、鸡精,下入兔腿肉、薏苡仁、红枣,小火煲至入味即可。

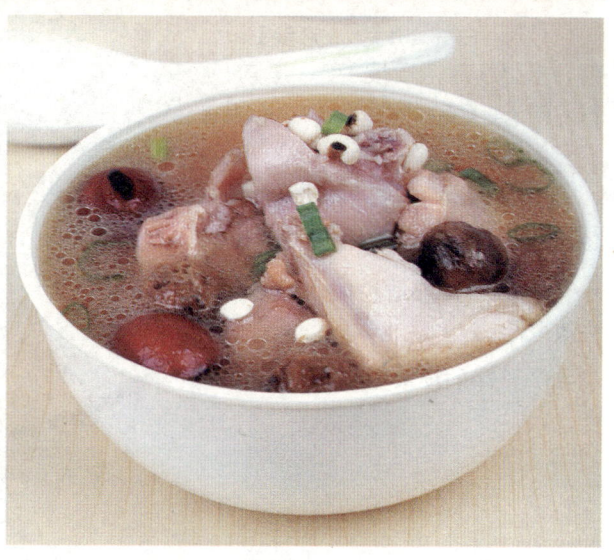

药膳功效 穿山甲能破血化瘀、消肿溃痈、活络散结,对各种肿瘤、脓肿等均有疗效;薏苡仁能清热利湿、止带下、消肿抗癌;兔肉能清热解毒、益气补虚;红枣可补益气血;四者搭配同用,对子宫肌瘤有一定的辅助治疗作用。

带鱼黄芪汤

◎配方 带鱼500克,黄芪30克,炒枳壳10克,料酒、盐、葱段、姜片各适量。

◎制作

❶ 将黄芪、枳壳洗净,装入纱布袋中,扎紧口,制成药包。

❷ 将带鱼去头,斩成段,洗净。

❸ 锅上火放入花生油,将鱼段下入锅内稍煎,锅中再放入清水适量,放入药包、料酒、盐、葱段、姜片,煮至鱼肉熟,捡去药包、葱、姜即成。

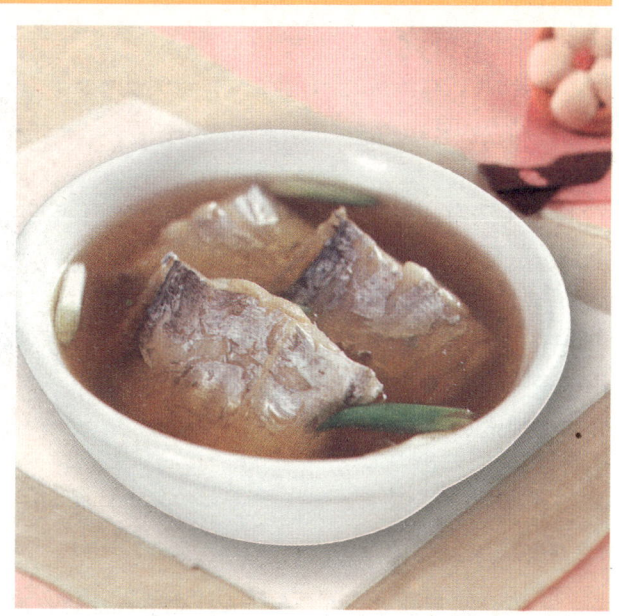

药膳功效 带鱼对辅助治疗各种良、恶性肿瘤大有益处;黄芪可益气补虚;枳壳能行气散结;三者合用,能行气散结、益气补虚、防癌抗癌。

莪术粥

◎配方 白术10克，党参15克，莪术9克，三棱9克，车前草，粳米100克。

◎制作

❶ 将所有的药用纱布洗净包好备用。

❷ 入瓦锅中，加适量的水煎煮，去渣取汁。

❸ 加入洗净的粳米煮成粥即可。

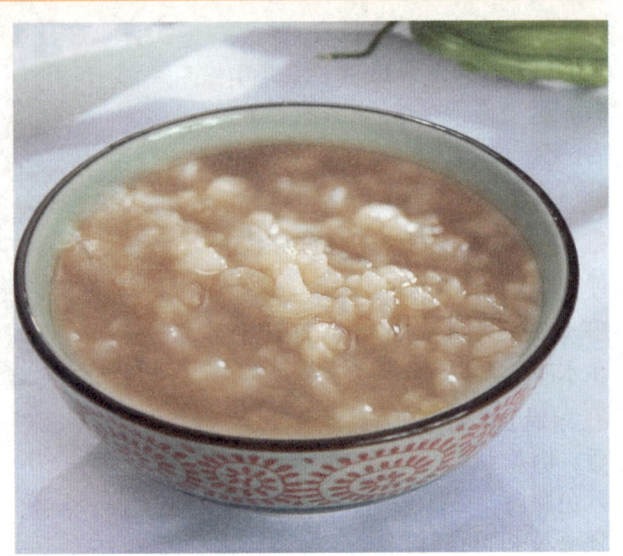

药膳功效 三棱、莪术是行气破血、散结止痛的良药；对子宫肌瘤有很好的效果；莪术药性虽不甚峻烈，但仍属于破消之品，配合三棱治癥瘕积聚时，常需与等量党参、白术、黄芪等同用，使在破瘀之中，不致损伤元气。

当归川芎鱼头汤

◎配方 当归15克，川芎10克，生姜5片，鳙鱼头1个，盐适量，枸杞子10克。

◎制作

❶ 将鱼头洗净，去鳃，起油锅，下鱼头煎至微黄，取出备用；川芎、当归、生姜洗净。

❷ 把鱼头、川芎、当归、生姜、枸杞子一起放入炖锅内，加适量开水，炖锅加盖，小火隔水炖2小时。

❸ 以盐调味即可。

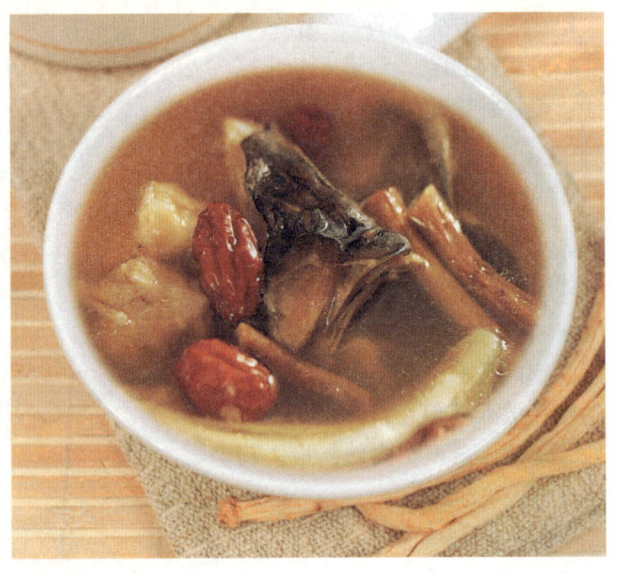

药膳功效 川芎性温，有行气活血、化瘀散结的作用；当归既可补血又可活血，还能调经止痛；两者配伍同用，既能消结肿，还能改善子宫出血现象，调理月经周期；对治疗子宫肌瘤有较好的疗效。

川芎桃仁青皮饮

◎ 配方 川芎、牡丹皮、桃仁、吴茱萸、生地黄、白芍各15克，青皮8克。

◎ 制作

❶ 将所有材料洗净，先将川芎、生地、桃仁、白芍、吴茱萸放入锅中，加水700毫升。

❷ 大火煎煮开，转小火煮至药汁为400毫升，再放入牡丹皮、青皮即可，续煮5分钟即可关火。

❸ 再煎煮1次，将2次的药汁兑匀，分两次服用，每日1剂。

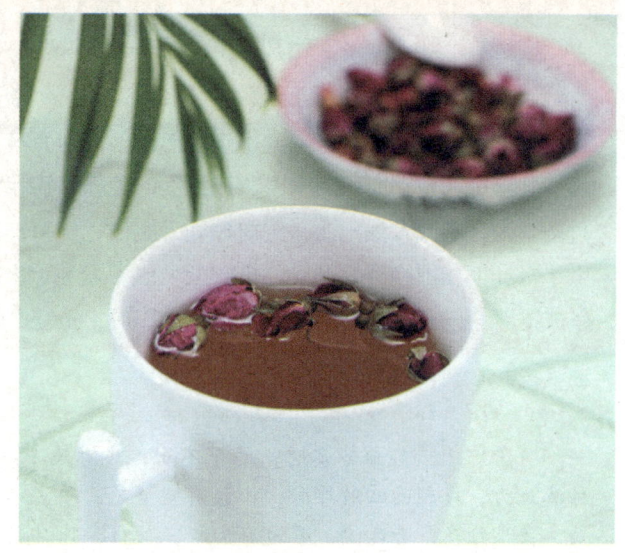

◎ 药膳功效 川芎、桃仁均能活血化瘀、散结止痛；吴茱萸暖宫行气；白芍有较好的止痛效果；丹皮、生地凉血止血，可治疗子宫出血症状；青皮破气逐瘀；以上药材配伍同用，对子宫肌瘤有很好的疗效。

青皮红花茶

◎ 配方 青皮10克，红花10克。

◎ 制作

❶ 青皮晾干后切成丝，与红花同入砂锅，加水浸泡30分钟，煎煮30分钟，用洁净纱布过滤，去渣，取汁即成。

❷ 当茶频频饮用，或早晚2次分服。

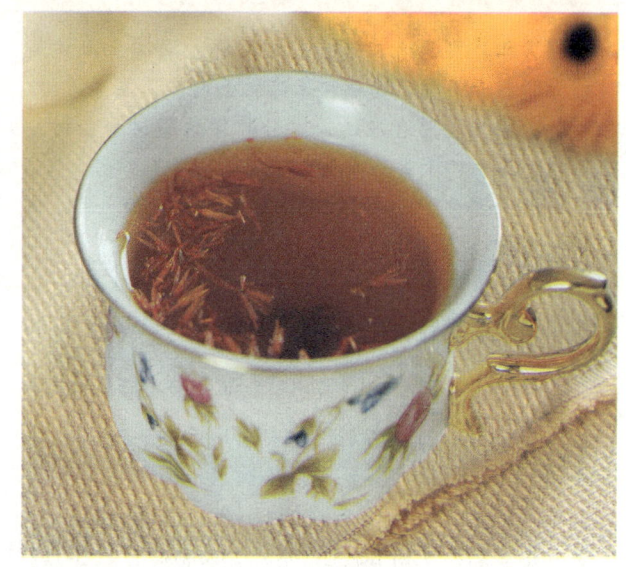

◎ 药膳功效 红花、丹参均可活血化瘀；青皮行气止痛，对气质血瘀型子宫肌瘤有较好的疗效，症见小腹胀痛或刺痛、经期腰腹疼痛加重，经血量多有血块，乳房胀痛，舌色紫暗有瘀点。

功能性子宫出血

女性由于内分泌失调所致的子宫内膜发生异常出血,为功能性子宫出血,简称功血,主要症状表现为:阴道不规则出血,并伴有贫血症。临床上分为无排卵型和排卵型。无排卵型功血归属中医"崩漏"的范畴,症状有经期紊乱,长短不一,出血量时多时少,甚或大量出血,出血期间无腹痛,伴有贫血,甚至出现失血性休克,多发生于青春期和围绝经期妇女。排卵型功血多发生于生育期妇女,症状有经期提前,量多或排卵期出血,卵泡期延长,黄体期缩短,子宫内膜不规则脱落。

【证型分析】

①脾肾阳虚型:经血不定时,暴下不止,或淋漓不尽,色淡质稀;面色苍白或晦暗,神疲乏力,或颜面四肢浮肿,小腹有空坠感,手足冰冷,食少便稀,眼眶黯,腰脊酸软,夜尿频多;舌色淡,舌边有齿印,苔白,脉沉弱。

②肝肾阴虚型:经乱无期,出血量少,淋漓累月不止,或停经数月后又突然暴崩下血,经色鲜红,质稍稠,伴有头晕耳鸣,腰膝酸软,五心烦热,舌红少苔,脉细数等。

③血瘀型:经血非时而下,量时多时少,时出时止,或淋漓不断,或停经数月又突然崩漏下血,经色暗,有血块,舌质紫暗或舌尖有瘀点,脉弦细或涩。

【饮食原则】

①脾肾阳虚型患者应选择健脾温肾、固冲止血的药材和食材,如艾叶、党参、白术、补骨脂、赤石脂、乌鸡、土鸡、羊肉、茼蒿等。

②肝肾阴虚型患者应选择滋补肝肾的药材和食材,如熟地、女贞子、旱莲草、地榆、乌鸡、墨鱼、干贝、桑葚、田七等。

③血瘀型患者应选择活血化瘀的药材,如丹参、槐花、田七、桃仁、益母草、五灵脂、当归、香附等。

④多食含铁丰富的食物,如动物内脏、乌鸡、红枣、桂圆等,补充优质蛋白质,如牛奶、鸡蛋、瘦肉等,可改善因出血过多引起的贫血症状;忌吃辛辣刺激性的调味料。

【民间偏方】

①黄芩、生白芍、石斛、玄参、地骨皮、藕节炭各12克,煅牡蛎、陈棕炭、花蕊石各30克,侧柏叶15克,生地24克,加水共煎,可养阴固摄,止血清热。

②柴胡、青皮(醋炒)、川芎、生地黄各2.4克,炒白芍、当归(酒浸)、香附(炒黑)各6克,甘草1.5克,水煎,食前服,可养血疏肝,调经止血。

田七炖乌鸡

◎ 配方　当归20克，田七8克，乌鸡肉250克，盐5克，味精3克，蚝油5克。

◎ 制作

❶ 当归、田七洗净，田七砸碎，当归切成片。

❷ 乌鸡洗净，斩块，放入开水中煮5分钟，取出过冷水。

❸ 将当归、乌鸡块、田七一起放入锅中，加水适量，大火煮开，转小火续煮2小时，加盐、味精、蚝油调味即可。

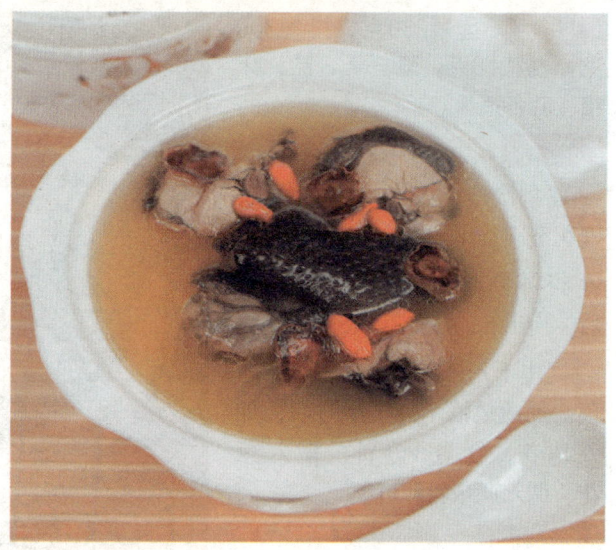

◎ 药膳功效　当归可补血活血、调经止痛；田七可化瘀定痛、活血止血；乌鸡可调补气血，对功能性子宫出血的患者有较好的食疗效果，还可改善因出血过多引起的贫血症状。此汤还非常适合月经期的女性食用。

墨鱼鸡肉汤

◎ 配方　地榆、槐花、白茅根各10克，红枣10颗，墨鱼100克，鸡肉200克，盐、味精各适量。

◎ 制作

❶ 将墨鱼泡发开，洗净切块；鸡肉洗净，切块；红枣洗净去核。

❷ 将地榆、槐花、白茅根洗净装入纱布袋，扎紧。

❸ 锅内加适量清水，放入墨鱼、鸡块及纱布袋，炖至墨鱼肉熟烂，捞起药袋丢弃，加盐、味精等调服。

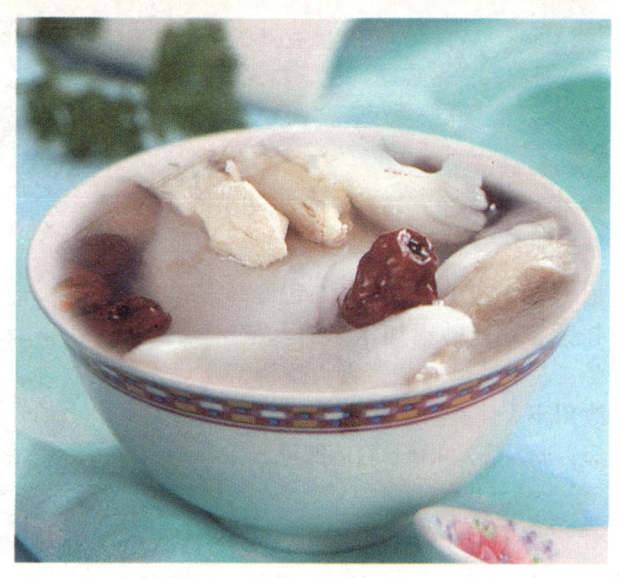

◎ 药膳功效　墨鱼具有补益精气、养血滋阴、调经利水、收敛止血的食疗作用；地榆、槐花均可凉血止血；红枣益气补血。以上几味配伍同用，既补益气血，又收敛止血，对肝肾阴虚型功能性子宫出血有较好的疗效。

莲藕炖排骨

◎ 配方 莲藕250克，排骨300克，槐花10克，葱、姜、盐、味精、蒜各适量。

◎ 制作

❶ 莲藕洗净，去皮，切成大块；槐花洗净备用。

❷ 将排骨下入沸水中汆去血水后，捞出。

❸ 锅中下入排骨、姜片、蒜、莲藕，加适量清水炖1小时后，加入槐花，续煮3分钟，撒入葱花，调入调味料即可。

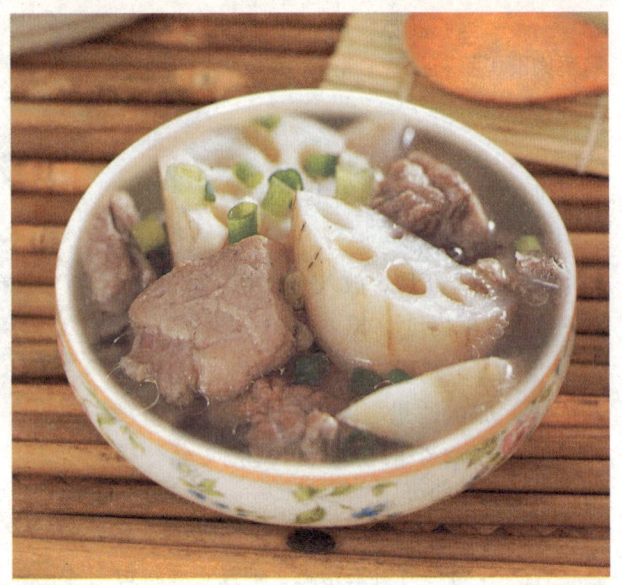

◎ 药膳功效 槐花具有凉血止血、清肝泻火的功效；莲藕可清热凉血，两者配伍，可用于治疗血热妄行引起的各种出血病症。

猪骨黄豆丹参汤

◎ 配方 猪骨400克，黄豆250克，丹参20克，桂皮10克，料酒5毫升，盐、味精各适量。

◎ 制作

❶ 将猪骨洗净、捣碎；黄豆去杂，洗净。

❷ 丹参、桂皮用干净纱布包好，扎紧备用，砂锅加水，加入猪骨、黄豆、纱布袋，大火烧沸，改用小火炖煮约1小时，拣出布袋，调入盐、味精、料酒即可。

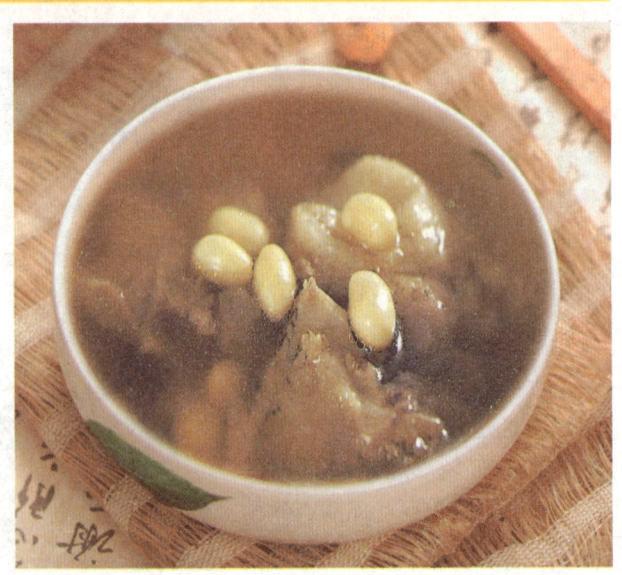

◎ 药膳功效 丹参能祛瘀血、生新血，既能行血又能止血，主治子宫出血、月经不调、痛经、经闭、子宫出血、血崩带下等病；桂皮可暖宫散寒，两者合用，对寒凝血瘀型功能性子宫出血有较好的疗效。

田七炖乌鸡

◎配方　当归20克，田七8克，乌鸡肉250克，盐5克，味精3克、蚝油5克，枸杞子10克。

◎制作

❶ 当归、田七洗净，田七砸碎，当归切成片。

❷ 乌鸡洗净，斩块，放入开水中煮5分钟，取出过冷水。

❸ 将当归、乌鸡块、田七、枸杞子一起放入锅中，加水适量，大火煮开，转小火续煮2小时，加盐、味精、蚝油调味即可。

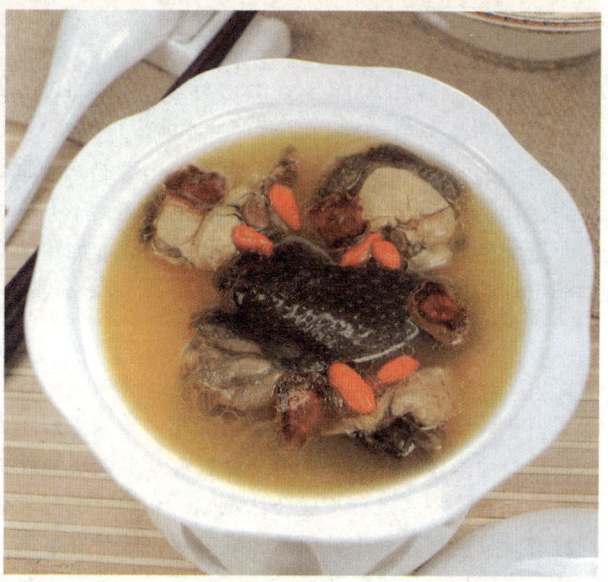

药膳功效　当归可补血活血、调经止痛；田七可化瘀定痛、活血止血；乌鸡可调补气血，对功能性子宫出血的患者有较好的食疗效果，还可改善因出血过多引起的贫血症状。

人参莲枣炖乌鸡

◎配方　人参15克，红枣10枚，山药75克，乌鸡500克，莲子50克，食用油、味精、盐适量。

◎制作

❶ 将乌鸡去毛杂，洗净；人参、红枣、莲子、山药用水略冲。

❷ 将乌鸡、人参、红枣、莲子、山药置锅中，加水用小火炖烂。

❸ 调入油、味精、盐服食即可。

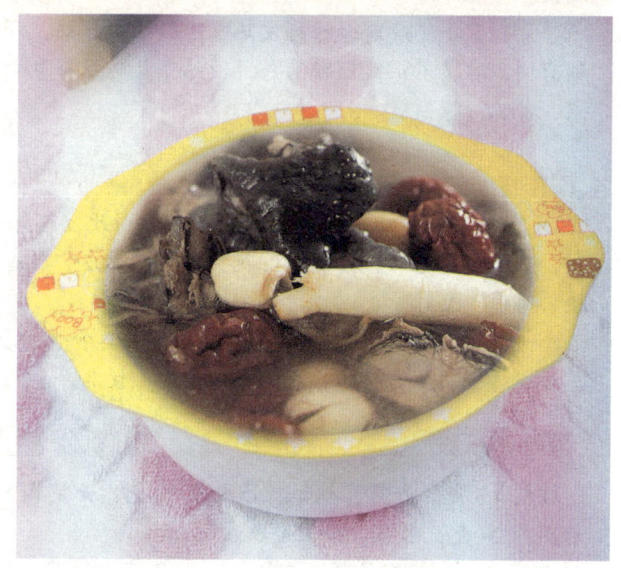

药膳功效　人参大补元气；红枣、乌鸡均能补益气血；山药可健脾补气，助脾统血；莲子补肾健脾；以上几味配伍同用，有益气摄血的功效，对气虚引起的内分泌失调、功能性子宫出血的患者大有益处。

子宫内膜异位症

子宫内膜组织在子宫腔以外的部位出现、生长、浸润，引发反复出血或疼痛、不孕及结节包块，是为子宫内膜异位症。此病多发生于盆腔腹膜，也见于卵巢、阴道直肠隔和输尿管，以30～40岁的妇女居多。本病典型的症状有：下腹坠痛，包括痛经、非经期腹痛以及性交痛；不孕；盆腔包块。中医诊断本病多因瘀血壅滞胞宫、冲任而起，临床可分为肾虚血瘀、气滞血瘀、气虚血瘀、寒凝血瘀和热灼血瘀。

【证型分析】

①**肾虚血瘀型**：经行腹痛，腰酸背软，经期先后不定，量多少不一，头晕耳鸣，面色晦暗，神倦体乏，性欲减退，盆腔有结节包块，或不孕，舌黯，苔白，脉沉细。

②**气滞血瘀型**：经行下腹坠胀剧痛，拒按，胸闷乳胀，量多少不一、色黯有血块，盆腔有结节包块，口干，便结，或不孕，舌紫有瘀斑，脉弦或涩。

③**气虚血瘀型**：经行腹痛，量多少不一、色黯、质稀有血块，肛门坠胀不适，神倦体乏、面色无华，食欲不振，盆腔结节包块，或不孕，舌淡胖有瘀点、苔白腻，脉细或细涩。

④**寒凝血瘀型**：经前或经期小腹冷痛、绞痛、坠胀痛，拒按，得热痛减，量少、色黯，经血淋漓不止，或月经延期，或不孕，畏寒肢冷，便溏，舌紫胖、苔白，脉沉弦或紧。

⑤**热灼血瘀型**：经前或经行发热，小腹灼热疼痛，拒按，月经提前、量多、色红、质稠有块、淋漓不止，烦躁易怒，便结，盆腔结节包块，触痛明显，或不孕，舌红有瘀点、苔黄，脉弦数。

【饮食原则】

① 子宫内膜异位症患者多有血瘀症状，因此宜选择活血化瘀、散结止痛的药材和食材，如当归、赤芍、丹参、红花、川芎、青皮、乳香、没药、莪术、三棱、甲鱼、山楂、海带、大蒜等。

② 患者饮食宜清淡，多食蔬菜、菌类、豆类食物，少食肥腻食物，如肥猪肉、甜食；忌食烧烤、油炸类食物；忌喝冷饮等冰冻饮品。

【民间偏方】

① 桂枝4.5克，赤芍、桃仁、丹皮各10克，云茯苓12克，石见穿15克，皂角刺、鬼箭羽各20克，水煎，分次饮服。

② 小茴香6克，吴茱萸8克，桃仁、乌药、红花、川芎、制附片各10克，当归、续断、元胡各12克，淮山、紫丹参各15克，水煎服，每日1剂，日服2次。

当归猪手汤

◎ 配方　猪蹄200克，当归30克，黄芪10克，红枣5颗，黄豆、花生米各10克，盐5克，白糖2克，八角1个。

◎ 制作

① 猪蹄洗净切块，汆水；红枣、黄豆、花生米、当归、黄芪洗净浸泡。

② 汤锅上火倒入水，下入所有材料煲熟。

③ 调入盐、白糖即可。

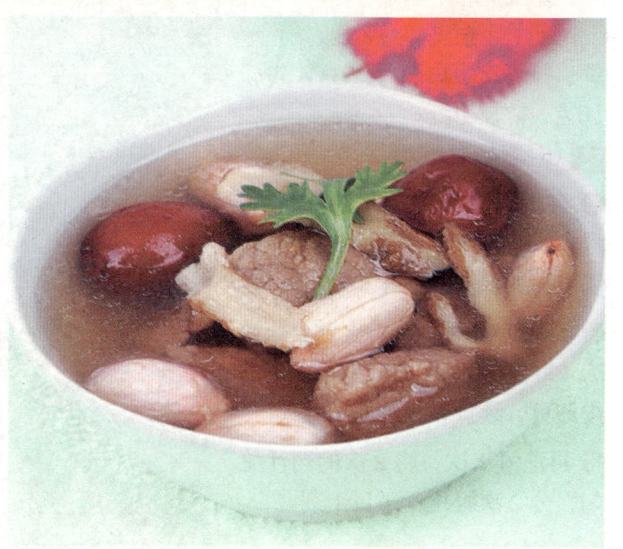

药膳功效　当归可补血调经、活血化瘀；黄芪补中益气；猪蹄补气养血；红枣、黄豆益气补虚、增强免疫力。以上几味配伍同用，既补气又活血，对气虚血瘀型子宫内膜异位症患者有很好的食疗效果。

清炖甲鱼

◎ 配方　甲鱼1只，红枣10克，枸杞子5克，葱15克，姜10克，味精、盐、鸡精各适量。

◎ 制作

① 甲鱼宰杀洗净，葱择洗干净切段，姜去皮切片。

② 锅中注水烧开，放入甲鱼汆去血水，捞出后放入煲中，加入姜片、红枣、枸杞子煲开。

③ 继续煲1小时至甲鱼熟烂，调入调味料即可。

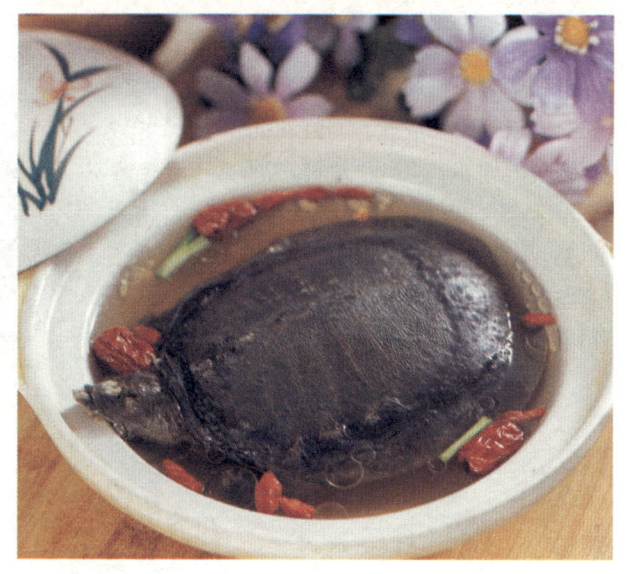

药膳功效　甲鱼具有益气补虚、滋阴益肾、净血散结等食疗作用，对各种肿瘤、盆腔包块、癌症均有很好的食疗作用，此外，还能改善患者发热症状。红枣益气补虚；枸杞子滋补肝肾。三者合用，对子宫内膜异位症有较好的食疗效果。

赤芍生地丹参饮

◎ 配方　赤芍、丹参、生地黄、牡丹皮、白芍各15克,牛膝10克,陈皮5克。

◎ 制作

❶ 将所有材料洗净,先将赤芍、丹参、生地黄、白芍、牛膝放入锅中,加水700毫升。

❷ 大火煎煮开,转小火煮至药汁为400毫升,再放入牡丹皮、陈皮即可,续煮5分钟即可关火。

❸ 再煎煮1次,将2次的药汁兑匀,分2次服用,每日1剂。

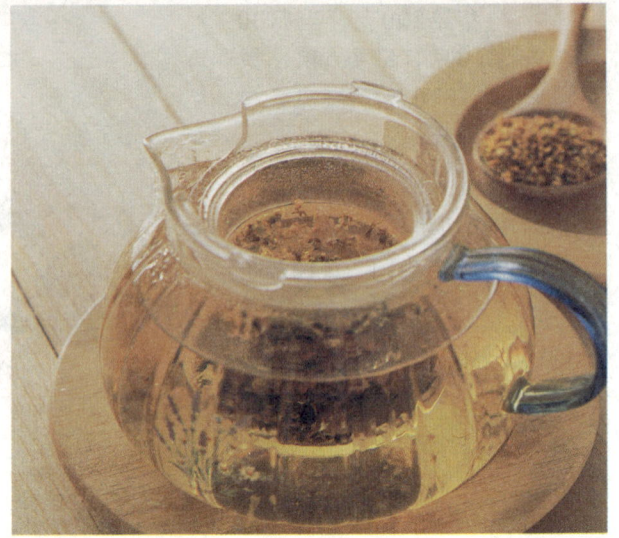

◎ 药膳功效　丹参、赤芍、牛膝均能清热凉血、活血化瘀;陈皮可行气、散结、止痛;白芍有较好的止痛效果;丹皮、生地凉血止血,可治疗子宫出血症状。以上药材配伍同用,对热灼血瘀型子宫内膜异位症有很好的疗效。

青皮红花茶

◎ 配方　青皮10克,红花12克。

◎ 制作

❶ 青皮晾干后切成丝,与红花同入砂锅,加水浸泡30分钟,煎煮30分钟,用洁净纱布过滤,去渣,取汁即成。

❷ 当茶频频饮用,或早晚2次分服。

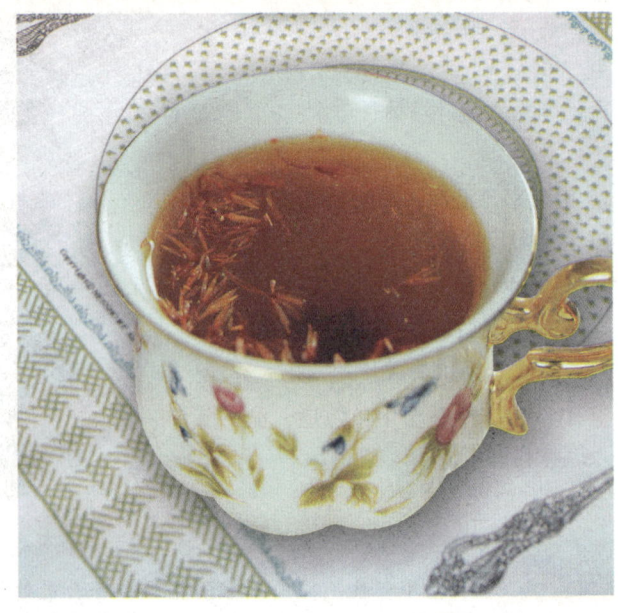

◎ 药膳功效　红花、丹参均可活血化瘀;青皮行气止痛,对气滞血瘀型子宫内膜异位症有较好的疗效。

子宫内膜癌

子宫内膜癌指发生在子宫内膜上的恶性肿瘤，是最常见的女性生殖器官恶性肿瘤。患者主要症状为不规则阴道流血，量一般不多。少数患者会出现排液增多的现象。早期可出现浆液性或浆液血性分泌物，晚期并发感染则出现脓血性分泌物，并伴有恶臭。当癌瘤侵犯周围组织时，可引起下腹胀痛及痉挛样疼痛。晚期患者会出现全身症状，如贫血、消瘦、恶病质、发热及全身衰竭。从中医的角度看，子宫内膜癌是因脾、肝、脏功能失调，肝气郁结，湿热邪毒，气滞血瘀等久积腹中所致，临床常见有肾虚型、血热型、气虚型和血瘀型。

【证型分析】

① **肾虚型**：阴道出血，量时多时少、色鲜红，眩晕，心悸耳鸣，五心烦热，两颧赤红，腰腿酸软，舌红、苔少，脉细数。

② **血热型**：阴道大出血或出血淋漓不止，胸胁胀满，烦躁易怒，舌红、苔薄黄，脉细数。

③ **气虚型**：暴崩下血或淋漓不已，色淡、质清，面色苍白，神倦体乏，气短懒言，舌淡或有齿印，苔薄润，脉缓弱无力。

④ **血瘀型**：或崩或止，淋漓不止，或量骤增，夹有瘀块，小腹疼痛拒按，舌紫或有瘀点、苔薄，脉沉涩或弦细。

【饮食原则】

① 宜多吃具有抗癌作用的食物，如菌类食物、海藻类、绿叶蔬菜、浆果类水果等均有一定的抗癌作用。

② 宜选择植物油，由于玉米油、花生油、菜籽油、大豆油都含有大量的不饱和脂肪酸，可保护绝经期女性免受子宫内膜癌侵袭的作用。

③ 多摄取高钙食物，如奶类、排骨汤、豆制品、鱼类等。有研究表明，每日摄取高钙食物，会比摄取不足的人子宫癌的发生率低很多。

④ 忌食辛辣刺激性食物，如辣椒、芥末、桂皮等；忌烟、酒、咖啡，这些食物会加重子宫内膜癌症状，加重子宫脓血性排液症状。

⑤ 忌食油炸、霉变、腌制食品；这些食物都含有致癌物质，会加重癌变。

【民间偏方】

① 冬瓜子30克，冰糖30克，冬瓜子捣烂与冰糖放入碗中，加入沸水300毫升，文火隔水炖熟，日服1剂，7天为1个疗程。

② 羊泉30克，红枣10枚，水煎服，每日1剂，可清热解毒，对热毒型子宫内膜癌患者有一定的功效。

鸡血藤鲜菇鸡汤

◎ **配方** 鸡肉200克,鸡血藤30克,鲜香菇200克,生姜3片,盐6克。

◎ **制作**

① 鸡肉洗净,切片,汆水;鸡血藤、生姜、天麻洗净。

② 将鸡肉、鸡血藤、生姜、天麻放入锅中。

③ 加适量清水小火炖3小时,加入盐即可食用。

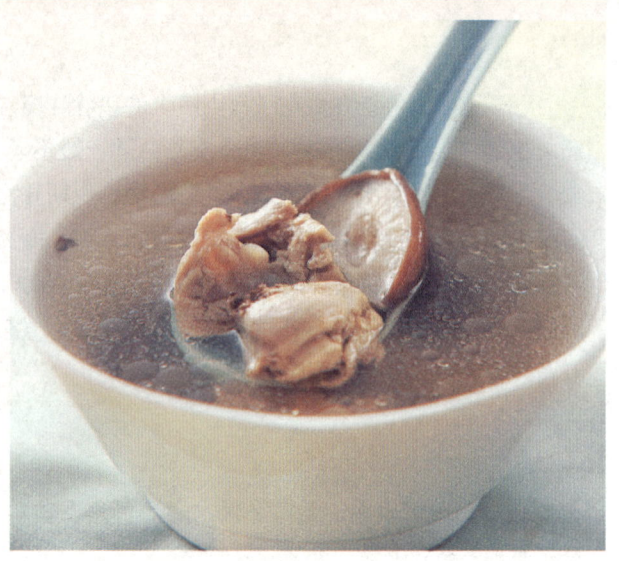

◎ **药膳功效** 鸡血藤有行血活血、调经止痛等功效,可治疗月经不调、经行不畅、痛经、血虚经闭等妇科疾病,对血瘀型子宫内膜癌患者有较好的食疗作用;香菇是防癌抗癌佳品。两者搭配,药效更佳。

田七冬菇炖鸡

◎ **配方** 田七12克,冬菇30克,鸡肉500克,大枣15~20枚,姜丝、蒜泥各少量,盐6克。

◎ **制作**

① 将田七洗净,冬菇洗净,温水泡发。

② 把鸡肉洗净,斩成块状;大枣洗净。

③ 将所有原材料放入砂煲中,加入姜、蒜入煲内,注入水适量,慢火炖之;待鸡肉烂熟,入油、盐调味食之。

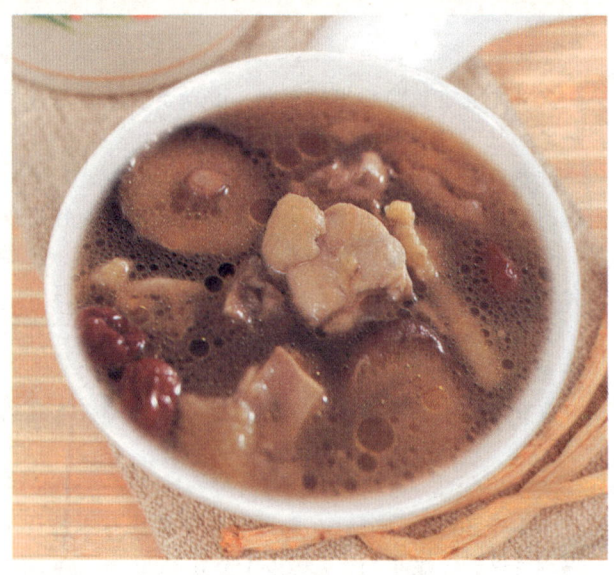

◎ **药膳功效** 田七即为三七,具有活血化瘀、止血的功效,能明显缩短出血和凝血时间,对子宫癌患者所出现的阴道不规则出血有较好的抑制作用;冬菇可防癌抗癌、益气补虚;鸡肉、红枣均可益气补血。四者合用,可辅助治疗子宫癌。

土茯苓灵芝炖龟

◎配方 草龟1只,家鸡半只,灵芝200克,土茯苓50克,大干贝3只,瘦肉200克,姜片5克,盐3克,味精5克,酒少许。

◎制作

❶ 草龟宰杀洗净,家鸡洗净,瘦肉切小块,干贝入水中泡发2个小时。

❷ 把所有原材料入沸水中氽透,捞出洗净。

❸ 把原材料放入炖盅中,调入调味料,入蒸锅蒸3小时即可。

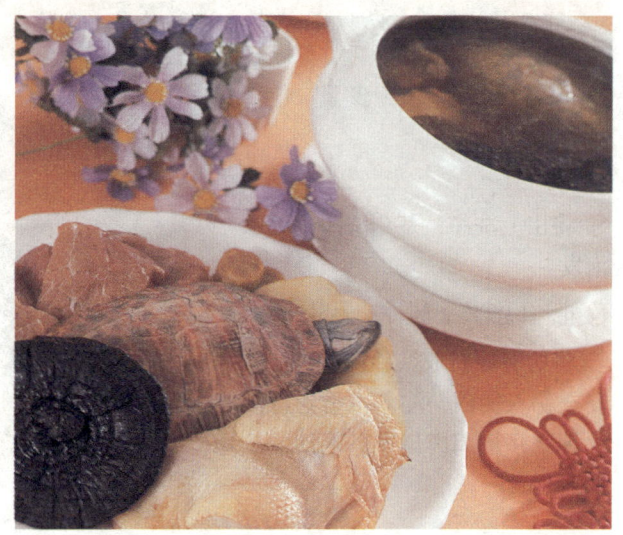

药膳功效 土茯苓清热利湿、解毒消炎;灵芝可益气补虚,其所含的灵芝多糖具有广谱抑制肿瘤、抗癌的作用,是临床治疗肿瘤、癌症的良好辅助药物。龟肉补虚,龟甲抗癌散结。三者合用,对宫颈癌、子宫内膜癌的患者均大有益处。

鱼腥草乌鸡汤

◎配方 鱼腥草30克,乌鸡半只,蜜枣5粒,盐、味精各适量。

◎制作

❶ 鱼腥草洗净;乌鸡洗净,斩件;蜜枣洗净。

❷ 锅中加水烧沸,下入鸡块焯去血水后,捞出。

❸ 将清水1000毫升放入锅内,煮沸后加入以上所有用料,武火煲开后,改用文火煲2小时,加调味料即可。

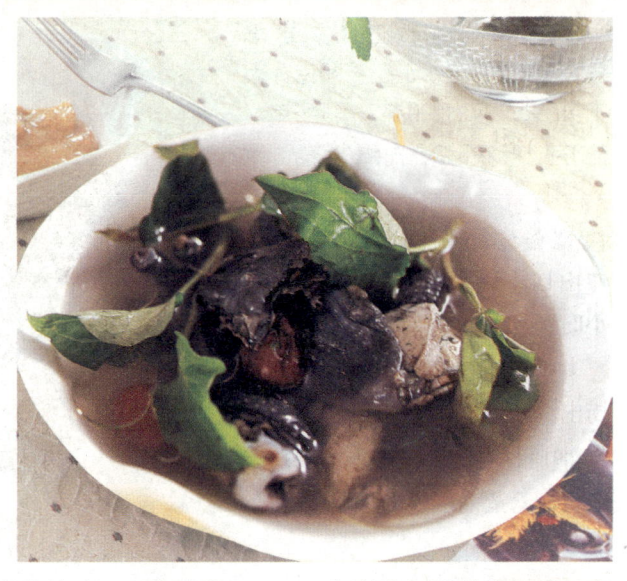

药膳功效 鱼腥草可清热解毒、消肿排脓,还有镇痛、止血、抑制分泌的作用,对子宫癌早期患者出现分泌物增多(浆液性或浆液血性分泌物)症状以及晚期合并感染出现脓血性分泌物,并伴有恶臭等症均有一定的改善作用。

田七冬菇炖鸡

◎ 配方　田七12克，冬菇30克，鸡肉500克，大枣15~20枚，姜丝、蒜泥各少量，盐6克，油适量。

◎ 制作
1. 将田七洗净，冬菇洗净，温水泡发。
2. 把鸡肉洗净，斩件；大枣洗净。
3. 将所有原材料放入砂煲中，加入姜、蒜入煲内，注入水适量，慢火炖之；待鸡肉烂熟，入油、盐调味食之。

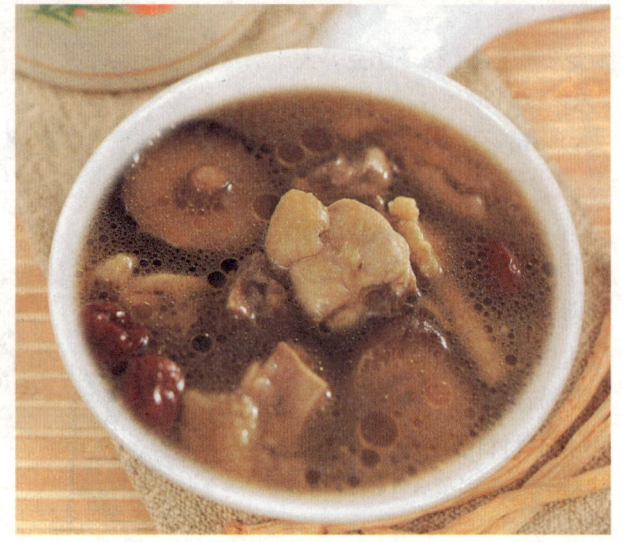

◎ 药膳功效　田七能活血化瘀、止血，能明显缩短出血和凝血时间，对子宫癌患者所出现的阴道不规则出血有较好的抑制作用；田七还能补虚损，增强患者体质及抗病能力；冬菇可防癌抗癌、益气补虚；鸡肉、红枣均可益气补血；四者合用，可辅助治疗子宫癌。

土茯苓灵芝炖龟

◎ 配方　草龟1只，家鸡半只，灵芝200克，土茯苓50克，大干贝3只，瘦肉200克，姜片5克，盐3克，味精5克，白酒少许。

◎ 制作
1. 草龟宰杀洗净，家鸡洗净，瘦肉切小块，干贝入水中泡发2小时。
2. 把所有原材料入沸水中汆透，捞出洗净。
3. 把原材料放入炖盅中，调入调味料，入蒸锅蒸3小时即可。

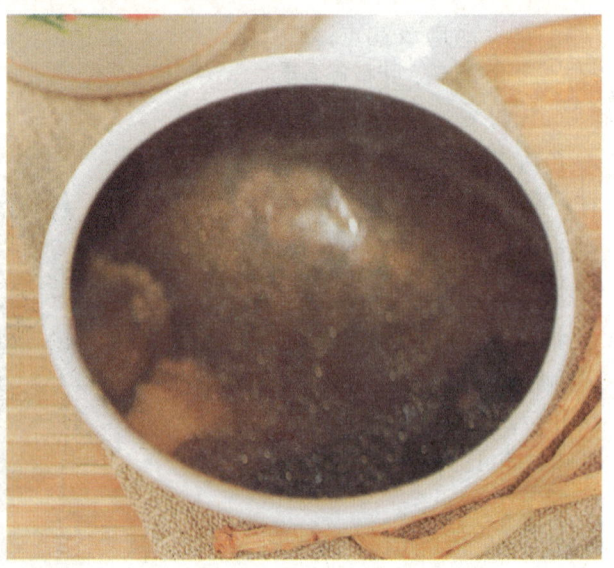

◎ 药膳功效　土茯苓能清热利湿、解毒消炎；灵芝可益气补虚，是临床治疗肿瘤、癌症的良好辅助药物。龟肉能补虚，龟板能抗癌散结；三者合用，对子宫肌瘤、宫颈癌、子宫内膜癌的患者均大有益处。

鱼腥草乌鸡汤

◎ 配方　鱼腥草30克,乌鸡半只,蜜枣5枚,盐、味精各适量。

◎ 制作

❶ 鱼腥草洗净,乌鸡洗净,斩件,蜜枣洗净。

❷ 锅中加水烧沸,下入鸡块汆去血水后,捞出。

❸ 将清水1000毫升放入锅内,煮沸后加入以上所有用料,大火煲开后,改用小火煲2小时,加调味料即可。

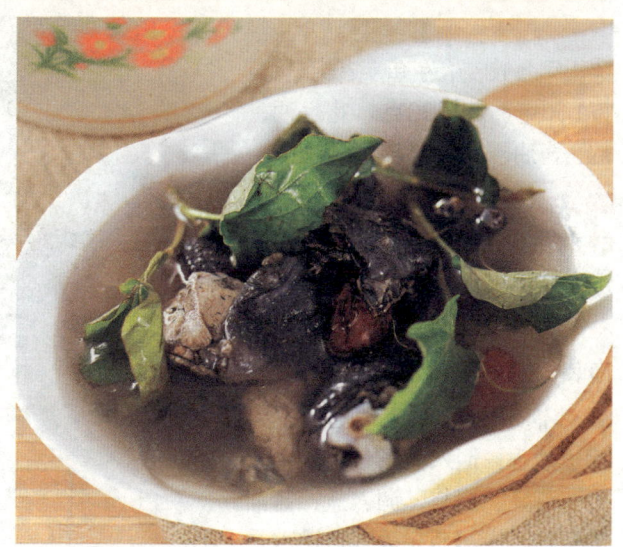

◎ 药膳功效　鱼腥草可清热解毒、消肿排脓,还有镇痛、止血、抑制浆液分泌的作用,对子宫癌早期患者出现排液增多症状以及晚期合并感染出现脓血性排液,并伴有恶臭等症均有一定的改善作用。

洋参无花果水鱼汤

◎ 配方　西洋参10克,无花果20克,水鱼500克,红枣3枚,盐5克,生姜5克。

◎ 制作

❶ 将水鱼的血放净并与适量清水一同放入锅内,加热至水沸;西洋参、无花果、红枣均洗净备用。

❷ 将水鱼捞出褪去表皮,去内脏,洗净,斩件,略汆水后备用。

❸ 将2000毫升清水放入锅内,煮沸后加入除盐外的所有材料,大火煲开后,改用小火煲3小时,加盐调味即可。

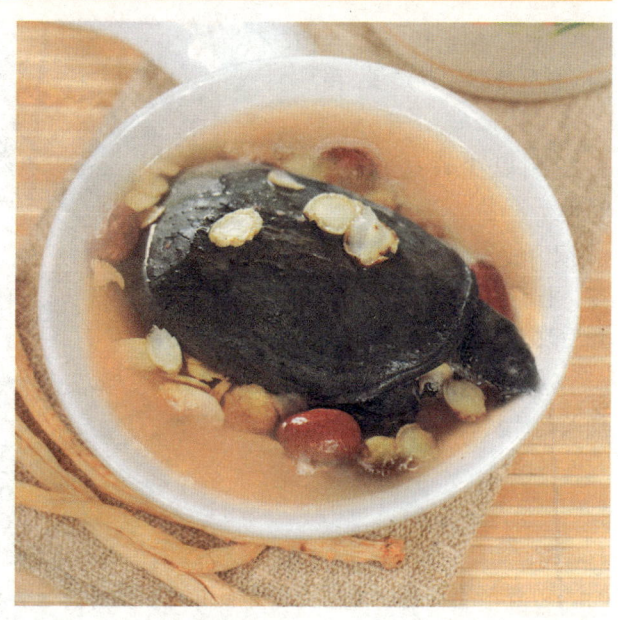

◎ 药膳功效　西洋参滋阴益气、补而不燥;无花果可防癌抗癌,对子宫癌的疗效较佳;水鱼能益气补血、软坚散结、止血。三者合用,对子宫癌有较好的食疗作用。

蒜子芦笋煲鱼头

◎ **配方** 三棱、莪术、当归、穿山甲各10克,生鱼头200克,芦笋150克,蒜子30克,花生油、盐、酱油、香菜、清汤各适量。

◎ **制作**

❶ 将生鱼头洗净一分为二,芦笋洗净切小块,蒜子洗净。

❷ 三棱、莪术、当归、穿山甲洗净装入纱布袋,扎紧。

❸ 炒锅上火倒入花生油,下入蒜子炒香,倒入清汤,下入生鱼头、芦笋、药袋,调入盐、酱油煲至熟,捞起药袋丢弃,撒入香菜即可。

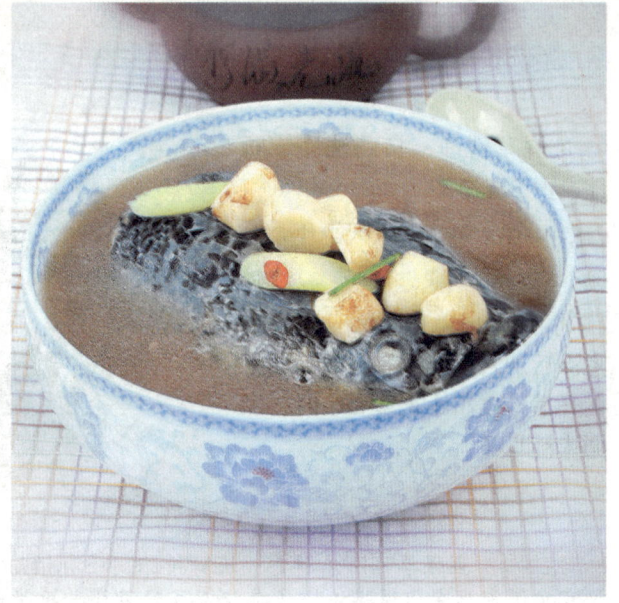

药膳功效 此品对子宫癌有较好食疗作用,尤其适合子宫切除术后的患者食用。

甘草蛤蜊汤

◎ **配方** 蛤蜊500克,当归、茯苓、甘草各3克,盐适量,姜3片。

◎ **制作**

❶ 蛤蜊以少许盐水泡至完全吐沙。

❷ 锅内放入适量水,将当归、茯苓、甘草洗净后放入锅内,煮至开后改小火煮约25分钟。

❸ 再放入蛤蜊,煮至蛤蜊张开,加入姜片及盐调味即可。

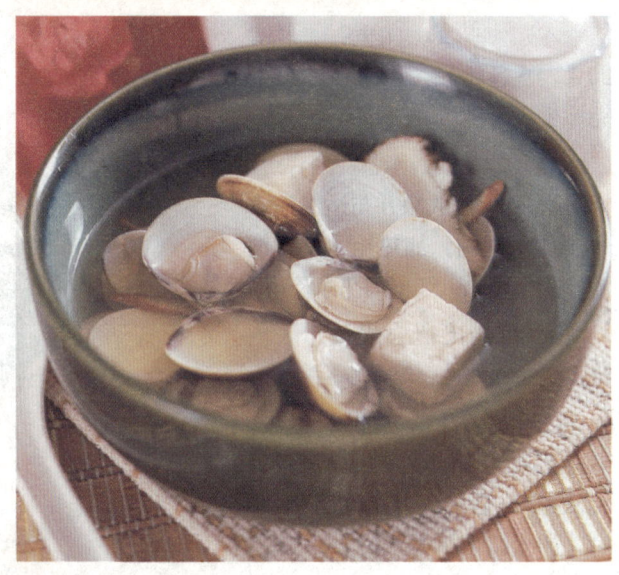

药膳功效 当归能补血活血,其含有的多糖对急性放射病防护及造血细胞的恢复有促进作用;酚性油有抑制作用,茎叶油的镇痛作用明显,对子宫癌阴道出血过多造成的贫血者有很好的补益作用。茯苓益气补虚;蛤蜊滋阴补虚、软坚散结。

更年期综合征

更年期又称为围绝经期,是指女性绝经前后的一段时间,包括绝经前期、绝经期、绝经后期。妇女在绝经期前后,围绕月经紊乱或绝经出现明显不适症状,如眩晕耳鸣、心悸烦躁、面红潮热、腰酸背痛、面肢水肿等,叫作绝经前后诸症,亦称更年期综合征。90%以上的女性都会出现不同程度的更年期症状。肾虚,是更年期综合征出现的主要因素,因此临床常分为肾阴虚、肾阳虚和肾阴阳具虚,因此治疗应以补肾为主。

【证型分析】

①肾阴虚型:绝经前后月经紊乱,经期提前,量多少不一,时崩时漏,色红,晕眩耳鸣,五心烦热,面部烘热汗出,腰腿酸痛,皮燥瘙痒,口干,便结,尿少而黄,舌红、苔少,脉细数。

②肾阳虚型:绝经前后,经量多、色黯,或崩或漏,精神萎靡,面色晦暗,腰背冷痛,尿清尿频,面肢水肿,舌淡胖、苔白,脉沉细弱。

③肾阴阳具虚型:绝经前后月经紊乱,量多少不一,时寒时热,烘热汗出,头晕耳鸣,健忘,腰背冷痛,舌淡、苔薄,脉沉弱。

【饮食原则】

①饮食宜清淡,控制热量和脂肪的摄入。摄入过多热量和脂肪会引起肥胖,而肥胖又会导致糖代谢异常,而增加心脑血管疾病的发病率,所以更年期一定要控制饮食的热量摄取。

②宜选用植物油,如菜籽油、葵花籽油等;多食少胆固醇的食物,如蔬菜、水果、瘦肉、鱼类、豆制品等。

③增加钙质。更年期女性内雌激素水平降低,骨组织合成代谢下降,易发生骨质疏松症,增加骨折的发生率。而且受体内激素影响,更年期女性情绪不稳定,若体内钙不足,更会加重情绪波动,增加精神痛苦。

④限制食盐的摄入;忌食辛辣刺激性食物,如烟酒、咖啡、浓茶以及辣椒、胡椒粉等。

【民间偏方】

①知母、当归、竹叶各10克,麦冬、五味子、淫羊藿各15克,白芍、巴戟天各18克,紫草30克,水煎服,每日1剂,日服2次,10天为1个疗程。

②黄柏、知母各4.5克,当归、淫羊藿、巴戟天、仙茅各9克,水煎服,每日1剂,日服2次。

甘草红枣炖鹌鹑

◎ **配方** 鹌鹑3只，甘草10克，瘦肉30克，红枣10克，生姜3克，盐4克，味精2克。

◎ **制作**

❶ 甘草、红枣入清水中润透，洗干净。

❷ 瘦肉洗净，切成小方块；鹌鹑洗净与瘦肉一起入沸水中汆去血沫后，捞出。

❸ 将备好的所有材料装入炖盅内，加适量水，入锅炖40分钟后，调入盐、味精即可。

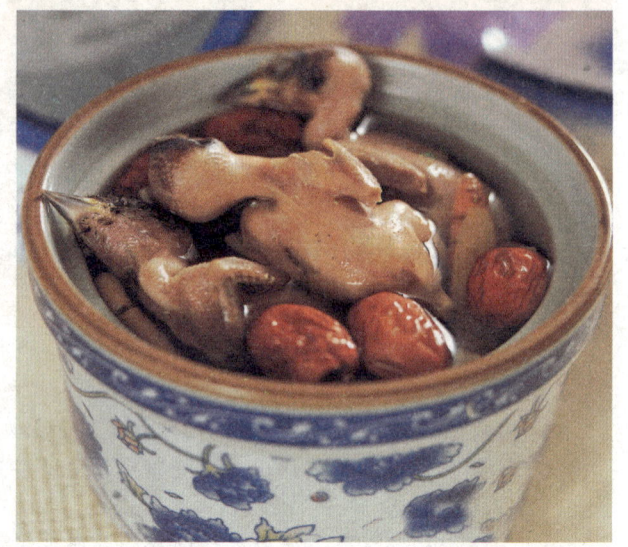

◎ **药膳功效** 鹌鹑具有补肾阳、补气血、增强性欲的功效；红枣具有补血益气的功效；甘草调和药性；以上几味配伍同用，对肾阳亏虚型更年期综合征均有疗效，可缓解性欲减退、腰膝酸软、面色暗沉等症状。

熟地当归鸡

◎ **配方** 熟地25克，当归20克，白芍10克，鸡腿1只，盐适量。

◎ **制作**

❶ 鸡腿洗净剁块，放入沸水中汆烫，捞起冲净；药材用清水快速冲净。

❷ 将鸡腿和所有药材放入炖锅中，加水6碗以大火煮开，转小火续炖30分钟；

❸ 起锅后，加盐调味即成。

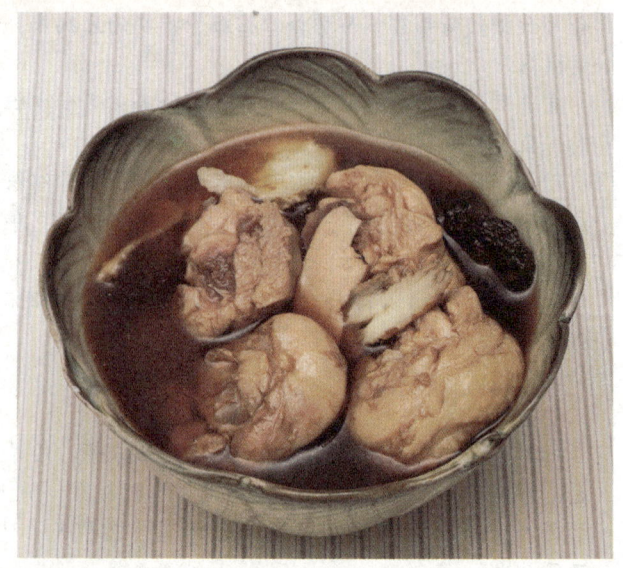

◎ **药膳功效** 熟地具有滋阴补肾、补血生津的功效，当归补血活血，白芍养肝血，鸡腿益气补虚。以上几味配伍同用，具有补肾养血的功效，适合肝肾阴虚型更年期综合征患者食用。此外，本品还适合各种原因引起的贫血患者食用。

药膳炖海参

◎配方 水发海参80克，葱花、姜各5克，鱼丸、灵芝、盐、鸡精各量。

◎制作

❶ 将海参处理干净；姜洗净去皮切片；灵芝洗净备用。

❷ 锅内加入清水烧开，下入姜片、海参，焯至海参五分熟，再加适量清水，入海参、鱼丸、灵芝，加汤大火烧开后，改用小火慢炖两小时。

❸ 加入葱、盐、鸡精，用中火收浓汤汁。

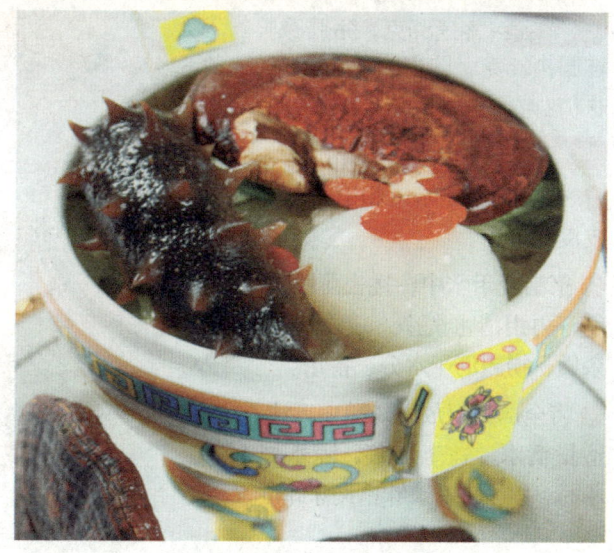

药膳功效 海参补肾益精、养血润燥、止血，可改善更年期女性精血亏虚、性欲低下、月经不调等症状，而且海参是高蛋白、低脂肪、低胆固醇食物，可有效防治心脑血管疾病。灵芝被誉为"仙草""瑞草"，具有益气血、安心神的功效。

核桃沙参汤

◎配方 核桃仁50克，沙参20克，生姜4片，红糖5克。

◎制作

❶ 将核桃仁冲洗干净，沙参洗净。

❷ 砂锅内放入核桃仁、沙参和姜片。

❸ 加水用小火煮40分钟，加入红糖即可。

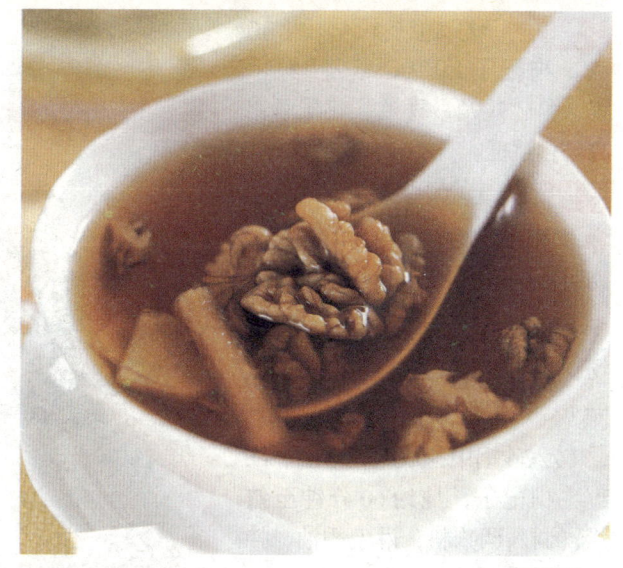

药膳功效 核桃仁具有补肾生髓、益智补脑、润肠通便等功效，对更年期女性肾虚腰痛、骨质疏松、失眠健忘以及胃肠蠕动功能减弱等症状均有较好的改善作用；沙参滋阴生津，可改善皮肤缺乏水分、干燥枯槁、皱纹横生等症状。

湘莲桂圆炖猪脑

◎配方 湘莲50克,猪脑2副,桂圆肉25克,陈皮1块,盐3克,味精2克。

◎制作

❶ 湘莲、桂圆肉、陈皮洗净,陈皮浸软备用。

❷ 猪脑浸于水中,挑去薄膜、红筋,再用清水洗净,放入沸水中氽烫,捞起沥干水分,备用。

❸ 将全部材料放入炖盅内,注入适量清水,盖上盅盖,隔水炖4小时,以少许盐、味精调味即可。

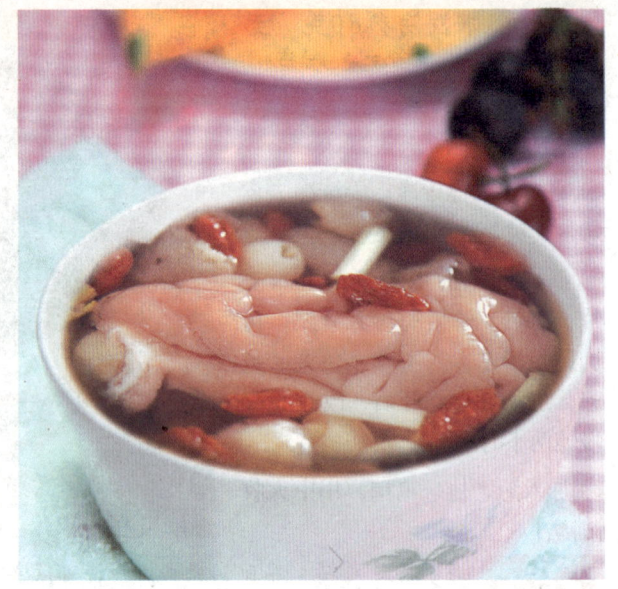

药膳功效 猪脑可补脑安神、增强记忆,桂圆可补血养心,更年期女性常食可改善心烦失眠、健忘等症状。

枸杞红枣炖猪心

◎配方 猪心1个,猪肉100克,枸杞子10克,红枣5颗,姜、盐、鸡精、香油、花雕酒、高汤各适量。

◎制作

❶ 枸杞子泡发洗净,猪心洗净,切块,瘦猪肉切块,姜去皮,切片。

❷ 锅上火,爆香姜片,放入高汤,待汤沸,下猪心、肉块氽烫一下,捞出。

❸ 转入砂锅中,放入花雕酒、红枣、枸杞子,炖约60分钟至熟烂,调入调味料,淋上香油,拌匀即可。

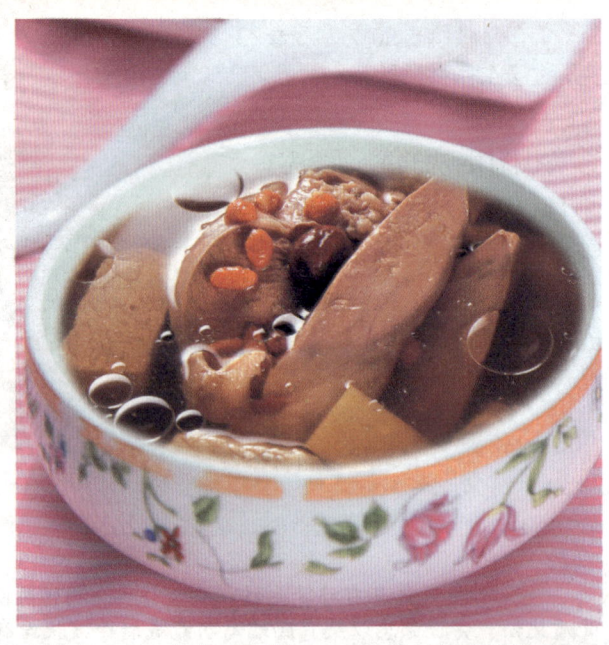

药膳功效 本品可养心安神、滋阴补肝肾,适合更年期女性食用,可改善心悸失眠的症状。

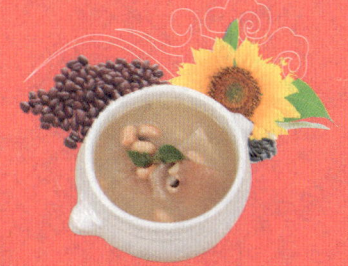

不会吃的女人老得快，
会吃的女人美如花

　　选材天然温和，都是在超市、菜市场可以买得到的食物和在药店可以买得到的中药；做法介绍十分详细，没有复杂的步骤和高深的烹饪理论，自己在家动动手就可以做好；不论你是繁忙的职业女性，还是居家的一般女性，只要有一颗爱美之心，就可以通过本书找到适合自己的抗衰良方。

　　针对女性不同阶段、不同体质、不同需求，精心挑选了饮食调理的各种方案，既可以作为女性养颜抗衰宝典，来学习和了解食物养生知识，提高日常生活质量；也可以作为女性饮食调养工具书，随用随查，十分便捷。

封面设计：冬　凡

ISBN 978-7-5308-9163-6

定价：55.00 元